母乳喂养
理论与实践

主 编
任钰雯　上海市育人母乳喂养促进中心
高海凤　北京市海淀区妇幼保健院

副主编
汪 洁　北京市海淀区妇幼保健院
张淑一　首都儿科研究所
赵敏慧　上海市第一妇婴保健院

编 委（按姓氏笔画排序）
丁松涛　北京市海淀区妇幼保健院
马 宁　北京大学第六医院
王 婧　复旦大学附属妇产科医院
王玥菲　上海市育人母乳喂养促进中心
王怡仲　上海市儿童医院
卢伟能　广州市妇女儿童医疗中心
刘江勤　上海市第一妇婴保健院
闫智清　北京市海淀区妇幼保健院
阳洪波　北京协和医院
李 琳　中国医学科学院阜外医院
杨 健　北京大学医学部
张 婷　上海市儿童医院

张谦慎　南方医科大学附属深圳妇幼保健院
陈 红　湖南中医药大学第一附属医院
陈改婷　邯郸市中心医院
周乙华　南京大学医学院附属鼓楼医院
贲晓明　上海市第一妇婴保健院
姚 军　德州大学奥斯汀分校
顾红燕　首都医科大学附属北京世纪坛医院
高 键　复旦大学附属中山医院
高雅军　北京市海淀区妇幼保健院
龚 梅　上海市儿童医院
盛 佳　复旦大学附属妇产科医院
梁月竹　首都医科大学附属北京安定医院

秘 书　王玥菲
插 图　张 轶

人民卫生出版社

U0294834

图书在版编目（CIP）数据

母乳喂养理论与实践 / 任钰雯，高海凤主编. -- 北京：人民卫生出版社，2018

ISBN 978-7-117-27124-0

Ⅰ.①母⋯　Ⅱ.①任⋯　②高⋯　Ⅲ.①母乳喂养

Ⅳ.①R174

中国版本图书馆 CIP 数据核字（2018）第 164844 号

| 人卫智网 | www.ipmph.com | 医学教育、学术、考试、健康，购书智慧智能综合服务平台 |
| 人卫官网 | www.pmph.com | 人卫官方资讯发布平台 |

母乳喂养理论与实践

主　　编：任钰雯　高海凤
出版发行：人民卫生出版社（中继线 010-59780011）
地　　址：北京市朝阳区潘家园南里 19 号
邮　　编：100021
E - mail：pmph @ pmph.com
购书热线：010-59787592　010-59787584　010-65264830
印　　刷：三河市潮河印业有限公司
经　　销：新华书店
开　　本：787×1092　1/16　印张：24
字　　数：584 千字
版　　次：2018 年 9 月第 1 版　2024 年 7 月第 1 版第 10 次印刷
标准书号：ISBN 978-7-117-27124-0
定　　价：99.00 元

打击盗版举报电话：010-59787491　E-mail：WQ @ pmph.com
（凡属印装质量问题请与本社市场营销中心联系退换）

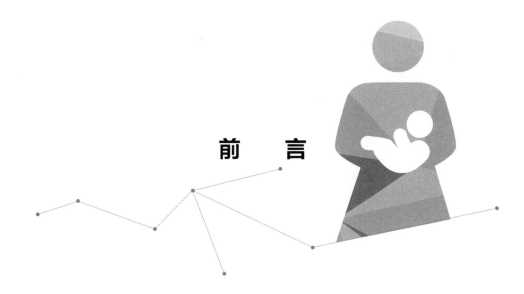

前 言

　　几年前，我阅读了数本国外有关母乳喂养方面的书籍。这些书籍，知识量大，有理有据，也成了自己想要为我国母乳喂养领域做些事情的动力。当时正巧遇到了其中一本书的作者之一Linda Smith。我说，如果能翻译这些书并在中国出版，一定会让很多人受益的。她说，与其翻译国外的，不如你自己写，中国的情况和其他国家的不同。

　　那时我想，真的可以吗？

　　尽管自己写过很多母乳喂养方面的科普文章，但是真的要写一本可以供专业人员参考的书籍，听起来还遥不可及。母乳喂养是跨学科的，需要很多相关的专业人士共同参与，比如新生儿科、儿科、乳腺科等医护人员，以及心理学甚至法律相关的专业人员，还需要有热情的社会人士。这样的挑战，看起来困难重重。

　　我沉思了。

　　渐渐地，随着国内母乳喂养培训的兴起，越来越多的医护人员和社会人士对鼓励和促进母乳喂养表现出极大的热情。但是，伴随着这股热情的，还有社会上时有发生且令人心痛的知识和行为上的误区与事件。所有这些都促使我尽快动手写这样的一本书。在与志同道合的同行们沟通过程中，当我说出想写一本中国人自己的母乳喂养专业参考书时，他们给了我一致的支持。他们的热情助燃了我自己内心的火焰。我们开始组建写作团队，一边写，一边继续寻找和欢迎新的作者加入。

在编写过程中，面对浩瀚的国外文献，我们发现国内优质文献是稀缺的，写作框架几经修改。母乳喂养的书，不能太医疗化，不能将其视为一种"症状"来进行"诊治"或干预。但对于要学习母乳喂养知识的专业人员，有些医学知识又必不可少，如何平衡这些理念和知识，知识和实践，他们常常难以取舍。我们还咨询了很多国内相关的各界人士。即便她们并非本书作者，但是也提供了非常宝贵的建议和独特的视角。在整个编写的过程中，我们也看到了国内众多在临床一线的专业人员，她们在用爱和热情促进着母乳喂养。这都是温暖的力量。

本书所有的作者都是工作在母乳喂养促进第一线的专业人员，他们中有教授，有主任，也有护士长和助产士以及常年给妈妈做咨询的哺乳顾问。书中有着大量国内专业人员关心的重要话题，比如产后前三天的母乳喂养促进、乙肝妈妈的母乳喂养问题、乳汁淤积的处理，以及目前个人开展母乳喂养咨询的工作范围等。

作为第一次的尝试，我深深地知道，第一次很快就会被超越。一本书籍，不仅仅是提供知识，更希望可以提供给读者一种思路，以及获得可以将知识转化为实践的能力。我们也期待着今后，越来越多的专业人员加入到母乳喂养书籍的写作中，展现我国在这个领域的努力。我们期待被超越。

钰雯　于北京
2018 年 3 月

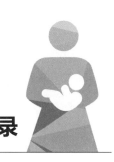

目 录

第一章
乳房的发育与解剖

第一节 女性乳房的发育

乳房是人类和所有哺乳动物的特有器官，对新生儿的存活和种族的繁衍十分重要。母乳喂养对母婴的益处毋庸置疑。了解乳房发育，结合解剖和生理学，对于理解乳房的正常外观和功能非常重要。

一、胚胎期发育

人类胚胎发育至第 5～6 周初，于胚胎干的腹面中线两侧出现左右两条隆起的嵴，向上延伸至腋窝，向下延伸至腹股沟，称乳线（milk line）或乳嵴（mammary ridge）（图 1-1）。人类只有胸前的乳嵴上皮局部下陷形成一对乳腺，其余部分的乳嵴均逐渐退化。多胎生的哺乳动物乳嵴上均可发育形成左右两排乳腺，可以哺喂多个幼仔。部分人类原始乳线的不完全退化，形成副乳腺组织，2%～6% 的女性表现为副乳头或腋窝乳腺组织，偶尔出现在腹部。腋窝乳腺组织平时不易被察觉，多在妊娠期和哺乳期因胀大而被发现（图 1-2）。

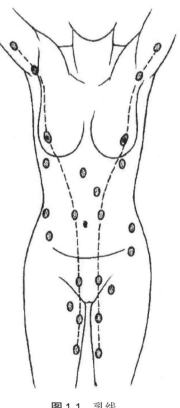

图 1-1　乳线

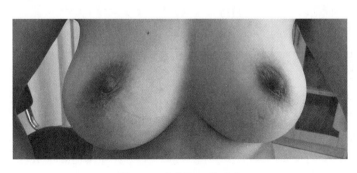

图 1-2　哺乳期双腋副乳

1

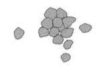

图 1-3 乳头芽形成

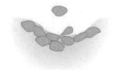

图 1-4 萌芽阶段

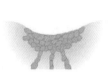

图 1-5 分支阶段

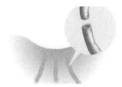

图 1-6 乳腺导管形成

图 1-7 乳凹形成

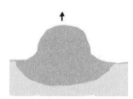

图 1-8 胚胎期乳腺发育完成

从胚胎发育第 7～8 周开始，乳腺始基的外胚层增殖成团，形成乳头芽（图 1-3）。随着胚胎继续生长，乳头芽表面的上皮细胞逐渐分化形成鳞状细胞样，其表面细胞开始脱落，乳头芽周围的胚胎细胞逐渐增殖，并将乳头芽周围的上皮向外推移，乳头凹逐步形成（图 1-4）。胚胎第 3～4 个月时，乳头芽基底细胞向下生长，形成乳腺芽（萌芽阶段），接下来进一步延伸分支形成 15～25 个条索状上皮性分支（分支阶段）（图 1-5）。胚胎第 6 个月，乳腺管始基进一步分支，胚胎 7～9 个月期间，胎盘性激素进入胎儿血液循环，诱导分支上皮组织形成，最终形成 15～20 个乳腺导管（图 1-6），有约 10 个主导管和皮脂腺结合在表皮附近[1]。胚胎 8 个月时，乳腺始基表面上皮下陷，形成乳凹，是乳腺导管开口的地方（图 1-7）。在胎儿出生前后，乳凹深层的间质增生，使乳凹逐渐消失并突出于体表，形成乳头，乳头周围环形区域形成乳晕。胚胎 9 个月时，实性的上皮索由管腔形成，衬以 2～3 层上皮细胞，乳腺管末端有小团的基底细胞，形成腺小叶的始基，即日后乳腺小叶的前身。与此同时，乳头下的结缔组织不断增殖，使乳腺逐渐外突，至此，胚胎期乳腺基本发育完成（图 1-8）。乳腺小叶芽仅在出生后发育至青春期时，在雌激素作用下，才进一步发育逐步形成末端乳管和腺泡。

乳腺的上述胚胎发生过程无性别差异。

二、青春期发育

青春期为性变化的开始到成熟阶段，青春期的年龄段在各国并没有一致的范围，世界卫生组织（world health organization, WHO）规定为 10～20 岁。青春期的开始早晚在一定程度上与种族、生活条件、营养状况等因素相关。

乳腺的发育是女性青春期第二性征的重要表现。随着下丘脑促性腺激素释放激素分泌，进入下丘脑—垂体静脉系统，垂体前叶释放卵泡刺激素（follicle stimulating hormone, FSH）和促黄体生成素（luteinizing hormone, LH）。FSH 促进原始卵巢滤泡成熟，形成囊状卵泡，分泌雌激素（estrogen），刺激乳腺管发育生长，分支增多，逐渐形成乳腺管系统。与此同时，乳腺间质也增生，血管分布增多，脂肪沉积，导管周围结缔组织的数量和弹性增加。从外观看，乳房膨隆而充实，乳头增大，乳头和乳晕的颜色变深。这时，乳腺导管系统开始生长发育，乳管末端基底细胞增生成群，形成腺泡芽，随后腺管逐渐延伸并扩张，形成分支，但是乳腺的分泌部分仍未发育。此期持续到月经来潮，小导管末端逐渐形成乳腺小叶芽继而形成乳腺小叶，乳腺发育成熟。月经初潮后 1～2 年，下丘脑—垂体功能尚不稳定，雌激素合成控制着孕激素（progestin）的合成，随着成熟卵泡的排出，卵巢开始释放孕激素。这些激素的作用尚不明确。在一项研究中，单用雌激素可以引起明显的导管增加，而单用孕激素则不会，这两种激素的共同作用引起乳腺组织完整的导管—小叶—腺泡发育[2]。

根据乳房外观形态上的变化（图 1-9 至图 1-13），Tanner 将乳房从童年到成年的演变分成 5 个阶段[3]（表 1-1）。

表 1-1　Tanner's 乳房发育阶段

阶段	年龄（岁）	乳房发育表现
Ⅰ	青春期前	乳头凸起，无可触及的乳腺组织或乳晕色素沉着
Ⅱ	11.1 ± 1.1	乳晕区出现乳腺组织，乳头和乳腺从胸壁明显隆起
Ⅲ	12.2 ± 1.09	容易触及的腺体组织数量增多，伴有乳房直径增大，乳晕色素沉着。乳房和乳头轮廓保持在一个独立的平面
Ⅳ	13.1 ± 1.15	乳晕增大，色素沉着加深，乳头乳晕形成乳房平面上的第二隆起
Ⅴ	15.3 ± 1.7	青春后期的发育，乳房达到成人外观，乳头更突出

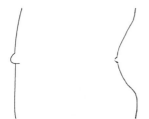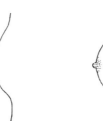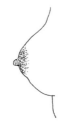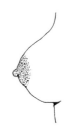

图 1-9　坦纳的乳房发育阶段Ⅰ　　图 1-10　坦纳的乳房发育阶段Ⅱ　　图 1-11　坦纳的乳房发育阶段Ⅲ　　图 1-12　坦纳的乳房发育阶段Ⅳ　　图 1-13　坦纳的乳房发育阶段Ⅴ

乳房大小受多种因素影响，包括遗传、种族、生长环境、激素等。目前多项研究表明，体脂量与乳房大小有明确的相关性[4,5]。乳房大小并不代表乳腺分泌乳汁能力的大小，不同尺寸的正常乳房都可以正常泌乳满足婴儿需要。

三、妊娠期发育

妊娠期，在多种激素的协同作用下，乳腺得到了充分的发育。这些激素主要包括雌激素、孕激素、泌乳素（prolactin, PRL）、胎盘泌乳素（human placental lactogen, HPL）、绒毛膜促性腺激素（human chorionic gonadotrophin, HCG）。妊娠第 3～4 周，在雌激素的作用下，乳腺小导管上皮细胞增生，形成腺泡管和腺泡，乳腺小叶形成并增大。妊娠第 5～8 周，乳房明显增大，浅静脉扩张，乳头乳晕色素沉着加深。在孕激素的作用下，小叶形成超过导管萌芽，妊娠中期，腺上皮增生速度更快，此期在泌乳素的作用下，腺泡开始分泌形成初乳，但是无脂肪。在妊娠后期，乳腺分泌活动明显增强，腺泡腔内充满了大量的初乳，有时会从乳头排出淡黄色黏稠分泌物。此期腺泡细胞较静止期明显增大近两倍，腺泡腔明显扩张，乳房体积也明显增大。

妊娠期乳腺结构和功能发生了巨大的进行性变化，这种变化是在妊娠期间多种激素的作用下发生的。动物实验显示，如果给予未经产成年动物足量的雌激素，其乳腺也会迅速发育，而另一些动物的妊娠期乳腺变化，除了需要雌激素作用，孕激素的作用也是必需的。实验中还可以观察到，雌激素和孕激素可以通过减少下丘脑释放泌乳素抑制因子（prolactin inhibiting factors，PIF），而引起泌乳素释放。泌乳素可在怀孕期逐渐释放，并可能刺激上皮生长和分泌[6]。泌乳素水平在怀孕前半期缓慢增加，在孕中晚期，血清泌乳素水平是正常未孕时的 3 ~ 5 倍。切除了垂体的动物，即使给予足够的雌激素、孕激素，其乳腺仍不出现妊娠期的各种变化，由此可以认为，垂体的某些激素及其他相关内分泌腺的激素，如生长激素（growth hormone，GH）、肾上腺皮质激素（adrenal cortical hormone，ACH）等，对于妊娠乳腺的发育也是必不可少的。

四、哺乳期发育

分娩后，随着胎盘的娩出，雌激素、孕激素及胎盘泌乳素水平迅速降低，产后第 4 ~ 5 天达最低谷。分娩后，下丘脑分泌的 PIF 显著减少，使垂体小叶跨膜分泌泌乳素，泌乳素水平急剧上升，乳汁大量分泌。

光镜下观察哺乳期乳腺（图 1-14），小叶内充满了含乳汁的腺泡，小叶内导管明显可见，结缔组织中的血管增多，小叶间隔变得很薄。间质中的脂肪细胞减少，淋巴细胞、浆细胞和嗜酸性粒细胞明显增多，腺泡多而大。电镜下观察，腺泡上皮细胞含有丰富的粗面内质网、核糖体、线粒体及高尔基体，蛋白、脂肪和乳糖的合成非常活跃。脂肪在滑面内质网和胞质中合成，主要通过顶浆分泌（apocrine secretion）机制分泌，乳糖在高尔基复合体中形成，通过局部分泌（merocrine secretion）机制分泌，而蛋白质成分在粗面内质网中通过化合机制合成。离子通过扩散和主动运输进入乳汁。图 1-15 为腺泡泌乳反应，腺泡数量增加，腺上皮细胞顶浆分泌，个别腺腔内可见粉染蛋白性液体（乳汁）。

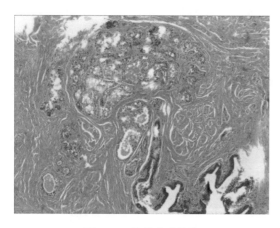

图 1-14　泌乳小叶单位

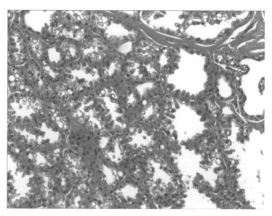

图 1-15　腺泡泌乳反应

乳汁的排出需要喷乳反射（ejection reflex）的作用。乳头乳晕区敏感的神经末梢在触觉刺激下非常活跃，通过神经通路反射，刺激垂体后叶释放催产素，作用于乳腺腺泡和导管的肌上皮细胞收缩，将乳汁从腺泡排入输乳管。复杂的神经内分泌交互作用决定了正常的哺乳。

第二节　女性乳房的解剖结构

一、乳房的外部形态

成年女性的乳房位于前胸两侧（图1-16），其基底部约从第2肋延伸至第6肋，内侧可达胸骨旁线，外侧可达腋中线。内侧 2/3 位于胸大肌之前，外侧 1/3 位于前锯肌表面。95% 的乳房一部分乳腺组织延伸至腋窝，称为 spence 腺尾（spence tail），乳腺尾部是乳房与腋窝的自然延续。导管造影检查可以显示，少部分乳腺组织还超出以上存在范围，向上可达锁骨

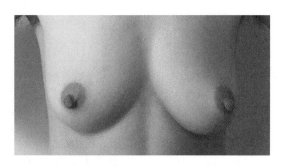

图 1-16　乳房的外部形态

下缘，向下可达腹直肌前鞘，向内可达胸骨正中线，向外可达背阔肌前缘，导管成分也可延伸至非常接近皮肤，这就解释了为什么有些母亲乳房皮肤表面受压迫可能会导致乳腺导管损伤的问题。一半的女性左、右乳房之间有 10% 的体积差异，1/4 的女性左、右乳房之间有 20% 的体积差异[7]，左乳通常是较大的一侧。

乳头直径平均为 0.8 ~ 1.5cm，凸出于乳晕皮肤水平约 5 ~ 10mm。显微镜下显示，乳头表面覆盖复层鳞状角质上皮，乳头由大导管及其平滑肌形成的支持间质组成，这些平滑肌主要为环形排列，少数呈放射状排列。环状肌收缩导致乳头凸出，放射状纤维收缩导致乳头回缩。乳头表面有许多小窝，为输乳管的开口。乳头周围皮肤有明显的色素沉着环形区，称为乳晕（areola）。乳晕的直径约 1.5 ~ 6.0cm，青春期乳晕颜色呈玫瑰红色，妊娠、哺乳期色素沉着，呈深褐色甚至黑色。乳晕部皮肤有毛发和腺体，腺体包括汗腺和皮脂腺。乳晕区皮脂腺，又称乳晕腺，蒙哥马利腺（Montgomery's glands），形态浅而大，呈小结节状隆起于皮肤表面，可分泌油脂状物，具有滋润乳晕皮肤的保护作用，还分泌一种特殊的气味，可吸引新生儿寻乳。

二、乳腺的组织学结构

乳房由皮肤、纤维组织、脂肪组织和腺体组织构成，含有丰富的血管、神经和淋巴管，同时还有与之关系密切的邻近组织，如肌肉、筋膜、腋窝组织等。

乳腺由通过筋膜包被而彼此相互分隔的腺叶构成，通常认为数目为 15 ~ 20 个，最后在乳头呈放射状聚合，约 10 个主要的导管开口于乳头。有更多观点认为腺叶的数目为 7 ~ 8 个。Moffat 等[1]利用计算机模型软件，精细重建了一名年轻女性乳房的三维模型。他们指出每个导管引流其各自的区域，但是每个区域在范围和形状上变化很大，这些腺叶体积之间的差距可达 20 ~ 30 倍。每个腺叶由一个导管系统引流（ductolobar system），每一腺叶的引流导管直径约 2mm，在乳晕下乳头后方可扩张达 5 ~ 8mm。每个腺叶内有

20～40个腺小叶，每个小叶由10～100个腺泡（alveoli 或 acini）组成，这是最基本的分泌单位[8]。

乳腺周围的纤维组织向深面发出小的纤维束连于胸筋膜上，乳腺表面的纤维组织也发出小的纤维束连于皮肤和乳头，这些起到支持作用和固定乳房位置的纤维结缔组织称为乳房悬韧带，或 Cooper 韧带，乳腺超声表现为在皮下脂肪层内斜行线状的强回声（图1-17）。它使得乳房在胸前有一定的活动，直立时乳房不至于明显下垂。而乳房的形态，受种族、遗传、年龄、乳房发育情况以及各组织成分的含量和分布等因素的影响，差异非常大。

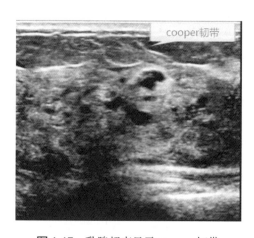

图 1-17　乳腺超声显示 Cooper 韧带

三、乳房的血液供应

乳房血供主要来自于起自锁骨下动脉的胸廓内动脉，和腋动脉发出的胸外侧动脉，其次有胸肩峰动脉、肩胛下动脉和胸背动脉。约60%乳房（主要是内侧和中央部分）靠胸廓内动脉通过第二、第三、和第四肋间隙的三大前穿支完成供血。约30%乳房（主要是上部和外侧）靠胸外侧动脉供应。各动脉及分支保证了乳房各部的血液供应，但其分布区域并非界限分明，而是相互吻合，构成丰富的动脉网。

乳腺的静脉分浅静脉和深静脉两组。浅静脉在皮下形成浅静脉网，乳晕部围绕乳头组成乳晕静脉环（Halleg 环），引流至肋间静脉、腋静脉及胸廓内静脉。乳腺的深静脉分别伴随同名动脉的分支汇入头臂静脉、腋静脉、奇静脉及半奇静脉。其中胸廓内静脉穿支是乳腺最大的静脉。

乳房血液供应的生理意义如下：

（1）血液与乳房组织间进行物质交换，为乳房组织带来营养物质，哺乳期乳腺上皮细胞合成乳汁所需营养物质由血液供给，为乳汁合成提供原料。

（2）当发生乳腺炎时，血液中的炎症反应相关细胞如中性粒细胞、淋巴细胞及单核细胞等，迅速到达感染部位以发挥控制炎症反应的作用，如当单核细胞经血管的内皮细胞层外渗作用进入已受损或感染的组织时，它转变成巨噬细胞，巨噬细胞作为机体固有免疫系统中的重要效应细胞，在免疫监视及防御中发挥着关键作用：病原体可诱发巨噬细胞分泌多种生物活性物质，如一氧化氮（NO）、肿瘤坏死因子-α（TNF-α）、高活性反应分子性氧簇（ROS）等，其中 ROS 可干扰细菌的 DNA 转录和三磷酸腺苷（adenosine triphosphate, ATP）合成，杀灭病菌或破坏细胞膜、干扰酶的功能，从而清除微生物。

（3）有些女性因害羞心理过紧地束缚生长发育中的乳房，使乳房血液循环受到影响，推测有可能限制乳房发育，严重者还会出现乳腺畸形，但束胸对哺乳功能造成的影响如何，目前尚缺乏高级别循证依据。

四、乳房的神经支配

乳房的神经支配主要来自躯体感觉神经和与血管相伴随的自主神经。一般而言，乳头和乳晕富含躯体感觉神经，而乳腺实质主要由自主神经支配，仅为交感神经，已经证实乳腺中不存在副交感神经活性[9]。组织学研究并未显示任何直接与乳腺管细胞或肌上皮细胞相连接的神经末端，推测泌乳和排乳的主要控制机制是体液机制，而非神经机制。

目前的研究认为，胎盘娩出后产妇血中胎盘泌乳素、雌激素、孕激素浓度急剧下降，解除了对泌乳素受体的抑制作用，泌乳素持续增加，使经过孕期发育的乳腺细胞开始加速合成和分泌乳汁，这个过程主要由体液机制参与。喷乳反射是婴儿吸吮乳头产生机械刺激的信号表达，看到婴儿或听到婴儿哭声产生的感觉信号，经传入神经纤维冲动传入下丘脑，反射性地引起催产素和泌乳素的分泌；催产素使腺泡外壁的肌细胞收缩，从而将腺泡中的乳汁排入导管迅速到达乳头而射出，泌乳及喷乳过程中神经机制起到信号传输的作用，乳汁的合成，分泌，排出主要由激素等体液机制共同参与完成。

支配乳房的交感神经中枢位于第 2～6 胸段脊髓的灰质侧角内，换元后的节后纤维通过肋间神经的皮支分布至乳房，部分沿胸外侧动脉和肋间动脉进入乳房，分布于皮肤、乳头、乳晕和乳腺组织。交感神经的主要功能是支配乳腺腺体的分泌和平滑肌的收缩。

支配乳房的躯体神经主要是颈丛 3～4 支和第 2～6 肋间神经的皮肤支。颈 3～4 脊神经的前支支配乳房上部的皮肤感觉；下部皮肤感觉来源于第 2～6 肋间神经，肋间神经的内侧支支配乳房内侧皮肤，外侧支支配乳房外侧皮肤。第 4 肋间神经的外侧皮支和前内侧皮支是支配乳头的主要神经，同时邻近的第 3 和第 5 肋间神经及锁骨上神经也有分支分布于乳头乳晕区。神经纤维进入乳腺组织的体表标志是：胸大肌外缘与第四肋间隙的交点（即大约右乳八点、左乳四点位），有学者认为此处神经损伤可致乳头乳晕永久性感觉障碍[10]，因此，如需要进行乳房手术，为不影响乳头乳晕的感觉，应避开该区域以保护肋间神经向乳头的分支不受损害[2]，但也有研究认为乳头、乳晕复合体除了有浅层的神经支配以外，更多的神经支配主要来自深层通路，不仅如此，哺乳时的吸吮刺激对神经的传导是剂量依赖关系，还是有或无的关系，乳头乳晕区的神经分布是多个神经末梢互相组成的神经丛，在哺乳吸吮时，任一神经末梢受刺激均会激发一系列的泌乳过程还是累积刺激到一定程度才可以，都需要进一步的研究。所以，单纯的经过右乳八点、左乳四点位的乳晕边缘切口究竟对于乳房术后的哺乳功能有多大影响，尚未可知。

（汪　洁）

参考文献

1　Moffat DF, Going JJ. Three dimensional anatomy of complete duct systems in human breast: pathological

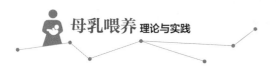
and developmental implications.Clin Pathol,1996,49:48.

2　Vorherr H. The breast: morphology, physiology and lactation. New York: Acadecic Press,1974.

3　Tanner JM. Wachstun und Reifung des Menschen. Stuttgart: Georg Thieme Verlag, 1962.

4　Li YL, Peh JH, Jenny L, et al.Determinants of breast size in Asian women. Scientific Reports.

5　Tonkelaar I, Peeters PHM, van Noord PAH. Increase in breast size after menopause: prevalence and determinants. Maturitas, 2004, 48:51-57.

6　Going JJ,Anderson TJ, Battersby S, et al. Proliferative and secretory activity in human breast during natural and artificial menstrual cycles. Am J Pathol, 1988,130:193.

7　Loughry CW, Sheller DB, Price TE, et al. Breast volume measurement in 598 women using biostereometric analysis.Annals of Plastic Surgery, 1989,22:380-385.

8　Parks AG. The micro-anatomy of the breast. Ann R Coll Surg Engl,1959,25:235.

9　Sarhadi NS, Dunn JS, Lee FD, et al. An anatomical study of the nerve supply of the breast, including the nipple and areola. British Journal of Plastic Surgery,1996,49:156-164.

10　Jaspars JJP, Posma AN, Van Immerseel AAH, et al. The cutaneous of the female breast and nipple areola complex: implications for surgery. British Journal of Plastic Surgery,1997,50:49-59.

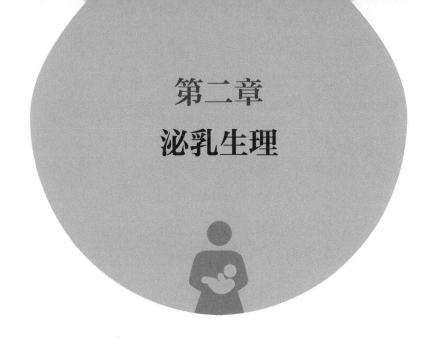

第二章
泌乳生理

第一节　乳汁分泌机制

　　100 年前的研究认为，乳汁来自母体动脉血，在乳腺细胞中快速合成，表现为乳汁快速喷出。现在认为，这种乳汁快速喷出的表现为喷乳反射，不是乳汁的快速合成。乳汁是由乳腺细胞所产生。孕中期，乳腺上皮细胞增生速度加快，分化成有分泌能力的泌乳细胞，开始分泌初乳。此阶段，形成腺泡的乳腺上皮细胞之间存在间隙，母亲血液中的成分，尤其是免疫大分子和细胞可以很容易地进入腺泡内[1]，因此初乳富含大量的免疫物质。孕期母亲体内高孕激素水平使得乳汁不会大量产生。分娩后，胎盘娩出，孕激素急剧下降，泌乳素水平急剧上升，甚至可达到非孕时的 20 倍，促使乳腺开始大量产生乳汁。

　　与泌乳相关的两种主要激素：泌乳素和催产素。泌乳素可以作用在乳腺腺泡的分泌细胞，促使乳汁分泌；而催产素作用于乳腺腺泡的肌上皮细胞，使肌上皮细胞收缩，使乳汁分泌到乳管内（图 2-1）。

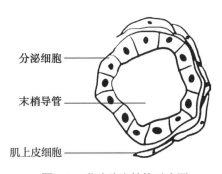

图 2-1　乳腺腺泡结构示意图

第二节　泌乳生理分期

　　人们通过各种研究方法，探索人类泌乳的机制。尽管仍有很多未知，但目前的研究发

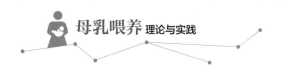
现，乳汁分泌是一个连续动态的过程，从开始到结束，根据不同的特点分为几个时期。理解泌乳各个时期，对母乳喂养的宣教和指导有重要意义。

（一）泌乳生理的研究

在孕期，乳腺上皮细胞在多种激素的协同作用下，分化为泌乳细胞，细胞之间存在间隙。在此期间，母亲血液中的免疫大分子和细胞容易进入腺泡内，同时泌乳细胞分泌的乳汁可以通过细胞间隙回到母体血浆当中。基于这个机理，有研究通过测量母亲在孕期和产后血浆中 α-乳白蛋白的量，来测定孕期乳汁分泌的起始时间，以及产后乳汁大量分泌的时间节点。研究发现[2] 孕 16 周时，α-乳白蛋白在血浆中的浓度显著增加，孕 26 周时还有一个小幅度上升，然后趋于平稳增加，一直到足月。产后第 3 天，无论是否哺乳，血浆中 α-乳白蛋白都比孕期足月时增加了十倍以上，但是不哺乳的女性在产后 42 天血浆 α-乳白蛋白迅速回落。

也有研究者通过测定从孕期到产后乳房挤出的乳汁中各种成分的变化，来探讨泌乳过程的分期[1]，例如孕期乳汁当中，有较低的乳糖，较高的总蛋白，包括 α-乳白蛋白、乳铁蛋白、白蛋白、IgA、IgG 以及 IgM 等。产后 7 天，乳糖浓度增加了 3 倍，总蛋白含量降低了 80%，最剧烈的变化出现在产后大约 32～40 小时。研究者以乳汁成分是否出现剧烈变化为界限把孕晚期到产后 36 小时划分为初乳阶段，产后 3～5 天为过渡阶段，5 天后乳汁变成成熟乳汁，为成熟乳阶段，通常也认为在这个时期乳汁分泌进入一个稳定阶段[3]。

近年有研究者对乳汁中的 Na/K 比例进行分析，提出了泌乳阶段的新定义。采用乳汁中 Na/K 的比例，来区分产后不同的泌乳时期，当 Na/K ≥ 2.0，为初乳分泌阶段，Na/K < 2.0 为过渡阶段，而 Na/K < 0.6 则处于大量脂质分泌的泌乳成熟阶段[4]。Na/K 的比例下降，意味着泌乳细胞间隙逐渐关闭，乳汁分泌活跃性增加。

（二）泌乳生理分期

从 20 世纪中叶开始，对泌乳过程分期就存在时间节点以及划分方式上的争议。"泌乳期"（lactogenesis）一开始被宽泛地定义为分娩后大量乳汁产生的时期[5]。随后人们认识到，从孕期到产后开始分泌大量乳汁这段时间，乳房已经有了一系列的变化，因此将泌乳期划分为两个阶段，一是孕晚期，有限乳汁分泌期。另一阶段是分娩后，大量乳汁分泌期。这两个分期最开始是在研究母牛和母羊的泌乳得出来的结果，也被广泛使用于对人类泌乳的分析中，称为泌乳 I 期和泌乳 II 期[6]，泌乳 II 期又常被称为泌乳起始期（onset of lactation）。其实这是一种人为的划分，而且这样的名称会使人误以为泌乳是两个独立阶段，有明确界限，并且孕期是没有泌乳的，分娩后泌乳才起始。事实上，乳腺上皮细胞在孕期成为泌乳细胞，就具备了分泌各种乳汁成分（包括乳糖，α-乳白蛋白，脂肪酸等）的能力，并在孕中期就开始分泌初乳，到产后早期乳汁快速大量分泌和成分明显变化，这是一个连续动态的过程。

也有研究者根据乳汁成分的变化，将泌乳过程分为初乳期，过渡乳期和成熟乳期[1]。但中外文献对初乳，过渡乳，成熟乳的定义并没有统一标准。有的认为产后 7 天前都是初乳，10 天以后是成熟乳，也有的认为产后 3～4 天乳汁就是成熟乳。还有的认为 2 周之内都是初乳。"过渡乳"没有体现出乳汁在短时间内成分和量的迅速变化，成熟乳也并非一成不变。

目前母乳喂养相关的书籍中，孕期和整个哺乳期的乳汁分泌分为五个阶段：泌乳准备期

（mammogenesis），泌乳Ⅰ期（lactogenisis Ⅰ），泌乳Ⅱ期（lactogenisis Ⅱ），泌乳Ⅲ期（lactogenisis Ⅲ），和复旧期（involution）[7]。也有人提出泌乳Ⅰ期更合适的名称为"泌乳分化期"（secretory differentiation），泌乳Ⅱ期为"泌乳活跃期"（secretory activation）[8]，更能从名称上体现出这两期的特点。

（1）泌乳准备期：怀孕期和哺乳期是女性乳房再次发育的重要时期。女性一旦怀孕，她的体内经历着复杂的内分泌变化，雌激素、孕激素，泌乳素，胎盘泌乳素等协同作用，让乳腺组织再度发育，包括乳腺腺泡和导管。乳头变得更加凸出，乳晕颜色变深，乳房表面可以看到青色条索状静脉。不少女性在孕早期，就感到乳房胀满；但也有女性感觉不明显，甚至没有感觉。还有些女性发现，原先比较扁平的乳头，在怀孕后会较突出。乳房在孕期的改变存在个体差异，一些女性孕期乳房外观和自我感觉变化不大，她们也能成功母乳喂养。因此，孕期对乳房变化的自我感受不能用于预测乳汁产量和母乳喂养结局。

（2）泌乳Ⅰ期：泌乳Ⅰ期从孕中期开始到产后两天。生育相关激素（例如雌激素，孕激素，泌乳素等）和代谢性激素（例如生长激素，胰岛素，和糖皮质激素等）的持续作用，是乳房进入泌乳Ⅰ期的必要条件[9]。研究表明乳腺细胞在孕16周就已具备合成乳汁的能力。由于孕期维持妊娠的需要，高水平的孕激素抑制了泌乳素的作用，乳汁并不会大量分泌。少数孕妇从16周开始发现乳头上有少量液体渗出，或者能够看到分泌物干燥后的结痂，有些孕妇在26周后有较多的分泌物出现。如有母亲对乳头分泌物感到紧张，应告知这是正常现象。

尽管到目前为止，不同文献在泌乳分期时间上存在差异，但总之，对泌乳Ⅰ期的认识包括以下三点：

1）从孕中期开始，乳房就具备了泌乳的功能，初乳已经存在于乳房中，为分娩后立即哺乳做好了准备。

2）此阶段乳腺细胞间存在间隙，初乳（colostrum）中含有从母亲血液中来的大量免疫活性物质和细胞。因此，产后早期哺乳的免疫保护意义大于营养需求，这符合人类新生儿生理特点，对所有婴儿都非常重要，对早产儿更是生存的关键。

3）泌乳Ⅰ期持续到产后1～2天，此时母亲泌乳量不大，乳房没有十分充盈，有利于新生儿在母亲乳房上吸吮吞咽，母亲找到舒适的哺乳方式，这是建立良好母乳喂养关系的最佳开始。

（3）泌乳Ⅱ期：产后胎盘娩出触发泌乳Ⅱ期。乳腺细胞间隙关闭，乳汁大量分泌。有认为泌乳Ⅱ期为产后3～8天，也有的认为，产后乳汁从少量到大量分泌的变化时间宽泛，大部分是36～96小时[10]，但12～128小时都有可能[11]。

目前认为，泌乳Ⅱ期的触发和内分泌密切相关。产后胎盘娩出，是泌乳Ⅱ期的触发因素，此时，血浆中孕激素水平大幅度下降，泌乳素大量释放并维持高水平，乳腺细胞分泌活跃。动物研究表明，尽管泌乳素不可或缺，但也须在脑垂体分泌的其他激素的协同作用下促进乳汁的分泌[12]，例如促甲状腺激素（thyroid stimulating hormone, TSH）、促肾上腺皮质激素（adrenocorticotropic hormone, ACTH）、生长激素、泌乳素以及催产素（oxytocin, OT）等，其他代谢性激素例如糖皮质激素（glucocorticoid），胰岛素（insulin），甲状腺激素（thyroid hormone, TH）等，也对乳汁的大量产生有重要的作用。

自泌乳Ⅱ期触发开始，有两个明显的变化，首先是泌乳量，产后乳糖的浓度急剧升高，为维持渗透压，大量的水分进入乳腺腺泡，乳汁量增加[1]。泌乳细胞间间隙关闭，变成紧密连接，乳房进入全能力产乳期，母亲可能感到乳房温热胀满，乳汁溢出，通常经产妇比初产妇更早感觉乳房胀满，民间俗称"下奶"。必须要认识到，产后乳房并不会即刻大量分泌乳汁，泌乳Ⅱ期从触发开始，到能被观察到或母亲感受到的乳汁大量分泌需要一定的时间。这是正常的泌乳生理，也符合新生儿产后早期的需要，不应视为泌乳不足。

其次，乳汁的成分也发生着变化。蛋白总量降低，主要是保护性免疫球蛋白，溶菌酶和乳铁蛋白等浓度降低，钠和氯的浓度也降低；脂肪、酪蛋白、乳糖，钾，柠檬酸盐，钙和磷酸的浓度升高[13]。尤其是乳糖和柠檬酸盐浓度出现急剧变化。

尽管泌乳Ⅱ期的触发与婴儿吸吮和乳汁移除并不直接相关，但有研究者提出，产后乳房开始分泌大量乳汁的时间和婴儿是否频繁吸吮并有效移除乳汁关系密切[14]。有研究发现，在婴儿吸吮不佳时，母亲乳房表现出乳汁分泌不足，检测母亲乳汁，发现存在高浓度的钠离子，这与乳腺细胞间隙未闭有关。这提示婴儿在出生后对母亲乳房地有效吸吮和/或乳汁移除，对母亲泌乳细胞间隙关闭和乳汁分泌量增加是必要的[10]。临床观察也发现，如果婴儿在出生后即刻开始母乳喂养，并且能频繁有效地吸吮母亲乳房，母亲感觉到乳房充盈的时间约在 48 小时之内。关于婴儿吸吮和乳汁移除对泌乳Ⅱ期的影响还需进一步研究。

泌乳二期延迟

目前一些文献认为泌乳Ⅱ期在产后 72 小时也未有所表现，则被认为是泌乳Ⅱ期"延迟"（delayed of lactation, DOL）[15]。

经充分母乳喂养支持后，婴儿无法从乳房获得足够的乳汁，也没有乳汁大量分泌的证据，应与专科医生配合，寻找原因。主要为母亲内分泌方面的原因，例如由于胎盘残留导致的产后孕激素高水平，脑垂体损伤导致的泌乳素水平低下，以及其他影响泌乳的激素紊乱如糖尿病，多囊卵巢，高雄激素，肥胖等。

若母亲存在乳腺组织不足，比如先天乳腺发育不良，或者缩乳术后乳腺腺体数量减少乳房结构改变等，尽管泌乳Ⅱ期可以正常触发，但因乳腺本身原因，也可能表现出无法产生大量的乳汁。

一些没有明显内分泌和乳腺问题的母亲，可能在产后 3 ~ 4 天后仍无乳汁大量分泌的表现，婴儿表现出摄入母乳不足。有可能是因为婴儿或者母亲或者双方共同导致的乳汁移除欠佳甚至无效，例如婴儿含接和吸吮问题（先天性疾病，早产儿），哺乳时间和次数不足，母婴分离等等。

对于泌乳Ⅱ期"延迟"的判定是需要全面并谨慎评估的，但就目前来看，还需进一步探索。

首先，泌乳Ⅱ期是一个时间段，而非一个时间点。产后胎盘娩出后，孕激素的急速撤退，其他生育激素、代谢性激素，以及"乳腺分泌激素"等协同作用[8]，如果母亲不存在内分泌问题，产后泌乳Ⅱ期会自然触发。从触发到乳房有大量乳汁分泌表现，每个母亲所需的时间并不相同。因此，规定一个时间点，比如 3 天，来判断泌乳Ⅱ期是否延迟并不恰当。

其次，通常使用于判定"泌乳Ⅱ期"延迟的指标包括：乳房肿胀，充盈感以及发紧的感觉，乳汁渗漏，乳汁外观变化等。研究所使用的方法主要是基于回顾性调查[16]，存在较大的偏差，最主要的是，母亲对乳房变化的感知是一种主观感受，而非客观临床指标变化。每个母亲的感觉并不相同，并且在正常的母乳喂养关系中，也并非所有母亲都能感觉到明显的乳房肿胀和充盈。如果婴儿吸吮良好并且频繁哺乳，母亲的乳房肿胀感轻微。母亲乳汁渗漏的情况也可能在分娩2周以后才有感知。仅仅依靠母亲的主观感知而判定泌乳Ⅱ期是否延迟可能会有误判。

以往关于泌乳量的研究重点也往往放在母亲乳房上，比如挤出的乳汁量，或者母亲对乳房的主观感受，这同样存在较大的偏差。比如挤出的母乳受到挤奶技术，设备和操作者的影响。而挤出的乳汁也不代表母亲的泌乳量。母亲泌乳的目的是哺育婴儿，判断母亲泌乳状况须评估婴儿摄入量和母乳喂养关系。有研究使用哺乳前后婴儿的体重差来估计婴儿摄入的母乳量，这个方法考虑到婴儿摄入，是一种进步。此外，还需观察婴儿的生理性体重下降与恢复，大小便，以及婴儿吸吮吞咽等情况。

对于存在泌乳Ⅱ期延迟的母亲，需针对原因进行治疗，比如去除滞留胎盘。对一些慢性的内分泌疾病，需由专业医生进行诊治。去除影响泌乳的因素或者母亲的内分泌疾病得到很好控制，比如糖尿病，母乳喂养也能得以持续。与此同时，应密切关注婴儿，确保摄入足够的乳汁，必要时需和儿科医生一起制定喂养方案。

（4）泌乳Ⅲ期：泌乳Ⅱ期之后，乳汁量从急剧上升变为缓慢增加到达平稳状态，这个时期为泌乳Ⅲ期。有研究者认为泌乳Ⅲ期开始于产后9天[17]，也有认为产后5天[1]。泌乳Ⅲ期整个过程可持续到最后一次喂养。

从泌乳Ⅱ期触发到进入Ⅲ期，婴儿的摄入量也会明显增加，出生第一个24小时摄入总量小于100ml，产后36小时迅速上升，到第4天平均每日摄入量大约500ml[1]。第5～6天增加到大约每日556ml[18]。产后6天和产后7天，足月婴儿母亲的乳汁量大约是（511±209.2）ml，且第6天的泌乳量是第6周泌乳量的预测因子[19]。婴儿在出生后的摄入量与母亲乳房在产后经历的泌乳变化相匹配。

在泌乳Ⅲ期，乳汁的分泌从主要由内分泌控制转为自分泌调节，即乳汁的生成量，由乳汁的移出量所决定。这个时期又被称为乳量的维持期。有很多理论解释这个时期乳汁合成的影响因素。目前主要有以下两个：

1）泌乳反馈抑制因子：研究观察到乳汁的生成与移出量（比如婴儿的吸吮）密切相关。例如一位母亲每6小时才哺乳一次，她乳汁合成速率比每90分钟就哺乳一次的女性要低[20]。

泌乳反馈抑制因子（feedback inhibitor of lactation, FIL）是乳汁中的一种复合物，其作用是调节乳汁的生成。如果乳汁中乳汁没有得到及时地移出，乳房胀满，则乳腺细胞中的FIL增加，乳汁量下降；如果乳房中的乳汁被频繁的移出，FIL减少，加速乳房中乳汁合成。

2）泌乳素受体理论：泌乳素受体与泌乳素结合，泌乳细胞分泌乳汁。如果乳汁没有得到及时移出，增加了细胞间的压力，使细胞变形，阻碍了泌乳素受体和泌乳素的结合，减少了乳汁分泌[21]。有研究认为早期频繁吸吮可以刺激乳腺中泌乳素受体的增加，可结合更多泌乳素，泌乳细胞产出更多乳汁[22]。还有研究对比了初产妇和经产妇血清泌乳素水平和乳汁产量，认为经产妇曾有过哺乳经历，泌乳素受体形成更多，即使泌乳素水平较低，也会产出更多乳汁[23]。

泌乳Ⅲ期开始之后，乳汁量缓慢增加，足月时平均每天约750ml，此后趋于平稳，产后5个月平均每天约850ml[24]。同一时期，不同母亲之间乳量的个体差异非常大，有研究发现，产后1~6月母亲乳汁分泌范围为453~1397ml[25]。婴儿摄入奶量的增加并不是匀速的，从出生第一天到满月增加较快，满月到6个月时仅有平缓增加，然后随着辅食添加，逐渐下降。具体到个体，也有很大差异。从母乳喂养的角度来讲，母亲亲喂婴儿无法知晓毫升数，因此对母亲进行宣教时，应避免简单的数字化灌输，这会使母亲焦虑。应告诉母亲可执行的正常的母乳喂养行为，比如，按照婴儿的提示哺乳，母亲能频繁并舒适地母乳喂养，每次哺乳不限制婴儿吸吮时间。同时让母亲观察哺乳时婴儿的表现，比如观察婴儿吸吮和听吞咽声，以及生长发育及排便等，来确保婴儿摄入足够的乳汁。随着母乳喂养的进展，母亲会熟悉自己婴儿的表现，能很自信和敏锐地感知婴儿的喂养情况。

婴儿添加辅食后，对乳汁需求逐渐减少，母亲哺乳随之减少，乳房泌乳也相应减少。直到婴幼儿完全摄入其他食物，母亲不再哺乳，这是一个缓慢的过程，称为离乳（weaning）。

（5）复旧期：指分泌乳汁的乳腺上皮细胞因为离乳而变得多余从而凋亡然后被脂肪细胞取代的过程。

人们尚不清楚何时启动多余乳腺细胞的凋亡。在对离乳期乳汁成分的研究中发现，当泌乳量大于每天400ml时，乳汁中的乳糖，蛋白质，氯离子钠离子等浓度无明显变化，低于这个泌乳量后，乳腺细胞间隙重新打开[3]，乳糖浓度逐渐降低，蛋白质，氯离子钠离子明显增加。这是否提示泌乳量下降到某一程度乳腺细胞开始发生改变，尚未明了。

哺乳完全停止后，乳腺细胞何时真的完全凋亡，也尚未知。有研究发现动物的乳腺在停止哺乳7天后会吸收多余乳汁并完全停止泌乳，而人类乳腺泌乳功能持续比较长，哺乳中断42天以后，还有分泌功能[5]。在现实中，也确实有案例在停止哺乳几周，甚至几月之后仍可以再次泌乳。

尽管有人把复旧期定义为最后一次哺乳之后40天，但乳腺细胞的凋亡可能在这之前就启动了。而母亲经历哺乳，即使乳房外观可恢复孕前形态，其乳房内部也不可能回到从未怀孕哺乳之前的状态。

一些女性在停止哺乳后一年以上仍发现有少量乳汁分泌。大多数情况下为正常现象，应建议不要挤压乳房，这会让乳房认为仍有"婴儿吸吮"而持续泌乳。必要时需找专业的乳腺或内分泌医生进行检查。

第三节 和哺乳相关的几种主要激素

1. **孕激素** 孕激素维持妊娠，在整个孕期都维持在较高水平。泌乳素在孕期被母亲体内高水平的孕激素所抑制，阻碍了乳腺细胞大量泌乳。产后胎盘娩出，孕激素快速地下降，使得泌乳素水平上升，触发泌乳Ⅱ期。孕激素在产后前4天会下降至原来的1/10。如有胎盘残留，泌乳素水平受到抑制，不能正常触发泌乳Ⅱ期。

2. **泌乳素** 泌乳素由垂体前叶分泌，对启动和维持泌乳都至关重要。孕期泌乳素水平有所上升，从非孕期的10~20ng/ml，到临近足月分娩时的200~400ng/ml[26]。泌乳素在孕期促进乳腺导管，乳腺腺泡和乳腺小叶的分化和成熟，但其水平不足以让女性的乳腺细胞分泌大量的乳汁。泌乳素受到下丘脑分泌的其他激素影响，多巴胺对泌乳素是抑制性调节。而促甲状腺激素释放激素（thyrotropin-releasing hormone TRH），催产素，神经降压素等可能是泌乳素分泌的刺激因子。

直至产后，胎盘娩出，孕激素急速下降，解除了对泌乳素的抑制，泌乳素在24小时内，脉冲式分泌7~20次，血浆泌乳素水平在产后还会持续上升，它的脉冲式上升和下降与乳头受到刺激的频率，强度和持续时间有关。频繁吸吮会让母亲血浆中的泌乳素水平成倍增加，并大约在45分钟后达到峰值[27]。有研究者发现如果对乳头使用利多卡因麻痹，则母亲血浆中泌乳素浓度不会上升[28]。在有乳房手术史的病人中，如果负责乳头感觉的神经受损，有可能使得母亲的泌乳受到影响。

当乳汁分泌进入稳定阶段，随着哺乳期的进展，泌乳素水平会逐渐下降。此时决定乳汁生成量的关键因素是乳汁的移出量——即婴儿吸吮越多，乳汁移出越多，乳汁生成越多。但是如果母亲持续哺乳，泌乳素的水平仍要高于不哺乳的女性[29]。需要强调的是，在这个阶段的哺乳期女性当中，泌乳素水平的高低并不完全决定乳汁量的多少，增加移出量比提升泌乳素水平对乳汁量的增加更有效。

泌乳素水平与乳房的胀满度无关[30]，吸烟会使母亲体内泌乳素水平下降[31]，而啤酒中的某些非酒精成分会让其上升[32]，动物研究表明，大量酒精可能导致泌乳素对吸吮的应答降低[33]，催产素释放也减弱，从而影响乳汁量。母亲焦虑、情绪低落、缺乏自信，泌乳素水平会比较低[34]。

3. **催产素**　又称缩宫素，在泌乳里也扮演着重要的角色。婴儿的吸吮会激发催产素。催产素作用于乳腺腺泡的肌上皮细胞，使肌上皮细胞收缩，引发喷乳反射。许多女性会在喷乳反射发生的同时，感到温暖，口渴，乳房酥麻感。经B超影像学发现，喷乳反射时，乳腺导管扩张，乳汁喷出。乳汁分泌进入稳定阶段后，每一次哺乳可能会有多个喷乳反射。研究发现88%的女性能感到第一次喷乳反射，随后的喷乳反射则无感觉[35]。

催产素的分泌也呈脉冲式。在乳头受到刺激后的1分钟，催产素水平上升，在停止乳头刺激后的6分钟，催产素降到基线水平。这种脉冲式的分泌，在母亲的每次哺乳均会出现[36]。当吸吮次数减少，母亲体内的催产素水平也会下降。

催产素还能促进母亲子宫收缩，预防母亲产后出血。一些母亲在哺乳时，小腹会有轻微的疼痛感。母亲在哺乳时感觉口渴，身体里有一股暖流流过，这也被认为是催产素的作用[37, 38]。母亲想到婴儿，或者听到婴儿的哭声，体内催产素都可能上升，引发喷乳反射。剖宫产术后、经历分娩期压力等情况下，催产素分泌会减少[39, 40]。帮助母亲增加她的自信，使其获得放松而自然的状态，与婴儿紧密接触，助于催产素分泌。母乳喂养在一定程度上降低妈妈的产后抑郁症的风险，其机制或许与催产素的分泌带来的良好感觉有关。

4. **其他激素**　在哺乳期，许多激素在泌乳方面共同发挥着作用，例如生长激素、胰岛素在乳腺导管发育中发挥作用，糖皮质激素和甲状腺激素对乳汁分泌也很重要，这些激素可能会改变乳房对生育激素的反应，并通过改变哺乳期乳腺的营养供给来调节乳汁的合成和分泌。现阶段需要更多的研究来证实其相关机理。

乳房泌乳是一个连续的过程，从怀孕开始到哺乳结束，乳房经历了一系列的变化。泌乳的启动和维持，不仅取决于母亲内分泌的变化，也取决于外界条件，如婴儿的吸吮，乳汁的移除，母乳喂养频率等。因此，不能单凭未怀孕或孕期时女性乳房的外形，产后是否挤出乳汁，是否在某一个时间点有无乳房胀满感就判断该女性的泌乳能力以及将来能否母

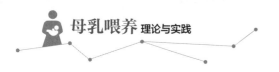
乳喂养成功。

乳房在孕期和哺乳期的发育及泌乳，其最根本的目的是产生乳汁喂养婴儿。而婴儿出生后摄取母乳的能力以及母婴之间母乳喂养关系的建立，对母亲的泌乳至关重要。因此，在评判母亲泌乳的时候，不仅要考虑泌乳各个时期的特点，同时要观察婴儿摄入的表现，以及母亲和婴儿是否密切接触，频繁哺乳，母乳喂养关系是否正常。

关于人类泌乳，还有很多未知需要进一步研究。作为支持母乳喂养的专业人员，理解目前所知，结合可观察到的人类泌乳特点，可对母亲进行适宜的宣教，鼓励母亲产后尽早开始哺乳，并且按照婴儿的提示和需要哺乳，解除母亲的一些疑虑，有助于增加其自信心。

（王玥菲　盛　佳　汪　洁　任钰雯）

参考文献

1　Kulski JK, Hartmann PE. Changes in human milk composition during the initiation of lactation. Aust Exp Biol Med Sci,1981,59:101-114.

2　Martin RH, Glass MR, Chapman C, et al. Human alpha -lactalbumin and hormonal factors in pregnancy and lactation. Clinical Endocrinology, 1980, 13(3):223.

3　Neville MC, Allen JC, Archer PC, et al. Studies in human lactation: milk volume and nutrient composition during weaning and lactogenesis. American Journal of Clinical Nutrition, 1991, 54(1):81.

4　Lemay DG, Ballard OA, Hughes MA, et al. RNA Sequencing of the Human Milk Fat Layer Transcriptome Reveals Distinct Gene Expression Profiles at Three Stages of Lactation. Plos One, 2013, 8(7):e67531.

5　Folley SJ. Symposium on lactogenesis: chairman's introduction. In: Reynolds M, Folley SJ, editors. Lactogenesis: the initiation of milk secretion at parturition. Philadelphia: Pennsylvania Press,1969:1–3.

6　Fleet IR, Goode JA, Hamon MH, et al. Secretory activity of goat mammary glands during pregnancy and the onset of lactation. J Physiol,1975;251(3):763–773.

7　Jan R,Karen W. Breastfeeding and Human Lactation. Massachusetts: Jones and Bartlett Publishers, 2010:157.

8　Anderson SM, Rudolph MC, McManaman JL, et al. Key stages in mammary gland development. Secretory activation in the mammary gland: it's not just about milk protein synthesis! Breast Cancer Res, 2007,9(1):204.

9　Neville MC, Mcfadden TB, Forsyth I. Hormonal regulation of mammary differentiation and milk secretion. Journal of Mammary Gland Biology & Neoplasia, 2002, 7(1):49-66.

10　Neville MC, Morton J. Physiology and endocrine changes underlying human lactogenesis II. J Nutr, 2001, 131(11): 3005S–3008S.

11　Kulski JK, Smith M, Hartmann PE. Normal and caesarian section delivery and the initiation of lactation in women. Australian Journal of Experimental Biology & Medical Science, 1981, 59(4):405.

12　Pang WW, Hartmann PE. Initiation of human lactation: secretory differentiation and secretory activation. Journal of Mammary Gland Biology & Neoplasia, 2007, 12(4):211-221.

13　Kunz C, Lonnerdal B. Re-evaluation of the whey protein/casein ration of human milk. Acta Paediatr,1992,81:107-112.

14　Dewey KG, Nommsenrivers LA, Heinig MJ, et al. Risk factors for suboptimal infant breastfeeding behavior, delayed onset of lactation, and excess neonatal weight loss. Pediatrics, 2003, 112(3 Pt 1):607.

15　De BJ, Amir LH. Is onset of lactation delayed in women with diabetes in pregnancy? A systematic review. Diabetic Medicine A Journal of the British Diabetic Association, 2016, 33(1):17.

16　Chapman DJ, Pérez-Escamilla R. Identification of risk factors for delayed onset of lactation. Journal of the American Dietetic Association, 1999, 99(4):450.

17　Uvnas-Moberg K, Eriksson, M. Breastfeeding: Physiological, endocrine and behavioral adaptations caused by oxytocin and local neurogenic activity in the nipple and mammary gland. Acta Paediatrica, 1996,85, 525–530.

18　Arthur PG, Smith M, Hartmann PE. Milk lactose, citrate, and glucose as markers of lactogenesis in normal and diabetic women. Journal of Pediatric Gastroenterology & Nutrition, 1989, 9(4):488-496.

19　Hill PD, Aldag JC, Chatterton RT, et al. Comparison of milk output between mothers of preterm and term infants: The first 6 weeks after birth. Hum Lact,2005, 21:22-30.

20　Cregan M,Hartmann PE. Computerized breast measurement from conception to weaning: clinical implication. Hum Lact,1999;15:89-95.

21　van Veldhuizen-Staas CG. Overabundant milk supply: an alternative way to intervene by full drainage and block feeding. International breastfeeding journal, 2007, 2(1):11.

22　de Carvalho M. Effect of frequent breast-feeding on early milk production and infant weight gain. Pediatrics,1983,72:307–311.

23　Zuppa AA. Relationship between maternal parity, basal prolactin levels and neonatal breast milk intake. Biol Neonate,1988,53:144–147.

24　Neville MC, Keller R, Seacat J, et al. Studies in human lactation: milk volumes in lactating women during the onset of lactation and full lactation. American Journal of Clinical Nutrition, 1988, 48(6):1375-1386.

25　Kent JC, Mitoulas LR, Cregan MD, et al. Volume and Frequency of Breastfeedings and Fat Content of Breast Milk Throughout the Day. Pediatrics, 2006, 117(3):387-395.

26　Tyson JE. Studies of prolactin in human pregnancy. Am Obstet Gynecol,1972,113: 14–20.

27　Noel GL, Suh HK, Frantz AG. Prolactin release during nursing and breast stimulation in postpartum and non-postpartum subjects. J Clin Endocrinol Meta,1974,38:413–423.

28　Neville MC. Anatomy and Physiology of Lactation. Pediatric Clinics of North America, 2001, 48(1):13-34.

29　Tay CC, Glasier AF, Mcneilly AS. Twenty-four hour patterns of prolactin secretion during lactation and the relationship to suckling and the resumption of fertility in breast-feeding women. Human Reproduction, 1996, 11(5): 950-955.

30　West CP. Hormonal profiles in lactating and non-lactating women immediately after delivery and their relationship to breast engorgement. Am Obstet Gynecol,1979,86:501–506.

31　Baron JA. Cigarette smoking and prolactin in women. Br Med,1986,293: 482.

32　Koletzko B, Lehner F. Beer and breastfeeding. Adv Exp Med Biol,2000,478:23-28.

33　Mennella J. Alcohol's effect on lactation. Alcohol Research & Health the Journal of the National Institute on Alcohol Abuse & Alcoholism, 2001, 25(3):230.

34　Groer M. Differences between exclusive breastfeeding, formula-feeders and controls: a study of stress,

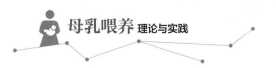
mood, and endocrine variables. Biol Res Nurs,2005b; 7:106.

35 Ramsay DT. The use of ultrasound to characterize milk ejection in women using an electric breast pump. Hum Lact,2005b; 21:421–428.

36 Leake R. Oxytocin and prolactin responses in long-term breast-feeding. Obstet Gynecol,1983,62:565–568.

37 Marshall WM, Cumming DC, Fitzsimmons GW. Hot flushes during breast feeding. Fertil Steril,1992, 57:1349–1350.

38 James RJA. Thirst induced by a suckling episode during breast feeding and its relation with plasma vasopressin, oxytocin and osmoregulation. Clin Endocrinol,1995,43: 277–282.

39 Nissen E. Different patterns of oxytocin, prolactin but not cortisol release during breast-feeding in women delivered by cesarean section or by the vaginal route. Early Hum Dev,1996,45:103–108.

40 Yokoyama Y. Releases of oxytocin and prolactin during breast massage and suckling in puerperal women. Eur Obstet Gynecol Reprod Biol,1994,53:17–20.

第三章
乳汁的成分及其功能

第一节　人类乳汁的物种特异性

　　哺乳动物的乳汁具有物种特异性，每一种哺乳动物的乳汁，适合该物种的幼崽生长发育需要。生活在寒冷地带的海象，四天哺乳一次，其乳汁中含有大量脂肪，帮助小海象抵御严寒。小牛需要骨骼和肌肉的快速发育以适应生存，因此牛奶中蛋白质含量高。

表 3-1　不同生长速度的物种乳汁中主要成分的比较 [1]

物种	2 倍出生体重（天）	脂肪（%）	蛋白质（%）	乳糖（%）
人类	180	3.8	0.9	7.0
牛	47	3.7	3.4	4.8
山羊	19	4.5	2.9	4.1
鼠	6	15	12	3.0

　　由表 3-1 可以看出：人类乳汁里的脂肪和蛋白质含量低于其他物种，乳糖含量高于其他物种。乳糖的高含量与人类具有最高的认知水平相关联。乳汁的成分差异与物种的需求是相匹配的。

　　人类婴儿与其他哺乳动物的幼崽不同，其脑部发育较身体其他系统快速。人类婴儿的脑容量出生时大约是成人的 1/3，迅速在出生后 90 天增加达到成人脑容量的一半 [2]。到两岁时，就能达到成人脑容量的 80% ~ 90%，大脑灰质、白质、侧脑室、小脑等结构在前两年的发育极为活跃 [3]。可见人类在婴儿时期的大脑发育是非常迅速而且重要的。

　　人乳中已鉴定的成分超过千种，不仅给婴儿提供必需营养，同时具有相当好的生物活性。大量证据表明，母乳中的营养素在数量、比例及生物活性形式等方面，均适合于婴儿的生理发育及生长需要，它们在维持新生儿的健康方面极为重要。所以，人类的乳汁是一种十分独特、具有物种专一性、成分非常复杂的营养液体，许多成分具有多重角色，以恰

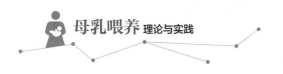

到好处的比例互相影响，以达到最有效率的消化与吸收、最佳的生物利用率，是人类婴儿最完美的营养来源。

1. 人类乳汁的热量　母乳喂养儿的基础代谢率、心率、直肠温度比较低[4]，所需要的热量少，人类乳汁富含各类营养物质，它的平均热量（能量密度）是65kcal/dl[5]，是婴儿营养来源的"金标准"。随着月龄的增长，母乳利用效率持续增高，如消化相同容量的乳汁，婴儿（每公斤体重）所需能量持续降低（表3-2），到第8个月时，母乳喂养婴儿比配方奶喂养的婴儿少消耗共计30 000kcal[6]的热量。而配方奶喂养，因其没有母乳这样的高利用率，婴儿消耗的热量更多，也因此需要摄入更多的配方奶。

乳汁的平均胃半排空时间（48分钟）要比配方奶的胃半排空时间（78分钟）快得多[7]，因此，人类婴儿的喂养方式具有"少食多餐"的特点，这与人类乳汁的特点相适应，符合人类进食模式。

表3-2　不同月龄的婴儿，消化同量的母乳，平均每公斤所需要的热量[8]

产后婴儿大小	千卡/公斤
14 天	128
2 个月	70 ~ 75
4 个月	62.5

2. 人类乳汁的产量　母亲乳汁的产量与婴儿正常的生长和发育相匹配，产后24小时的初乳总产量约37ml（范围为7 ~ 123ml）[9]，婴儿每次进食7 ~ 14ml[10]。有学者研究了婴儿的胃容积，发现出生后的第一天婴儿胃容量只有6ml，第二天也仅12ml，可见，虽然初乳量不大，但是仍然可以满足新生儿的需要[11]。Neville观察了13名经产妇的乳汁分泌量，一直到产后六个月，发现第一二天乳汁的量很少，第二天平均乳汁总量大约为175ml，第三四天急剧上升至500ml，产后一周可以达到（776±92）ml/d，以后基本根据婴儿的需要维持在这个水平[12]，不同研究显示产后六个月乳汁分泌范围为550 ~ 1150ml[13]。人类每侧乳房的乳汁分泌速率、乳汁产量、存储容量通常并不相同，每侧乳房的运转是独立的[14]。从这些研究中可以发现，乳汁的产量因人而异，判断"母乳是否足够"应摒弃对"量"本身的具体衡量，落实到婴儿是否获得足够乳汁的客观指标上，比如大、小便以及具体生长发育情况。

3. 人类乳汁的颜色变化　乳汁的颜色与泌乳不同的阶段、前奶后奶、母亲的饮食以及乳腺导管本身的状态有关。初乳澄清、透明并带有一点黄色，慢慢过渡到奶白色。在婴儿生长发育的不同阶段，乳汁成分也会发生相应的变化。在挤出乳汁哺乳的妇女中，可以发现刚挤出的乳汁和后挤出的乳汁颜色有所不同。也就是人们通常认为的"前奶"和"后奶"。前奶比较稀薄，乳糖和蛋白质比较多，颜色较清，后奶比较浓稠，含脂肪比较多，颜色偏白或黄（图3-1）。

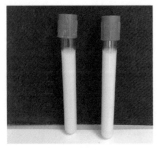

图3-1　前奶和后奶的比较

维生素、药物、饮料等都会使乳汁的颜色发生变化，但并无害处。例如，有报告指出如果母亲食用含有红、黄色素的汽水，会使乳汁颜色呈现粉红—橘色的色调[15]。也有研究指出绿色乳汁可能与饮料中的绿色食用色素相关，也有可能是妈妈食用了海草类及一种海藻类锭剂（一种健康食品），或复合维生素[16]、硝苯地平等药物[17]。

褐色或淡粉色的乳汁是因为乳腺导管中毛细血管出血，血液随乳汁分泌时流出，被称作为"锈管综合征"，乳腺导管中毛细血管出血的常见原因为乳腺导管内良性肿瘤，即使乳汁中含有少量的血液，也通常不影响宝宝的健康，但需要警惕的是，乳腺癌也会出现血性溢液[18]，此时需要哺乳母亲及时就诊。

第二节　不同时期母乳的变化特点

在正常哺乳的情况下，乳汁的成分在产后早期变化明显，然后相对稳定，但在不同的时期，为适应婴儿各阶段生长发育的需求，乳汁的成分会在一个相对较窄的范围内略变动，母乳喂养是母婴之间相互影响的一个过程，婴儿状态在确定乳汁成分上也发挥着重要作用，如母乳中的蛋白质会根据婴儿生长模式以及生长需要做出相应的调整，以满足婴幼儿各种需求。

1. **初乳，过渡乳和成熟乳**　文献上对于这三个阶段乳汁的时间划分略有不同，本节选取目前被大多数人认同的，并且大致符合泌乳生理的时间划分作为参考。

（1）初乳：从怀孕的中后期开始到产后 2~5 天所分泌的乳汁叫作初乳（colostrum）。初乳的量有限，但可以满足婴儿最初几天的需要。初乳中的钠，钾，氯，蛋白质，脂溶性维生素，矿物质，抗体（sIgA），寡糖，乳铁蛋白等比例较成熟乳高。初乳中富含脂溶性维生素，例如维生素 A 可达成熟乳的 5 倍，维生素 E 为成熟乳的 2~3 倍。由于富含 β-胡萝卜素，颜色比成熟乳黄，质地比较黏稠；初乳中的激素和生长因子，可以刺激婴儿小肠黏膜的生长与成熟；初乳中含有丰富的寡糖，帮助婴儿建立正常的肠道菌群，同时具有轻泄作用，促进胎便的排出，降低新生儿黄疸的发生。相比较成熟乳，初乳含有更多的蛋白质和免疫物质，提供婴儿出生时的初次免疫，促进婴儿免疫系统的发育，初乳中蛋白质含量最高，约为成熟乳的 2 倍。

（2）过渡乳：一般认为过渡乳（transitional milk）是产后 2~5 天到产后 10 天左右的乳汁，这个时期，乳房进入全能力产乳期，也是俗称的"下奶"，乳汁产量相比初乳有大幅度增加。过渡乳的蛋白质和免疫球蛋白浓度逐渐下降，乳糖，水溶性维生素的浓度逐渐增加。

（3）成熟乳：产后 10 天以后的乳汁，被称为成熟乳（mature milk）。这个时期母亲乳汁的产量由乳汁的移出量决定，此时，母亲的内分泌因素对乳汁产量影响很小，除非存在病理情况。成熟乳的成分处于相对稳定的状态，但也会根据婴儿的成长发生改变。在此阶段若母亲暴露在有病原微生物的环境中，其乳汁中相应的抗体会相应增加，以保护婴儿。

2. **第二年以后的乳汁**　世界卫生组织建议至少纯母乳喂养 6 个月，并从第 6 个月开始引入固体食物同时持续母乳喂养直到婴儿 2 岁甚至更大。乳汁至少能提供 6~11 个月大婴儿所需热量的 50%，第二年之后，每 500 毫升的乳汁仍可以提供一天所需蛋白质的 1/3 以及部分维生素（图 3-2）。第二年的持续母乳喂养可以有效预防维生素 A 缺乏。同时第二年的乳汁中仍含有相当数量的免疫物质，比如，乳汁中溶菌酶在两年以后含量会升高[19]。

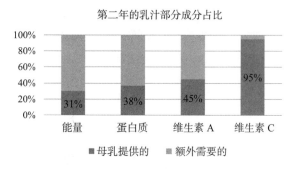

图 3-2 第二年以后每 500ml 乳汁中的部分营养成分

除上述情况外，乳汁也会随单次哺乳的不同阶段，以及哺乳的频率和乳房的充盈情况等发生相应的变化，这将在以后的章节中体现。

第三节 母乳中的营养成分及其功能

母乳的成分可大致分为营养成分和生物活性成分。营养成分即为满足婴儿生长发育所需的宏量元素和微量元素，例如水，蛋白质，脂肪，碳水化合物，维生素以及矿物质。生物活性成分则包括免疫细胞和免疫活性物质，例如部分具有免疫功能的蛋白质、脂肪、糖类等。同时，营养成分与免疫成分并非完全独立，很多成分同时具备多重的角色和功能，相互之间互相促进和影响，以发挥最佳的保护作用。

1. **水分** 母乳中水分（water）的含量约占 88%，无论母亲是生活在炎热干旱地带还是寒冷潮湿地带，母乳中的水分足够健康婴儿的需要。从表 3-3 中可以看出，无论纯母乳喂养的婴儿处于何种湿度和温度的环境下，他的尿液渗透压均在一个正常的范围内[20]。WHO 等权威机构均推荐，6 个月内的婴儿纯母乳喂养，不需要额外添加水。从母乳本身来看，渗透压呈现"先略上升再略下降"趋势，但各个泌乳阶段的母乳渗透压水平没有统计学差异，说明母乳可以通过自我调节维持乳汁中渗透压的稳态，从而对新生儿和婴儿起到一定的保护作用[21]。

表 3-3 不同温度湿度条件下，纯母乳喂养儿尿液的渗透压

国家	气温（℃）	相对湿度（%）	尿液渗透压（mOsm/L）
阿根廷	20 ~ 39	60 ~ 80	105 ~ 199
印度	27 ~ 42	10 ~ 60	66 ~ 1234
牙买加	24 ~ 28	62 ~ 90	103 ~ 468
秘鲁	24 ~ 30	45 ~ 96	30 ~ 544

注：正常的尿液渗透压：50 ~ 1400mOsm/L

2. **脂肪**　母乳中脂肪（fat）包括甘油三酯（98%）、磷脂（0.8%）、胆固醇（0.5%）等[22]，提供婴儿45%～55%的能量来源。初乳中脂肪含量较少（1.19%），到过渡乳和成熟乳后脂肪含量逐渐增加（分别为3%和3.3%）。母亲膳食中的脂肪量不会影响乳汁脂肪的总量，但摄入的脂肪类型会影响乳汁脂肪酸的构成。脂肪的含量还与多种因素相关，例如喂养频率，喂养间隔越长，随后喂养时母乳中脂肪的含量越低；乳房排空度越高，母乳中脂肪浓度越高；与同一次泌乳的时段相关，例如，后奶中含有高达2倍的脂肪[15]；实践当中通常认为，喂养模式决定了婴儿的脂肪摄入量，但同样有研究表明，如果能够遵循"婴儿引导式"喂养，也就是婴儿自己决定何时吃奶和停止吃奶，母亲根据婴儿的需要哺乳，婴儿能够调整自身的脂肪摄入量并且达到一个平衡[23]。

乳汁中的脂肪总量在个体间的差异巨大，平均在22～62g/L[24]。哺乳期女性自身脂肪酸水平是低的，表明脂肪酸从母体的储备转移进入乳汁当中。母乳中的甘油三酯结构比较独特，大多数（超过70%）甘油三酯的中间位置sn-2为饱和的棕榈酸，在不同的母乳中其含量基本不变；sn-1或3为不饱和的脂肪酸。而其他动物的乳汁和人类的脂肪组织中，棕榈酸通常在sn-1位置。这种结构利于脂肪在脂肪酶的作用下分解为更小的脂肪颗粒，同时促进矿物质的吸收，并促进婴儿肠道的成熟。

母乳中含有大量长链多不饱和脂肪酸（LC-PUFA），例如二十二碳六烯酸（DHA）、花生四烯酸（AA）等，占乳汁中脂肪量的88%，而且是乳汁当中变量最大的一个成分，为婴儿髓鞘形成、中枢神经系统发育，杆状细胞的感光功能和低出生体重儿的视力成熟所必需，早产儿的母乳喂养对其获取充足的DHA与AA非常重要。牛乳中不含DHA，且牛乳中脂肪的结构与脂肪酸的组成都与母乳有显著差异，上述长链多不饱和脂肪酸在牛乳中含量较低，母乳中饱和脂肪酸含量虽低于牛乳，但易于吸收，而且牛乳中的饱和脂肪酸易在肠腔内与钙形成不能溶解的皂钙，降低钙的吸收。婴儿必需脂肪酸（EFA），如亚油酸（LA）和α-亚麻酸（ALA）在人体内不能自己合成，必须从食物中获得，牛乳中必需脂肪酸LA和ALA的含量显著低于人乳。

母乳喂养的婴儿肠道中会有更高比例的乙酸（短链脂肪酸的一种），具有对抗细菌、真菌、病毒的作用。母乳中高浓度的脂肪酸盐使婴儿大便柔软、色浅、有轻微的味道[25]。

母乳中胆固醇（10～20mg/dl）高于牛乳，暴露于母乳中较高浓度的胆固醇可能对心血管有长期的效益，母乳喂养婴儿成人期胆固醇水平和低密度脂蛋白水平比配方奶喂养的婴儿低[26]。

3. **蛋白质**　蛋白质（protein）的含量和质量的变化精准地匹配着婴儿的需求[27]，是新生儿构造机体的物质基础，机体每一个细胞和所有重要活性物质都要蛋白质参与，提供新生儿免疫性和非免疫性的防御作用，母乳蛋白质含量随泌乳期延长而变化，初乳蛋白质含量最高，约为成熟乳2倍，随泌乳期延长蛋白质含量逐渐下降，至成熟乳达平衡，成熟乳蛋白质的含量为8～9g/L。

母乳中的蛋白质以乳清蛋白与酪蛋白为主。其他蛋白质的占比虽然不大，但种类多，且功能各不相同。初乳中乳清蛋白与酪蛋白的比例高达90∶10，几天之后约为60∶40，成熟乳中的比例是50∶50[28]。牛乳中两者的比例是20∶80，且亚型与人乳有很大不同。乳清蛋白除了提供能量，还有大量的生物活性功能。

酪蛋白主要为β-酪蛋白，在婴儿的胃中形成薄薄的凝乳，不易消化，具有对抗胃幽门螺旋杆菌的作用。早产儿母乳、初乳和成熟乳中酪蛋白的亚型会产生变化，如早产儿母乳和初乳中 κ- 酪蛋白含量很低或完全检测不到，而成熟乳中则含有丰富的 κ- 酪蛋白。

各种酪蛋白亚型和乳清蛋白中所含的大量必需氨基酸，是婴儿生长所需的肽、氨基酸和氮的来源，糖基化的酪蛋白亚型（κ- 酪蛋白）以及乳清蛋白还具有很多生物活性作用。见本章后部分。

4. 碳水化合物 碳水化合物（carbohydrates）在母乳中相对恒定，提供婴儿所需能量的 40%，与母亲饮食关系不大，在成熟乳中含量大约为 7.0mg/dl，母乳中的碳水化合物主要成分为乳糖，乳糖有以下的作用：

（1）改善婴儿肠道环境：乳糖经分解消化后的最终产物是乳酸，在肠道产生酸性环境，增加了钙盐的溶解性，使更多的钙被吸收，同时促进双歧杆菌的生长，双歧杆菌代谢产生乳酸和醋酸，使婴儿大便呈酸性，抑制了致病菌的生长，减少婴儿肠道感染[29]。

（2）促进婴儿大脑发育：人类婴儿在大脑发育方面显著优于其他哺乳动物，人乳中丰富的乳糖正好能够满足其大脑飞速发育的需求。乳糖可分解为半乳糖与葡萄糖，半乳糖与脂类结合形成半乳糖脂。脑苷脂的糖基就是半乳糖和葡萄糖，是脑神经系统发育所必需。

（3）帮助增加乳汁量：胎盘娩出后 30 ~ 40 小时，乳汁的分泌进入以下过程：孕激素的消退 → 血液中泌乳素水平上升 → 乳糖含量升高增加了渗透压 → 水分大量地进入 → 乳汁的产量快速增加，即进入全能力产乳期（泌乳 II 期）。

人体的乳糖酶，可以帮助婴儿消化分解乳糖。随着人类婴儿成长以及离乳，乳糖酶逐步减少，尤其在亚裔和非洲裔人群中，由于乳糖酶减少而出现的"乳糖不耐受"基本可以认为是人类成年后的正常状态。因为几乎所有的成年哺乳动物（除了人类），食谱当中并无其他哺乳动物的乳汁，哺乳动物也只有在婴幼儿时期体内才会产生足够的乳糖酶，而离乳后，机体就失去了这个功能。先天的乳糖酶缺乏十分罕见，在人群中发病率仅为 1/60 000。此类婴儿需要不含半乳糖的特殊的婴儿配方奶。

5. 矿物质 矿物质（minerals）受到母体血液中储存的影响，在母乳中基本恒定，与母亲年龄，胎次，饮食甚至是补充剂关系并不大。

（1）铁：人乳汁中的铁（iron）含量平均 0.5 ~ 1.0mg/L，铁参与血红蛋白的构成，携带氧。婴儿缺铁不仅会导致贫血，还会影响免疫力和骨骼的发育。各种动物乳汁中铁的含量都非常少，母乳中的高乳糖及维生素 C 会帮助铁的吸收，婴儿对母乳中铁的吸收率是牛乳中的 5 倍之高，市面上铁强化的配方奶只有 4% 的铁质被吸收，使用鲜牛奶喂养，会引起婴儿贫血。现有研究尚不能证实母亲铁摄入量与乳汁中铁含量的相关性，认为可能是由于代偿机制的作用，确切原因有待进一步研究。

母乳喂养的婴儿很少缺铁，除非母亲重度贫血。给一个正常健康的母乳喂养婴儿补充铁剂，多余的铁会结合乳汁中的乳铁蛋白，降低其抑菌功能，促进细菌（比如大肠杆菌）的繁殖，增加感染的风险。

母乳中的铁足够健康足月婴儿前 6 个月的需要。在 6 个月之后，适当添加富含铁的辅食，以减少缺铁性贫血的发生几率。

（2）钙：钙（calcium）、磷是骨骼和牙齿的重要组成部分，并对维持神经与肌肉兴奋性和细胞膜的正常功能有重要作用。母乳钙浓度大约 200 ~ 300mg/L，低于牛乳，但钙磷比例恰当，母乳中酪蛋白含量较少，脂肪也较易吸收而不易与钙结合，同时母乳中丰富的乳糖可在肠道中部分转变成乳酸，使肠道 pH 值降低，也有利于钙盐溶解而易被吸收，因此母乳中钙的吸收远高于牛乳，足以满足婴儿的需要。母亲膳食中的钙和母乳中钙浓度无明显相关，哺乳期女性骨密度下降，但离乳后骨密度增加，且较未哺乳女性高。

（3）钠：母乳中的钠（sodium）在初乳中最高，以后逐渐降低，离乳时又会升高。有研究显示，母乳中的钠在母亲乳腺炎期间也会升高。这些期间哺乳婴儿，并未有不良案例出现。

（4）锌：锌（zinc）与新生儿智能发育、与免疫功能的关系越来越引起人们的重视。母乳喂养儿很少会缺锌，锌不足会引起婴儿皮肤病变、免疫功能低下和生长发育迟缓等。虽然母乳中的锌含量不高，但生物利用率最佳。

（5）镁：孕期长期使用硫酸镁的孕妇，在产后乳汁中镁（magnesium）含量高，停药后会逐步恢复正常。

6. 维生素

（1）水溶性维生素：水溶性维生素（water-soluble vitamins）比脂溶性维生素更能明显地反映母亲的膳食水平，但母乳中维生素的含量与母体摄入量的关系因维生素种类的不同而有所不同。如当母亲口服大量维生素 C 时，乳汁中维生素 C 含量也增高，但到一定饱和量后，再增加膳食中的维生素 C 也不能使乳汁中的含量继续提高。母乳中维生素 B_1 的含量能随着摄入量的增加持续升高，乳汁中如果缺乏维生素 B_1，婴儿亦易患脚气病。对于一个极度营养不良的女性来说，维生素补充剂会改善乳汁中的维生素含量，严格素食的母亲，如不摄入其他荤食（包括蛋类和奶类），乳汁里的维生素 B_{12} 需要额外补充。乳汁中的其他水溶性维生素含量也很丰富，对于营养良好的母亲，身体内的水溶性维生素通常可满足健康足月儿的需要，无需额外补充。

（2）脂溶性维生素：母乳中脂溶性维生素（fat-soluble vitamins）（维生素 A，维生素 D，维生素 E，维生素 K）受饮食影响较小，主要靠母亲体内的储存。

1）维生素 A：母乳是维生素 A（vitamin A）的良好来源，母乳中维生素 A 的含量平均为 200IU/dl。母乳中的维生素 A 在出生的第一周内含量最高，以后逐渐下降。维生素 A 缺乏，是许多发展中国家中的幼儿严重的健康问题。儿童期缺乏维生素 A 会导致视盲症，增加死亡率和感染率，所以，对发展中国家的婴幼儿来说，延长母乳喂养的时间，即使是部分母乳喂养，也可以提供重要的维生素 A 来源[30]。

2）维生素 D：母乳中的维生素 D（vitamin D）含量范围是 5 ~ 20IU/L，主要以 25-OH-D 存在，正好最适合婴儿利用。初乳中的维生素 D 含量比成熟乳高。从历史上来看，人类在生存中，获取维生素 D 的主要途径是利用阳光，将皮肤中的胆固醇暴露于 UV-B 中合成。然而影响皮肤合成维生素 D 的因素很多，例如人种、肤色、纬度、体质指数、空气污染程度等。母乳喂养的婴儿出现维生素 D 缺乏性佝偻病是少见的，但如果婴儿未摄入足够的维生素 D 或者缺乏充足的阳光暴露，这样的可能还是会发生。维生素 D 缺乏的风险包括：①深色皮肤的婴儿。②接受日晒太少的婴儿（例如居住于高纬度地区，靠近极地，尤其在冬季）。③处于严重空气污染地区的婴儿。④母亲缺乏维生素 D。维生素 D 存量低的女性（如穿着衣物几乎覆盖全身者，或没有接触到任何阳光者、素食者等），在怀孕时应多补充维生素 D，确保胎儿的生长发育和积存量。多个研究者发现，母亲补充维生素 D 可以提升乳汁的维生素 D 水平，婴儿体内的 25-OH-D 与常规每天补充 400IU 维生素

D 的婴儿体内 25-OH-D 平均浓度接近[31]，一项较新的随机对照试验显示，每日摄入 6400IU 高剂量的维生素 D 补充剂是安全的，并显著提升了母亲自身的 25-OH-D 同时满足婴儿维生素 D 的需求，这提供了另外一种维生素 D 的补充方式[32]。不同的国家对此推荐有差异，澳大利亚国家卫生和医学研究委员会 2012 年发布的婴儿喂养指南建议推荐处于"有风险"的婴儿（例如深色皮肤以及衣物覆盖全身的母亲的婴儿）补充 400IU/ 天[33]。美国疾病预防控制中心（CDC）的公共卫生专家为降低患皮肤癌的风险，建议减少在阳光下暴露的时间，美国儿科学会（American academy of pediatrics, AAP）在 2003 年发布维生素 D 的补充指南，建议所有婴儿每天至少摄入 200IU 的维生素 D，2008 年后，这个推荐量是每天 400IU[34]。

3）维生素 E：乳汁中含有丰富的维生素 E（vitamin E）（生育酚），是一种重要的抗氧化剂，保护视网膜和肺当中的细胞膜免受氧化损伤。初乳中含有（3.28 ± 2.93）mg/dl 的维生素 E，β- 类胡萝卜素（β-carotene）的含量是（213 ± 166）μg/dl。以上两种维生素都比牛乳或者配方奶当中含量高[35, 36]。

4）维生素 K：维生素 K（vitamin K）是凝血因子合成所必需的，少量存在于人类母乳当中，初乳当中的维生素 K 为 2mg/L，成熟乳为 1mg/L[37]。出生几天后，婴儿通常能够通过肠道细菌产生足够数量的维生素 K。然而，新生儿易发生维生素 K 缺乏症，直到大量母乳摄入，促进胃肠道细菌的定植，从而提高他们的低维生素 K 水平。母亲补充维生素 K 会增加母乳的维生素 K 水平和婴儿血浆维生素 K 水平[38]。

各个国家对于维生素 K 的管理略有不同，为了预防新生儿维生素 K 缺乏相关性出血，产后肌注 1 ~ 2mg 维生素 K 是较为通行的方法。也有国家采用出生时、产后一周、产后六周分别口服 1mg 维生素 K 的方式[39]。

第四节　乳汁中的生物活性成分及功能

母乳不仅给婴儿提供营养，而且大部分成分同时兼具了特殊的功能。新生儿自身的免疫物质是逐步产生的，如：婴儿 SIgA 的成熟时间为出生后 4 ~ 12 个月，而溶菌酶和记忆 T 细胞均在生后 1 ~ 2 岁才形成，因此母乳中丰富的免疫物质弥补了婴儿自身的不足，特别是初乳，目前已知的生物活性成分至少有 13 种生长因子、68 种细胞因子、415 种蛋白、超过 1000 种低聚糖、大量细胞以及中链脂肪酸，母乳中这些种类丰富的活性因子是配方奶无法模拟的，并从各个层面发挥着婴幼儿的免疫调节功能。

母乳的生物活性成分包括活性细胞、益生菌、部分蛋白质、脂肪、糖类等，这些成分除了构建婴儿的身体组织，还具有大量生物活性功能。

1. **活性细胞**　母乳中含有各种免疫细胞，有白细胞（包括巨噬细胞、中性粒细胞、淋巴细胞等）和干细胞。白细胞被认为是通过细胞旁路径进入母乳的[40]，绝大部分是具有活力的白细胞，其种类和数量随着哺乳时间的改变而有所变化。初乳中白细胞占总细胞量的 13.2% ~ 70.4%，而成熟乳白细胞含量为 0 ~ 2%[41]，母乳中的白细胞或可以作为乳儿疾病的诊断信号，而当母亲和 / 或婴儿发生感染时，白细胞含量可快速上升至总细胞量的 94%，且在病理特征表现前就可检测到免疫细胞水平的变化[42]，母乳尤其是初乳中的免疫细胞还具有分泌细胞因子和趋化因子的作用，这些细胞因子释放到母乳中，通过哺乳进入新生儿和婴儿的胃肠道，直接发挥免疫效应，为易感期的新生儿和小婴儿提供重要的免疫保护。母乳中的 T 淋巴细胞和巨噬细胞已被活化，运动能力远远超过外周血白细胞的运动能力[43]，具备有效的吞噬作用，补偿新生儿暂时的免疫功能不足。

（1）巨噬细胞：初乳中绝大部分白细胞为巨噬细胞（macrophages）和中性粒细胞（neutrophils），占白细胞 90% 左右，巨噬细胞和中性粒细胞的比例大约占到白细胞总数的 55%～60% 和 30%～40%，淋巴细胞仅占到 5%～10%[44]。母乳中巨噬细胞来源于母亲的外周血单核细胞，通过乳腺上皮迁移至乳汁。这种细胞装满脂肪，有丰富的溶酶体、线粒体、内质网和核糖体，能够直接吞噬包裹病原体发挥其吞噬作用。除了吞噬作用，巨噬细胞还可以释放细胞因子，刺激新生儿粒细胞和巨噬细胞集落的生成；帮助新生儿肠道内未成熟的树突细胞分化为成熟树突状细胞，弥补新生儿 T 淋巴细胞功能不足，并促进其功能成熟。此外，母乳巨噬细胞内含有被吞噬的分泌型免疫球蛋白 A（Secretory immunoglobulin A, sIgA），在与肠道中细菌相接触后可将 sIgA 释放出细胞外[45]，参与免疫反应，抵抗病原体。

（2）中性粒细胞：母乳中性粒细胞具有吞噬及分泌生物活性因子的作用。新生儿自身中性粒细胞分泌及吞噬功能尚不成熟，母乳的中性粒细胞恰好能够补偿其暂时的功能缺失。母乳中性粒细胞能分泌趋化因子等，主要作用是对母体的保护[46]，目前对婴儿的作用尚不明确。

（3）淋巴细胞：母乳中淋巴细胞（lymphocytes）主要为活化的 T 淋巴细胞（＞80%），且两种淋巴细胞 CD4/CD8 比例与血清相似[47]。它们可以弥补新生儿自身 T 淋巴细胞功能的不足，又能够促进新生儿 T 淋巴细胞成熟。动物实验表明乳源淋巴细胞能够迁移到新生儿肠道、淋巴结、肝脾等，影响广泛[48]。母乳 CD4+T 淋巴细胞呈现活性状态，直接识别外源性病原体，参与细胞免疫。此外还表达一种与免疫记忆有关的表面蛋白。人乳 B 淋巴细胞具有分泌免疫球蛋白的活性，主要分泌 sIgA 和 IgM。有研究表明，在分娩前一个月用非致病性大肠杆菌口服免疫孕妇，其乳汁中含有的浆细胞具有分泌抗大肠杆菌脂多糖 IgA 的能力[49]。

（4）人母乳干细胞：人母乳干细胞（human breast milk stem cells, hBSCs）被证明存在于母乳后，近年来受到学者们越来越多的关注。研究表明 hBSCs 可以分化为具有合成分泌乳汁蛋白功能的乳腺上皮细胞[50]。母乳中含有处于发育各阶段的不成熟细胞和功能细胞，反映了哺乳期乳腺上皮细胞分布层次和发育过程，将为乳腺生理学和病理学研究提供全面可靠的细胞来源。此外，母乳中的干细胞有较强的再生能力，而且取得比其他干细胞容易，或许可为将来治疗多种严重的新生儿疾病提供一定的研究方向。

2. 益生菌　母乳中含有多种益生菌（probiotics）：已经检测到的母乳中益生菌包括双歧杆菌（bifidobacterium）、乳酸杆菌（lactobacillus）、梭状芽孢杆菌（clostridium perfringens）、肠球菌（enterococcus）、肠杆菌（enterobacter）和拟杆菌（bacteroides）等[51]。

母乳喂养是有菌的喂养：一方面，婴儿吸吮母亲乳房时会吸入皮肤上的细菌，细菌进入婴儿肠道，繁殖的过程中消耗氧气，形成了缺氧环境，为厌氧的益生菌准备好定植和繁殖的肠道环境；另一方面，母乳中的益生菌随婴儿摄入到达结肠并迅速繁殖，建立起正常的肠道环境。益生菌主要附着在肠黏膜上，可以保护肠道不受有害菌的侵袭，并刺激增强肠道免疫功能；不少人体所需的营养素（如维生素 B 等）是由益生菌在肠道内合成的，同时益生菌还可以大大提高钙、铁、锌的吸收率。

3. 免疫活性成分 母乳中的免疫成分包括部分蛋白质（如 sIgA、乳铁蛋白、粘蛋白、乳凝集素、溶菌酶、细胞因子及可溶性成分等）以及肽类、非蛋白氮、脂肪（如甘油三酯、游离脂肪酸）、糖类（如低聚糖）等。

（1）蛋白质以及肽类：母乳中的蛋白质除了为婴儿提供充足的能量来源以供其生长发育，还为婴儿提供非常多的独特作用，例如帮助消化、帮助婴儿抵御致病菌和病毒感染、发挥免疫调节功能等。

1）α- 乳白蛋白：α- 乳白蛋白（α-lactalbumin）为人乳中最主要蛋白，占人乳总蛋白质含量的 28%，占乳清蛋白总量的 41%，牛乳中的 α- 乳白蛋白含量很低，仅占总蛋白量的 3%。相比牛乳蛋白来说，α- 乳白蛋白分子小，更易消化吸收。α- 乳白蛋白对婴儿生长发育有重要作用：新生儿尤其是早产儿刚出生时，蛋氨酸转变为半胱氨酸受限，半胱氨酸是一种必需氨基酸，α- 乳白蛋白可以提供给婴儿丰富的色氨酸（占 α- 乳白蛋白的 6%）和半胱氨酸（占 α- 乳白蛋白的 5%）；α- 乳白蛋白促进乳房细胞内乳糖的合成并增加乳汁的稀释度；α- 乳白蛋白与钙离子紧密结合，其分子结合比为 1∶1，与锌离子亦有一定的结合力，促进矿物质吸收。

2）免疫球蛋白 A：新生儿免疫功能未健全，对呼吸道、消化道等病原体的免疫力主要来源于乳汁，尤其是免疫球蛋白（immunoglobulin A，IgA）。母乳中的 IgA 由母亲乳腺浆细胞产生，其中 90% 是 sIgA，还含有少量 IgM 和 IgG，后者在晚期母乳中更丰富。sIgA 的黏膜防御作用主要有三方面，一是在黏膜上皮细胞内与细胞内含有病原体和毒素颗粒的内含体接触后，发生细胞内中和作用清除病原体及毒素；二是竞争性与黏膜表面病原菌受体结合，起到封闭和阻止病原体进入机体产生全身炎症反应作用；三是协同和促进天然抗菌因子发挥作用。sIgA 能抵抗胃肠道 pH 的改变及消化酶的作用，可通过胃肠道后存活。IgA 包含多种特异性抗体，包括针对轮状病毒、大肠埃希菌、霍乱弧菌、沙门菌等肠道病原。初乳中轮状病毒 IgA 抗体滴度最高，并随哺乳期延长而降低至一个稳定水平，使得母乳喂养新生儿的轮状病毒腹泻的患病率明显低于人工喂养的婴儿；初乳中抗腺病毒、呼吸道合胞病毒的特异性 sIgA 阳性率亦显著高于成熟乳，对婴幼儿致病性大肠杆菌、大肠埃希菌感染有特异性保护作用[52]；大量研究证实，母乳喂养婴幼儿的中耳炎、新生儿败血症、过敏、婴儿猝死综合征（SIDS）等发病率明显下降，亦归功于初乳中大量 sIgA 的存在。

3）乳铁蛋白：乳铁蛋白（lactoferrin）是乳汁中重要的乳清蛋白之一，占人乳总蛋白的 10% ~ 15%，含量仅次于 α- 乳清蛋白，早产母乳中含量高于足月母乳，足月母乳的初乳中含量高，浓度可达 7mg/ml，以后逐渐下降，成熟乳中约为 1mg/ml。主要由乳腺上皮细胞表达和分泌，具有多种生物活性功能，属于转铁蛋白家族中结合铁的糖蛋白，乳铁蛋白对铁具有高度亲和性，通过与铁的螯合作用，与细菌竞争三价铁，从而抑制肠道细菌的生长；还可以刺激肠道黏膜细胞的增殖和分化，增加肠道黏膜的面积，增强肠道的吸收能力。水解后的乳铁蛋白功能肽除了杀菌外，还可以阻碍病毒的渗透和吸收。此外，因乳铁蛋白富含正电荷，可与病原体表面带负电荷的分子相互作用，以革兰阳性菌的脂磷壁酸、革兰阴性菌的脂多糖、念珠菌的细胞壁成分为靶目标，引起病原体的溶解。脱铁型乳铁蛋白被证明可以杀伤变形链球菌、肺炎链球菌、大肠杆菌、霍乱弧菌、绿脓杆菌和白色念珠菌[53]。近年有随机对照研究结果显示，乳铁蛋白可以预防细菌性败血症。

4）乳凝集素：乳凝集素（lactadherin）又称乳黏附素，是一种富含半胱氨酸，黏附在乳汁脂肪球膜表面的镶嵌型外周蛋白，促进多种组织内凋亡细胞的清除，包括巨噬细胞对凋亡淋巴细胞的清除和哺乳期乳腺凋亡上皮细胞的清除；维护肠上皮细胞，促进树突状细胞的分泌外泌小体功能，促进乳腺分支形态的发生，促进血管形成。

5）溶菌酶：溶菌酶（lysozyme）又称胞壁质酶（muramidase）或 N-乙酰胞壁质聚糖水解酶（N-acetylmuramide glycanohydrlase），是母乳中具有抗感染活性的主要酶之一，是一种能水解革兰阳性菌中黏多糖的碱性酶，能水解降解革兰阳性菌细胞壁的肽聚糖，从而杀灭细菌；此外，溶菌酶分子与细菌细胞壁相互作用可激活细菌的自溶行为或者使细菌细胞壁通透性改变从而起到破坏细菌细胞壁的作用[54]；溶菌酶还可以与带负电荷的病毒蛋白直接结合，与 DNA、RNA、脱辅基蛋白形成复盐，使病毒失活。溶菌酶在初乳中含量最高，随后下降，但随着哺乳期的延长浓度又逐渐升高，母乳喂养时间延长可以为婴儿提供更多保护因子。

6）细胞因子：母乳中有多种细胞因子（cytokines），在初乳和成熟乳中均可检测，能够通过肠道屏障发挥多种生物活性作用，部分细胞因子增强炎症反应、抵御感染，部分减轻炎症反应，部分可能与婴儿消化道发育、免疫功能调节以及营养吸收、过敏反应有密切关系，甚至能影响母乳中白细胞的功能。目前，初乳中已发现多种生长因子如表皮生长因子（epidermal growth factor, EGF）、胰岛素样生长因子（insulin-like growth factor, IGF）、神经生长因子等（BDGF），68 种细胞因子如转化生长因子（TGF-β）、白介素（IL-10），可溶性 CD14（sCD14）等。母乳中表皮生长因子（EGF）含量在分娩后第一天最高，是婴儿肠道 EGF 主要来源。母乳中的 EGF 约为 100ng/ml，在分娩后的第一个月逐渐下降。早产儿母乳中的 EGF 含量高于足月儿母乳 50%～80%，可能有助于增加对新生儿肠道疾病，如坏死性小肠结肠炎（intestinal necrotizing colitis, NEC）的防护作用。母乳中的细胞因子以转化生长因子（TGF-β 家族）占优势，诱导 B 细胞中 IgA 的重组，加强抗原递呈细胞的抗原递呈功能，调节 T 细胞的成熟过程，特别是诱导肠道内调节性 T 细胞的成熟。母乳中的 TGF-β2 和 IL-10 被认为是维持肠道内免疫稳态和建立免疫耐受的关键细胞因子，TGF-β 还对肠黏膜上皮细胞的成熟和肠黏膜屏障的建立有着重要的作用[55]。

7）促红细胞生成素：促红细胞生成素（erythropoietin, EPO）是一种糖蛋白，有研究发现母乳中 EPO 的浓度随着产后时间延长而增加[56]，除了增加红细胞生成，还是维护肠道紧密连接屏障的重要营养因子，2011 年，Shiou 等[57]通过鼠 NEC 模型研究，发现母乳中的 EPO 是通过促进紧密蛋白 ZO-1 的表达，从而起到保护肠道屏障功能的作用，降低新生儿肠道疾病特别是 NEC 的发生。2010 年，Arsenault 等[58]通过实验得出人类免疫缺陷病毒（human immunodeficiency virus，HIV）母婴传播的风险与母乳中 EPO 的浓度成反比，表明乳源性 EPO 能够抵抗 HIV 经过乳汁传递给婴儿。

8）核苷酸：母乳当中还有丰富的核苷酸（nucleotides），是体内细胞的重要成分——DNA 和 RNA 合成的基本原料，人乳汁中的核苷酸的含量在产后 3 个月内变化很小，牛乳中核苷酸的含量很低。核苷酸能加速婴儿体格和神经发育，促进肠道的成熟；调整肠道微生物菌群的组成，在体内刺激益生菌双歧杆菌的生长，改善肠道的消化和吸收功能，并能减少婴儿腹泻的发生率；促进新生儿，尤其是早产儿脂蛋白和多不饱和脂肪酸的合成和分泌；此外，核苷酸对婴儿期发育不成熟的免疫系统具有调节作用，能降低婴儿期的细菌和病毒感染率。

9）蛋白质降解多肽：蛋白质被酶消化后可产生一些小肽，这些小肽可以直接作用于肠道，亦可在被机体吸收后再发挥一定的生理作用。例如磷酸肽（phosphopeptides）是酪蛋白的消化降解产物，可以影响矿物质和微量元素的吸收。酪蛋白和磷酸肽可以提高肠腔内钙的溶解度，从而提高钙离子的吸收率，还能影响体内锌的吸收。配方奶中来自牛乳酪蛋白的阿片样肽（opioid peptides）称为酪啡肽（casomorphins 或 casoxins）。酪啡肽的作用主要有以下几方面：①直接与肠道阿片样受体作用，减少了胃肠道的运动；②小肠和大肠内、外源性阿片样肽可以提高肠对于水和电解质的吸收，产生抗腹泻作用；③通过刺激胰岛素和促生长素抑制素的分泌影响营养成分的吸收。这就是为何配方奶喂养的婴儿大便成形、干燥甚至便秘的原因。

10）游离氨基酸：母乳游离氨基酸（free amino acid）中含量最丰富的是谷氨酸/谷氨酰胺（Glx）和牛磺酸（taurine）。研究表明：游离氨基酸的成分及总氨基酸含量随着哺乳时间的推移而有明显的改变，初乳中牛磺酸是最丰富的游离氨基酸，随着哺乳时间的推移，牛磺酸的含量可以下降或保持不变，谷氨酸/谷氨酰胺的浓度逐渐上升，成熟乳中Glx成为最丰富的游离氨基酸，以及最丰富的蛋白结合氨基酸。人乳中游离的必需氨基酸由初乳中含量最高逐渐下降，非必需氨基酸（NEAA）总量不断增加。

母乳中富含的这些游离氨基酸对新生儿及婴儿具有十分重要的意义。谷氨酸/谷氨酰胺具有重要的生理功能，主要表现为：①是与大脑兴奋性有关的一种重要的神经传递物质；②参加体内的三羧酸循环，是肠道中的主要能量物质；③是嘌呤、嘧啶生物合成的前体，并在保持机体的氮平衡中起作用；④提高机体对于锌的吸收能力。牛磺酸是母乳中较丰富的游离氨基酸，为含硫的β-氨基酸。人体合成牛磺酸的半胱氨酸磺酸基脱羧酶（CSAD）活性较低，主要依靠摄取食物中的牛磺酸来满足机体的需要。新生儿期体内CSAD活性较成人更低，由于牛乳中几乎不含牛磺酸，仅为母乳中的1/3020～1/2030，牛乳喂养儿易发生牛磺酸缺乏，早产儿尤其是极低体重儿（VLBW）更易发生牛磺酸缺乏，母乳喂养对VLBW尤为重要。牛磺酸是公认的条件必需氨基酸，它具有广泛的生理功能：①对生长发育的影响。②牛磺酸是中枢神经系统中最丰富的游离氨基酸之一，是脑发育的重要物质。胎儿脑中牛磺酸是成人脑的2倍多。③牛磺酸是产生正常的视觉功能所必需的。④促进脂质的吸收。如牛磺酸对新生儿棕榈酸和硬脂酸的吸收有促进作用。⑤减轻次级胆汁酸对人的毒性作用。在体外，牛磺酸可通过保护细胞膜，降低细胞死亡率，使细胞增殖作用增强。⑥防止急性二氧化氮引起的肺损伤，防止氧化剂气体和自由基对细胞膜的损伤。

（2）脂质：母乳中的脂质（lipid）主要为甘油三酯，长链多不饱和脂肪酸（LC-PUFA），游离脂肪酸（FFA）和单甘酯。研究表明，母乳中甘油三酯在胃中水解，对病毒细菌等有强大的溶解清除作用，是保持胃肠道健康的最重要因素之一。FFA和单甘酯通过破坏脂质双层，从而阻止革兰阳性和阴性菌、HIV、单纯疱疹病毒和真菌以及肠道寄生虫（梨形鞭形虫和阿米巴原虫）的生长。

（3）糖类：母乳中发挥免疫作用的糖类（sugars）包括低聚糖、糖蛋白、糖肽和糖脂类等。母乳中所含低聚糖的量比其他哺乳动物乳汁高10～100倍，而且种类繁多。研究发现，不同人群中，母乳中的低聚糖结构存在差别，甚至在同一产妇的不同哺乳时期，其结构都不尽相同[59]，母乳中低聚糖的含量仅次于乳糖和脂肪的固体成分，在整个哺乳期均可分泌，其中初乳的含量最丰富，约 10～20g/L，成熟乳中含量最低，约 5～10g/L[60]。早产儿母亲乳中低聚糖的含量要高于足月儿母亲[61]。另有研究指出，母乳中低聚糖含量的多少不受机体营养状态的影响，可能与基因调节有关[62]，其结构与肠黏膜表面糖原类似，常常作为病原体的"诱饵"受体与之结合，阻断病原菌侵袭的第一步黏附，实现对新生儿的保护作用。低聚糖不仅可清除病原菌，调节细胞免疫应答，还可以作为益生菌的益生元，促使益生菌（如双歧杆菌、乳酸杆菌）的增殖[63]。低聚糖在肠道酵解产生短链脂肪酸，提高肠道内渗透压，同时刺激肠蠕动，使肠道内容物吸取肠道内水分，结构松软，改善大便性状。

4. 其他生物活性成分及其主要功能　详见表 3-4。

表 3-4　乳汁中其他生物活性成分及主要功能总结

活性成分	主要功能
神经元生长因子（neuronal growth factor, NGF）	促进神经生长以及肠道蠕动
胰岛素生长因子超家族（insulin-like growth factor superfamily）	促进组织生长以及防止肠黏膜萎缩
血管内皮生长因子（vascular endothelial growth factor, VEGR）	调节血管形成以及减少早产儿视网膜病（ROP）发生
前列腺素（prostaglandin, PG）	细胞保护
降钙素（calcitonin）	调节生长
脂联素（adiponectin）	调节新陈代谢及抑制炎症反应
胆盐刺激脂肪酶（bile salt-stimulated lipase）	弥补新生儿不成熟胰脏功能，抵抗部分原生动物增殖（例如蓝氏贾弟鞭毛虫、阿米巴和阴道毛滴虫）
淀粉酶（amylases）	应对淀粉酶缺乏
寡聚糖（oligosaccharides）	利于肠道有益菌群的生长
双歧因子（bifidus factor）	促进有益菌群生长，降低大便 pH 值
瘦素（leptin）	能量代谢激素、调节生长
胆囊收缩素（cholecystokinin）	胃肠激素，促进消化，镇静和饱食感
内啡肽（endorphin）	可能有助于胎儿出生后适应在克服自然产程和分娩过程中产生的压力

第五节　母亲膳食对母乳成分的影响

乳量和总体成分变化与母亲的膳食基本上没有关系。但母亲的饮食会影响某些水溶性维生素和矿物质的浓度，所以母亲的膳食要均衡。例如母亲严格素食（只摄入蔬菜，水果，拒绝一切蛋，肉，奶类）乳汁中可能会缺乏维生素 B_{12}，母亲需要额外补充维生素 B_{12}。母亲饮食会影响乳汁中脂肪的成分，但不影响脂肪的总量。如果仅一次膳食的改变，对母乳中脂肪成分的影响不会很大。有报道人乳中的脂肪酸约有 30% 来自乳母膳食，其余 70% 来自体内储存脂肪的动员和乳腺自身的合成 [64, 65]。不同国家和不同地区由于饮食习惯和膳食结构不同，母乳中脂肪成分会有较大的差别（表 3-5）。

表 3-5　母亲的膳食与乳汁成分的影响 [66]

乳汁成分	是否受饮食影响
乳汁总量	否，即使在母亲短期禁食的情况下
碳水化合物	否
蛋白质	否
脂类	脂肪总量不影响，但影响脂肪的种类
细胞活性物质	否
免疫物质	否
脂溶性维生素	是，受乳汁中脂肪水平的影响
水溶性维生素	是
矿物质	否：铁、铬、钴、钙
	轻微/可能：碘、氟、锌、镁、硒、铅

（贲晓明）

参考文献

1 Hambraeus L. Proprietary milk versus human breast milk in infant feeding. A critical appraisal from the nutritional point of view. Pediatr Clin North Am, 1977,24:17-36.

2 Dominic H, Linda C, Thomas ME,et al. Structural Growth Trajectories and Rates of Change in the First 3 Months of Infant Brain Development. JAMA Neurol,2014, 71(10): 1266–1274.

3 Pfefferbaum A, Mathalon DH, Sullivan EV, et al. A quantitative magnetic-resonance-imaging study of changes in brain morphology from infancy to late adulthood. Arch Neurol,1994,51:874–887.

4 Butte NF. Influence of early feeding mode on body composition of infants. Biol Neonate,1995,67 :414–424.

5 Jan R,Karen W. Breastfeeding and Human Lactation. Massachusetts: Jones and Bartlett Publishers, 2010:217.

6 Butte NF, Smith EO, Garza C. Energy utilization of breast-fed and formula-fed infants. Am Clin

Nutr,1990,51:350–358.

7 Cavell B. Gastric emptying in infants fed human or infant formula. Acta Paediatr Scand,1981,70: 639–641.

8 Garza C, Stuff J, Butte N. Growth of the breast-fed infant. In: Goldman AS, Atkinson SA, Hanson LA,eds. Human Lactation: The Effects of Human Milk on the Recipient Infant. New York, NY: Plenum, 1986:109–121.

9 Hartmann PE. Lactation and reproduction in Western Australian women. J Reprod Med,1987,32:543–557.

10 Houston MJ, Howie PW, McNeilly AS. Factors affecting the duration of breastfeeding: Measurement of breast milk intake in the first week of life. Early Hum Dev,1983,8:49–54.

11 Wang YF, Shen YH, Wang JJ, et al. Preliminary study on the blood glucose level in the exclusively breastfed newborn. Journal of Tropical Pediatrics,1994,40(3):187-188.

12 Neville M, Keller R, Seacat J, et al. Studies in human lactation: milk volumes in lactating women during the onset of lactation and full lactation. American Journal Clinical Nutrition,1988,48(6):1375-1386.

13 Cregan MD, Mitoulas LR, Hartmann PE. Milk prolactin, feed volume, and duration between feeds in women breastfeeding their full-term infants over a 24-hour period. Exp Physiol, 2002,87:207–214.

14 Cox DB, Owens RA, Hartmann PE. Blood and milk prolactin and the rate of milk synthesis in women. Exp Physiol,1996,81:1007–1020.

15 Saarela AT, Kokkonen J, Koivisto M. Macronutrient and energy contents of human milk fractions during the first six months of lactation. Acta Pediatrica,2005,94: 1176–1181.

16 Yazgan H, Demirdöven M, Yazgan Z, et al. A mother with green breastmilk due to multivitamin and mineral intake: a case report. Breastfeed Med,2012 ,7:310-312.

17 Jan R,Karen W. Breastfeeding and Human Lactation. Massachusetts: Jones and Bartlett Publishers, 2010:225.

18 Sauter ER, Schlatter L, Lininger J, et al. The Association of Bloody Nipple Discharge with Breast Pathology. Surgery,2004,136(4):780-785.

19 World Health Organization. Division of Diarrhoeal and Acute Respiratory Disease Control，UNICEF. Breastfeeding counselling: a training course. Directors guide. 1993. Geneva : World Health Organization.

20 Breastfeeding and the use of water and teas. Update. World Health Organization. Geneva, Switzerland, WHO, Division of Child Health and Development, 1997.

21 Yamawaki N, Yamada M, Kan-no T, et al. Macronutrient，mineral and trace element composition of breast milk from Japanese women. J Trace Elem Med Biol,2005,19(2-3):171-181.

22 Jensen RG. Lipids in human milk. Lipids, 1999, 34(12): 1243-1271.

23 Woolridge MW, Ingram JC, Baum JD. Do changes in pattern of breast usage alter the baby's nutrient intake? Lancet,1990,336:395–397.

24 Kent JC. Volume and frequency of breastfeeding and fat content of breastmilk throughout the day. Pediatrics,2006,117:387–395.

25 Quinlan PT. The relationship between stool hardness and stool composition in breast and formulafed infants. J Pediatr Gastroenterol Nutr,1995,20: 81–90.

26 Owen CD. Infant feeding and blood cholesterol: a study in adolescents and a systematic review. Pediatrics, 2002,110:597–608.

27 Gaull GE. Significance of growth modulators in human milk. Pediatrics,1985, 75(suppl):142–145.

28 Kunz C, Lönnerdal B. Re-evaluation of the whey protein/casein ratio of human milk. Acta Paediatr,

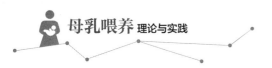

1992,81:107–112.

29   Dai D. Role of oligosaccharides and glycol conjugates in intestinal host defense. Pediatr Gastroenterol Nutr,2000,30(suppl): 23.

30   Bates CJ, Prentice A. Breast milk as a source of vitamins, essential minerals and trace elements. Pharmacol Ther,1994,62:193–220.

31   Wagner CL, Hulsey TC, Fanning D, et al. High dose vitamin D3 supplementation in a cohort of breastfeeding mothers and their infants: a six-month follow-up pilot study. Breastfeed Med,2006,1(2):59–70.

32   Bruce WH, Carol LW, Cynthia R, at el. Maternal Versus Infant Vitamin D Supplementation During Lactation: A Randomized Controlled Trial. PEDIATRICS,2015,136(4):117.

33   Department of Health and Ageing, Australian Government National Health and Medical Research Council .Eat for health Infant Feeding Guidelines: Information for health workers. 2012.

34   Carol LW, Frank RG. Prevention of Rickets and Vitamin D Deficiency in Infants, Children, and Adolescents. Pediatrics,2008,122(5):119.

35   Ostrea EM. Influence of breast-feeding on the restoration of the low serum concentration of vitamin E and beta-carotene in the newborn infant. Am J Obstet Gyncecol,1986,154:1014–1017.

36   Sommerburg O. Carotenoid supply in breast-fed and formula-fed neonates. Eur J Pediatr,2000,159:86–90.

37   von Kries R. Vitamin K1 content of maternal milk: influence of the stage of lactation, lipid composition, and vitamin K1 supplements given to the mother. Pediatr Res,1987,22(5): 513-517.

38   Greer FR. Vitamin K status of lactating mothers and their infants. Acta Paediatr, 1999,88(suppl):95.

39   Busfield A, Samuel R, McNinch A, Tripp JH. Vitamin K deficiency bleeding after NICE guidance and withdrawal of Konakion Neonatal: British Paediatric Surveillance Unit study, 2006-2008. Arch Dis Child,2013,98(1):41-47.

40   Hassiotou F, Geddes D. Anatomy of the human mammary gland: current status of knowledge. Clin Anat,2012,26:29-48.

41   Hassiotou F, Hepworth AR, Metzger P, et al. Maternal and infant infections stimulate a rapid leukocyte response in breastmilk. Clinical & Translational Immunology, 2013, 2: e3.

42   Riskin A, Almog M, Peri R, Halasz K, Srugo I, Kessel Aet al. Changes in immunomodulatory constituents of human milk in response to active infection in the nursing infant. Pediatr Res,2012,71:220-225.

43   Mushtaha AA, Schmalstieg FC, Hughes TK, et al. Chemokinetic agents for monocytes in human milk: possible role of tumor necrosis factor-alpha. Pediatr Res,1989,25(6):629-633.

44   Goldman AS. The immune system of human milk: antimicrobial, antiinflammatory and immunomodulating immunomodulatingproperties. Pediatr Infect Dis J, 1993,12:664-671.

45   Challacombe SJ,Rahman D,Hagan DT.Salivary,gut,vaginal and nasal antibody responses after oral immunization with biodegradable micropaeptides.Vaccine,1997,15:167-175.

46   Field CJ. The immunological components of human milk and their effect on immune development in infants. J Nutr,2005,135:1-4.

47   Kelly D, Coutts AG.Early nutrition and the development of immune function in the neonate. Proc Nutr Soc,2000,59:177-185.

48   Zhou L, Yoshimura Y, Huang Y, et al. Two independent pathways of maternal cell transmission to offspring:

through placenta during pregnancy and by breast-feeding after birth. Immunology,2000,101:570-580.

49　Goldman AS, Garza C, Nichols B, et al. Effects of prematurity on the immunologic system in human milk. J Pediatr,1982,101:901-905.

50　Hassiotou F, Beltran A, Chetwynd E, et al. Breastmilk is a novel source of stem cells with multilineage differentiation potential. Stem Cells,2012,30:2164-2174.

51　Ferndez L, Langa S, Martn V, et al. The microbiota of human milk in healthy women. Cell Mol Biol,2013,59(1):31-42.

52　陈瀑,谢建渝,杨致邦,等.人母乳中分泌型免疫球蛋白 A 的抗体特异性分析.中国微生态学杂志,2009,21(3):235-238.

53　Arnold RR,Brewer M,Gauthier JJ. Bactericidal activity of human lactoferrin: sensitivityof a varityvarietyof microorganisms. Infect. Immun, 1980,28:893-898.

54　Vocadlo DJ, Davies GJ, Laine R,and Withers S G，et al. Catalysis by hen egg-white lysozyme proceeds via a covalent intermediate. Nature (London), 2001, 412:835-838.

55　Penttila IA. Milk-derived transforming growth factor-beta and the infant immune response. J Pediatr,2010,156:S21.

56　Juul SE,Zhao Y,Dame JB, et al.Christensen RD.Origin and fat of erythropoietin in human milk.Pediatr Res,2000,48:660-667.

57　Shiou SR,Yu Y,Chen S, et al.Erythropoietin protects intestinal epithelial barrier function and lowers the incidence of experimental neonatal necrotizing enterocolitis.J Biol Chem, 2011,286:12123-12132.

58　Arsenault JE,Webb AL,Koulinska IN,et al.Association between breast milk erythropoietin and reduced risk of mother-to-child transmission of HIV.J Infect Dis， 2010,202:370-373.

59　Le Pendu J. Histo-blood group antigen and human milk oligosaccharides: genetic polymorphism and risk of infectious diseases. Adv Exp Med Biol,2004, 554:135-143.

60　Coppa GV, Pierani P, Zampini L, et al. Oligosaccharides in human milk during different phases of lactation. Acta Paediatr Suppl,1999, 88(430):89-94.

61　Gabrielli O, Zampini L, Galeazzi T, et al. Preterm milk oligosaccharides during the first month of lactation. Pediatrics, 2011,128(6):e1520-1531.

62　Erney R, Hilty M, Pickering L, et al. Human milk oligosaccharides: a novel method provides insight into human genetics. Adv Exp Med Biol,2001,501:285-297.

63　Picciano MF. Nutrient composition of human milk. Pediatr Clin North Am, 2001,48(1):53-67.

64　张伟利,吴圣楣,钱继红,等.母乳中二十二碳六烯酸及花生四烯酸含量的观察.中华围产医学杂志,2002, 5(1): 52-54.

65　陈爱菊,张伟利,蒋明华,等.我国 5 个地区人乳中脂肪酸成分分析.临床儿科杂志,2014, 32(1): 48-54.

66　Keikha M, Bahreynian M, Saleki M, et al. Macro- and Micronutrients of Human Milk Composition: Are They Related to Maternal Diet? A Comprehensive Systematic Review[J]. Breastfeeding Medicine the Official Journal of the Academy of Breastfeeding Medicine, 2017.

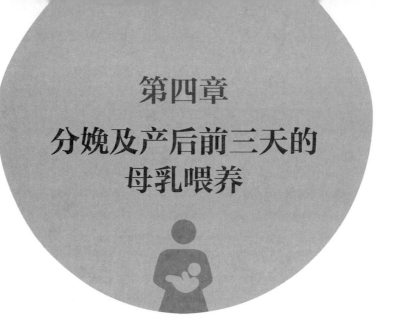

第四章

分娩及产后前三天的
母乳喂养

根据国家卫生健康委员会数据，我国绝大多数的孕妇是在医院内分娩的。因此，医院内的专业人员有必要掌握在这个关键时期的母乳喂养知识和技能，包括分娩，新生儿的正常表现和吸吮评估等，使母亲得到医护人员和其他专业人员正确支持和指导，避免不必要的人为干预。做好对母亲和家庭的宣教、评估、指导工作，从促进自然分娩到产后皮肤接触和哺乳，使母亲和其家庭对母乳喂养充满信心地离开医院，产后在院期间的这几天至关重要。

第一节　生理性分娩、产后母婴适应与母乳喂养

一、生理性分娩的生育激素生理

一个成功的生殖，固然要有母婴分娩时的存活，但同样重要的是母乳喂养和母婴依恋，因为这两者保证母婴长期生存与健康。当分娩和哺乳不受干扰、母婴感受到关爱和支持时，精致的激素蓝图会鳞次栉比地流畅展开，赋予母婴足够的能力和信心，成功应对分娩疼痛和宫缩等压力，顺利开启母乳喂养和母婴依恋。

1997 年，WHO 使用"正常分娩（normal childbirth）"一词来定义"宫缩自发性开始、整个产程低危，胎儿在妊娠 37 ~ 42 周、以枕位自然娩出，产后母婴状况良好"的经阴道分娩[1]。随着对生育激素的进一步理解，以及分娩前后母婴心理和情感变化的探索，研究者提出了"生理性分娩（physiologic childbirth）"[2-4]，除了满足 WHO 对正常分娩的定义，更突出了环境和服务的无干扰和支持特征（如自由体位、赋权、安静、暗光等），强调了自然和谐的生育激素释放赋予母婴的分娩与哺乳本能和情感。

生理性分娩是正常母乳喂养的基础，母亲良好的分娩体验和自信会延续到产后，促进母亲适应，母婴联结和母乳喂养的建立[5]。

与生理性分娩相关的生育激素主要有缩宫素、内啡肽、肾上腺素—去甲肾上腺素及皮质醇和泌乳素等。这些激素是百万年来哺乳动物生殖进化的最优结果[2]。

（1）缩宫素：缩宫素产生于下丘脑视上核和室旁核，绝大部分进入血液系统，参与

生殖和进出反射，如胎头进出反射和喷乳反射、射精反射等，缩宫素释放在这些反射中都达到高峰。少量缩宫素分布到脑区，对个体的认知、情感、行为产生重要的中枢调控作用[6]。

脑区缩宫素能促进性行为、母性行为和亲社会行为[7, 8]，促进个体间信任与慷慨；能缓解压力，降低焦虑，提高痛阈；减慢心率、降低血压，促进胃肠道消化和吸收。这种清晰的生理—心理反应是脑区缩宫素介导的平静—联结反应[9]，与生命或安全遭遇威胁时机体即刻发生的战斗—逃跑反应不同，它是当代人应对压力性刺激的主要反应模式[10-13]。但平静—联结的主观感受及生理性表现比较缓慢，容易被忽略，可由触摸和温热等平静的生理性刺激所激活，也可由相似的环境和心理因素激活。个体的既往经历、对新境遇的看法以及由此而致的紧张、焦虑等都会影响个体的认知、情感、行为，从而影响平静—联结反应[14]。

研究证实，爱抚、拥抱、亲吻和性高潮、暗光、私密、温热以及母乳喂养、母婴对视等感官刺激，均会促进缩宫素的释放，反过来，大量缩宫素释放又会促进个体的性行为等需求，形成缩宫素正反馈循环[15, 16]。产妇和她的产程看护者，彼此间都会有缩宫素释放增加。无论是哪一种爱，都有缩宫素参与。热水浴、情感鼓励、身体温柔按摩也可以诱发产妇的平静—联结反应，促进缩宫素正反馈效应。

此外，围产期脑区缩宫素与泌乳素、内啡肽等系统间的联结增加，各激素释放互为促进，增大了产程和分娩效应，尤其是缩宫素在产时激素峰值所带来的效应[17]。研究发现，与选择性剖宫产相比较，自然分娩妈妈大脑的唤醒、激励和奖赏神经回路更活跃，提示缩宫素也参与激活大脑快乐与奖赏中枢，使个体在产程和分娩哺乳、照顾后代等生殖行为中获得快感[18]；缩宫素不仅与脑区的嗅觉中枢密切相关，也作为外激素通过鼻腔的犁鼻器在个体间传递，这有助于新生儿对母亲气味和乳汁做出反应，促进寻乳和含乳；缩宫素的血管扩张作用能使母亲怀抱中的新生儿得到温暖，避免低体温[19]。这些都为母乳喂养和婴儿存活打下良好基础。

（2）内啡肽：内啡肽（endorphin, ED）主要产生于下丘脑和垂体，能产生强大镇痛效应，缓解压力，激活多巴胺相关的中枢奖赏回路，给人带来快乐和愉悦，激励重要的生殖、生存行为，包括摄取食物、性活动和交配、产程和分娩、哺乳、母亲的照料行为等。

应激、疼痛、分娩、针刺和体力运动时，机体内啡肽水平升高，特别是剧烈或重复性运动中，内啡肽释放显著增加，会让个体产生欣快感[20]。在生理性产程和分娩中，良性压力会增加内啡肽释放，至分娩时达到峰值[21]。高水平内啡肽能极大提高产妇的痛阈，抑制视觉和听觉信息的传播，改变产妇的意识状态，促发更加本能的行为和情感[22]。产后母亲中枢内啡肽高水平能持续21小时或更久，有助于激励和奖赏系统保持长时间的激活状态，使母婴在互动中得到快乐和满足，从而促进母婴依恋和母乳喂养[23]。

乳汁内啡肽水平比血液中高2倍[24]，能诱发并持续发展母婴间愉悦的依赖关系。研究者发现，与临产前剖宫产妈妈相比，阴道分娩妈妈乳汁中内啡肽水平高出40%，而配方奶喂养或剖宫产会使得新生儿错失这些内啡肽的帮助[25]。产后母婴皮肤接触和母乳喂养会促进母婴释放内啡肽，哺乳后20分钟母亲血液内啡肽水平达高峰，与同时释放的缩宫素一起，给这个至关重要的哺乳行为给予奖励，从而促进母婴依恋和母亲适应，对婴儿生存有益处[26]。

（3）肾上腺素和去甲肾上腺素：肾上腺素和去甲肾上腺素（epinephrine and nor-epinephrine, E-NE）是"战斗—逃跑"应激反应的主要激素，在化学上称为儿茶酚胺（catecholamine, CA）[27]。哺乳动物和人类雌性在野外分娩过程中，意识到有危险时，机体会释放 E-NE，使得血液重新分配，子宫胎儿血流减少，产程减慢，甚至宫颈回缩，进行战斗或逃跑[28]。但在产程晚期，陡然涌放的儿茶酚胺会加强缩宫素正反馈，促进脉冲式缩宫素释放呈连发模式，导致更强烈的宫缩，促使胎儿快速娩出，即胎儿进出反射。相对于儿茶酚胺的抑制宫缩效应，产程晚期使胎儿快速娩出的强有力宫缩则是哺乳动物更佳的适应模式。

生理性产程中，母亲肾上腺素—去甲肾上腺素高水平反映了分娩压力和疼痛，同时，也会提高机体的警觉性和注意力[29]。在现代陌生的分娩场所或有不熟悉的人出现时，产妇的战斗—逃跑反应也可以被激活，产程会减慢或停止。产妇极度紧张和敏感时，可能会过度担忧胎心率改变，对看护者的谈话相当警觉。

在妊娠最后几周，甚至生理性产程启动前几天，胎儿肾上腺素、去甲肾上腺素和皮质醇也会升高，确保胎儿和母亲协调一致地为产程和分娩做好准备。产程晚期胎头挤压和强烈宫缩导致的乏氧，会促使胎儿"儿茶酚胺涌放"，导致胎儿血流重新分配，胎心率减慢，以节省氧和能量。此外，胎儿儿茶酚胺和皮质醇激增，会促进清除肺液，增加肺表面活性物质，动员糖和游离脂肪酸，增加棕色脂肪代谢，提高警觉性，扩张瞳孔，促进母婴互动和联结，促进新生儿快速适应，支持子宫外过渡[30]。

新生儿的皮质醇水平在出生后继续上升，数小时后达到峰值，确保了母乳喂养建立之前新生儿代谢所需的能量。产后母亲的皮质醇高水平也会通过乳汁传输给婴儿，给新生儿带来幸福感和愉悦感，有助于形成牢固的依恋和启动母乳喂养。

（4）泌乳素：泌乳素是最重要的乳汁合成激素，是所有哺乳动物不可缺少的。其作用主要涉及生殖和内稳态，调节母亲从怀孕到哺乳的食欲、体液平衡和免疫功能，优化产后母亲的适应能力，包括母性行为、母婴依恋和乳汁合成，促进婴儿成长和大脑发育，因此，也被称为"筑巢激素"。

孕期泌乳素水平与孕妇食欲和体重增长直接相关，妊娠 35～38 周母亲 PRL 水平增加了不止一倍，胎儿体重也明显加快[31]。人类子宫蜕膜合成并释放的泌乳素通过羊水传输到胎儿肺部或由胎儿吞咽进入胃肠道，对胎儿肺成熟和产热发挥重要作用。雌性动物临产前泌乳素水平上调与"筑巢"行为相关，可能对"乳头信息素"的释放至关重要[32]。动物研究发现新生儿依靠"乳头信息素"寻乳并进行含接[33]。人类母亲临产前也有筑巢行为[34]。

分娩和产后早期的泌乳素高峰能增加乳房泌乳素受体，有助于乳汁合成。分娩结束后，抑制泌乳素合成乳汁的孕激素消退，泌乳素水平逐渐上升，至产后 2～4 天达最高峰，此时也正好是大量"下奶"的时期。研究发现，产后高泌乳素水平可以增加母亲的"社会需求"，帮助新妈妈将婴儿的需求放在第一位，减少母亲照顾婴儿时的"单调性回避"问题，降低紧张，促进放松，提高警觉性等[35]。

围产期各激素系统相互作用，错综复杂，包括促进或抑制彼此的活性，这能够扩大激素效应。但是，当一种干预成为常规时，会造成一种激素释放与功能异常，而且还会波及其他激素系统，最终不得不依赖更进一步的技术干预来解决问题，进一步破坏激素生理，增加母婴额外的风险。

二、生理性分娩对母乳喂养的促进

生理性分娩会赋予母婴良好的生理、心理和情感状态，母亲在分娩中的自信会引发母乳喂养自信，而产后 2 小时内敏感期母婴无干扰的皮肤接触与互动是建立母乳喂养的窗口期。

母亲缩宫素参与哺乳的生理性准备。孕晚期和产程中，缩宫素与泌乳素的中枢性连接增加，使得缩宫素成为促进泌乳素释放的强有力促进因子。泌乳素也会刺激缩宫素合成与释放，有助于分娩时泌乳素和缩宫素达到峰值。内啡肽也会刺激中枢泌乳素释放，增加产时泌乳素，为哺乳做准备。孕晚期乳房缩宫素受体增加，提高乳房缩宫素敏感性。哺乳时缩宫素脉冲式释放，通过引发乳腺管肌上皮细胞节律性收缩而介导喷乳反射，将乳汁通过乳腺管输送给待哺的婴儿。

胎儿娩出后，缩宫素释放达到高峰，母婴的缩宫素正反馈效应更加明显。一项研究显示，生理性分娩后即刻母婴皮肤接触且未开始母乳喂养前，婴儿出生后 15～45 分钟，新妈妈血液缩宫素水平平均上调 1.8 倍，2 小时后快速下降 [36]。因此，产后 2 小时内，母亲乳头高度敏感，母体脑区缩宫素高峰会持续数小时，持续促进母性行为，促进新生儿吸吮、运动和近距离探索。此时新生儿无干扰地裸趴在妈妈胸前，吸吮拳头或手指、流口水、向上爬、以手拍打或按摩乳房、抬头、嘴啃、衔乳和吸吮等行为完全展现时，能引发强烈的缩宫素和泌乳素反应，而且寻乳等一系列行为，比单纯吸吮更能刺激缩宫素释放 [37, 38]。这不仅能开启关乎婴儿生存的母乳喂养，还能避免早期体重丢失、低体温和低血糖，最优化新生儿从宫内到宫外环境的过渡。此外，产后母婴皮肤接触还会降低新生儿"出生压力"，增加缩宫素释放，关闭"战斗—逃跑"反应，进一步降低肾上腺素和去甲肾上腺素水平。敏感期后再进行母婴皮肤接触，即使延长时间，母体的缩宫素水平也不会达到敏感期高水平。

第二节　产后72小时新生儿正常生理状态

正常、自然的生产与哺乳是一连串的生理过程，也是母乳喂养顺利开始的基础。非必要的医疗干预措施如造成母亲和婴儿在产后生理功能受损，无法进行正常母婴接触，就很可能影响母亲哺乳，新生儿自主寻乳行为及最初哺乳关系的建立。医护人员应鼓励、支持、协助母亲采用生理性分娩。在有医疗指征下必须使用各种方法确保母婴生命安全时，应尽可能在母婴健康条件允许的情况下缩短母婴分离的时间，在产后使母婴早期接触。

一、新生儿的能力激发与母亲密切相关

婴儿的出生带着许多原始本能，这些反射大多与觅食相关，帮助婴儿寻找到母亲乳房并吸吮到乳汁。这一过程与感官系统，中枢神经系统，运动和神经内分泌系统的功能均有相关，也会反过来直接或间接促进婴儿活动，并有利于其在新世界的生存（表 4-1）。

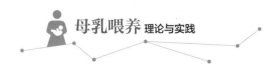

表 4-1 新生儿的本能和感知觉能力及意义

新生儿的本能	意义
原始反射（primitive reflex）	
觅食反射（rooting reflex）	把头转向刺激的方向，帮助寻找乳房
吸吮反射（sucking reflex）	吸吮放入口中的物体，帮助获取营养物质
吞咽反射（swallowing reflex）	吞咽食物，帮助获取营养物质
踏步反射（stepping reflex）	帮助新生儿推挤母亲的腹部，并将自己推向乳房，上肢也有水平和伸展的运动，颈部，肩膀和手臂的肌肉力量帮助新生儿摆动头部并缓慢朝向乳房
新生儿感知觉能力	
听觉（auditory）	新生儿具备了辨别声音音量、持续时间、方向以及频率的能力，这意味着婴儿可以根据声音辨别自己的抚养者，鼓励母亲与新生儿交流，给予更多的声音互动，是增加亲子联结的有效途径
味觉（taste）与嗅觉（olfaction）	新生儿对甜味液体吸吮频率更快，持续时间更长，不同的味道可以引发不同的面部表情，对于一些不喜欢的气味，还会有不同的反应。婴儿通过乳房和腋下的气味识别自己的母亲，确认最亲密的抚养者。这是产后第一时间皮肤接触，新生儿能够成功含接乳房的关键之一
触觉（touch）、温度觉（temperature sense）和痛觉（algesthesia）	新生儿对触摸，温暖与寒冷以及温度的变化都非常敏感，他们仍旧需要与母亲温暖的皮肤亲密接触，温柔地抚摸可以安抚易激动的婴儿，新生儿用嘴、手、身体的触觉探索世界，吸吮乳房还可以缓解对痛觉的恐惧
视觉（vision）	新生儿能够感觉到光线的变化，更喜欢较暗的环境，能感觉到视野内物体的运动并视线追随视觉刺激移动，比如母亲的脸部。新生儿能够在母亲乳房上觉察到强烈的视觉对比，并以此为目标寻找食物

母亲的乳晕色素沉着，提供了新生儿识别母亲的标志，蒙哥马利腺体分泌腺液，其气味是婴儿寻找乳头的指引。出生后的婴儿喜欢和母亲对视，甚至头和眼睛会逐渐随着人脸的图案有所移动和反应，识别并跟随母亲的脸移动一小段距离[39,40]，是新生儿令人惊讶的能力。

新生儿喜欢母亲的声音，听到后会更长时间吸吮乳房[41]，母亲的心跳也有助于婴儿平静下来，新生儿需要皮肤接触，皮肤接触提供热量和各种其他触觉输入。母亲是婴儿（尤其是新生儿）嗅觉，听觉和触觉刺激的来源。人们还在不断地探索和发现婴儿早期行为的自然规律。尽管婴儿并不知晓他们的行为的益处，但显而易见的是，人类在长期进化的过程中，婴儿在一出生时就具有的这些能力是其生存的关键。

同时新生儿早期拥有的本能反应，也在与母亲皮肤接触，爬向乳房的过程中，逐一体现，出生以后肺部扩张，新生儿发出第一声啼哭，然后放松，眼睛略微睁开，手脚开始活动，可能试图与母亲对视，随后逐渐开始有嘴部动作；接下来可能休息一段时间，又重新开始往母亲的乳房方向移动。新生儿到达母亲的乳头处时并不一定会立刻含接，可能有一些伸舌舔，摩擦的动作，再行含接。从将婴儿放到母亲的乳房上，到含接成功并自主吸吮，研究发现在 38 ~ 103 分钟之间 [42]。如果母亲在产程中使用芬太尼以及人工合成催产素，产后第一小时内与母亲的皮肤接触中，婴儿吸吮意愿会有所下降 [43]。这个过程提示我们，母亲既是婴儿本能反应的触发者，也是婴儿行为实现和情感表达的接收者，母婴不设限制的密切皮肤接触是产后早期婴儿生理需求得以正常满足的最基本也是最重要的条件，在此基础之上，才能促进正常的母乳喂养。

经历分娩，对母婴来讲是一件消耗体力的事情，大部分新生儿在第一次完整地吸吮母亲的乳房后，会进入一个较长的睡眠期，有的时候母亲也会一起入睡。产后早期，对新生儿来讲，从宫内到宫外，其呼吸，循环，内分泌等系统都在发生改变，这个睡眠时期也正是他们来到外界的一个调整过渡时期。

二、母婴皮肤接触的意义和实施

皮肤接触（skin-to-skin contact），是指将未包裹的新生儿放在母亲裸露的胸腹部，与母亲直接接触，无需用衣服或者毯子隔开皮肤。母亲一般采用后躺半卧位的姿势（又叫作半躺式哺乳，laid-back breastfeeding），让新生儿自主含接乳房，这也是产后常用哺乳姿势之一。皮肤接触时的新生儿会有一系列自发的本能行为，使得婴儿自己能爬向乳房并开始吸吮。

在相当长的一段时间里，普遍采取的护理措施是出生后首先进行一系列新生儿常规护理，如测量体重和身长、擦除胎脂、按手脚印等，有一些母亲可能要单独在产后观察室观察 2 小时再开始哺乳，往往忽略了立即的母婴皮肤接触对新生儿和母亲的益处。2013 年 WHO 制定和发布了新生儿早期基本保健（early essential newborn care, EENC）指南 [44]，新生儿生后立即和彻底擦干、立刻开始母婴皮肤接触至少 90 分钟、完成第 1 次母乳喂养、延迟脐带结扎至生后 1 ~ 3 分钟、延迟洗澡至生后 24 小时、早产儿袋鼠式护理法等都是其重要内容。EENC 在中国的实践还处于起步阶段，自 2016 年引入以来，在北京市、陕西省和四川省的 6 家医院开展试点。

2017 年世界卫生组织发布了《在提供孕产妇和新生儿服务的机构中保护、促进和支持母乳喂养》的新指南 [45]，2018 年 "成功促进母乳喂养十个步骤" 再次更新，再次强调了皮肤接触可以在产后两到三分钟内尽早开始，评估与护理在皮肤接触的同时进行，不间断的皮肤接触最好能持续超过一个小时甚至更久，只要母婴双方都适应，就应该鼓励他们持续进行，同时采取合理的监测及安全预防措施，以便医护人员及时察觉、评估和应对任何母婴不适的信号。

皮肤接触无论是对婴儿，母亲和母乳喂养都会带来益处 [46]：皮肤接触可以让婴儿的生命体征更加稳定，提升婴儿的血糖和体温，同时也给婴儿带来了有益菌的定植，有助于子宫收缩，促进母亲的恢复和泌乳，可以提升纯母乳喂养率并延长母乳喂养的时间，增加母婴联结，显著减少了婴儿的哭泣，对新手父母来说，是安抚新生儿非常有效的方式。皮肤接触在产房内、手术室或者产后观察室以及产后病房都可以尽快开始，一项随机对照试验显示，经过充分皮肤接触的母婴，超过 63% 都能在第一次哺乳时掌握良好的哺乳技巧，而母婴分离或者没有经过充分皮肤接触，仅有 21% 能在第一次哺乳时熟练掌握 [47]。即使是剖宫产，也建议手术时进行生后立即母婴皮肤接触，但这时需要手术医生、麻醉师与助产人员更多的配合及手术设施的调整，并在确保母婴安全的前提下进行 [48]（图 4-1 至图 4-11）。

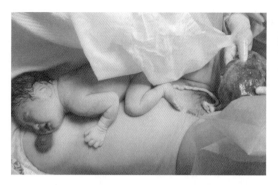

图 4-1 出生后的皮肤接触

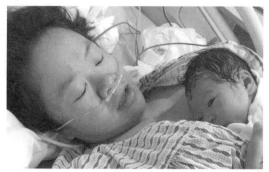

图 4-2 出生后的皮肤接触，室内温度较低时，做好保暖措施

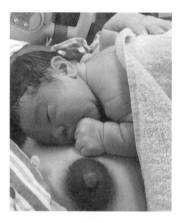

图 4-3 乳房上的爬行和吸吮拳头

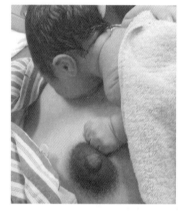

图 4-4 乳房上的爬行以及自主寻乳

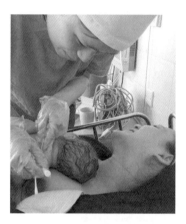

图 4-5 皮肤接触的同时注射疫苗等

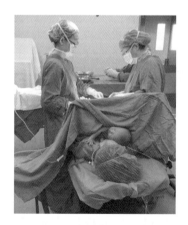

图 4-6 剖宫产术中的皮肤接触

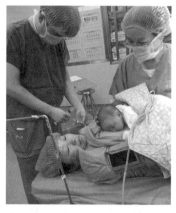

图 4-7 剖宫产术后避免压迫伤口的倾斜皮肤接触

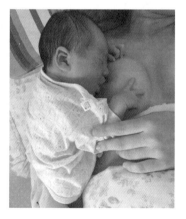

图 4-8 剖宫产术后避免压迫伤口的哺乳姿势 -1

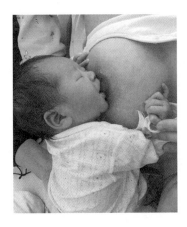

图 4-9　剖宫产术后避免压迫伤口的哺乳姿势 -2

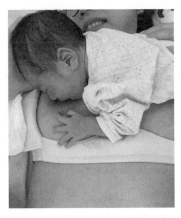

图 4-10　剖宫产术后避免压迫伤口的哺乳姿势 -3

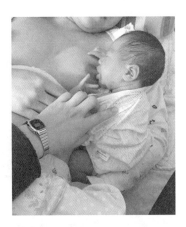

图 4-11　剖宫产术后避免压迫伤口的哺乳姿势 -4

实施产后母婴皮肤接触，促使婴儿发挥本能，在乳房上爬行并完成首次哺乳，这是一个很自然而简单的过程，意义重大，产后第一个小时内开始母乳喂养可以显著降低新生儿死亡率[49]。为了达到最佳效果，同时符合我国的文化习俗，产科工作人员需要了解以下信息：

在分娩前的沟通中与母亲及其家人讨论产后皮肤接触和乳房上的爬行，提前准备合适的衣服和毯子。告知母婴至少需接触腹部和胸部的皮肤，母亲可穿前开扣衣服，确保其他部位保暖，婴儿的手脚和腹部需裸露，可给其盖毯子或穿可在胸腹部打开的衣服。母婴接触部位切忌有衣物和布料阻隔。不需要清洗 / 擦拭母亲乳房。

抬高母亲的上半身，呈半卧位，让母亲处于舒适的体位，方便母婴视觉接触。告诉母亲观察婴儿表现，双手和手臂提供对婴儿必要的保护。培训工作人员和陪护家属对皮肤接触的母婴做好保护，尤其在母亲进入睡眠时，应有人看护。

婴儿出生以后，一些常规操作可在皮肤接触时进行，比如 Apgar 评分，夹断脐带，注射疫苗、维生素 K 等。新生儿体检，称重，测体温等到第一次母乳喂养完成后再进行。

大多数健康足月婴儿可能在头 30 分钟舔乳头，大约 55 分钟以后开始吸吮[50]，还有研究发现婴儿在到达母亲乳头之后，还要 45 分钟才会进行含接[51]。母亲和医护人员需要更多的耐心来配合宝宝完成这个过程，将母亲的乳房强行塞进婴儿的口中并不利于婴儿的学习与探索。有的新生儿在产后第 1～2 个小时内可能没有进行含接而直接入睡，待其醒来，这个过程仍然可以持续。

如果母婴都经过充分尝试并且没有成功，或者比较疲惫，可以帮助母亲温和地将婴儿移动到更接近乳房的位置，母亲的乳头可以触碰婴儿的下巴和下嘴唇，这会使婴儿的嘴巴张大。对于在分娩过程中使用了镇痛药物或采取了其他可能干扰婴儿本能的操作，必须密切关注婴儿行为。

如泌乳生理章节所述，产后婴儿第一次自主含接时，母亲处于泌乳 II 期触发阶段，乳房尚未大量泌乳。初乳含有大量免疫活性物质，提供免疫保护，对婴儿来说，第一次哺乳意义重大，应尽可能保护并让婴儿自主完成这第一次哺乳，而不仅仅是"第一口奶"。这是适应子宫外生存的首要需求，母婴的供需在此时相匹配。如因医学原因而导致母婴分离，产后即刻也需要开始挤奶，教会母亲手挤奶或配合正确使用吸奶器，也能挤出初乳供新生儿 / 早产儿使用[52]。

第一次母乳喂养完成后再将母亲转移到产后病房休息。一些医院已经开始将母婴同时转移到产后病房，确保皮肤接触可以持续，避免了这个过程中的母婴分离。如果有一些母亲无法实现与婴儿皮肤接触，父亲可以提供持续的皮肤接触，可以教父母识别新生儿的正常表现，例如皮肤颜色变化、呼吸、体温等。

皮肤接触时，需告知母亲和家庭，确保安全。在母亲胸前入睡时，注意头部偏向一侧，保持呼吸道通畅，大多数母亲使用 45° 角半卧位，这可以减少重力对婴儿头部的作用。如母亲需要平躺，则需有家人在旁看护。

三、新生儿早期的状态转换与睡眠特点

婴儿出生后的最初 2 个小时是警觉的，可以进行频繁吸吮，第一次哺乳完成以后，会进入较长的深睡眠时期，称为过渡期。此期可以长达 6 ~ 8 小时。此后婴儿又进入清醒期并同时表现为频繁寻乳和睡眠交替的状态。如果新生儿入睡，鼓励母亲同时休息。在产后第二天，婴儿还会表现出在夜间频繁需要哺乳的状态，应提前告知母亲这是正常现象。配合婴儿的密集哺乳，母亲会发现渐渐有"下奶"的感觉。若婴儿能被无限制地哺乳，也能很快协调好吸吮吞咽和呼吸，当母亲乳汁大量分泌后，婴儿可以通过频繁并有效地吸吮移除母亲乳汁，不但促进母亲正常泌乳，也预防母亲发生奶涨不适。

根据警觉状态的不同水平，一个正常健康的婴儿会有 6 个睡眠—清醒阶段，婴儿有不同表现，也提示出不同的喂养线索。婴儿睡眠—清醒阶段以及对哺乳的提示如表 4-2 所示[53]。

表 4-2　婴儿睡眠—清醒状态以及哺乳提示

婴儿状态	描述	哺乳的提示
深睡眠（deep sleep）或安静睡眠（quiet sleep）	* 双眼闭合，没有眼球移动； * 呼吸规则 * 放松 * 没有身体动作，偶尔有单一惊跳	* 婴儿较难唤醒 * 仅有深度刺激能唤醒 * 无哺乳准备
浅睡眠（light sleep）或活跃睡眠（active sleep）	* 双眼闭合，但有快速眼动 * 呼吸不规则 * 吮吸，微笑，鬼脸，哈欠等面部表情 * 身体轻微的肌肉抽搐和肢体活动 * 这个阶段持续时间长	* 刺激更易唤醒 * 不够警觉 * 少数情况下可尝试哺乳（例如母亲乳房已经充盈）
瞌睡（drowsy）或半清醒期（half waking period）	* 眼睛可能睁开 * 各种身体移动伴随温和的惊跳 * 放松 这是一个过渡状态	* 刺激可以唤醒婴儿，安抚也可能会回到睡眠状态 * 可能会享受非营养性吮吸

续表

婴儿状态	描述	哺乳的提示
安静警觉（quiet alert）	*眼睛明亮并睁大，表现警觉 *对刺激有反应，有寻乳反射 *较少身体活动	*可以与人互动 *还没有变得烦躁和激动 *是开始哺乳的最佳时期
活动警觉（activity alert）	*快速以及不规则呼吸 *对刺激更多敏感，变得不安稳 *活跃性增加	*换尿布，抱起，温柔对话可安抚，也可能直接进入下一个哭泣的阶段 *在哭泣之前哺乳
哭泣（cry）	*眼睛睁开或者闭上 *不规则呼吸 *哭泣，非常活跃 *四肢不协调地，猛烈地摇动	*尝试哺乳之前，抱起、包裹、温柔对话、摇晃等进行安抚

通常认为最佳的哺乳时机是安静警觉期，此时婴儿状态良好，动作协调，适于哺乳。母亲需要了解婴儿饥饿的线索，例如早期婴儿身体开始扭动，摆动手或者脚，将手放到嘴边或者开始啃手；然后会表现得有些烦躁，婴儿处于清醒状态，开始间断性哭闹，到最后开始持续哭闹，皮肤颜色变红等。

大部分情况下，新手父母可能将婴儿的哭泣当作是哺乳的信号，但这是哺乳的最晚期信号。在此时期，婴儿往往因为大哭而使皮肤颜色改变（从粉色到红色）。婴儿对外部和内部的刺激反应高度敏感，"哭闹"除了可能代表饥饿，更可能代表其他的需求，往往表现为动作不协调，可能会出现拒绝乳房，或者含接后吮吸几次，却哭闹加剧等等表现，往往会使母亲误认为婴儿不需要吃奶，或者自己的乳量不足，让婴儿无法满足。当婴儿哭闹严重时，母亲可在哺乳前先将婴儿安抚到平静状态再含接乳房，比如皮肤接触，怀抱，温柔摇动，轻柔地歌唱或者与之对话。

如果母婴持续皮肤接触，母亲常常会观察到婴儿在浅睡眠、半清醒状态下自主寻乳并进行含接，较少直接进入哭泣状态。婴儿可以盖有毯子，或使用不限制手活动的睡袋，厚质并捆绑结实的襁褓会让婴儿不能弯曲胳膊，阻碍了婴儿的清醒，会减少婴儿吸吮母亲乳房，进而影响母亲泌乳。

婴儿的睡眠—清醒状态同样有较大的个体差异，产后第二天晚上，或者出院回家以后，许多母亲会观察到婴儿出现哭闹增多，哺乳需求突然变得频繁，表现出在一个时间段需要密集哺乳，甚至有难以安抚和满足的表象。现有的研究缺乏对该现象产生原因的解释，如果评估婴儿排泄和体重变化，发现婴儿并没有摄入不足的客观指征，因此婴儿在清醒时间内频繁表现出哺乳需求，不能单纯归结为母亲泌乳不足，在产后早期，更可能是婴儿频繁吸吮在驱动母亲的泌乳，这时候的皮肤接触尤为重要。

产后前两天，母亲的乳汁还未大量分泌，婴儿少量多次吸吮移除母亲乳汁；夜间哺乳，也很好地顺应了泌乳素的夜间分泌高峰，这对婴儿获得充足的摄入是很重要的。专业人员需对母亲和家庭进行知识普及，告知婴儿频繁进食和夜间进食的意义所在，避免无指征的代乳品添加，对后续的喂养造成影响。

当母亲的乳汁开始大量分泌以后，乳房的泌乳和婴儿的睡眠清醒状态可能并不匹配，当乳房胀满而婴儿处于睡眠中，也可以尝试唤醒，婴儿可能在浅睡眠状态进食。母亲学会手挤奶，仅少量排出乳汁，使乳晕软化即可缓解不适。频繁大量人为地排出乳汁会破坏乳房自分泌的调节，婴儿主导的母乳喂养确保了乳汁供需的匹配，是成熟的母乳喂养关系建立的基础。因此，避免在亲喂婴儿以外再人为挤出或吸出乳汁，除非母亲有要捐赠乳汁、外出等需额外增加泌乳的事由。

四、婴儿主导的母乳喂养

婴儿主导的母乳喂养（baby-led breastfeeding）被世界卫生组织定义为[54]：鼓励健康婴儿的母亲，不限制婴儿的喂养频率与时长。建议母亲在婴儿发出饥饿信号或者有需要时进行哺乳，对于新手母亲及其家庭，识别婴儿"饥饿"的线索需要一定的时间，母亲需要和婴儿不分离，无干扰地对婴儿的状态持续观察并提供乳房喂养。

一些常规建议，从婴儿主导的母乳喂养角度来说，可能并不合适，例如建议母亲 2～3 小时哺乳一次，或者每次使用双侧 / 单侧乳房，每次喂养大约多长时间等。产后早期母乳喂养时期，哺乳间隔，时长，婴儿进食次数都有很大的可变性。从早期少量的初乳阶段，到乳腺开始大量分泌乳汁，这需要婴儿在母亲乳房上的吸吮来配合。一方面，泌乳素的脉冲分泌是对婴儿吸吮的应答，另一方面，婴儿有效吸吮从母亲乳房里移除乳汁对乳腺细胞分泌有局部调控作用，这两者都很大程度上取决于婴儿的食欲。当婴儿表现出需求，母亲就及时给予响应，母婴找到舒适的姿势配合，获得乳汁移除，这样的过程循环反复，是产后早期最自然的互动模式。人为限制母亲哺乳的次数和时间，可能让婴儿无法获得足够的乳汁，而母亲后续的乳汁产量也会受到影响。必须强调的是，这是对于健康足月儿。对于早产儿，或者是有疾病等情况的婴儿，由于其神经功能尚不完善，有时并不能很好地表达其进食需求，无法主导喂养过程。需由专业人员及时评估和制定相应的喂养方案，确保这些婴儿能得到及时和足够的喂养。

第三节　围绕正常生理的母乳喂养支持

基于对泌乳生理以及产后新生儿正常状态、睡眠、进食模式的理解，不难看出，早期母乳喂养支持的核心在于对母婴需求的及时顺应和保护，通常产后早期哺乳问题的发生，例如乳头疼痛和损伤，婴儿摄入不足等，往往和母婴没有充分接触有关，母亲无法调整获得最佳舒适的哺乳姿势，婴儿也没有机会发挥本能去学习如何含乳，掌握吸吮和吞咽的协调技巧。专业人员需要做的，是促进母婴密切接触，探索和尝试，不过多干预和打扰，在母婴遇到困难时提供适当的帮助。

一、帮助母亲找到舒适的哺乳姿势

母亲舒适而自然的哺乳姿势，是保证婴儿正确含乳的前提，而婴儿正确地含接，是保护母亲乳头不受伤害，减少哺乳期乳房并发症，以及乳汁有效转移的关键，这对于母乳喂养的开启与持续有非常重大的意义。

母亲可以采用许多不同的姿势哺乳，但无论采取何种姿势，母亲都要放松舒适，可使用枕头靠垫等支托母亲背部、腰部、手臂等。移去婴儿的襁褓和裹紧的衣物和手套，使其手部可以自由活动。手部的触感不但可以帮助婴儿触摸母亲乳房皮肤，使得母亲的乳房接收到婴儿的需求信号，还可以促进新生儿神经系统发育。一些常用哺乳姿势可见图4-12至图4-16。

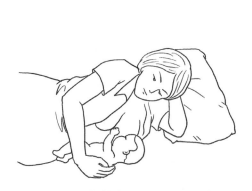

图4-12　侧躺式（side lying hold）

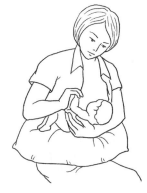

图4-13　摇篮式（cradle hold）

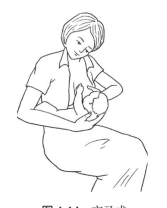

图4-14　交叉式
（cross-cradle hold）

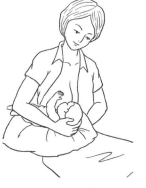

图4-15　橄榄球式
（football hold）

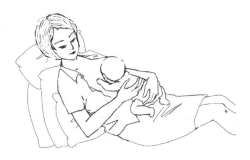

图4-16　半躺式
（laid-back hold）

在帮助母亲找到舒适的哺乳姿势时，需关注以下几个方面：

（1）没有绝对"正确"或者"错误"的哺乳姿势，每一个母亲对"舒适度"的感知与要求不同，帮助母亲找到最适合她自己的姿势，比教会某一固定姿势更实用。在母亲很熟练地进行哺乳之后，可以支持她尝试各种其他姿势。

（2）必要的时候，提供基本的原则信息，例如，母亲需要稳定支撑住婴儿的肩、颈，以及臀部，不限制婴儿头部活动，避免将婴儿头部推向乳房；婴儿的耳朵、肩膀及臀部呈一直线，可以避免颈部扭曲造成含接困难。

（3）借助辅助工具，例如枕头、靠垫等，教会家庭帮助母亲哺乳。例如剖宫产术后的母亲可能喜欢侧躺哺乳，可指导家人在母亲的腰背部垫好枕头；母亲采用后躺式，则帮助母亲抬高床头；如果母亲喜欢摇篮式，在她的肘部放置靠垫，避免手臂长时间悬空导致疲劳。

（4）提供安静无打扰的环境，首先让母亲和婴儿进行尝试，避免过多语言指导和纠正。适当鼓励和赞扬母亲的正确之处。也可轻柔地将母亲的手臂放置舒适的位置。而不是指导者替代母亲来怀抱婴儿作为示范。

（5）产后早期婴儿的含乳非常重要，关系到母亲的舒适度以及乳汁转移的效率，专业人员需告诉新手母亲耐心观察婴儿在乳房上的表现，比如婴儿嘴巴张大，上下唇外翻呈"鱼嘴"状，下巴紧贴乳房，大部分情况下可观察到婴儿嘴巴上方露出的乳晕多于下方（与母亲乳晕大小也有关系），鼻子露出可自由呼吸。做一些适当的调整以使得双方舒适，并教会她和家人判断婴儿摄入足够的方法（图4-17，图4-18）。

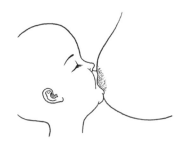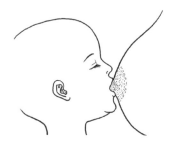

图 4-17　正确的含乳姿势图解　　　图 4-18　错误的含乳姿势图解

（6）如果母亲感到疼痛不适，或者婴儿表现无法安抚或者无法含乳，以及母亲或家人提出各种问题时，专业人员再对母婴进行评估和调整。如进行各种调整后，婴儿含乳仍旧造成母亲乳头疼痛，可进行婴儿口腔检查，排除是否有舌系带短等结构异常和吸吮异常。必要时，请求其他医护人员的共同找出问题的原因。

二、对母婴进行母乳喂养评估

在我国，产后三天，因母亲生产方式以及医院规定的不同，母婴可能处于院内，也可能已经出院。因此，医院的政策和常规对母乳喂养的建立与出院后母乳喂养的持续意义重大。母婴在医院期间，应由受过哺乳专业训练的人员评估和记录母乳喂养的有效性，产后每 8 ~ 12 小时记录至少 1 次，直到母婴出院，再进行随访[55]。如果分娩和住院的时间较长，则评估应持续进行，直到母乳喂养成功建立。目前我国部分爱婴医院产后病区母乳喂养评估可以做到交接班记录，每 24 小时进行 2 ~ 3 次评估。针对有母乳喂养高风险的母婴，护理人员会重点关注。

在目前的实践中，尽管评估项目可能会有所差异，但内容基本都包括以下几个方面：母亲的哺乳次数，哺乳姿势，含接效果，婴儿体重下降以及恢复情况，大小便的次数和颜色、量的变化，是否有黄疸以及具体测量值，母亲对哺乳的满意程度（包括是否有乳房、乳头疼痛等），母亲和家庭所提出的母乳喂养问题等，同时教会母亲手挤奶。如果母乳喂养的建立并不顺利，则母婴都需要专业人员的帮助，从以上这些方面进行改善和调整，同时结合儿科医生的评估，排除其他原因引起的母乳喂养问题。

1. 生理性体重下降及其恢复　健康足月的婴儿在子宫内储备了足够的脂肪和水分满足其新陈代谢的需求，出生以后皮肤水分蒸发，排尿排便，以及利用脂肪产热等，会出现生理性体重下降。通常认为生理性体重下降在产后 3 ~ 4 天达最低点，下降范围为3% ~

9%，出生后第 7 ~ 10 日应恢复出生体重。如果体重下降超过 10% 或至第 10 天还未恢复到出生时的体重，则为病理状态，应分析其原因。如生后及时合理喂哺，可减轻或避免生理性体重下降的发生[56]。目前大多数医院以 7% 为正常和异常的分界点，但是否能判定为摄入不足，作为添加配方奶的指征，一直存在争议。

在探讨新生儿生理性体重下降的研究中，主要存在的问题是数据收集不全面，婴儿的体重并非每天称量，缺乏体重丢失和回升的完整变化；另外绝大多数的研究没有说明新生儿的喂养方式，在这些被报告体重减轻的婴儿中，存在很多已经添加配方奶的情况，这时报告的体重丢失已经不是真实状态。由于方法上的缺陷，婴儿体重减轻的精确百分比以及最低时间点各有差异。最重要的是，针对不同的婴儿，体重丢失多少会引发其他问题需要干预，还没有明确结论。

据某家爱婴医院进行的前瞻性队列研究探讨了获得最佳母乳喂养支持措施的正常纯母乳喂养婴儿产后 72 小时的平均体重下降为 5.5%，超过 20% 的健康纯母乳喂养婴儿的体重丢失大于出生体重的 7%[57]。另一项对超过 16 万个健康母乳喂养婴儿的研究建立了适用于纯母乳喂养新生儿以出生后时间为基础的特定列线图（https://www.newbornweight.org/），如图 4-19 所示，显示剖宫产出生的婴儿要比经阴道分娩的婴儿体重丢失更多，并具有统计学差异。在这项研究中，有大约 5% 的顺产婴儿以及大于 10% 的剖宫产婴儿在产后 48 小时丢失了 ≥ 10% 的体重。产后 72 小时，大于 25% 的剖宫产婴儿丢失了 ≥ 10% 的出生体重[58]。

A：经阴道分娩新生儿　　　　　　　　　B：剖宫产新生儿

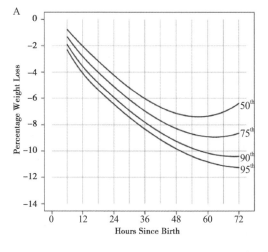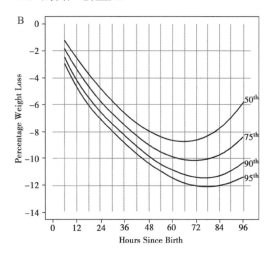

图 4-19　适用于纯母乳喂养新生儿的生理性体重下降图

还有研究发现，新生儿体重丢失与母亲产程中的静脉输液有关，可能并不预示着母乳喂养的失败[59]。国内有医院产科对新生儿进行了测量和观察，产后 60 小时新生儿平均体重下降 4.01% ~ 10.08%，母亲输液低于 1200ml，新生儿体重下降平均 5.51%，输液超过 1200ml 母亲的新生儿体重下降平均 6.93%，认为产后 24 小时称量体重比较真实，体重丢失大部分是被输入的液体，并不是自身体重[60]。另一项随机对照实验认为小于 2500ml 静脉输液影响较小，但是超过 2500ml，要考虑到对早期新生儿体重下降的影响[61]。但这两

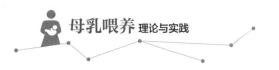

项研究同样没有讨论产后婴儿具体的喂养方式和对体重下降的影响。

许多临床指南中建议以产后第三天体重丢失 7% 作为最大可允许的体重丢失,实际上是基于平均值,并不考虑标准差[62]。但产后 5~6 天,如体重丢失仍大于 7%,则需要密切的监测,产后 10~14 天内恢复到出生体重是获得充足母乳喂养的表现之一[63]。产后 10 天若婴儿没有恢复到出生体重,但已有几天表现出稳定的体重增长,可能是正常的,需密切随访,可能不需要干预。母乳喂养婴儿重新回到出生体重中位数为 8.3 天(95%CI:7.7~8.9),97.5% 的婴儿出生后 21 天内恢复出生体重[64]。

新生儿生理性体重下降需要密切关注,体重变化是评估其是否获得足够摄入的重要参考指标,尽管配方奶喂养婴儿的生理性体重下降较少,但并不意味着正常的母乳喂养不能使婴儿快速恢复到出生体重,也不能证明较多的体重下降与更大的健康风险有必然联系。由于不同文献来源的建议有所差异,针对具体母婴双方进行全面而差异化的合理评估显得尤其重要。

不同专业机构对生理性体重下降的建议见表 4-3。

表 4-3　不同专业机构对生理性体重下降的建议

来源	建议内容
美国儿科学会(AAP)	产后 3~5 天时体重下降不超过 7%,自第 5 天起不再减少[65],儿科医生需随访加强评估,排除潜在问题,适时干预,提升乳汁的转移
国际哺乳顾问协会(ILCA)	产后 96 小时(4 天)之后持续体重丢失,产后 336 小时(14 天)未恢复到出生体重,为乳汁转移不足的指征[66]
母乳喂养医学会(ABM)	健康足月婴儿产后 5 天如果体重丢失大于 8%~10%,同时母亲缺乏乳汁大量分泌的证据,可能预示着需要补充添加[67]

这些建议均说明,单凭体重下降百分比,并不能断定哺乳的效果,婴儿的生理性体重下降以及恢复是一个动态变化的过程,需要持续监测,同时须结合母婴其他表现,例如体重回升的时间长短和趋势,还有大小便排出量和颜色变化,母亲泌乳的状况等作为参考,同时识别可能的风险因素,持续给予良好的哺乳管理,保证婴儿有效吸吮获得足够的母乳是解决问题的重要措施。

2. 产后早期的摄入量和排出量　婴儿出生后,大小便的排出量和变化也是判断是否摄入充足的重要指标,许多文献比较了纯母乳喂养婴儿与瓶喂、配方奶喂养婴儿喂养次数、摄入量的不同,给出了产后早期婴儿摄入量和大小便排出的参考[57, 68-72],见表 4-4。

表 4-4　新生儿产后一周母乳喂养模式表

日龄	24 小时喂养次数	每 kg 体重日摄入乳汁量(ml)	3kg 婴儿每次摄入乳汁量(ml)	每日小便次数	每日大便次数
1 天	4~12	3~17	2~10	次数不等	次数不等
2 天	6~12	10~50	5~15	次数不等	次数不等

续表

日龄	24 小时喂养次数	每 kg 体重日摄入乳汁量（ml）	3kg 婴儿每次摄入乳汁量（ml）	每日小便次数	每日大便次数
3 天	8 ~ 12	40 ~ 120	15 ~ 30	通常 > 3 ~ 5	通常 > 3 ~ 4
4 天	8 ~ 12	80 ~ 160	30 ~ 60	通常 > 3 ~ 6	通常 > 3 ~ 4
5 天	8 ~ 12	120 ~ 160	45 ~ 60	通常 > 3 ~ 6	通常 > 3 ~ 4
6 天	8 ~ 12	130 ~ 160	50 ~ 60	通常 > 6	次数不等
7 天	8 ~ 12	140 ~ 170	55 ~ 65	通常 > 6	次数不等

需要重点强调的是，提出每 24 小时喂养次数、每 kg 体重日摄入量以及每次摄入量，并非为母乳喂养婴儿设定标准，而是通过一系列观察和总结得出的数据，显示新生儿产后一周喂养模式。针对表 4-4 还应有如下理解：

（1）喂养次数差异：产后早期喂养的次数个体差异很大，第一个 24 小时内许多婴儿有较长的睡眠过渡期，可能喂养次数少。随着婴儿对外界环境的适应，频繁寻乳的表现可能随后出现。因此不建议母亲去严格计算哺乳的次数，而是尽可能顺应婴儿表现出来的线索进行哺乳，一对正常母乳喂养的母婴，24 小时的哺乳次数也可能超过此范围。

（2）摄入范围差异：婴儿的摄入量同样存在较大范围，但是头三天的摄入量都明显小于日常所认为的配方奶添加量，需告知母亲及其家人，即使有医学指征，需要添加配方奶，母乳喂养婴儿的需求量也是从少量逐渐增加的，头三天的添加量也远远小于按照体重计算的配方奶添加量（例如，出生 3kg 的婴儿，按热量计算配方奶则是 60g/d，按照 4.4g 奶粉需要 30ml 水计算[56]，第一天的婴儿需要大约 409ml，如 24 小时 8 次喂养，一次需要 50ml，这大大超出了前三天婴儿的真实需求），此外，在添加的同时也要促进正确的含接和吸吮吞咽呼吸协调，避免过快过度喂养。

（3）大小便排出差异：不同文献对婴儿早期排出量给出的建议同样有所区别，早期的大小便排出量指导都比较精确，例如美国儿科学会 2005 年的指南提出，产后 3 ~ 5 天，一般正常母乳喂养的婴儿每天会有 3 ~ 5 个湿尿裤（指小便）以及 3 ~ 4 次大便排出[73]，国际哺乳顾问协会 2005 年的文章则认为，获得有效母乳喂养的婴儿，产后 24 小时以后每天至少有 3 次大便，第 4 天开始每天至少有 6 次小便[74]。这些指导意见也被广泛运用甚至被当作是否添加配方奶的指征。但随着研究的进展，对泌乳生理的进一步理解，以及对产后早期婴儿状态的全面评估越来越密切，单纯依靠大小便次数来判断摄入是否充足，其敏感性和特异性都有待提升，即使是正常喂养的婴儿，排便次数都可能相差巨大[75]，次数的建议可作为参考，但硬性规定次数可能会误判许多正常的婴儿为母乳喂养"不足"。后续更新的指南不再对产后早期每 24 小时的大小便提出具体次数的要求，而是动态关注其变化，并结合多项指标综合判断。例如 2014 年母乳喂养医学会出院指南给出的摄入足够的标志有以下几条：到第 4 天每天 3 ~ 4 次大便，第 5 天时转为黄色大便（胎便排尽），且每天至少 5 ~ 6 次小便，最迟 10 ~ 14 天恢复出生体重。

由此可见，大小便作为摄入量参考的指标，往往是一个"正向"指标，婴儿大小便排出量或次数充足，尤其是充足的大便，大部分情况下摄入母乳量是较为理想的。摄入足够的婴儿，绝大多数在产后第五天或者之前胎便转黄，如有结晶尿，也在这个时候或者之前消失。产后持续观察到第 5 天，专业人员依据大小便的变化通常可以对婴儿的摄入有基本的把握。而产后头两天内，临床观察发现，频繁吸吮促进肠蠕动，婴儿可能出生头一天就排出较多次胎便，在母亲乳汁大量分泌之前，大小便次数并不多，甚至可能第二个 24 小时无大便排出，但结合婴儿表现，又不能轻易认为摄入不足。这个时候对摄入量的把握要更多关注体重变化，关注母婴各自的状态以及在哺乳过程中的互动等综合来看，并保持密切观察，直到有明确的标志出现。即使母亲乳汁大量分泌以后，婴儿在纯母乳喂养期间的大便排出模式同样也因人而异，需告知母亲及其家人婴儿的大便特点，结合其他婴儿表现，避免过度焦虑。

3. 预防和管理乳房肿胀　乳房肿胀在产后早期是常见情况，由于乳汁的大量分泌以及血管扩张，使得乳房充盈，乳晕膨胀，母亲感受到乳房发热胀满，乳房表面皮肤紧绷，也有个别母亲感觉乳房疼痛等表现。乳房在泌乳 II 期时的胀满一般被认为是生理性的，俗称"生理性乳胀"。在正常进行母乳喂养情况下，无须人为干预，肿胀可自行缓解。

乳房肿胀目前并无标准可靠的评估工具，仅依靠主观的判断方式，例如视觉描述，母亲对乳房硬度、紧实度，皮肤张力，温度的感受来确定。对于产后第二到三天左右乳房的突然充盈胀满以及疼痛状况，常见的干预方法包括频繁热敷并排空乳房，不同类型的乳房按摩，使用卷心菜叶，冷敷包等，国内外还有一些使用针灸、超声、（皮下注射）催产素等方法。2016 年一项 Cochrane 系统综述包含了一些评估乳房肿胀治疗有效性的随机对照研究以及准随机对照试验[76]，由于研究设计的不同，无法进行 meta 分析，但总的来说，以上这些干预方案，都还没有足够的证据表明其有效，因此无法给予建议。目前主要的处理原则是让母亲感觉舒适，促进婴儿吸吮，避免不必要的人为干预。

有研究表明，产后头 48 小时母婴同室的母婴进行不设限制的哺乳，乳房肿胀的发生较少[77]。在实践中，产后即刻开始的皮肤接触以及良好的母乳喂养关系建立，包括确保母婴不分离，舒适的哺乳姿势，按照婴儿提示哺乳，不限制哺乳时间等是预防严重乳房肿胀的关键。生理性乳胀的程度往往较轻微，这是因为婴儿频繁地被哺乳而且吸吮良好能有效移除乳房里的乳汁，母亲不应感到剧烈疼痛，乳房也不应硬如额头。如果出现肿胀不适等症状，需要对母婴双方进行评估，确保乳汁移除的有效性。

三、关注母亲对哺乳的满意度

母乳喂养是母婴双方的事，母婴双方都可以从正常的母乳喂养关系当中获得愉悦体验，产后婴儿的状态相比起母亲，受到的关注度更高。但母亲对哺乳的满意度是母乳喂养持续的重要原因。许多情况可能会影响到母亲持续哺乳的意愿，例如母亲对母乳喂养的了解程度，家庭成员的支持情况等。产后住院期间，由于不同的分娩方式，母亲的恢复状况因人而异。母亲本身的身体状况也直接影响母乳喂养的顺利进行，如果母亲患有急慢性疾病，需要获得更多的支持。产后早期应关注婴儿含接和吸吮，母乳喂养的频率和时间，确保母亲能舒适地不设限制地哺乳，从而避免乳头损伤，预防乳房肿胀等问题，这些会增加其满意度。母亲的心理支持同样需要纳入对母亲的支持方案中。

四、识别可能需要补充喂养的婴儿

早期给予足够的皮肤接触机会，最佳的母乳喂养支持，经过产后72小时的磨合，大多数的母婴都能够成功建立母乳喂养，除非有医学指征，否则应劝阻母亲及其家人不要给婴儿除母乳之外的其他食物和液体，早期的代乳品添加会破坏母乳喂养。除了良好的母乳喂养评估和管理，专业人员也需识别出需要进行补充喂养的婴儿，找到母婴双方都可能存在的引起哺乳效果不佳的原因并进行持续改善。需要考虑补充喂养的婴儿可能存在以下情况：

（一）婴儿方面

1. 经科学喂养评估和支持改进，确实有摄入不足的症状或体征的婴儿。

（1）婴儿有明显脱水的临床或者实验室证据，例如高钠血症，嗜睡，因为各种原因（解剖结构异常、神经系统疾病、其他疾病等）无法进行乳房喂养等。

（2）产后第五天（120小时）之后，体重丢失 ≥ 8% ~ 10%，并且没有体重回升的趋势。

（3）胎便排出延迟，第5天（120小时）以后仍然有胎便排出（大便未转黄）或者存在结晶尿，伴随体重持续下降。

（4）经儿科医生评估存在生长曲线异常的婴儿

2. 经由实验室检查明确的（非床边筛查的）无症状低血糖，经过频繁而适当地哺乳无效[78]。健康足月的婴儿不需要常规查血糖，有风险因素的婴儿需要监测并通过频繁哺乳等改善措施避免出现低血糖。一过性无症状低血糖，经过频繁哺乳好转，没有证据证明会影响生长发育和健康，不需要额外补充喂养。有症状的低血糖婴儿应接受静脉葡萄糖治疗，所有的治疗过程中，母乳喂养应当持续。

3. 某些高胆红素血症的婴儿可能需要：尽管经过合适的哺乳改进措施，黄疸仍旧在2 ~ 5天开始出现，同时伴随体重持续丢失，大便排出不足，结晶尿仍旧存在。

4. 极少数先天性代谢异常的婴儿，需要特殊代乳品喂养。

（二）母亲方面

1. 母亲因各种原因（例如原有疾病，分娩并发症等）没有大量分泌乳汁的迹象，或者有乳房病理状况 / 先前的乳房手术等情况，且婴儿有摄入不足的表现。开始补充喂养之前，需要评估婴儿的含接和乳汁转移的具体情况。

2. 使用某些药物或者各种原因导致的母婴分离，无法提供乳汁造成短时间母乳喂养中断，或者母亲有某些特殊问题例如 HIV 感染等。使用一些特殊药物例如化疗药物或者放射性碘等，需要丢弃母亲的乳汁，但这样的情况极少见，争取使用哺乳期更安全的药物是更好的方案。如果母亲因为急救、特殊疾病等情况，婴儿需要补充喂养。

3. 少数情况下，母亲哺乳疼痛且无法忍受。找到疼痛的原因非常重要，产后早期最常见的是乳头损伤导致的疼痛，可能还有感染等其他原因，在无法亲喂的情况下，母亲需要手挤或者吸出乳汁补充喂养，并在恢复后尽快回归乳房喂养。

4. 乳腺科确诊原发性乳腺组织不足，母亲没有乳汁大量分泌的迹象。乳腺组织本身的问题导致泌乳失败的女性少见，而这个状况无法预知的，不能根据乳房外形和孕期哺乳期的变化来判断，这样的母婴在产后早期正常皮肤接触，频繁哺乳，确保最佳的母乳喂养实践基础上，如果确实存在摄入不足的表现，充分改善喂养无效，则需考虑补充喂养。

WHO 首先推荐亲母乳汁，如母亲无法哺乳，则推荐使用其他女性的乳汁，在条件合适的情况下，应建立并使用母乳库的乳汁[79]。由于 WHO 建议基于全球，对一些无母乳库可用，安全水源无法保障的国家和地区，使用配方奶相比其他母亲的乳汁，风险大大增加。但直接使用其他母亲的乳汁也存在使婴儿暴露于某些传染病的可能性，母乳喂养医学会建议使用其他母亲乳汁的母亲及家庭：首先需要知情选择，其次建议捐赠者进行医疗筛查，再次乳汁需要安全处理，推荐家庭使用巴氏消毒[80]。当捐赠乳汁不可得时使用配方奶。告知母亲和家人，权衡补充喂养的好处与潜在的风险，以及提供恢复乳房喂养的支持。补充喂养的方法详见哺乳辅助工具和技术的使用章节。

五、提供出院指导

产后 72 小时是母乳喂养关系建立的重要时期，母婴住院期间的支持与合理评估促进母乳喂养的顺利开启，出院时对母婴的宣教有助于母乳喂养的持续。出院时需重复进行评估以及针对母婴具体情况提出改善建议。具体出院指导见表 4-5。

表 4-5　母乳喂养出院指导一览

母婴姓名：　　　　　　　　　　　　　　　　　　　出院时间：

1.　评估母婴现状

　　哺乳姿势、含接状况、体重变化

　　大小便排出量和颜色改变

　　有 / 无黄疸　黄疸值：

　　母亲有无乳房问题：

　　母婴有无潜在的风险因素：（例如母婴医疗相关问题）

2.　提供母亲相关信息

　　纯母乳喂养的益处以及其他喂养方式的风险

　　如何预防以及管理乳房问题

　　如何判断婴儿是否摄入足够

　　观察并识别婴儿黄疸

　　哺乳期间药物的合理使用

　　母乳喂养婴儿的喂养模式和大便特点

　　母乳喂养支持相关部门和服务机构的咨询、联系方式

3.　教会母亲手挤奶

　　如果婴儿还未出院，教会母亲收集、保存、运送乳汁的方法，如有需要，教会母亲
　　正确使用吸奶器

4.　告知 / 预约下一次母乳喂养评估 / 产后随访的时间

（盛　佳　陈　红　陈改婷　王玥菲）

参考文献

1　Technical Working Group World Health Organization. Care in Normal Birth: A Practical Guide. Birth, 1997, 24(2):121-123.

2　Buckley S. Hormonal Physiology of Childbearing: Evidence and Implications for Women, Babies, and Maternity Care. 2015.

3　Thompson SM, Nieuwenhuijze MJ, Low LK, et al. Exploring Dutch midwives' attitudes to promoting physiological childbirth: A qualitative study. Midwifery, 2016, 42:67-73.

4　Roberto R, Adi LT, Gerard T. Insights into the Physiology of Childbirth Using Transcriptomics. PLoS medicine, 2006, 3(6):e276.

5　Linda JS. Impact of Birthing Practices on the Breastfeeding Dyad. 2007,52(6):621-630.

6　Kerstin UM，Ingemar A，David M.The Psychobiology of Emotion: The Role of the Oxytocinergic System.International Journal of Behavioral Medicine,2005, 12(2)：59-65.

7　赵晓莲，齐淑芳，贾秀月．母性行为的研究进展．黑龙江医药科学,2010,(5)：90-91.

8　王加真．催产素在中枢神经系统的作用研究进展．中华中西医杂志,2004,(7)：610-611.

9　Uvnas-Moberg K,Petersson M.Oxytocin, a mediator of anti-stress, well-being, social interaction, growth and healing.Z Psychosom Med Psychother,2005, 51(1)：57-80.

10　高艳华，王显钢，贾秀月，等．母性行为的激素机制．中国行为医学科学,2005,14 (11)：1051-1052.

11　Kosfeld M，Heinrichs M, Paul J, et al. Oxytocin increases trust in humans．Nature，2005,435(7042)：673-676.

12　Uvnas-Moberg K, Petersson M. Oxytocin, a mediator of anti-stress, well-being, social interaction, growth and healing. Z Psychosom Med Psychother, 2005, 51(1):57-80.

13　Condés-Lara M, González NM, Martínez-Lorenzana G, et al. Actions of oxytocin and interactions with glutamate on spontaneous and evoked dorsal spinal cord neuronal activities. Brain Research, 2003, 976(1):75-81.

14　刘金婷，蔡强，王若菡，等．催产素与人类社会行为．生理科学进展,2011,19 (10)：1480-1492.

15　Pfaff DW, Kordon C, Chanson P,et al. Hormones and social behaviour．London: Springer,2008:81-102.

16　Russel JR, Dun XT, Ahmet K, et al. Melatonin and stable circadian rhythms optimize maternal, placental and fetal physiology. Human reproduction update, 2014, 20(2):293.

17　Elizabeth HM, IBCLC. Gentle Birth, Gentle Mothering: A Doctor's Guide to Natural Childbirth and Gentle Early Parenting Choices. Birth, 2009, 36(3):264-265.

18　Swain JE, Tasgin E, Mayes LC, et al. Maternal brain response to own baby-cry is affected by cesarean section delivery. Journal of Child Psychology & Psychiatry & Allied Disciplines, 2008, 49(10):1042-1052.

19　Bystrova K, Widström AM, Matthiesen AS, et al. Skin-to-skin contact may reduce negative consequences of "the stress of being born": a study on temperature in newborn infants, subjected to different ward routines in St. Petersburg. Acta Paediatrica, 2003, 92(3):320.

20　Heinrichs M,Meinlschmidt G,Neumann I, et al. Effects of suckling on hypothalamic－pituitary－adrenal axis responses to psychosocial stress in postpartum lactating women．J Clin Endocrinol Metab,2001,86 (10):4798－4804.

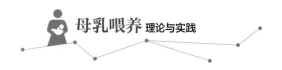

21 Hoffman DI, Abboud TK, Haase HR, et al. Plasma beta-endorphin concentrations prior to and during pregnancy, in labor, and after delivery. Am J Obstet Gynecol, 1984,150(5 Pt 1):492-496.

22 Buckley, Sarah J. Ecstatic Birth-Nature's Hormonal Blueprint for Labour. Journal of Prenatal and Perinatal Psychology and Health,2003,17(4):261-288.

23 Buckley,Sarah J.Ecstatic Birth-Nature's Hormonal Blueprint for Labour. Journal of Prenatal and Perinatal Psychology and Health,2003,17(4):261-288.

24 Zanardo V, Nicolussi S, Giacomin C, et al. Labor pain effects on colostral milk beta-endorphin concentrations of lactating mothers. Biol Neonate, 2001, 79(2):87-90.

25 Zanardo V, Nicolussi S, Carlo G, et al. Beta endorphin concentrations in human milk. Journal of pediatric gastroenterology and nutrition, 2001, 33(2):160.

26 Franceschini R, Venturini PL, Cataldi A, et al. Plasma beta-endorphin concentrations during suckling in lactating women. Br J Obstet Gynaecol,1989,96(6):711-713.

27 杨权. 丘脑 - 垂体 - 肾上腺皮质轴应激反应的中枢控制 . 生理科学进展 ,2000,31(3):222-226.

28 Simkin P，Ancheta R． The labour progress handbook.3th ed. New York：Wiley-Black Well，2011：28.

29 Lagercrantz H, Slotkin TA. The "stress" of being born. Scientific American, 1986, 254(4):100-107.

30 Wynneedwards KE, Edwards HE, Hancock TM. The Human Fetus Preferentially Secretes Corticosterone, Rather than Cortisol, in Response to Intra-Partum Stressors. Plos One, 2013, 8(6):e63684.

31 Godo G, Koloszar S, Daru J, et al. Prolactin release during nursing in early puerperium. Acta Medica Hungarica, 1988, 45(2):171.

32 Grattan DR. The actions of prolactin in the brain during pregnancy and lactation. Progress in Brain Research, 2001, 133:153.

33 Gonzálezmariscal G. Neuroendocrinology of maternal behavior in the rabbit. Hormones & Behavior, 2001, 40(2):125-132.

34 Anderson MV, Rutherford. Evidence of a nesting psychology during human pregnancy. Evolution & Human Behavior, 2013, 34(6):390-397.

35 Nissen E, Gustavsson P, Widström AM, et al. Oxytocin, prolactin, milk production and their relationship with personality traits in women after vaginal delivery or Cesarean section. Journal of Psychosomatic Obstetrics & Gynecology, 1998, 19(1):49.

36 Nissen E, Lilja G, Widström AM, et al. Elevation of oxytocin levels early post partum in women. Acta Obstetricia Et Gynecologica Scandinavica, 1995, 74(7):530.

37 Hoffman DI, Abboud TK, Haase HR, et al. Plasma beta-endorphin concentrations prior to and during pregnancy, in labor, and after delivery. American Journal of Obstetrics & Gynecology, 1984, 150(5 Pt 1):492.

38 Nelson EE, Panksepp J. Brain substrates of infant-mother attachment: contributions of opioids, oxytocin, and norepinephrine. Neuroscience & Biobehavioral Reviews, 1998, 22(3):437-452.

39 Bushnell IW, Sai F, Mullin JT. Neonatal recognition of the mother's face. British Journal of Developmental Psychology, 1989, 7(1):3–15.

40 Brazelton TB, Cramer BG. The earliest relationship:, Parents, infants, and the drama of early attachment. // The earliest relationship : parents, infants, and the drama of early attachment. Addison-Wesley, 1991.

41 Fifer WP, Moon CM. The role of mother's voice in the organization of brain function in the newborn. Acta Paediatrica Supplement, 1994, 397(s397):86.

42 Varendi H, Porter RH, Winberg J .Attractiveness of amniotic fluid odour: Evidence of prenatal olfactory learning? ACTA PAEDIATRICA, 1996,85: 1223-1227.

43 Brimdyr K, Cadwell K, Widström AM, et al. The Association Between Common Labor Drugs and Suckling When Skin-to-Skin During the First Hour After Birth. Birth, 2015, 42(4):319-328.

44 World Health Organization. Early Essential Newborn Care：Clinical practice pocket guide.Geneva：World Health Organization.2016:1-35.

45 World Health Organization. Guideline: protecting, promoting and supporting breastfeeding in facilities providing maternity and newborn services. 2017.

46 Holmes AV, Mcleod AY, Bunik M. ABM Clinical Protocol #5: Peripartum breastfeeding management for the healthy mother and infant at term, revision 2013. Breastfeeding Medicine the Official Journal of the Academy of Breastfeeding Medicine, 2013, 8(6):469.

47 Righard L, Alade MO. Effect of delivery room routines on success of first breastfeed.Lancet,1990,336(8723):1105–1107.

48 中华医学会围产医学分会, 中华护理学会妇产科专业委员会, 中国疾病预防控制中心妇幼保健中心.新生儿早期基本保健技术的临床实施建议(2017年,北京).中华围产医学杂志,2017,20(9):625-629.

49 Edmond KM,Zandoh C, Quigley MA,et al. Delayed breastfeeding initiation increases risk of neonatal mortality. Pediatrics, 2006, 117(3):380-386.

50 Moore ER, Anderson GC, Bergman N, et al. Early skin-to-skin contact for mothers and their healthy newborn infants. Cochrane Database Syst Rev, 2008, 62(4):439-440.

51 Widström A, Lilja G, Aaltomaa MP, et al. Newborn behaviour to locate the breast when skin-to-skin: a possible method for enabling early self-regulation. Acta Paediatrica, 2011, 100(1):79-85.

52 J. Morton, Hand Expression of Breast Milk. http://med.stanford.edu/newborns/professional-education/breastfeeding/hand-expressing-milk.html.

53 Moore ML, Nichols FH, Zwelling E, et al. Maternal-newborn nursing: theory and practice. Philadelphia: W. B. Saunders, 1080-1131, 1997. Reprinted with permission of Elsevier Publications.

54 Of D, Health C. Evidence for the Ten Steps to Successful Breastfeeding. Indian Journal of Pediatrics, 1998, 56(6):752.

55 Evans A, Marinelli KA, Taylor JS. ABM Clinical Protocol #2: Guidelines for Hospital Discharge of the Breastfeeding Term Newborn and Mother: "The Going Home Protocol," Revised 2014. Breastfeeding Medicine the Official Journal of the Academy of Breastfeeding Medicine, 2014, 9(1):3.

56 沈晓明 . 儿科学 . 第 7 版 . 北京：人民卫生出版社 ,2008:10.

57 Grossman X, Chaudhuri JH, Feldman-Winter L, et al. Neonatal weight loss at a US Baby-Friendly Hospital. J Acad Nutr Diet, 2012,112:410–413.

58 Flaherman VJ, Schaefer EW, Kuzniewicz MW, et al. Early weight loss nomograms for exclusively breastfed newborns. Pediatrics, 2015,135: e16–e23.

59 Chantry C, Nommsen-Rivers L, Peerson J, et al. Excess weight loss in first-born breastfed newborns relates to maternal intrapartum fluid balance. Pediatrics, 2011,127: 171–179.

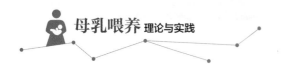

60 吴妙琴，文爱娣，陶丽玲，等．新生儿体重下降与分娩期产妇输液量的相关性探讨．中国妇幼保健，2013, 28(16):2566-2568.

61 Watson J, Hodnett E, Armson BA, et al. A Randomized Controlled Trial of the Effect of Intrapartum Intravenous Fluid Management on Breastfed Newborn Weight Loss. Journal of Obstetric Gynecologic & Neonatal Nursing Jognn, 2012, 41(1):24-32.

62 Noelweiss J, Courant G, Woodend AK. Physiological weight loss in the breastfed neonate: a systematic review. Open Medicine, 2008, 2(4):e99-e110.

63 Evans A, Marinelli K A, Taylor J S. ABM Clinical Protocol #2: Guidelines for Hospital Discharge of the Breastfeeding Term Newborn and Mother: "The Going Home Protocol," Revised 2014. Breastfeeding Medicine the Official Journal of the Academy of Breastfeeding Medicine, 2014, 9(1):3.

64 Macdonald P, Ross S, Grant L, et al. Neonatal weight loss in breast and formula fed infants. Archives of Disease in Childhood Fetal & Neonatal Edition, 2003, 88(6):472-476.

65 Eidelman AI, Schanler RJ, Johnston M, et al. Breastfeeding and the use of human milk. Pediatrics, 2012, 129(3):827-841.

66 International Lactation Consultants Association. Clinician's Breastfeeding Triage Tool. ILCA.2014.

67 The Academy of Breastfeeding Medicine. ABM Protocol #3: Hospital guidelines for the use of supplementary feedings in the healthy term breastfed infant. Revised 2017.

68 Dollberg S, Lavav S, Mamouni FB. A comparison on intakes of breast-fed and bottle-fed infants during the first two days of life. J Am Coll Nutr, 2001,20:209–211.

69 Yamauchi Y, Yamanouchi I. Breast-feeding frequency during the first 24 hours after birth in full-term neonates. Pediatrics,1990,86(2):171–175.

70 Holmes AV. Establishing successful breastfeeding in the newborn period. Pediatr Clin North Am,2013,60:147–168.

71 Tunc VT, Camurdan AD, Ilhan MN, et al. Factors associated with defecation patterns in 0-24-month-old children. Eur J Pediatr, 2008,167(12):1357–1362.

72 Lawrence RA, Lawrence RM. Breastfeeding: a guide for the medical profession. 7th edition. Philadelphia: Elsevier/Mosby,2011:278.

73 Gartner LM, Morton J, Lawrence RA, et al. Breastfeeding and the use of human milk. Pediatrics,2005, 115(2):496.

74 International Lactation Consultant Association. Clinical Guidelines for the Establishment of Exclusive Breastfeeding. Raleigh, NC: International Lactation Consultant Association; 2005.

75 Nommsenrivers LA, Heinig MJ, Cohen RJ, et al. Newborn wet and soiled diaper counts and timing of onset of lactation as indicators of breastfeeding inadequacy. Journal of Human Lactation Official Journal of International Lactation Consultant Association, 2008, 24(1):27-33.

76 Mangesi L, Dowswell T. Treatments for breast engorgement during lactation. Cochrane Database of Systematic Reviews, 2016,(6):CD006946.

77 Pamela Berens, Wendy Brodribb. ABM Clinical Protocol #20: Engorgement, Revised 2016. Breastfeeding medicine, 2016, 11(4):157.

78 Wight N, Marinelli KA, Medicine AOB. ABM clinical protocol #1: guidelines for blood glucose monitoring

and treatment of hypoglycemia in term and late-preterm neonates, revised 2014. Breastfeeding Medicine the Official Journal of the Academy of Breastfeeding Medicine, 2014, 9(4):173.

79 WHO/UNICEF. Meeting on infant and young child feeding. J Nurse Midwifery, 1980, 25(3):31-39.

80 Sriraman NK, Evans AE, Lawrence R. Academy of Breastfeeding Medicine's 2017 Policy Statement on Informal Milk Sharing. Breastfeeding Medicine, 2017.

第五章

母乳喂养与婴儿生长发育里程碑

第一节 婴儿生长发育里程碑

一、发育里程碑的意义

婴儿的第一次微笑、第一次迈步和第一次招手表示"再见",会让父母兴奋不已。这些动作或者行为都预示着大脑发育的进程,发育生理学家和儿童保健专家常常采用这些标志性的动作评估婴儿发育。我们把这些具有标志性的动作或者行为,称为发育里程碑(developmental milestones)。发育里程碑是大多数婴儿在某个月龄能完成的动作或行为的集合。婴儿出生后开始了解和探索他/她们周围的世界,代表着大脑的身体感觉和控制、记忆、语言、思维和信息处理等多种复杂的功能发育。如什么时候会抬头,会爬,会走;什么时候会叫爸爸妈妈;什么时候会听懂或者理解简单的语言;什么时候会开始"认生"和表达情绪。这些动作和行为的发展代表了婴儿大脑的多个中枢的发育和信息处理能力的提高。

发育里程碑在婴儿的发育监测中有重要的意义。通过观察婴儿发育的里程碑,专业人员或者父母可以预测婴儿下一个发育阶段的行为,可以早期识别发育障碍,对于发现的问题早期进行预防和处理。婴儿的发育里程碑是可以预测的,因此可以反映婴儿大脑发育与环境的适应性。这些大脑的功能包括大运动(gross motor)、精细运动(fine motor)、交流(包括语言和非语言的方式)、认知(cognitive)和社会—情感(social-emotional)。这些大脑功能评估可以帮助临床医生、儿童保健或其他专业人员评估婴儿发育的状况,确保全面地评估其健康状况,而不仅仅是看体重身高。

在评估和描述婴儿发育里程碑的基础上,发育生理学家设计出了许多评估早期婴儿发育阶段的工具。美国儿科学会建议,初级保健机构应对所有婴儿进行发育的监测和评估。当婴儿到保健门诊时,儿科医生要询问婴儿的发育状况,了解父母观察到的现象,进行发育评估和检查。美国儿科学会还建议,根据婴儿9个月时的大运动、18个月的交流、24或30个月时的认知功能,利用工具定期评估婴儿的发育。这些工具可以分为筛查性和诊断性测验。常用的筛查性测验包括丹佛发育筛查法(Denver developmental screening test, DDST)、绘人测试、图片词汇测试(PPVT)、年龄和阶段问卷(age and stages questionnaire, ASQ)、婴幼儿交流和行为发育量表（the communication and symbolic behavior scales developmental profile infant-toddler checklist）等。诊断测验包括 Gesell 发育量表、Bayley 发育量表、Standford-Binet 智能量表、Wechsler 儿童智能量表。此外还有一些针对儿童行为的测试。目前没有普适性发育测验方法，各种测试通过反应儿童的大运动、精细运动、语言、认知、社会－适应性等多个方面的发育及能力，评估儿童的发育状态，发现发育问题，因此这些测验必须由专业的儿童心理测试人员根据儿童的实际需要选用。作为支持母乳喂养的各类人员，了解婴儿各月龄的发育里程碑，也有助于理解婴儿正常的发育情况，从而可以向父母解释婴儿所处时期的行为特点。

二、婴儿期各月龄的发育里程碑

通常，发育的监测通过询问父母的观察、对发育里程碑和行为的监测，以及通过体检和既往史等，完整地描绘婴儿的发育状况。有时候需要通过包括玩具在内的一些工具，来实现对不同能区的诱发和测量。在评估中，无论是父母或其他人员发现的问题还是婴儿没有出现的里程碑，或者由专业的测试人员进行筛查得出阳性结果，都应该认真对待。需由专业人员仔细再次评估，避免误判。若确实发现存在发育问题，及早给予干预，或者推荐到相应的专科就诊，如康复、语言、骨科等。表 5-1 是按照不同能区，2 岁以内不同月龄的发育里程碑[1]。

表 5-1　婴幼儿 2 岁内的发育里程碑

月龄	大运动	精细运动	语言	认知	社会—情感
新生儿期	拥抱反射；屈曲体位	握持反射	觅食和吸吮反射；对声音有反应；会笑；会发出不同的哭声	视觉刺激时会转头；比较喜欢人脸、有色彩物品，或者高音调的声音	听到其他婴儿哭声时会哭（共鸣）
2个月	俯卧时能抬头 45°	抓握带声响的玩具	会发出咯咯的笑声	能追踪水平移动的物品	白天清醒的时间延长
3~4个月	非对称紧张性颈反射消失；俯卧能抬起胸部	双手能相碰；能伸手去够看见的玩具	会有含混的咕咕声；会逗笑	会看自己的手；会环顾四周，凝视感兴趣的物品或者父母；追视并能预测物品的出现	抱起或者与之讲话时能安静下来；吸吮和看四周时会安静；有眼神交流；面部表情能表达高兴、生气、伤心和惊讶；入睡时会自我安抚

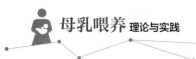

月龄	大运动	精细运动	语言	认知	社会—情感
5～6个月	原始反射消失；能拉坐；扶坐	能摇玩具；用双手和单手握住方形物品；用手掌和大小拇指抓握小物品	会转向说话的人；会有语义不明的应答；会笑	能追踪垂直移动的物品；敲击玩具发出声音	出现作息规律；与人互动时会微笑、面部表情变化和眼神接触；开始出现"认生"；看到其他的婴儿会有兴趣
7～9个月	出现姿势反射；能独坐、翻滚	能用手指抓握物品；手抓食物放入嘴中，但多数失败	听到熟悉的名称或者物品时会转向该目标；与照顾者应答；能听懂"不"	能持久注视物品；能寻找父母的所在；能寻找当面隐藏的玩具	与父母或者主要照顾者形成亲密关系
10～12个月	能从卧位坐起；能学会爬行、扶走；抓住滚动的球	手抓食物放入嘴中，成功率提高；握住杯子喝水；能用手抓物品放入盒中	听懂自己的名字；听懂常用的短语；能用牙牙学语的方式或者姿势表示要求（伸手够、指或者站起）、拒绝（推开、躲避）和交流（移动手脚去找寻物品、模仿拍手、再见）	能寻找隐藏的物品或玩具；能玩触发式的玩具（按一个键后放音乐或者出来一个动物等）	玩"躲猫猫"、拍手游戏；会递玩具给其他婴儿表示友好
12～18个月	能独立站起、独立行走；能扶着上下楼梯	能搭2～3块积木，握笔成拳状乱画；会取食物吃	听懂和遵从一步指令；指认身体部位；用名称标记物品，用语言结合姿势表达需求（如传递物品）；开心时会拍手，抱玩具动物，摇头表示拒绝	使用工具模仿成人（扫地、使用锤子等）；完成复杂的动作，如梳头、刷牙、玩复杂的玩具	与小朋友互相模仿；会寻找其他小朋友的信息；会发脾气
18～24个月	能跑、跳、踢；能抛球；能独立上下楼梯	会画竖线；搭6块积木；使用勺子取食；穿衣时会配合	能讲超过50个词语，两个词的组合；讲话时不再辅以姿势；会点头表达赞同；会飞吻和击掌庆祝；愿意同陌生人讲话，但语言偏少	用符号代表物品或者动物；假装做家务，如扫地、倒水、推车等；在没有指导下做决定或者玩玩具	会理解小伙伴的反应或面部表情；会安慰其他小伙伴；与同伴做游戏

第二节　与发育里程碑相关的母乳喂养特点

　　掌握婴儿的发育里程碑，不仅对于评价婴儿的正常发育有重要的作用，对促进母乳喂养也有重要意义。父母理解婴儿的发育里程碑，会有助于了解不同阶段婴儿的各种行为变化，理解婴儿需要，读懂婴儿传递给父母的信息或暗示，帮助母亲更好地进行母乳喂养。母亲读懂婴儿的发育进程，会保持愉快的心情，增加照顾婴儿的信心，及时根据婴儿的提示进行哺乳，同样有助于乳汁的分泌。

　　1. 第一周，熟练在乳房上吸吮　见图 5-1 至图 5-4。

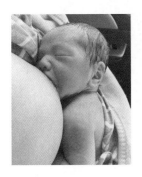 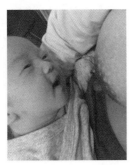 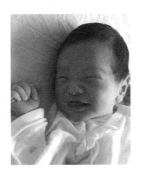 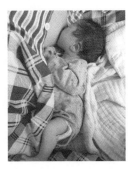

图 5-1　出生第一个小时在乳房上的吸吮　　图 5-2　5 天大的婴儿进食后互动　　图 5-3　一周大的婴儿进食后表示满足　　图 5-4　一周大的婴儿熟练进食

　　新生婴儿的行为主要表现为哭、注视和模仿，同时对母亲的面部表情、声音和触摸非常敏感。此阶段婴儿已经懂得通过行为达到目的，如通过哭闹获得喂养或者更换尿布。这些以感官为主的刺激会促进大脑的发育、下丘脑—垂体—肾上腺轴和自主神经功能的形成。婴儿已经具备维持安静和警觉状态的能力，能注视母亲的脸。这种母婴联系的维持，可能影响到婴儿终生的交流能力、认知功能、身体健康、情感和行为的调节。此时应掌握正确哺乳的方法，频繁并舒适地哺乳，使母乳的产量增加，与婴儿需求匹配。

　　婴儿通过上唇和上牙龈、颊脂肪垫和舌在母亲的乳晕上包绕乳头，形成密封，通过移动下颌和舌形成负压进行吸吮。舌的重要作用是形成密封，以及轻微的运动。舌的前端边缘薄，卷起形成杯状，并缓慢向后向蠕动，同时下颌挤压乳晕使乳汁流出，舌的后部先隆起使乳汁汇集在口腔中，准备吞咽时舌再放松使乳汁流到咽部。整个吸吮的过程包括吸吮、吞咽和呼吸的协调运动，在这个过程中，舌骨起着非常重要的作用，整个过程受到脑干和颅神经的控制。

　　正常健康的婴儿能够在分娩后第一个小时内吸吮乳房。出生早期母乳喂养的目标应包括：①早接触早开奶，即生后即刻开始进行皮肤接触，直到婴儿完成第一次哺乳；②频繁吸吮，一天至少 8~12 次；③双侧乳房均应进行哺乳；④每次均应充分哺乳，不设时间限制；⑤母亲在哺乳时应保持舒适体位。应尽早发现影响母乳喂养成功的因素，恰当地给予支持，在产后住院期间持续地进行评估和监测。

　　这个阶段母乳的产量和婴儿的进食量同步快速增长，婴儿也处于快速生长阶段。每日母乳喂养的次数和喂养时长每个婴儿都不尽相同，有些婴儿喂养间隔延长，也有一些婴儿喂养间隔缩短，需要喂养更频繁，新手母亲很容易误认为母乳产量不足而添加配方奶，影响母乳喂养的成功率。出生后的一周时间内，随着婴儿长大，他们吸吮更熟练，更有效，母亲的量少黏稠的初乳转变为白色量多的成熟乳，通常每次喂养持续时间也缩短。

婴儿早期饥饿会表现为觅乳、吸吮手指和拳头、咂嘴等。饥饿引起哭闹是最后的表现，可使婴儿含乳困难，因此需避免长时间的母婴分离。鼓励母亲和新生婴儿长时间的皮肤接触，不但有利于婴儿的能量保存，也有助于母亲感受婴儿的饥饿信号。

2. 第二周到 3 个月，满足婴儿的需求 见图 5-5 至图 5-9。

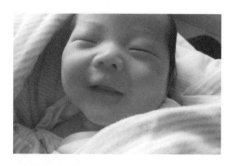

图 5-5 9 天大的婴儿表现出愉悦

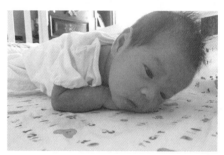

图 5-6 3 周大的婴儿抬头观察

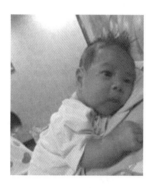

图 5-7 4 周大的婴儿进食后与母亲互动

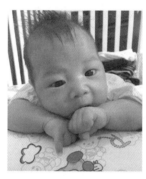

图 5-8 6 周大的婴儿吸吮拳头

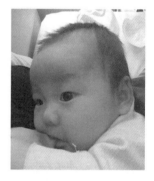

图 5-9 3 个月婴儿进食开始"不专心"

正常情况下，新生儿会有生理性体重下降。然后婴儿体重恢复并增长，母乳喂养儿能在生后 10 ～ 14 天回到出生体重，在生后 3 月内每周能增加 200g 左右。如果在生后 2 周体重还未恢复至出生体重，需要排查原因。在此阶段内母乳产量取决于婴儿的需要量，母亲应根据婴儿提示进行哺乳。

婴儿渐渐地理解母亲对他 / 她的关注，能够与母亲互动。在互动中，婴儿会通过发声、动作表现出愉悦。一些婴儿在此阶段比较易激惹，特别是在晚上，可能是中枢神经系统刺激的阈值下降，更容易对周围环境的刺激过度反应，也可能是肠绞痛（colic）。夜间哺乳在此期间不但有利于母亲产奶，而且对婴儿的营养摄入很关键，也是重要的安抚方式。因此母亲需要理解婴儿频繁哭闹的原因，若哭闹无法安抚，并且母亲焦虑，应及时帮助其寻找原因，如存在喂养之外的情况，应及时转介至儿科医生。

3. 4～6个月，母亲重返工作，长出第一颗牙，准备辅食添加　见图5-10至图5-13。

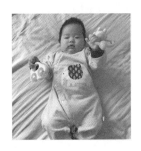
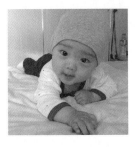
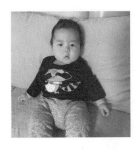
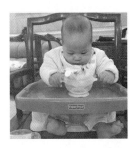

图5-10　4个月的婴儿
双手抓握

图5-11　4个月的婴儿
抬头

图5-12　4个多月的婴
儿靠坐和互动

图5-13　5个多月的婴
儿表现对食物的兴趣

　　WHO推荐纯母乳喂养6个月，之后添加辅食，持续母乳喂养至2岁或以上，母亲如面临家庭和工作的难题，外出工作是过早断奶的危险因素。除了挤/吸奶和储奶供照看人用其他方法喂养外，母亲也可以考虑减少工作时间或选择弹性工作时间，或把婴儿带到工作地方，或在工作单位附近租房以便休息时哺乳。

　　婴儿开始从能抬头到能坐起，手的抓握能力提高，尝试吃手或者将能抓到的东西放入嘴中去感知其特性。婴儿在此阶段能在支持下坐起（扶坐），这样双手能够自由活动，用于抓握东西和探索周围的世界，有助于肢体末梢感觉的发育。这个阶段婴儿的视觉、听觉和口腔功能也有了快速的发育和功能发展，使婴儿能探索新鲜的事物。婴儿能看清物体，能把手放进嘴里，用手拍乳房；能有很好的吸吮和吞咽协调能力；能吸吮勺子里的液体状食物，为辅食添加做好准备。

4. 6～12个月，从坐到走　见图5-14至图5-18。

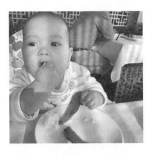
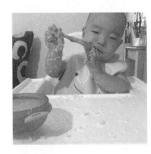
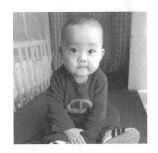

图5-14　6个多月的婴
儿开始固体食物

图5-15　7个月婴儿自
主进食

图5-16　8个多月婴儿
独坐

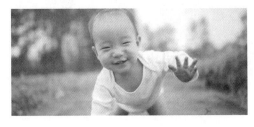
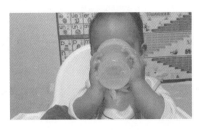

图5-17　9个多月婴儿匍匐爬

图5-18　10个多月婴儿使用杯子

这个阶段婴儿能独坐，随着月龄的增长，开始由坐位变成匍匐或者其他体位。婴儿会熟练地翻身并逐渐会翻滚。到九个月，能由坐位向前移动，或者变为匍匐位向前或者向后移动。婴儿能够很好地爬行，能由卧位坐起，变为爬行体位，并能逐渐扶着座椅或者墙站起，到能独立站起。能用双手拿物品，并能互相交换。会敲击玩具。开始学会寻找当面藏起的玩具或者物品。可以玩躲猫猫。婴儿会开始识别家人和陌生人（认生），当与家人分开时会有不愉快的表情或者哭。此时开始出现准确的记忆并能维持，能预判经常发生的事情或者频繁出现的物品。婴儿喜欢坐位吃奶，并能坐起进食。舌能向两颊移动，能咀嚼食物和玩具。能用杯子喝水；能吃软泥状食物如红薯、土豆、胡萝卜、水果等。除了出牙外，流口水减少；会咬东西；能在口腔内用舌移动食物。

吃饭容易分心，对外部世界关注增加，有时候会表现出好像对母乳失去兴趣。自己咬或者咀嚼食物。很重要的信号是自己拿东西吃，会抓住勺子吃东西。婴儿开始表现出喜好，并寻找自己喜欢的玩具或者物品、人等。此阶段应坚持母乳喂养，辅食添加不应该干扰或者减少母乳喂养。但需注意辅食添加的种类和量，确保摄入营养丰富的固体食物。一些婴儿也会在这个时期表现出对固体食物感兴趣，到一岁左右有些婴儿能很好地吃家庭食物了。

5. 12～24个月，逐渐独立　见图5-19至图5-24。

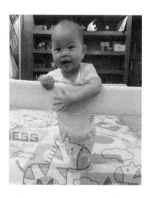

图5-19　1岁婴儿扶站

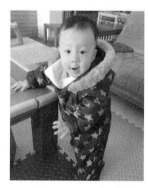

图5-20　12个多月婴儿扶物行走

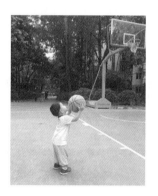

图5-21　13个月幼儿站立玩球

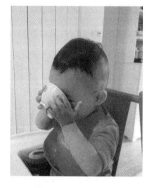

图5-22　16个月幼儿独自进食

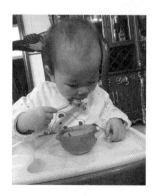

图5-23　18个月幼儿使用勺子

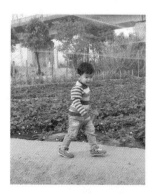

图5-24　22个月幼儿独自行走

幼儿阶段固体食物要略小些，这样可以使幼儿自己用手拿食物（要警惕窒息的危险）。这个阶段因为胃口不佳，偶尔会拒绝进食。这并非异常，一到两岁的孩子生长发育速度减慢，他们对食物上的兴趣并不特别热烈。他们可以把勺子翻过来，也会用勺子进食，大多洒出；可以自己用杯子喝水；会反复咀嚼食物；会区分食物类型，并喜欢某些类型的食物；会用杯子喝水，也会单手握住杯子也可以倒空水杯；会递餐具。

第三节　母乳喂养促进婴儿里程碑的发育

一些研究认为母乳喂养对发育的影响存在剂量效应关系，纯母乳喂养持续的时间越长，益处越大，对于小于胎龄的婴儿尤其如此。母乳喂养对于认知功能的作用研究较多，而其他大脑发育的方面研究较少，也缺少对儿童行为影响的深入探索。尽管多个研究之间的结论并不一致，总体来看，相比其他方式喂养，母乳喂养的孩子语言和认知功能的发育更好。通常认为，母乳喂养时间越久，发生行为异常或者发育迟缓的风险越低。哺乳可能通过母乳具有的符合婴儿需求的独特营养成分、促进婴儿免疫功能成熟的作用，以及与母亲的良好互动，来促进婴儿的发育。

许多研究报道了婴儿视觉和神经发育与其母亲乳汁中 DHA 含量呈正相关，当然其中也存在许多其他因素，母乳喂养促进婴儿认知功能的发育有 DHA 的作用。

母乳喂养对神经系统发育的作用很难确定，因为神经系统是人体最为复杂的系统，同时，儿童认知功能受到许多因素的影响，包括母亲因素和家庭 / 社会因素，论证母乳喂养对认知功能的影响并不容易。

法国随访了 1387 对母婴（EDEN 队列），母乳喂养者比非母乳喂养者的交流功能发育平均高 3.7 分，纯母乳喂养者更佳 [2]。丹麦随访了 1656 名健康足月的婴儿，在八个月时分析母乳喂养与发育的相关性。他们发现，纯母乳喂养会促进婴儿爬行、用拇指和食指拿东西和多音节发音的发育 [3]。

母乳喂养对神经发育的影响可能存在剂量—效应关系。希腊对 540 对母婴进行随访观察，记录母乳喂养的持续时间，并在产后 18 个月时进行 Bayley 评估。研究发现，母乳喂养的持续时间与认知功能、感知和表达能力成正相关；母乳喂养超过 6 个月的婴儿比非母乳喂养婴儿的精细运动高 4.44 分 [4]；纯母乳喂养时间越长，婴儿到 3 岁时感受语言能力越好，到 7 岁时语言和非语言的 IQ 评分更佳；平均母乳喂养量每天增加 10ml/kg，精神发育评分增加 0.59 点，神经运动评分增加 0.56 点，总行为百分比评分增加 0.99 百分点。一个可能的解释是母乳喂养时间越长，摄入的 DHA 越多，认知功能发育越佳。

母乳喂养能增强母婴联系，可能的生物学基础是催产素，它不仅可引起喷乳反射，还作为中枢神经递质直接影响母亲的养育行为，例如母婴互动、注视、说话和温柔接触。

（刘江勤）

参考文献

1　Dosman CF, Andrews D, Goulden KJ. Evidence-based milestone ages as a framework for developmental surveillance. Paediatr Child Health, 2012,17(10):561-568.

2　Bernard JY, De Agostini M, Forhan A, et al. EDEN Mother-Child Cohort Study Group. Breastfeeding

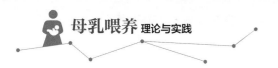

duration and cognitive development at 2 and 3 years of age in the EDEN mother-child cohort. J Pediatr,2013,163(1):36-42.

3   Vestergaard M, Obel C, Henriksen TB, et al. Duration of breastfeeding and developmental milestones during the latter half of infancy.Acta Paediatr,1999,88(12):1327-1332.

4   Leventakou V, Roumeliotaki T, Koutra K, et al. Breastfeeding duration and cognitive, language and motor development at 18 months of age: Rhea mother-child cohort in Crete, Greece. J Epidemiol Community Health,2015,69(3):232-239.

第六章

婴幼儿营养需求和正常母乳喂养及辅食添加

良好的营养为儿童正常生长和神经心理发育提供物质基础。对婴幼儿和儿童而言，营养供给首先满足生长、避免营养素缺乏。营养素包括能量、宏量营养素（蛋白质、脂类和碳水化合物）、微量营养素（常量元素、微量元素和维生素）、其他膳食成分（膳食纤维和水），而营养需求具有群体规律，又存在个体差异[1]。根据健康与疾病的发育起源理论，几乎所有的成人慢性疾病都与发育早期的环境有关，孕期和出生后早期良好营养能够避免胎儿和婴儿暴露于不良的环境中，从而降低成年后发生慢性疾病的风险[2, 3]。

儿童月龄和年龄在法律、人口统计和医学领域按照存活的自然天数计算，用于入学年龄、适婚年龄、工龄的界定，以及新生儿死亡率、婴儿死亡率、五岁以下儿童死亡率等指标评价。我国民间有虚岁之说，将胎儿期计算为一年，在实际年龄上增加一岁。但真实的年龄、月龄或者日龄计算不应该提前计数或者进位。正式计算月龄或年龄必须完整度过一个月（或年）才能递进到下一个月龄（或岁）的数字。关于婴幼儿生长发育和营养方面的文献常用月龄，现说明如下：

通常情况下，按照自然月计数月龄。婴儿出生后第一个月是0月龄，满月之后进入第二个月才是1月龄。在1岁生日当天，年龄为1岁0月0天，婴儿期结束，进入幼儿期。5岁以下儿童，指从出生到5岁生日之前（未满5岁）的儿童。

如果按照一个月30天计数：

（1）在婴儿出生时，以脐带结扎开始计算，年龄为0月龄0天0时。

（2）渡过最初24小时，进入第2天，年龄为0月龄1天，省略小时计数。计数到第28天，完成新生儿期，年龄为"0月龄27天"。在第30天，年龄为"0月龄29天"。

（3）第31天，已经度过完整的30天（即满第一个月），年龄为1月龄1天。依次类推。

（4）第61天，满两个月，年龄为2月龄1天。

（5）第91天，满三个月，年龄为3月龄1天。

（6）第180天，年龄为5月龄29天，因此出生后0~180天期间的婴儿年龄为0~5月龄；到第181天，满6个月，年龄为6月龄1天。

（7）在第211到240天，年龄为7月龄1天至7月龄29天。

婴幼儿喂养相关的年龄的描述应该准确，注意月和月龄之间存在的数字差别。通常所说"出生后180天（6个月）纯母乳喂养"对应年龄为0～5月龄，而不是0～6月龄；辅食添加开始年龄为6月龄，而非7月龄[4]。一字之差相差30天。6个月左右是婴儿喂养转换的关键时期，从母体获得的铁储备消耗殆尽，而婴儿恰好具备咀嚼食物、从家常食物消化吸收营养素的能力，需要及时添加适宜的辅食摄取充足的铁元素[5]。

专业人员需正确掌握月和月龄的区别，正确理解文献和指南。询问儿童月龄和年龄时，需从家长提供的信息里准确地判断孩子真实的月龄和年龄，这对于小婴儿尤其重要。

第一节 按需母乳喂养婴幼儿的营养需求

母乳是最适合人类婴儿的自然食物。健康的母亲通过乳汁哺育可以满足健康足月儿出生后最初6个月正常生长所需要的全部、足量的营养需要，提供大量免疫活性物质，促进婴儿生理、免疫和神经心理的发育和成熟。纯母乳喂养是绝大多数婴儿出生后最佳的喂养方式，少数具有添加母乳代用品医学指征的婴儿除外。2002年世界卫生组织和联合国儿童基金会发布《全球婴幼儿喂养战略》将纯母乳喂养持续时间的推荐从4～6个月更新到6个月[6,7]。我国的婴幼儿喂养指南与世界卫生组织的推荐保持一致，支持、鼓励母乳喂养和适宜的辅食添加[8-10]。

一、母乳喂养婴儿的生长发育

人体通过食物获得能量和营养，用于体格生长、机能发育和神经心理的发育。判断纯母乳喂养的婴儿是否从母乳中得到充足的营养，可靠的征象是婴儿体重、身高（长）等指标的增长，而不是绝对化的母乳量摄入量。婴儿吸吮母亲乳房吞咽乳汁的量难以准确测量，而且个体需要的母乳量存在较大的差异。

2006年世界卫生组织出版了儿童生长参考曲线，取代美国疾病预防控制中心2000年发布的以配方奶粉喂养人群为基础的儿童生长参考曲线。世界卫生组织2006年的曲线基于理想喂养方式下的儿童的追踪研究，即纯母乳喂养4～6个月，之后合理添加辅食并继续母乳喂养的儿童体格发育的记录[11,12]。根据该研究数据，正常足月新生儿的出生体重和身长平均为3.3kg和50cm，出生后体格发育高速生长，到6个月末平均为7.0kg和63cm。

我国2005年九市城区调查结果显示我国男婴平均出生体重为（3.33±0.39）kg，女婴（3.24±0.39）kg，与世界卫生组织的数据接近[13]。新生儿出生后数天内出现生理性体重下降，之后逐渐回升，3～4月龄体重约为出生体重的2倍，12月龄时约为3倍；身长3月龄时达到61～63cm，12月龄时大约75～77cm[5]。

二、母乳喂养婴儿的营养需求

对于0～5月龄婴儿的营养需求研究通常基于母乳喂养和母乳成分的研究[14]。母乳的成分在每次哺乳过程、每天24小时之内、婴儿不同月龄呈动态变化，建议婴儿出生后按需进行纯母乳喂养，以获得充足的营养。大约6个月左右母乳提供的营养与婴儿的需要之间出现差距，应及时、安全和充分地添加辅食，并继续母乳喂养到两岁或两岁以上。

我国居民膳食营养素参考摄入量（DRIs）对6个月内婴儿膳食营养参考摄入量一般采

用健康母亲所生的足月产、全母乳喂养的健康婴儿的平均母乳摄入量（750ml/d）计算母乳提供的营养素量。大约半岁之后，婴儿开始接受母乳之外的食物，营养素摄入由两部分组成，即母乳（平均0.6L）和辅食，按照代谢体重法推算而得营养素参考摄入量（表6-1）。

表6-1 婴幼儿的部分膳食营养素参考摄入量

	能量（Kcal/d）AI	蛋白质（g/d）AI	总碳水化合物（g/d）AI	总脂肪（%E）AI	钙（mg/d）RNI	磷（mg/d）RNI	铁（mg/d）RNI	锌（mg/d）RNI	维生素A（µgRAE/d）RNI	维生素D（µg/d）RNI	叶酸（µgDEF/d）RNI
0岁~	90/kg体重	9	60	48	200	100	0.3	2.0	300	10	0.3
0.5岁~	80/kg体重	20	85	40	250	180	10	3.5	350	10	0.6
1岁~	900（男）800（女）	25	120	35	600	300	9	4.0	310	10	1.0
2岁~	1100（男）1000（女）	25	120	35							

摘自《中国居民膳食营养素参考摄入量》（2013版）

AI：适宜摄入量；RNI：推荐营养素摄入量

第二节 6月龄~2岁婴儿的喂养

婴儿出生后纯母乳喂养6个月，6个月后婴儿的营养需要继续增加，母乳分泌量不再增加，母乳提供的能量和营养素与婴儿需要量之间出现差距，需要通过母乳之外的食物补充营养差距，这些食物称为辅食。辅食作为母乳喂养的补充，满足母乳与婴儿能量和营养素需要之间的差距，所以被称为辅助食物。儿童2岁左右乳牙完全萌出，以家常食物为主要的食物和营养来源，辅食成为主食，从纯母乳喂养到进食固体食物的过渡期结束。

与成人不同，婴幼儿进食量小，但营养需求大，因此良好的辅食应该营养素密度高、生物吸收率高。继续母乳喂养并合理添加辅食的婴儿，大约在1岁生日时母乳能够提供一半左右的能量；2岁左右儿童已经逐渐适应家常食物，母乳喂养提供营养的比例较小，但仍然是营养和某些免疫因子的重要来源。

一、6 月龄～2 岁婴幼儿的营养需要

婴幼儿的营养研究涉及生命早期营养理论、家庭食物与工业化的婴幼儿食品的使用，以及婴幼儿微量营养素缺乏、超重和肥胖等公共卫生问题。婴儿总能量需要逐渐增长，6～8 个月、9～11 个月和 12～24 个月婴儿总的能量需求大约分别为 615kcal/d、685kcal/d 和 895kcal/d；用于生长发育的能量比例逐渐降低，从 25%～30% 逐渐降低到 5%。采取理想的母乳喂养方式的婴儿，在 6 个月之后母乳摄入量通常逐渐减少，母乳提供的能量和营养素的量与比例也逐渐减少，而来自母乳以外的食物逐渐增加，从辅食获得的能量分别为 200kcal/d、300kcal/d、500kcal/d [15]。

由于人与人之间存在复杂的个体差异，一个健康婴儿的能量需求通常不可能被精确测量或者确定。将用于群体营养评价的营养素参考摄入值机械地套用于个体评价，很可能误导对个体婴儿的喂养指导。因此对于婴幼儿的营养需要不应该仅仅关注数字，而是结合生长发育指标、整体的健康状况和饮食习惯进行综合评价。母乳喂养的婴儿在母亲健康而且饮食正常的情况下，辅食应注意铁、锌和维生素 D 的摄入，避免因辅食添加不当而引起缺乏。

1. **铁**　纯母乳喂养的正常足月儿，开始补充辅食尤其含铁丰富食物的时间不宜晚于出生后 6 个月。为了有效补充铁，建议辅食首选含铁丰富的食物。动物性食物中含有丰富的血红素铁，具有很好的生物利用率（大约 20%～35%），比如红肉、血块和内脏。而植物来源的食物，由于含有铁吸收抑制剂，铁的生物吸收率较低（大约 6%～10%），包括谷物、蔬菜和豆类。

2. **锌**　母乳喂养的婴儿主要依靠辅食提供足量的锌摄入。母乳中的锌在出生后几个月内浓度急剧下降，如果没有其他膳食来源的补充，会导致锌摄入不足。与铁相似，母乳中锌浓度低但吸收率高，植物性食物吸收率低，动物性食物的吸收率高。瘦肉和肝是膳食锌的很好的来源。

3. **维生素 D**　即使母亲体内的维生素 D 充足，母乳中的含量还是不能满足婴儿的需要。婴儿进行日晒可以通过阳光中的紫外线转化一部分维生素 D，但是受到日照的时间和皮肤面积的限制，也不能满足婴儿的需要。因此，建议母乳喂养的婴儿应该常规补充 400～800IU/d 的维生素 D。

4. **其他营养素**　素食者长期缺乏动物性食物会造成维生素 B_{12} 缺乏，素食主义的母亲如果纯母乳喂养婴儿，而且采用素食主义的辅食，儿童将面临维生素 B_{12} 缺乏的危险，发生铁、锌的风险也相应增加。

二、6 月龄～2 岁婴幼儿与辅食添加有关的生理和发育特点

婴儿消化吸收各种营养素的能力发育不是同步进行的。婴儿出生后即具有消化脂肪和蛋白质的能力。由于肠道黏膜在 4～6 个月才能够防止外来大分子蛋白质的通透，过早添加异体蛋白引发过敏反应。早期婴儿的口腔能够分泌少量的唾液淀粉酶，而胰淀粉酶的分泌和活性大约在 6 个月成熟，才具备消化淀粉类食物的能力。提早添加辅食并不能激活胰淀粉酶的活性。因此出生后 6 个月婴儿的消化能力全面发育成熟，添加辅食时不必限制种类和顺序 [7, 16]。

6 个月左右婴儿的"挺舌"反射消失，上下颌和舌体能够进行复杂运动，伴随口腔运动技巧发育和对新味道的接受能力增加，婴儿能够咀嚼吞咽更加复杂的食物，比如泥糊和半固体状食物。伴随咀嚼能力的增强，婴儿辅食的硬度逐渐增加，具有一定硬度的食物刺激咀嚼能力的发展。因此辅食应该具有相应的硬度，适合婴儿的咀嚼吞咽能力发展。

伴随着大运动和精细运动的发展，9 月龄之后儿童的手指进食技巧能力进一步发展，喜欢用手指抓握食物进食，12 月龄之后可以使用勺子自己进食和杯子喝水。应该鼓励婴儿自主进食，提供"手指食物"供婴儿食用。

6~8 月龄被认为是辅食添加的"关键期"，也是味觉和咀嚼能力发展的敏感期。12 月龄之后由于自我意识不断增强，儿童对被动喂食的抵抗明显，对新食物的接受能力下降，容易发生偏食、挑食等喂养行为问题。

三、辅食添加原则

（一）辅食的添加时间

大多数的婴儿到 6 个月可以接受除母乳以外的其他食物。出生 6 个月之后，母乳的营养已不能完全满足婴儿生长发育的需求。然而在辅食添加初期，容易发生喂养问题，儿童发生营养不良的风险较高。例如辅食营养密度不够、添加太早或者太晚、添加的量太少或频率不足 [17]。过早停止母乳喂养或母乳喂养次数不足会造成婴儿营养和能量摄入不足 [9]。

世界卫生组织推荐婴儿出生后 6 个月开始添加辅食，我国《婴幼儿喂养策略》和中国营养学会相关的膳食指南支持这一建议。一个婴儿什么时候开始添加辅食遵循一般规律，并需要考虑个体的进食能力、生长发育状况等条件。

（二）辅食的多样化

均衡的食物种类保证良好的营养素摄入。推荐使用当地食物制作婴儿辅食，包括新鲜的禽畜肉、鱼、鸡蛋、豆类、绿叶蔬菜和黄色水果 [18]。普遍使用婴儿配方奶粉和强化食品的国家，推荐铁强化米粉作为首选辅食，同时强调摄入水果蔬菜，建议及时添加肉类 [19]。

我国婴幼儿营养性贫血患病率在出生后 6~24 个月出现高峰，原因包括膳食结构中植物性食物进食量大，孕妇贫血患病率较高影响新生儿的铁储备水平 [20, 21]。而且受传统观念影响，一岁之前的辅食缺乏肉类食物，导致铁、锌等营养素摄入不足。因此，2015 年中国营养学会《7~24 月龄婴幼儿喂养指南》[1] 建议辅食添加首先添加富含铁的泥糊状食物，比如肉泥、强化铁的婴儿米粉等。

为了观察新加食物可能产生的过敏反应或者不耐受现象，一种新食物在添加 3~5 天之后再添加另一种新食物。常见的引起过敏反应的食物为牛奶、鸡蛋、豆制品、花生、坚果、小麦和贝类，但是没有足够的流行病学证据说明推迟添加这些食物可以减少过敏反应 [22]。

（三）辅食的进食量和频率

随着儿童年龄的增长，每日食物需求总量增加，每日添加辅食的频率相应增加。婴幼儿每日所需添加辅食的频率取决于儿童每日所需能量的总量和每餐进食量。

---

1 世界卫生组织和联合国儿童基金会于 2002 年联合发布《全球婴幼儿喂养战略》推荐 6 个月（180 天）后开始添加辅食。《7~24 月龄婴幼儿喂养指南》推荐婴儿满 6 月龄后逐渐引入母乳之外的各种食物。

进食量取决于胃容量和辅食的能量密度。胃容量大约为每千克体重乘以 30ml。如果儿童体重 8kg，则胃容量约为 240ml，即该儿童一餐的进食量最大为 240ml。

优质辅食的能量密度应该高于母乳（0.8kcal/ml）。如果辅食的能量密度低，为了保证食物总能量，相应增加食物进食量，否则能量摄入不足。如果辅食频率不足，则没有足够的辅食量，也会引起能量不足。如果辅食添加频率过高，可能干扰母乳喂养，哺乳减少甚至停止，也会降低儿童营养摄入的质和量。

世界卫生组织建议，根据儿童的食欲和生长发育状况辅食逐渐从 2 餐到 3 餐，从少量到多量（表 6-2）[15]。母乳喂养的婴幼儿 6～8 月龄时每日需要 2～3 餐，9～23 月龄时需要 3～4 餐，并根据儿童的食欲，酌情增加 1～2 次点心。点心是指在两餐之间吃的食物，通常是儿童可以自己拿着吃的手指食物，这些食物应方便且易于制备，比如馒头片涂芝麻酱、一片水果等。

需要注意，婴儿具有自我调控能力，能够根据食物的营养特点自行调节进食量，因此应该根据个体儿童的体格发育评价结果和体重的增长情况，具体判断辅食喂养是否充足、调整辅食的质地、进食量和频率。

表 6-2　按需母乳喂养儿童 6～23 月龄时添加辅食的质量、频次和数量

年龄	除母乳外每日的能量需求	质地	频次	除母乳外，儿童每餐平均食物摄入量 *
6～8 月龄	每日 200kcal	从稠粥和碾碎的食物开始继续进食碾碎的家常食物	每日 2～3 餐根据儿童的食欲，酌情增加 1～2 次点心	从每餐 2～3 勺开始，逐渐增加到 1/2 碗或 125ml
9～11 月龄	每日 300kcal	切碎的或碾碎的食物，以及孩子可以用手抓住的食物	每日 3～4 餐根据儿童的食欲，酌情增加 1～2 次点心	3/4 碗或 250ml 的 3/4
12～23 月龄	每日 500kcal	家常食物，必要时切碎或碾碎	每日 3～4 餐根据儿童的食欲，酌情增加 1～2 次点心	1 碗或 250ml

* 补充信息：
表中推荐的食物量是假定能量密度在 0.8～1.0kcal。一碗大约为 250ml
如果每餐的能量密度在 0.6kcal，母亲应该增加每餐的能量密度（通过增加某些食物）或增加每餐食物的量。例如：
— 婴儿 6～8 月龄时，逐渐增加到 2/3 碗

续表

— 婴儿 9 ~ 11 月龄时，每餐 3/4 碗

— 幼儿 12 ~ 23 月龄时，每餐 1 碗

本表需要根据当地辅食所含能量进行改编

母亲或家长应该使用积极喂养的原则，注意儿童饥饿和饱足的信号。这些信号可以帮助家长判断每餐进食的食物量及是否需要增加点心

摘自世界卫生组织 2009 年出版的《Infant and Young Child Feeding: Model Chapter for Textbooks for Medical Students and Allied Health Professionals》

（四）辅食的食品安全

婴儿辅食的食品安全要求高于成人。应该使用新鲜的食物和干净的器皿制作辅食，并且充分加热烹调。未吃完的辅食，应该低温保存。辅食在冰箱冷藏一般不要超过 24 小时、冷冻不超过 1 周，再次食用前要充分加热处理。

婴儿辅食不需要额外添加食盐（包括含食盐的调味品）或糖（包括蜂蜜、玉米糖浆），不应该放辣椒等辛辣的调味品。食物的质地和硬度要符合婴儿的咀嚼能力，避免过软或者过硬的食物，避免可能阻塞气道的食物，比如坚果、果冻、块状硬性的食物。

（五）鼓励积极的、顺应喂养

婴儿接受和适应一种新食物的味道和质地等需要时间，最初会本能地"拒绝"，通常需要尝试十次，或者二十几次才能接受一种新的食物。家长给婴儿喂食时要富有耐心、根据婴儿的反应鼓励进食，而不要斥责和抱怨。

顺应喂养帮助婴儿关注食物和进食过程，建立良好的进餐环境、减少干扰。具体的做法包括，与家人共同进餐、婴儿专用餐椅和餐具、关闭电视和收音机、远离玩具。此外，婴儿进食时，家长用眼神、微笑、鼓励的言语等给予正面的信息，避免消极的言语和行为，不要过度关注婴儿拒食、强迫婴儿吃不喜欢的食物或者用食物作为奖励或者惩罚。

第三节　哺乳期母亲的营养需求

孕期和哺乳期的妇女具有特殊生理需要，她们通过胎盘和乳汁向胎儿和幼小的婴儿提供唯一的营养。这一时期母亲和婴儿的营养状况关系着人类后代生长和人口素质，关系着国家的发展和兴衰。母亲在孕期通过增加体内脂肪，为产后泌乳储备能量，因此哺乳期的膳食能量需要没有明显增加。与孕前相比，纯母乳喂养婴儿的母亲的每天的能量需要量增加 450 ~ 500kcal，通过适当增加进食量、均衡膳食即可满足（表 6-3）。乳汁中的营养素含量相对稳定，一般不会受到母亲膳食和营养状况的影响，除外长期、严重营养缺乏的母亲。

表6-3　孕妇和哺乳期母亲的膳食营养素参考摄入量

	能量 （Kcal/d） AI	蛋白质 （g/d） AI	总碳水 化合物 （g/d） AI	总脂肪 （%E） AI	钙 （mg/d） RNI	磷 （mg/d） RNI	铁 （mg/d） RNI	锌 （mg/d） RNI	维生素A （μgRAE/d） RNI	维生 素D （μg/d） RNI	叶酸 （μgDEF/d） RNI
女18～49岁	1800～2400	55	120	20～30	800	720	20	7.5	700	10	400
孕早期	+0	+0	130	20～30	+0	+0	+0	+2.0	+0	+0	+200
孕中期	+300	+15	130	20～30	+200	+0	+4	+2.0	+70	+0	+200
孕晚期	+450	+30	130	20～30	+200	+0	+9	+2.0	+70	+0	+200
乳母	+500	+25	160	20～30	+200	+0	+4	+4.5	+600	+0	+150

摘自《中国居民膳食营养素参考摄入量》（2013版）

AI：适宜摄入量；RNI：推荐营养素摄入量

一、蛋白质

哺乳期的母亲需要每日摄入足量、优质的蛋白质。根据《中国居民膳食营养素参考摄入量》的建议，哺乳期的母亲每日应增加蛋白质20g，达到每日80g，优先选择瘦肉、家禽、鱼、蛋和大豆等。

二、铁、钙和维生素A

哺乳期间关注乳母的铁营养和预防缺铁性贫血，从食物摄入铁用于补充分娩失血引起的损失。乳母的日常膳食中增加含铁丰富而且吸收率高的动物性食物，比如瘦肉、血块、动物肝脏等，必要时补充铁剂纠正贫血。

乳汁中的钙含量稳定，如果乳母膳食钙摄入不能满足需要，通常不会影响乳汁中的钙含量，但是母亲中的钙将被动员使用，可能会出现腰酸腿痛、肌肉痉挛等症状。建议乳母的膳食钙摄入量为1200mg/d，增加牛奶等含钙丰富的食物。

乳母的维生素A的需求明显增加，但是安全补充维生素A的问题有待研究，目前没有对乳母额外补充维生素A的建议。

三、饮水

女性产后的基础代谢增高、大量出汗和泌乳，需水量增加，因此产妇适量喝一些汤水是有益的。乳汁分泌与母亲的水摄入无关，增加泌乳量的有效方法是婴儿多次吸吮和鼓励母亲建立哺乳信心。"催奶汤"等民间的做法主要是心理暗示。

大量饮用汤水不利于乳汁分泌。摄入液体超过机体需要量，抑制下丘脑—垂体后叶系统释放抗利尿激素，引起利尿，排出过剩的水分。同时，可能抑制下丘脑位的催产素分泌，抑制乳汁排出。

四、素食主义母亲的营养健康

素食主义（vegetarianism）有很多形式，一般指饮食上只靠蔬菜、水果、谷物、坚果，可能包括或者不包括蛋类或者乳制品维持生活。素食的原因可能是处于宗教信仰、动物保护、环境保护、健康的考虑，很少由于单纯的经济原因引起。

为了保证能量和营养摄入，通过合理规划膳食，鼓励食物多样、豆类和坚果，尽可能鼓励进食蛋类和乳制品，素食主义者能量和大部分营养素摄取能够与非素食者接近。长期素食的母亲，存在维生素 B_{12} 缺乏的风险，因此，建议素食的哺乳期母亲定期补充维生素 B_{12} 或者摄取强化 B_{12} 的食物。

五、健康的生活方式

哺乳和照顾幼小的婴儿，往往占用母亲较多时间，夜间睡眠减少。母亲的体力消耗较大。注意合理膳食之外，乳母应该努力保持健康的生活方式，进行适量的身体活动和锻炼，增加白天的休息时间，保持乐观积极的心情。

母亲吸烟或者二手烟、饮酒、喝浓茶或者浓咖啡对婴儿健康有害，因此哺乳期的母亲应该继续戒烟戒酒，不喝浓茶、浓咖啡。

（张淑一）

参考文献

1　蔡威，邵玉芬. 现代营养学. 北京：复旦大学出版社,2011.

2　Barker DJ, Osmond C. Infant mortality, childhood nutrition, and ischaemic heart disease in England and Wales. Lancet,1986,1(8489):1077-1081.

3　Barker DJ, Winter PD, Osmond C, et al. Weight in infancy and death from ischaemic heart disease. Lancet,1989,2(8663):577-580.

4　WHO. Indicators for assessing infant and young child feeding practices. Geneva: World Health Organization,2008.

5　薛辛东. 儿科学. 北京：人民卫生出版社,2012.

6　WHO. Global strategy for infant and young child feeding. Geneva:WHO,2003.

7　Kramer MS, Kakuma R. The optimal duration of exclusive breastfeeding: a systematic review. Adv Exp Med Biol,2004,554:63-77.

8　中国营养学会妇幼分会. 中国孕期、哺乳期妇女和0-6岁儿童膳食指南. 北京：人民卫生出版社,2007.

9　中国营养学会膳食指南修订专家委员会妇幼人群指南修订 . 6 月龄内婴儿母乳喂养指南 . 临床儿科杂志 ,2016,34(4):287-291.

10　中国营养学会膳食指南修订专家委员会妇幼人群指南修订专家工作组 . 7~24 月龄婴幼儿喂养指南 . 临床儿科杂志 ,2016,34(5):381-387.

11　De OM, Siyam A, Borghi E, et al. Comparison of the World Health Organization growth velocity standards with existing US reference data. Pediatrics,2011,128(1):e18-e26.

12　de Onis M, Garza C, Victora CG, et al. The WHO Multicentre Growth Reference Study: planning, study design, and methodology. Food Nutr Bull,2004,25(1 Suppl):S15-S26.

13　李辉，曹彬，徐宗余 . 2005 年中国九市 7 岁以下儿童体格发育调查研究 . 北京：人民卫生出版社 ,2008.

14　中国营养学会 . 中国居民膳食营养素参考摄入量（2013 版）. 北京：科学出版社 ,2013.

15　Infant and Young Child Feeding: Model Chapter for Textbooks for Medical Students and Allied Health Professionals. Geneva:World Health Organization,2009.

16　毛萌，李廷玉 . 儿童保健学 . 北京：人民卫生出版社 ,2014.

17　王硕，黄小娜，王惠珊，等 . 全国 1～3 岁儿童饮食行为问题流行病学调查分析 . 中国儿童保健杂志 ,2012,20(2):109-111.

18　Guiding principles for complementary feeding of the breastfed child. Washington, DC: Organization, Pan American Health Organization,2003.

19　Kleinman RE, Greer FR. Pediatric Nutrition Handbook. 7 ed. USA:American Academy of Pediatrics,2012.

20　常素英，何武，贾凤梅，等 . 中国儿童营养状况 15 年变化分析——5 岁以下儿童贫血状况 . 卫生研究 ,2007,36(2):210-212.

21　常素英，陈春明，何武，等 . 中国儿童营养状况 15 年变化分析——中国婴幼儿辅食喂养的改善 . 卫生研究 ,2007,36(2):207-209.

22　中华医学会儿科学分会免疫学组，中华医学会儿科学分会儿童保健学组，中华医学会儿科学分会消化学组，等 . 中国婴幼儿牛奶蛋白过敏诊治循证建议 . 中华儿科杂志 ,2013,51(3):183-186.

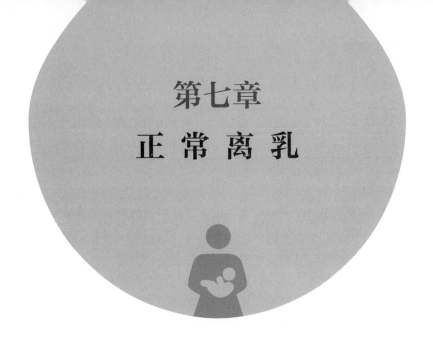

第七章

正 常 离 乳

第一节　母乳喂养的持续时间

一、WHO 推荐的离乳时间

　　母乳喂养是最自然和最优的哺育婴儿的方法，没有母乳喂养的母婴会面临许多长期和短期的健康风险[1]。为保护和促进母乳喂养，1981 年第 34 届世界卫生大会通过了《国际母乳代用品销售守则》。2002 年世界卫生组织和联合国儿童基金会联合制定了《婴幼儿喂养全球战略》[2]，并明确指出：母乳喂养是为婴儿健康生长与发育提供理想食品的一种无与伦比的方法。作为一项全球公共卫生建议，在生命的最初 6 个月应对婴儿进行纯母乳喂养，以实现婴儿的最佳生长、发育和健康。之后，为满足其不断发展的营养需要，婴儿应获得安全的营养和食品补充，同时继续母乳喂养至 2 岁或 2 岁以上。离乳（weaning）时间的确立是在满足婴儿营养和发育的需求基础上建立的。根据人类学家的观察，结合灵长类哺乳动物的研究，从体重增长 4 倍、达到成人体重的 1/3、灵长类哺乳动物孕期长短、第一颗恒牙萌出时间等计算，人类离乳时间约是 2.5 ~ 7 年[3]。母乳喂养时间的推荐见表 7-1。

表 7-1　母乳喂养时间的推荐

世界卫生组织（World Health Organization, WHO）	纯母乳喂养 6 个月	继续喂养至 2 年或更久
美国儿科学会（American academy of pediatrics, AAP）	纯母乳喂养 6 个月	继续喂养至 1 年以及母婴愿意的时间
美国家庭医师学会（American academy of family physicians, AAFP）	纯母乳喂养 6 个月	继续喂养至 1 年或母婴愿意的时间
美国妇产科医师学会（American college of obstetricians and gynecologists, ACOG）	纯母乳喂养 6 个月	继续喂养尽可能长的时间

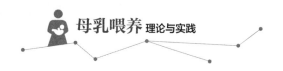
续表

原国家卫生和计划生育委员会（national health and family planning commission, PRC）	纯母乳喂养 6 个月	继续喂养至 2 年或更久

二、婴儿离乳生理发展

婴儿行为发展里程碑和胃肠道的发育对于离乳的开始都起着很重要的作用。母乳喂养的婴儿因为母亲食物的味道每天不同，比配方奶婴儿接触到了更多的味道，所以在添加固体食物时会更加顺利。在六个月时给婴儿添加固体食物的主要的原因[4]：①婴儿的消化系统更成熟，肠道内壁大约在 6 个月大时才能发展出完善的保护层，抵御过敏原。②挺舌反射消失。咀嚼—吞咽反射的发展对于固体食物的添加是必要前提。新生儿有一种先天性的非条件反射—挺舌反射，即舌头会对进入嘴里的固体食物或勺子推出，这个反射一般会在出生 6 个月左右消失，7~9 月时，不管婴儿有没有萌出牙齿都会出现规律的咀嚼现象。③婴儿具备良好的头部控制能力，头部能够保持竖直、稳定的姿势，并且能够自如的抬起自己的头，有基本的手、眼协调能力，能把食物放进嘴里。④婴儿对固体食物表现出兴趣。

第二节　离乳的概念及原因

一、离乳的概念

离乳不单单是一个行为，而是一个婴儿从乳房以外的地方得到食物的过程。正常情况下，加入固体食物是离乳的开始，同时继续哺乳，直到逐渐增加固体食物数量、终止哺乳。然后母亲乳房进入复旧期。如果从字典上看，可以看到离乳是幼小的生物个体从母乳转移到其他形式的营养状态或从以前的习惯或联系中脱离；从生理的角度来看，是一个涉及了营养、免疫、微生物、生化、心理等复杂因素的调节过程。

以往离乳通常指回奶、断奶。回奶仅仅是指使母亲乳房不再产生乳汁的行为；断奶是指婴儿离断了乳汁从其他食物中获取营养。回奶和断奶都给人一种突然的感觉，其实婴儿从一种喂养方式转换到另外一种喂养方式需要一个较长时间过渡。

二、离乳的原因

2001 年，在美国一项通过家庭发展的调查分析母乳喂养行为的研究中，Taylor 等人[5]纳入了 6733 个生育第一胎的母亲，年龄为 15~44 岁，有 3267 人进行了母乳喂养，分别有 46%，68%，78%，和 85% 在 3，6，9，和 12 个月离乳。1091 个妇女离乳是认为婴儿已经长大到该离乳了。生理和医疗问题是另一个常见的离乳原因（26.9%），工作需要占17.9%，婴儿只吃奶瓶占 15.3%。在 2006 至 2007 年间，另一项来自美国疾控中心营养部门的婴儿喂养实践研究 II [6] 的结论是：婴儿表现吃奶后不满足、婴儿足够大、营养需求增加是离乳的三个主要原因。李彩虹等[7] 在我国北京、长治、黄冈、苏州和南宁妇幼保健院儿保门诊对婴幼儿父母进行问卷调查，发现 4 月母乳喂养率为 55.2%，6 月母乳喂养率为19%。断奶的主要原因依次是"母乳不足""家长认为应该断奶了"和"母亲上班"。因此，总结导致离乳的主要原因，在产后早期，母亲往往担心乳汁不足，而给孩子添加其他食物；各种原因造成乳汁减少而离乳；晚期的离乳与母亲工作和某些社会原因有关。当孩子快1岁时，因当地文化等因素，误认为这是断奶的时间，都是造成纯母乳喂养率和长期母乳喂养率低的原因。

第三节　离乳文化与误区

一、离乳文化

在古代犹太人的传统中，根据犹太法典，"哺乳时间最少为24个月……不得提前断奶，以免婴儿饿死"。罗马人也推荐最少哺乳到3岁。在伊斯兰国家，尤其是非洲和苏丹，离乳要根据古兰经的指引，最少2年，多为4～5年。在1979年前，世界范围内平均哺乳时间是4.2年。在非洲的文化中，认为孩子在离乳之前要会走路。在许多西方国家，长牙也是一种停止哺乳的征象。另外，再次怀孕会使乳汁减少及味道发生改变，引起孩子自发离乳。

所有的孩子都会离乳，但每个孩子的离乳都应该成为成长过程中值得祝贺的重要里程碑，而不是剥夺孩子快乐的事情。每个国家都有自己独特的离乳文化。16世纪末，法国宫廷里有记载的退乳秘方有蜂蜜、蜜蜡、玫瑰油、鲜奶油、鼠尾草、山萝卜汁制成的膏药[8]。中医里，寒凉的食物都会回奶，我国民间流传着许多离乳的食物，如韭菜、茴香、花椒、苦瓜、公鸡汤等。

对于圈养于动物园里黑猩猩、大猩猩等高等哺乳动物，因其没有见过其他同类哺乳，有时会出现母猩猩不哺乳幼崽。因为现代城市人类所见正常母乳喂养行为甚少，相互矛盾的信息又多，很多母亲不知如何母乳喂养。人类母亲也需要经过观察或资讯的学习而得。离乳也是同样的道理，若罕见周围的1～2岁或更大的孩子在哺乳，并且在不正确的资讯引导下就会出现早期或突然离乳的行为。

二、离乳误区

因为社会工业化进程的加速，人们的生活节奏也因此而加快。很多人没有意识到母乳喂养的重要性及配方奶的危害，放大和假设出很多哺乳的禁忌证，比如：发烧、感冒、药物治疗、乳腺炎等，认为配方奶比生病母亲产生的乳汁要安全，离乳是简单的一次性事件，这些误解使得母婴在完全可以继续母乳喂养的时候而快速中断哺乳，从而给母婴带来许多痛苦。其实大多时候，人们实际进入了离乳的误区。哺乳的真正禁忌绝非人类常态，比如婴儿先天性代谢性疾病，本身就是罕见的。

乳汁不足、孩子够大、母亲患病乳汁质量不佳等因素其实都构不成离乳的理由。在突然离乳时，许多母亲会被建议与婴儿分离几天到一周，或在乳头上涂抹辣椒、蒜汁、洋葱、姜等刺激性食物的汁水以吓唬婴儿；历史上还有离乳期束胸的记载。这些方法因为会造成母婴身体和心理的损害现在已经不再被推荐。

第四节　离乳期乳房生理变化

离乳开始时，乳汁在乳房内积聚，腺体会变得膨胀，乳汁量逐渐减少。其部分原因是缺乏吸吮刺激，而更多的因素是由于乳房肿胀，血管受压血流下降，肌上皮细胞氧供减少。腺泡明显扩张，其上皮细胞被压扁。在腺泡和导管中剩余的分泌物被渐渐吸收掉，腺泡逐渐塌陷，腺泡周围结缔组织增加，脂肪和巨噬细胞增多，但腺体不会回复到孕前的状态，因为腺泡不会完全退化，有些成为凌乱的条索状的上皮细胞。同时，由于自分泌反馈机制，乳腺上皮细胞合成泌乳反馈抑制因子（feedback inhibitor of lactation, FIL），进入乳汁反作用于乳腺上皮细胞，通过浓度相关可逆的方式抑制泌乳。这种作用机制目前还不是非常清楚，仅文献报道在乳牛中五羟色胺（5-HT）是一种 FIL，可以减少乳汁的合成。

从微观来看，在离乳的最初出现自体吞噬和异体吞噬过程。溶酶体增加，细胞质退化酶减少。在泌乳素明显下降后，腺体经历腺泡上皮凋亡和回复重塑得以回到非哺乳状态。因为伦理学的原因，对人类离乳的微观研究不能充分开展。对于鼠类乳腺退化过程的研究中，根据是否可逆将乳腺退化分为两个阶段。第一阶段的乳腺退化是可逆的，一般时间限制在离乳开始后至 48 小时。在乳腺退化的第一阶段，吸乳刺激可促使乳腺恢复哺乳状态。离乳 48 小时后是离乳的第二阶段，它是不可逆的，腺泡结构被周围的基底膜结构彻底的瓦解破坏后重塑。为了维持乳汁产生，腺泡上皮细胞需要垂体前叶分泌的泌乳素持续激活信号转导和转录激活子 5（STAT5）的信号通路。当离乳后泌乳素的产生中断，STAT5 通路失活，腺泡上皮细胞失去了产乳能力。相反地，信号转导与转录激活子 3（STAT3）通路在离乳后被激活，使溶酶体介导的细胞死亡，腺泡上皮细胞周围的结构解体，激活乳腺巨噬细胞及肥大细胞，进一步促进乳腺退化。

第五节　离乳的类型

离乳可分为正常离乳和非正常离乳两种类型。自然离乳和逐渐离乳属于正常离乳，突然离乳属于非正常离乳。本章节仅详细说明正常的离乳过程。

1. 自然离乳　自然离乳是孩子主导的离乳方式，即听从孩子的需求而离乳。传统的固体食物的添加是家庭使用勺喂提供特定的婴儿食物，随月龄逐渐增加婴儿食物的量，减少奶量摄入的过程。近年来，由婴儿主导的离乳（baby led weaning, BLW）逐渐被提出来，并被越来越多的母亲接受，这种方式包含两个方面，即允许婴儿自行摄入家庭食物，鼓励婴儿自己把控摄食速度和量。将主动权交给婴儿，强调了婴儿在摄食行为中的主导作用[9]。有研究认为，在纯母乳喂养期间实践以婴儿为主导的母乳喂养的母亲，更愿意使用这种由婴儿主导的离乳方式，并对离乳和喂养的焦虑程度大大降低[10]。由婴儿主导的离乳方式考虑到孩子之间的差异，让他们以自己的步调成长，依自己的时间表来离乳。是值得推荐的离乳方式。离乳这个字"wean"是由一个表示"满足"或"完成"意思的字衍生出来的，离乳应该被视为成长过程的自然阶段，所有孩子都会因为长大而不再要求哺乳，但因为个体差异很大，所以自然离乳的年龄会有很大差别。自然离乳是最符合生理规律的离乳方式，是在成长过程中值得庆贺的自然过程，而不是剥夺孩子快乐的事情。

2. 逐渐离乳　逐渐离乳是由母亲主导的、渐进式的离乳。这种方法可以避免乳房胀痛和降低患乳腺炎的风险，通过逐渐减少哺乳次数和当感觉乳房胀痛时排出少量乳汁，逐渐减少乳汁产量，尽量舒适地离乳。如果孩子对于替代食品不能适应而出现过敏，或者生病，母亲还可以在此过程中恢复哺乳，延缓离乳的时间。在离乳期间要给予孩子特别的关注，以更多的时间陪伴孩子。当婴儿逐渐进食固体食物之后，随生长发育，母乳的需求量就会减少，营养功能慢慢地降低，取而代之的是情感链接和免疫功能，从断离母乳本身来说，难度是越来越小的，但母亲需要考虑更多的并不是营养来源的问题，而是用其他的方式来替代母乳亲喂给予婴儿的安抚需求。以下几个方面的措施可供参考：

（1）提供丰富的日常生活：母亲和家人可以引导婴儿对固体食物的兴趣，找到释放精力的方法，寻找使用乳房安抚的替代方案。当婴儿失去乳房安抚，可能会有抗拒和哭闹增加的情况，需要家人更多的耐心和坚持。

（2）不主动提供乳房作为安抚：不主动提供乳房作为安抚的方式，但当婴儿过度哭闹，无法接受其他的食物，或者除了吸吮乳房之外的其他安抚方法都无效，这时候完全拒绝哺乳可能不是最佳选择。母亲可以仔细观察婴儿，提前进行安抚，或者提供食物，玩具等转移注意力，请家人帮助与婴儿互动，根据能够接受的状况，尽量拉长哺乳间隔，与婴儿持续沟通，温柔安抚情绪。

（3）观察婴儿情绪，选择最合适的方式：匆忙离乳对母婴双方都并无好处，也并没有哪一种方法是绝对有效的，如果家人陪伴可以很好地安抚，则可以尝试用这样的方式，如果白天的活动能够减少哺乳次数，那么从减少白天的哺乳开始，可能要比从夜间开始减少次数更有可操作性，适当缩短单次哺乳时间也可能有帮助，如果婴儿出现一些比较反常的表现，例如过度烦躁，持续哭闹，变得郁郁寡欢，不接受任何替代品等表现，母亲需要根据家庭情况和婴儿状态做出适当调整。

（4）根据需求挤出乳汁：母亲根据目前哺乳或者挤奶的次数计算，减少挤奶量，适当保持乳房充盈，又不过度胀满的状态，持续几天再次减少，直到完全不需要额外挤奶，完全离乳所需要的时间长短取决于母亲在决定离乳时的奶量大小。

对于1岁以上的孩子而言，哺乳会有很多好处：幼儿患病率降低；生病时母乳是最易被接受的食品和安慰剂；增加过敏的保护；促进口腔的发展，增进说话和阅读的能力等。每个孩子的特点都是不同的，建议采取的措施有：不提供，不拒绝哺乳；提供一些小加餐和饮料；改变每天的生活规律；请其他家庭成员协助护理幼儿；提供替代食品分散注意力；后延哺乳时间；缩短哺乳时间。

3. 非正常离乳 非正常离乳是由于主观或客观原因引起母婴分离而造成的离乳，如母亲生病或上班等，主要指突然离乳，母婴都要经历程度不等的痛苦阶段，应尽量避免。非正常离乳相关内容请见第十三章第十节。

离乳不单单是一个行为，而是一个婴儿从乳房以外的地方得到食物的过程。是一个涉及了营养、免疫、微生物、生化、心理等复杂因素的调节过程。突然离乳因其会造成母婴不适，仅建议具有哺乳禁忌证的女性使用。自然和逐渐离乳是最符合生理规律的离乳方式。

（高雅军）

参考文献

1　Wojcicki JM. Maternal prepregnancy body mass index and initiation and duration of breastfeeding: a review of the literature. Jounal of Women's Health (J Womens Health),2011,20(3):341-347.

2　Arena AJ. Breastfeeding in the "global strategy for infant and young child feeding". An Pediatr,2003, 58(3):208-210.

3　Dettwyler KA, Davies S. Duration of breast feeding and adult arterial distensibility. Bmj, 2001, 323(7314):692-693.

4　El-Sayed H, Martines J, Rakha M, et al. The effectiveness of the WHO training course on complementary feeding counseling in a primary care setting, Ismailia, Egypt. Jounal of Egypt Public Health Association,2014,89(1):1-8.

5　Taylor JS, Risica PM, Cabral HJ. Why primiparous mothers do not breastfeed in the United States: a national survey. Acta Paediatr,2003,92(11):1308-1313.

6　Li R, Fein SB, Chen J, et al. Why mothers stop breastfeeding: mothers' self-reported reasons for stopping during the first year. Pediatrics,2008,122(l2):69-76.

7　李彩虹，朱宗涵，戴耀华 . 0-24 月龄婴幼儿喂养状况分析 . 中国妇幼健康研究 2012, 23(2):139-141.

8　Marilyn Y. A History of the Breast. 第二版 . 北京 : 华龄出版社 ,2003.

9　Brown A, Jones S W, Rowan H. Baby-Led Weaning: The Evidence to Date. Current Nutrition Reports, 2017, 6(2):148-156.

10　Brown A, Lee M. A descriptive study investigating the use and nature of baby－led weaning in a UK sample of mothers. Maternal & Child Nutrition, 2015, 7(1):34-47.

第八章
婴儿口腔评估与母乳喂养

在生命最初的时光中，婴儿必须施展一系列精密而复杂的口腔运动功能，确保自身从母亲的乳房上获取足够的营养，以满足基本的生存所需和快速的生长发育。婴儿口腔的正常解剖是这一切的基础，专业人员需对相关解剖结构、功能以及发育有正确理解并掌握评估方法。

第一节　婴儿口腔解剖

口腔是消化道的起始部分，前借口裂与外界相通，后经咽峡与咽相续。口腔结构由上下颌骨、上下牙槽（牙齿）、上下嘴唇、双颊（脂肪垫）、舌、口底部、硬腭、软腭、悬雍垂、前后腭弓组成，容纳液体和固体食物，完成吸吮、咬、咀嚼和形成食团的动作。口腔的结构和功能会受到多种因素的影响，例如早产、产伤、先天性畸形、神经系统发育缺陷以及疾病的情况等，每一种影响可能都会对哺乳产生直接的负面作用。

相比成人，婴儿的口腔结构非常适合吸吮（图 8-1）。新生儿的口腔密闭空间很小，里有脂肪垫和舌头，舌头侧面接触牙龈和口腔顶部，下颌较小并轻微向后缩。小而紧的口腔结构可以更容易含接和挤压乳晕。下颌的运动产生负压，舌头位于最低位置时真空度达到最高，随后，舌头进行的"蠕动波"让婴儿有能力从乳房摄取乳汁。

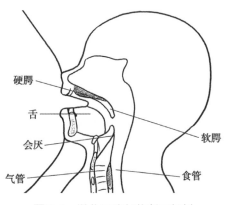

图 8-1　婴儿口腔矢状断面解剖

婴儿的口腔结构受到哺乳、姿势控制（从横躺向直立改变）和全身的生长发育影响而发生改变。下颌向前向下生长，口腔的垂直距离变大、张口幅度变大，有效的乳房喂养促进上腭的发育并使得下颌肌肉强健；舌头变薄并逐渐往下倾斜，肌肉更有力，双颊失去了脂肪垫，口腔空间增加。随着口腔神经运动发育的进一步成熟，婴儿舌头、嘴唇和双颊能更好地控制口中的液体和食物。随着原始反射的消失，吸吮模式变得更主动，口腔运动渐渐适合咀嚼，开始支持固体食物。婴儿出生后的 12 个月内口腔和咽喉发生显著的改变，口腔结构的发育伴随着喂养的不同阶段 [1]。

一、口腔

（一）唇

1. 结构 唇（lips）柔软而有伸展性。嘴唇外围是口轮匝肌，收缩时嘴唇封住乳房，在吸吮时帮助口腔密闭。颏肌在下唇的根部，其主要作用是努起下唇，在哺乳时非常活跃。唇系带（labial frenum）是牙龈嵴中点处与嘴唇内侧黏膜连在一起的带状物。人中（philtrum）是鼻和上唇之间的中线部位。

2. 对哺乳的作用 触碰婴儿双唇，可引出觅食反射。婴儿张嘴，完成含接；正确含接时，唇边缘外翻，用柔软的黏膜面接触乳房（图 8-2）；哺乳时，唇内侧黏膜湿润饱满，可以帮助婴儿双唇包裹乳房形成密封状态，参与口腔负压形成。正常情况下，人中位置居中。人中位置偏移时要考虑面部神经肌肉损伤，这会影响哺乳。唇系带紧时，限制了唇外翻，造成乳房皮肤摩擦损伤。

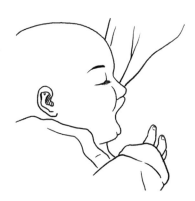

图 8-2　正确含接时唇边缘外翻

（二）双颊

1. 结构 双颊（cheeks）内侧的脂肪垫（fat pads）增加了双颊的厚度，使健康足月的新生儿双颊看上去很饱满。脂肪垫是位于颊肌与咬肌之间的被纤维结缔组织束包裹的层状脂肪，提供了口腔和咽部功能的支持，加强双颊的稳定度。正常情况下，吸吮时双颊不会内陷。颊肌更贴近上下牙槽，参与吮吸和咀嚼。

2. 对哺乳的作用 触碰婴儿双颊，可引出觅食反射。当婴儿的双颊接触母亲胸部皮肤时，能触发觅食反射而开始寻乳。双侧脂肪垫所提供的边界，可以确保吸吮时舌处于正中位，稳定地含接乳房。哺乳时，触碰双颊，可能会使婴儿的头转向接触源而离开乳房，中断哺乳。脂肪垫参与了口腔负压形成，如果观察到婴儿吸吮时有酒窝形成，提示含接可能不够深入，或者口腔密封程度不佳，吸吮力可能会受到影响，也可能导致乳汁转移不良。

（三）舌

1. **结构**　舌（tongue）上面有一向前开放的"V"型沟叫界沟，将舌分为前2/3的舌体和后1/3的舌根。舌体的前端叫舌尖，呈圆形。味蕾通常在舌尖部位，婴儿出生时就存在，但只对甜的味道有吸吮反应。舌的下面正中有一黏膜皱襞，称为舌系带（lingual frenum）。舌肌为横纹肌，可分为舌固有肌和舌外肌两种。舌固有肌是指舌本身的肌，起止均在舌内，收缩时，分别可使舌缩短、变窄或变薄。舌外肌起自舌外，止于舌内，与其他结构合作完成舌体移动。

2. **对哺乳的作用**　婴儿舌相对较大，紧靠口腔前方。当婴儿张开嘴时，舌体和母亲的乳房正好将口腔填满，保证婴儿舌体和下颌稳定活动。正常情况下，舌的静止位置是位于口腔底部，舌尖处于下牙槽嵴后方。哺乳开始时，下颌向前运动同时舌外伸裹住乳头拉入口腔；舌前部边缘薄，卷起形成杯状，上抬将乳头稳定在软硬腭交界点与舌之间，并缓慢向后蠕动，下颌挤压乳晕使乳汁流出，蠕动到达舌后部使之隆起，将乳汁汇集于口腔中，随后，舌后部和下颌下降，口腔形成负压吸出乳汁并顺着舌形成的中央槽通道流向咽部，同时舌由前向后的挤压波在咽部形成正压，启动吞咽。舌运动和吸吮密切相关，整个过程受到各相关肌肉和神经的精密协调和控制，如有某一个方面出现异常，则会对婴儿的哺乳造成影响。如舌系带短（tongue tie），限制了舌的外伸和上抬，导致乳房含接不良。小下颌时，舌体无处安放，处于异常位置，舌尖上抬顶住上腭，舌后退，后部堵住咽部，舌体活动受限，极大影响哺乳进行。还有一些少见的影响哺乳的情况，例如舌头扁平无法包裹乳头，唐氏综合征导致的舌头突出，舌神经损伤导致的舌头不对称等。

（四）上腭

1. **结构**　上腭（palate）由硬腭和软腭组成。硬腭位于腭的前2/3，其骨性基础是上颌骨的腭突及腭骨的水平板，表面覆盖黏膜。黏膜厚而致密，与骨膜紧密相贴。软腭位于腭的后1/3，其基础是横纹肌，表面为黏膜被覆。软腭后部向后下方下垂的部分称腭帆，其后缘游离，后缘的正中部有垂向下方的突起，称腭垂（悬雍垂）。软腭于两侧各向下方分出两个黏膜皱襞，前方一对为腭舌弓，延续于舌根的外侧，后方的一对为腭咽弓，向下延至咽侧壁。腭垂、腭帆游离缘、两侧的腭舌弓、腭咽弓及舌根共同围成咽峡，它是口腔通向咽的分界，也是口腔和咽之间的狭部。宫内发育时，舌在接触上腭的过程中对其有塑形作用，将上腭发育成宽的U字形态。新生儿出生时，硬腭短、宽，轻度上拱。腭裂（cleft palate）是胚胎发育的第6～12周时，致畸因素影响面突、腭突的外胚间质细胞，使面突、腭突的生长停止或减慢，导致面突、腭突联合和融合障碍而形成的面部腭部裂隙。

2. **对哺乳的作用**　上腭结构的完整，有利于吸吮时负压的形成。吞咽时软腭上提关闭鼻咽通道，引导食团往咽下方向移动。硬腭与舌一起将乳头稳定在口腔中。硬腭和软腭交界处，有丰富的感觉受体，正确含接时，乳头触碰到该处，触发吸吮反射。乳房的形状和柔软度有助于硬腭进一步维持U型结构，而奶瓶喂养的方式对硬腭塑形的影响是V型结构。乳房喂养儿童的宽大硬腭从生理学上来讲是理想形状，牙齿排列较为整齐，最大限度降低咬合不正的几率[2]。腭部解剖结构的异常，会对哺乳有较大影响，例如软腭和/或硬腭裂时，婴儿口腔上部与鼻腔相通，破坏了口腔的密闭性，负压不能有效形成，乳汁有效转移困难，吸入风险高；其次，正常吸吮过程中，乳头位于婴儿软腭与硬腭交界点处，如婴儿高腭弓（high arch palate）或者凹型硬腭（bubble palate），乳头位置发生改变，会引起严重的乳头磨损疼痛，乳汁转移同样困难。

（五）下颌

1. **结构**　正常情况下，婴儿上颌与下颌（mandible）相对齐，上下牙槽嵴相对齐。胚胎第 3 个月时，下颌骨已大致成形，上下唇相等地突出。以后上唇生长较快，到胚胎第 4、5 个月时，上唇显著地突出于下唇。胎儿在宫内的正常姿势为胎头俯屈，下颌贴近胸壁。该姿势限制了下颌生长，婴儿出生时会表现为上颌包住下颌，下颌小而内缩，下颌发育完成仅为 40%。正常情况下，下颌可向前活动，以配合其他结构共同完成吸吮吞咽。出生 4 个月内追赶生长，下颌往前伸，逐渐改变婴儿面部轮廓。咀嚼肌左右成对配布于颞下颌关节周围，是上提下颌骨、使口闭合的一组肌肉，参与咀嚼吸吮运动。

2. **对哺乳的作用**　下颌保障舌体、唇和面颊活动的稳定度。正常颌部移动是有一定幅度、节奏的，下颌开合运动平滑且规律。吸吮时，双唇吸附乳房，舌体裹住乳头，下颌有力有节奏的前后移动，舌与牙床挤压着乳晕，获取乳汁；舌体和下颌的下降增加了口腔空间而形成负压，将乳汁吸出。如颌部移动无节奏、不协调、上下颌偏移不一致，可能提示婴儿吸吮调节能力不足，例如早产儿由于肌力弱，下颌运动不稳定，影响乳汁转移。分娩时产伤等因素，会导致下颌不对称，破坏乳房上的密封程度，从而影响母乳喂养。婴儿肌张力过强时，表现为咬合过大，会导致乳房损伤。

二、咽部

咽（pharynx）是口腔后部由肌肉和黏膜构成的管道。分三部分，上段与鼻腔相对构成鼻咽，中段与口腔相对构成口咽，下段在喉的后部构成喉咽。呼吸通路和消化通路在咽部形成咽交叉，随后食物通向食管的通道，空气通向气管的通道。

三、喉部

喉部（larynx）由会厌和假声带与真声带组成。婴儿的喉在颈部的位置较成人位置高，短小且呈漏斗状。舌、软腭、咽与喉接近，乳汁流经口腔时，喉部抬起，有利于乳汁安全进入食道，保护气道。随着婴儿生长，舌骨、会厌和喉部下降，与舌根之间的空间增加，与婴儿逐渐可竖直头部，到可坐，适应坐姿竖直进食。

（一）会厌

会厌（epiglottis）是舌根后方帽舌状的结构，由软骨作基础，被以黏膜。婴儿会厌位于软腭正下方，食物可以从会厌外侧面进入食道。不喂养时，会厌抬高，空气可以自由出入喉、气管和肺。吞咽时，会厌落下封住喉部，防止液体进入气管。吞咽时会厌运动见图 8-3。

（二）会厌谷

会厌谷（vallecula）是舌根和会厌之间的楔形区域，乳汁有时会停留在这个区域。婴儿的咽喉结构相互接近，会厌谷和会厌相互接触，会厌和软腭接近，乳汁可

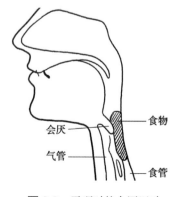

图 8-3　吞咽时的会厌运动

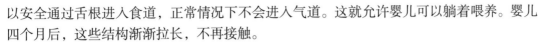

以安全通过舌根进入食道，正常情况下不会进入气道。这就允许婴儿可以躺着喂养。婴儿四个月后，这些结构渐渐拉长，不再接触。

（三）舌骨

舌骨（hyoid bone）是马蹄形软骨，分别通过7对肌肉与舌、下颌、胸骨、肩胛骨、喉软骨、颞骨和颈椎相连。所有这些骨骼结构和肌肉与吸吮、吞咽和呼吸有着密切的关系。所以，保持这些结构和肌肉的最佳功能，必须注意喂养时婴儿的头和颈部在中线位而不扭曲偏斜。

四、喂养相关颅神经

口腔结构和颅神经功能完好是喂养的先决条件。多对颅神经（cranial nerves，CN）控制经口喂养过程中感觉和运动功能。三叉神经（trigeminal nerve）（CN Ⅴ）、面神经（facial nerve）（CN Ⅶ）和舌下神经（hypoglossal nerve）（CN Ⅻ）支配着吸吮的感觉—运动通路从乳头获取乳汁。三叉神经支配着咀嚼肌运动，脸部、牙齿、舌头、上腭、鼻子和鼻窦的感觉。面神经管理舌的味觉，面部表情肌运动。舌下神经支配舌肌运动。吸吮—吞咽—呼吸次序活动的复杂性需要这些口腔结构协调运动[2-4]。

第二节　喂养相关反射

早期喂养反射，如吞咽反射，在胎龄10～14周时就开始形成，它有助于调节羊水和胎儿的消化道发育。在胎龄15～18周，可以观察到吸吮动作[6]。在一项针对自主寻乳行为研究中，未经药物干预分娩的婴儿以俯卧位放置于他们母亲的两乳中间大约15分钟后开始舔，吸吮，觅食反射的移动，大约34分钟后开始把手放进嘴里的活动，大约55分钟后开始自主吸吮[7]。这提示我们，新生儿具有很强的本能，能够进行确保生存的一系列行为，在临床实践中，专业人员需要保证婴儿与生俱来的本能不被干扰或者破坏，更有助于母乳喂养的顺利开启。正常健康新生儿哺乳，除了让母亲感觉舒适，确保怀抱新生儿时的安全，安静的环境，适当地轻拍婴儿后背帮助打嗝，一般不需特别干预。保护性反射比如呕吐反射和咳嗽反射，可以有效保护婴儿的气道。自适性反射如觅食反射，吸吮反射和吞咽反射，可以有效地帮助婴儿自主开始含接母亲乳房开始吸吮吞咽[8]。一些新生儿一开始就吃得好，一些则需要数天协调。在最初的喂养阶段，婴儿经历的一系列感觉刺激和社会活动是母婴连接和后期发育的基石。

一、保护性反射（protective reflexes）

（一）呕吐反射

呕吐反射（gag reflex）又称咽反射。在胎龄26～27周时出现。舌后部、舌中部感受器受到压力刺激，触发呕吐反射，表现为口张大，头伸展，下颌下压，将食物排出，从而保护食道。呕吐反射受舌咽神经（glossopharyngeal nerve）（CN Ⅸ）和迷走神经（vagus nerve）（CN Ⅹ）控制。持续刺激婴儿的呕吐反射，可能会导致婴儿对喂养的厌恶。例如神经系统有缺陷的婴儿、反复经历插管等口腔操作的婴儿、母亲过长的乳头、过强的喷乳反射等，婴儿可能会进行表浅的含乳，使得母亲乳头疼痛。

（二）咳嗽反射

咳嗽反射（cough reflex）在胎龄 35 ~ 40 周时出现，出生后，帮助婴儿排出误入气道当中的异物，例如奶液、固体食物等。咳嗽反射的感受器位于喉，气管和支气管的黏膜。传入冲动经迷走神经（CN Ⅹ）传入延髓，触发一系列反射效应，引起咳嗽反射。早产儿的喉部感受器发育不成熟，不能通过咳嗽反射清理气道，表现出呼吸暂停和心动过缓。随着迷走神经髓鞘的成熟，这些问题会得到改善。喂养中的婴儿出现咳嗽，需要考虑是否吞咽困难。有胃食管反流的婴儿可能会出现两次喂养之间的咳嗽。

二、自适性反射（adaptive reflexes）

（一）掌颏抓握反射

掌颏抓握反射（palmomental grasp reflex）是手和嘴联合动作反射。触碰婴儿手掌表面引出抓握反射，将手臂牵向躯干中心，躯干和四肢呈屈曲体位。此时，当婴儿处于屈曲体位时，舌头从原本处于上牙槽的静止位置落下，为含接乳头做好准备。因此在母乳喂养中，不限制婴儿的手的活动是很重要的。给婴儿戴手套会使得该反射减弱或消失。

（二）觅食反射

觅食反射（rooting reflex）在胎龄 32 ~ 37 周时出现，出生后 2 ~ 4 个月消失。觅食反射帮助婴儿定位食物（乳房）的所处的位置。该反射是通过触碰婴儿的脸和嘴而引出，婴儿能辨认出乳头，将头向该方向转动，张开嘴，放下和伸出舌头，含接乳头。该反射对母乳喂养非常重要，受三叉神经（CN Ⅴ）、面神经（CN Ⅶ）、副神经（accessory nerve）（CN Ⅺ）和舌下神经（CN Ⅻ）支配。

（三）吸吮反射

吸吮反射（sucking reflex）发生在舌体受压和硬腭与软腭交界的部位被触碰，表现为舌波浪状活动，同时下颌上下协调的活动。吸吮反射有两部分，非营养吸吮和营养性吸吮。受三叉神经（CN Ⅴ）、面神经（CN Ⅶ）、舌咽神经（CN Ⅸ）和舌下神经（CN Ⅻ）支配。吸吮开始时是反射运动，在胎龄 15 ~ 18 周被观察到，约在出生后 4 ~ 6 个月时，原始的吸吮反射消失，吸吮由婴儿随意启动控制，喂养成为愉快经历，婴儿愿意继续吸吮活动。

（四）吞咽反射

早在胎儿 12 ~ 14 周大时就可观察到吞咽羊水的动作。出生后，食物刺激软腭和口腔后部的感受器，引出吞咽动作。吞咽反射（swallowing reflex）包含复杂、高度协调的感觉与运动的反射活动，处于随意和非随意控制下。吞咽反射的传入神经包括来自软腭的三叉神经（CN Ⅴ）和舌咽神经（CN Ⅸ）、咽后壁的舌咽神经（CN Ⅸ）、会厌的迷走神经（CN Ⅹ）。吞咽的基本中枢位于延髓内，支配舌、喉、咽部肌肉动作的传出神经是三叉神经（CN Ⅴ）、舌咽神经（CN Ⅸ）和舌下神经（CN Ⅻ）；支配食管的传出神经是迷走神经（CN Ⅹ）[4-8]。

第三节　婴儿吸吮、吞咽和呼吸的发育

婴儿安全有效的经口喂养技能取决于其口腔运动能力，神经行为组织能力和胃肠道三

方成熟度[9]。婴儿能够很好控制其行为状态，气道通畅，且心肺功能稳定是成功经口喂养的重要前提。影响吮吸和吞咽模式正常发展的内部因素有婴儿的健康状况，经口喂养经验，氧气调节能力，警觉状态、吸吮力和吸吮模式组织能力的发育。外部因素有乳汁流动量及速度和喂养支持等[10]。

一、吸吮

胎儿吸吮（suckling & sucking）活动可在胎龄 14～16 周被观察到，对于早产儿吸吮研究表明，孕 34 周时，早产儿开始形成有节奏的挤压力和吸吮力，但两者之间的协调表现则要在孕 36～38 周时[11]。

在哺乳过程中，婴儿的吸吮包括含接乳房和吸吮乳汁。好的含接是成功哺乳的必要条件。有效地吸吮乳汁与建立母亲产奶量密切相关。其关键在于吸吮、吞咽和呼吸这三者的协调。

（一）吸吮力

哺乳时的吸吮力来自婴儿口腔产生的两种压力：下颌支持下的舌蠕动和硬腭对乳晕和乳头的挤压力（expression）和来自口腔负压的吸吮力（suction）。根据超声影像研究表明，哺乳时，当婴儿舌后部下降，口腔最大负压形成时，乳汁流入口腔，舌头抬高时，乳汁中断，因此表明口腔负压是婴儿获得乳汁的主要因素[12]。早产儿的吸吮力要晚于挤压力成熟[13]。婴儿吸吮乳房还能刺激母体产生催产素激发喷乳反射，这个过程中，母婴双方相互适应。婴儿学会控制协调吸吮力和挤压力从乳房获得最理想的乳汁流速，母亲的乳房根据婴儿的吸吮模式做出反馈，调节乳汁释放进程。吸吮力受婴儿的状态和行为影响，如婴儿瞌睡状态时吸吮力弱于清醒状态，婴儿饥饿状态时吸吮力高于饱腹状态，早产儿吸吮力弱于足月儿[3]。

（二）吸吮模式

婴儿的吸吮模式有两种形式：非营养吸吮（non-nutritive sucking, NNS）和营养吸吮（nutritive sucking, NS）。NNS 的吸吮速度是 NS 的 2 倍。NS 是婴儿接受营养物质的主要手段，NNS 可以对婴儿产生镇定作用。NNS 被认为是婴儿探索周围环境的初始方法。通过 NNS 和 NS 可以观察婴儿口腔运动技能，NS 中，吸吮、吞咽和呼吸的协调性是经口喂养的先决条件[14]。

1. **非营养吸吮**　非营养型吸吮是指婴儿吸吮时，无液体或营养物质摄入。NNS 表现为短阵快速吸吮，速率为 2 次/秒，较少引起吞咽动作。在 16～20 周，胎儿开始吸吮手指，开始早期的非营养性口腔刺激。有节律的吸吮一般在胎龄 30～32 周时出现[15]。由于不中断呼吸，一般在婴儿神经尚未发育成熟前就可出现。NNS 也称为自我放松的运动，对于其优点可以增加新生儿氧合，镇痛。在管饲时给予 NNS，早产儿表现为较少的哭闹和更长的清醒状态，喂养后很快安静，住院时间明显缩短[16]。但不建议长期给予 NNS，近期的一项荟萃分析表明，吸吮安慰奶嘴越久，发生口腔咬合不良的风险越高[17]。正常母乳喂养过程中，刚开始含接乳房时，通常表现为短阵快速的非营养吸吮。当母亲产生喷乳反射，大量乳汁流出时，可观察到婴儿的营养吸吮。

2. **营养吸吮**　活跃的液体流动刺激 NS 发生，依赖吸吮—吞咽—呼吸协调，产生液体转移。由于吸吮后吞咽，所以吸吮频率较 NNS 会慢些，吸吮速度接近 1 次/秒。其发育晚于 NNS，约在胎龄 32 周出现，到 34～36 孕周时，一些早产儿开始能够保持稳定的吮吸节律，能够有效喂养[11]。这个阶段的喂养持续时间较短，早产儿会很快疲劳。足月后的成熟吸吮表现为深而有节律的吸吮，是新生儿获取营养的主要途径。常见的营养吸吮模式伴随着婴儿的成熟度表现为以下三种形式[3]。

（1）不成熟吸吮模式：见于胎龄 32 周后的早产儿，表现为在 3～5 次吸吮、吞咽后，接着同样时间休息呼吸，经常从乳房上脱落。虽然与成熟的吸吮模式相比不那么有效，但这是有组织的协调吸吮方式。吸吮吞咽时屏住呼吸被认为与婴儿在摄入液体时本能地保护气道有关。应允许他们按照自己的节奏吸吮，避免在呼吸休息时刺激其吸吮。如果休息暂停过长，轻柔的抬高乳头可以鼓励婴儿再含接和继续吸吮。强迫喂养会增加早产儿组织紊乱和误吸的风险。当其变得疲惫，可将剩余的乳汁从胃管中给予。

（2）过渡吸吮模式：常见于 NICU 中的早产儿和大一点的患病婴儿。表现为吸吮阵发一般 6～10 次，同样时间休息呼吸，偶尔从乳房上脱落，长时间的吸吮阵发后发生呼吸暂停，耐力不足而无法完成喂养。婴儿尝试用持续吸吮阵发的成熟模式，但是缺乏吸吮 - 吞咽和呼吸的平稳节律。照顾者可以通过提高安全的姿势支持、减少刺激，控制乳汁流速和配合节奏和给予呼吸休息来改善。慢性肺病的婴儿在喂养时给予暂时的氧疗会对其有帮助。遵循婴儿的喂养暗示，允许婴儿来控制喂养的频率和持续时间，避免强迫喂养。

（3）成熟的吸吮模式：表现为有节律的阵发吸吮和间歇性暂停，几乎不从乳房上脱落。哺乳开始时，阵发吸吮频次多在 10～30 次，持续时间长，有间歇性暂停；随着哺乳的进行，乳汁流速减慢，阵发吸吮持续时间缩短，暂停间隙时间延长；直至喂养结束前，长时间的暂停间隙中偶有几次吸吮。

二、吞咽

（一）吞咽过程

吞咽（swallowing）过程是指在口腔中食团由口腔经咽、食管送入胃的过程。吞咽是复杂的反射活动。婴儿进食吞咽过程依赖精细的感觉运动反射，在脑干水平整合，使得吸吮—吞咽—呼吸序贯协调发生。根据食团所经过的部位，可将吞咽分为四期[1]：

1. **口腔准备期** 寻乳、含接、吸吮组成了口腔准备期。吸吮时，舌后部下降形成的负压将乳汁吸出，乳汁顺着舌形成的中央槽，向咽部流动。

2. **口腔期** 由口腔到咽。小婴儿是自发反射，大儿童是大脑皮质冲动影响下的随意动作。开始时舌尖紧贴上颌及硬腭前部，再由舌肌及舌骨上肌群的活动，使舌体上举，紧贴硬腭及上颌牙槽嵴，迫使舌背上的食团后移至咽部。由于提颌肌群、舌肌、唇肌及颊肌的共同活动，使上、下唇紧闭。当食物接触咽壁后，随意性吞咽动作即结束。

3. **咽期** 由咽到食管上端。这是通过一系列快速反射动作实现的。由于食团刺激了软腭的感受器，引起一系列肌肉的收缩，使软腭上升。咽后壁向前突出，封闭鼻咽通路；由于声带内收，喉头升高并向前紧贴会厌，封闭咽与气管通路，同时呼吸暂停；又由于舌骨及甲状软骨移动，食管上括约肌松弛，食团则由咽腔进入食管。

4. **食管期** 开始于环咽肌放松，食管上括约肌开放，结束于食管下括约肌放松，食物进入胃部。这是由食管肌肉的蠕动实现的。蠕动系由食团刺激了软腭、咽部和食管等处的感受器，传入冲动通过延髓中枢，再向食管发出传出冲动所引起。

（二）吞咽发育

胎儿期，吞咽扮演着调节羊水量和成分的重要角色，接近足月时，胎儿每天要吞咽一半的羊水量。从早产儿口腔喂养技术发展的知识可以获悉，吞咽各期发育成熟时间可能不同。营养吸吮为 1 次 / 秒，那么口腔内食物的清除速度也应每秒转移，如果吞咽过程中任何一个阶段发生延迟，那么经口喂养中断就会发生。

正常情况下，咽部和食管上括约肌发育成熟，当咽部压力增加时，食管上括约肌充分放松到最低压力，咽部压力超过了食管上括约肌的压力，从而保证食团顺利进入食道。但对于神经发育和运动功能发育不成熟的婴儿来说，食团转移是个挑战。液体是欠佳的食物形态，进入咽部可能没有促发吞咽反射，喉部没有及时上提，会厌未盖住气道口；或会厌谷乳汁残留；当呼吸发生时，都会导致乳汁进入气道发生误吸。早产儿由于不成熟，食管上括约肌没有及时放松，食团滞留在咽部，呼吸时就可能发生误吸[18]。

三、呼吸

良好的呼吸（breathing）功能与安全经口喂养有着密切的关系。一般婴儿成熟后，呼吸功能也随之成熟。婴儿早期正常的呼吸频率在 40 ~ 60 次 / 分或 1.5 ~ 1 次呼吸 / 秒。不成熟的咽部吞咽一般持续 0.35 ~ 0.75 秒，给安全呼吸所留下的时间不足。吸吮阵发时，分钟通气时间下降，呼气时间延迟，吸气时间缩短，婴儿须在下次阵发吸吮前恢复平稳呼吸。喂养时，短促吸吮和长时间的休息呼吸提示心肺功能不成熟和不稳定[19]。

四、吸吮、吞咽和呼吸协调

吸吮—吞咽—呼吸（sucking-swallowing-breathing, SSB）的协调功能是指为尽量缩短气流阻断时间而有效吸吮、快速吞咽食物的能力，是实现安全经口喂养的前提条件。SSB协调的能力与婴儿成熟度密切相关，从这个观点看，该行为模式应是先天性的而非获得性的。SSB 三者之间有密不可分的关系，并相互影响。大约 34 周胎龄时 SSB 达到协调，直至足月发育成熟[20]。吸吮和吞咽有赖于消化道器官解剖结构的完整性和高度复杂的口咽部神经肌肉调控机制的成熟。需要 6 对颅神经、60 条随意和不随意肌肉协调工作来调控吸吮、吞咽、呼吸运动，顺利安全地将乳汁从口腔送达到胃[9]。吞咽与呼吸模式之间的相互关系主要有吸气—吞咽—呼气或呼气—吞咽—吸气关系。吸气后吞咽更为有效，因为咽部的压力在吸气时最高；吞咽后呼气更为安全，因为停留在咽部的乳汁在下次吸气时已被吞咽清除，因此，吸气—吞咽—呼气似乎是最理想营养喂养模式。足月儿更多的表现为吸气—吞咽—呼气理想模式，早产儿更多的表现为呼气—吞咽—吸气和呼气—吞咽—呼气模式或无呼吸的吞咽模式[21]。研究表明，母乳喂养与接受其他液体喂养相比，呼吸率显著高于对照组，母乳喂养婴儿的吞咽与呼吸更为协调[22]。

（一）足月儿 SSB 特点

在出生时已具备较好的吸吮—吞咽—呼吸协调功能，每分钟吸吮 40 ~ 60 次，吸吮—吞咽—呼吸比例达到 1∶1∶1。足月新生儿吞咽与呼吸的比率通常为 1∶1，吸吮阵发刚开始时是持续 10 ~ 30 次吸吮、平稳的 1∶1∶1 或 2∶1∶1 的吸吮—吞咽—呼吸节律。

液体流动是吸吮吞咽比例的关键影响因素。喷乳反射开始后，吸吮比例降下来，当乳汁流速变慢，或大婴儿口腔变大，需要多次吸吮获得足够乳汁触发一次吞咽，此时的吸吮和吞咽的比例可能为 2∶1 或 3∶1。初乳阶段，因为乳汁黏稠量少，吸吮和吞咽比可以高于 3∶1。成熟乳阶段的有效吸吮和吞咽比一般不会高于 3∶1，也就是说，在成熟乳阶段，一般来讲，如果观察到婴儿吸吮超过 4 次才吞咽一次，则值得进行评估，并密切关注婴儿的排泄和体重。

（二）早产儿 SSB 特点

因延髓的吸吮吞咽和呼吸中枢功能发育不成熟，早产儿极少出现吸吮—吞咽—呼吸同步进行，吞咽活动会抑制呼吸，改变呼吸节律，降低血氧饱和度。早产儿通常表现为连续吸吮—吞咽几次后，暂停休息同样长的时间，期间调整呼吸增加氧合，再开始连续吸吮—吞咽[23]。早产儿吞咽节律稳定性早于吸吮节律稳定性出现。稳定的吞咽节律在纠正胎龄 32 周出现，有效吸吮模式发生在纠正胎龄 34～36 周。在此之前喂养可能引起呼吸暂停或误吸。早产儿和患病婴儿学习经口喂养时，过渡或紊乱的喂养模式比较普遍。这些婴儿在协调吸吮、吞咽呼吸时存在困难，获益于照顾者的干预，如母乳喂养、慢流速和与其步调一致的暂停喂养，让其进行呼吸。

第四节　婴儿口腔运动评估

婴儿口腔评估（oral assessment）是基于婴儿肌张力、肤色、状态和呼吸等全面评估的基础上，聚焦在口腔解剖结构、口腔神经肌肉反射和哺乳能力的综合评估。评估的内容包括以下几点：①评估解剖结构：观察婴儿口面部解剖结构，唇、双颊、下颌、舌、上腭和鼻腔。辨别婴儿口腔解剖。②评估反射：观察婴儿的喂养反射，包括觅食反射、吸吮反射（无吸吮、吸吮弱和不协调的吸吮）、吞咽反射、呕吐反射和咳嗽反射。③评估喂养过程：观察哺乳时婴儿含接和吸吮—吞咽—呼吸的协调性，乳汁转移有效性。观察营养吸吮和非营养吸吮的表现。

一、口腔解剖结构评估[3]

（一）婴儿口腔解剖结构外观评估

见表 8-1。

表 8-1　婴儿口腔解剖结构外观评估

	正常情况	异常情况
唇	唇外观完整； 上唇呈弓形，安静时人中清晰可辨，提示唇肌力正常； 婴儿哭的时候，口唇的对称； 整个哺乳过程中，唇外翻并密封性良好，脸颊饱满	上唇外观不完整，提示唇裂； 口唇包裹乳房时，乏力表现、发出声音、有乳汁从口角流出，提示口唇肌力弱 上唇有吸吮水泡存在，提示唇系带紧；口唇内收，提示唇系带紧或舌体问题 婴儿哭的时候，口唇不对称提示存在面神经损伤

	正常情况	异常情况
舌头	形状对称，活动自如	在伸舌时，舌尖端呈"W"，提示舌系带短
双颊	吸吮时双颊不会内陷	哺乳时，婴儿脸颊出现酒窝，提示双颊缺乏稳定度
下颌	下颌对称，稳定，哺乳时活动前伸自如	婴儿小下颌，舌后垂，出生后表现为呼吸困难，颈部伸展，头后仰体位，高度怀疑皮—罗综合征
上颚	上颚完整，可见悬雍垂	悬雍垂缺失，或观察到喂养时，乳汁从鼻腔流出，提示腭裂

（二）检查口腔内部结构和吸吮功能

必要时，比如母亲出现乳头疼痛，婴儿显示摄入不足，或在视诊时发现有异常情况，可对婴儿口腔进行触诊，以进一步了解婴儿口腔内部情况。

检查者先将手指放在婴儿的双唇上，这表示对婴儿的尊重，同时也让婴儿做好吸吮准备。当婴儿张开嘴时，会伸出舌至牙床外，检查者用戴有手套的手指触碰婴儿的舌尖，观察婴儿是否将手指吸入。如果婴儿将手指吸入，观察舌是否包裹手指以及舌运动时的力量。手指触碰上牙床后的硬腭，感受平整和完整；触碰软硬腭交界的地方，观察婴儿是否开始吸吮。正常情况下，婴儿在吸吮中能很好地保持对手指的接触。婴儿可以保持舌前部裹住检查者的手指，舌后部和下腭下降形成负压。吸吮应该是深、牵拉和有节律的。评估中，如舌的前中部失去了对手指的接触，婴儿可能会在哺乳中失去含接。如出现舌退缩，舌滑动等舌体的异常活动，则提示哺乳时吸吮可能存在问题。

（三）听吞咽声音

婴儿吸吮时应无特殊声音。吞咽声可以直接听，或使用听诊器放在婴儿的喉部，听到"咔"的声音，提示吞咽，婴儿有效地转移乳汁。吸吮时发出"咋咋"等声音，提示可能存在口唇密封不良。

二、母乳喂养口腔运动评估工具

小于 6 个月婴儿母乳喂养常用评估工具主要用于帮助临床医护人员和母亲对喂养困难高风险婴儿，患病婴儿，以及健康婴儿的安全有效喂养能力进行评估，评估条目中包含了婴儿口腔运动，如含接、吸吮和吞咽，以及母亲乳房情况、母婴互动能力等方面（表 8-2）。

表 8-2　小于 6 个月婴儿母乳喂养常用评估量表 [24]

评价工具	喂养方法	对象	评估条目	评价者
新生儿口腔运动评估表（neonatal oral motor assessment scale, NOMAS）	哺乳或奶瓶	早产儿，患病婴儿	28 个条目：14 个下颌运动和 14 个舌运动	专业训练医护

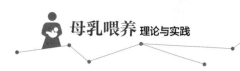
评价工具	喂养方法	对象	评估条目	评价者
早期喂养技巧评估（early feeding skills assessment, EFS）	哺乳或奶瓶	早产儿，纠正胎龄 52 周	36 个条目：行为状态、暗示、肌张力、活动度、压力行为、吞咽、生命体征稳定、口腔运动功能等	专业训练医护
早产儿母乳喂养行为量表（premature infant breastfeeding behavior scale, PIBBS）	哺乳	住院早产儿	12 个条目：觅食、含接、吸吮、吞咽、一般行为、喷乳、乳房和乳头问题和环境的影响等	母亲或医护
婴儿母乳喂养评估工具（infant breastfeeding assessment tool, IBFAT）	哺乳	健康、足月婴儿，< 5 天日龄	6 个条目：婴儿状态、喂养暗示、觅食、含接、吸吮和母亲满意度	母亲或医护
母婴母乳喂养过程评估工具（mother-infant breastfeeding progress tool, MIBPT）	哺乳	健康、晚期早产儿、足月新生儿在院期间（2～5 日龄）	8 个条目：母亲对婴儿喂养暗示反应、喂养间隔时间、含接、营养吸吮发生、哺乳独立性、乳头破损和母亲对母乳喂养负面评价	医护
潜在早期母乳喂养问题评估工具（potential early breastfeeding problem tool, PEBPT）	哺乳	健康、足月婴儿在院期间	23 个条目：母乳喂养可能发生的事件，如：哺乳时婴儿入睡，乳头疼痛，乳房感染等	医护
Bristol 母乳喂养评估工具（Bristol breastfeeding assessment tool, BBAT）	哺乳	健康、足月婴儿至 10 周	4 个条目：体位、含接、吸吮和吞咽	医护
LATCH 评估表	哺乳	无特定	5 个条目：含接、吞咽声、乳头类型、乳房舒适度、体位	母亲或医护
母婴评估（mother-baby assessment, MBA）	哺乳	无特定	5 个条目：喂养暗示、体位、固定、乳汁转移和结束哺乳	医护

　　新生儿口腔运动评估表（neonatal oral motor assessment scale, NOMAS）见表 8-3，具有良好的信效度，可用于足月儿及早产儿口腔运动评估，可敏感地反映出婴儿吸吮功能随胎龄的增长而增强的生长发育特点。检查者将手指放入婴儿的口中，用于评估婴儿的下颌和舌头正常和非正常运动。评估量表分为 14 个下颌运动和 14 个舌运动，将这些运动状态

评定为正常、紊乱和障碍三个类型。"正常"是指新生儿在营养性吸吮或者非营养性吸吮过程中能够保持吸吮—吞咽—呼吸的协调，比率 1∶1∶1，吸吮脉冲是 10～30 次/组，吸吮间歇短暂。"紊乱"是指吸吮—吞咽—呼吸不协调，吸吮节律不规则。"障碍"是指舌、下颌反应和运动异常以及不成熟造成喂养中断。

表 8-3　新生儿口腔运动评估表 [25]

下颌		
正常	紊乱	障碍
1. 下颌张开的幅度一致	1. 下颌轻摇，张开幅度不一致	1. 下颌过度张开，不能紧密裹住乳头
2. 下颌有节律地开闭	2. 下颌无节律运动	
3. 喂奶前 30 分钟予以乳头刺激，婴儿自发张开下颌	3. 下颌开启困难（不能含接；启动时出现抖动；不回应触碰；晃动乳头后出现反应）	2. 下颌紧张，张口受限
4. 下颌运动速度 1 次/秒（为非营养吸吮速度的 1/2）		3. 下颌不对称，侧向偏离
		4. 无下颌运动
5. 挤压乳房过程中，下颌能充分包裹乳房并获得乳汁	4. 持续出现与胎龄不相符的不成熟的吸吮模式（低于 40 周）	5. 营养吸吮与非营养吸吮速率没有差异
得分	得分	得分

舌		
正常	紊乱	障碍
1. 吸吮期间保持卷舌形成舌槽	1. 在吸吮时舌过度前伸超过唇缘，但未中断吸吮节律	1. 舌肌无力；松弛，无舌槽
2. 在舌的前后运动中出现伸舌—抬高—回缩的动作	2. 无节律的舌运动	2. 舌回缩；舌隆起、退缩至口咽部
3. 有节律的舌运动	3. 由于以下原因不能维持吸吮 2 分钟：适应；呼吸困难；疲乏	3. 舌不对称；舌向一侧偏斜
4. 舌的运动速度为 1 次/秒		4. 放入奶嘴前后舌过度前伸超过唇缘，舌向外下伸
5. 有效吸吮乳汁入口咽部开始吞咽	4. 吸吮—吞咽—呼吸不协调，出现鼻搧、转头、多动	5. 无舌运动
得分	得分	得分

　　口腔运动功能障碍（oral-motor dysfunction）包括肌力和（或）吸吮协调异常，正常婴儿在肌力改变和（或）状态调节不良时出现。肌力低会导致吸吮弱和协调差，肌力高会导致牙关紧咬、咬或舌头垂直挤压。口腔运动功能障碍要考虑是否存在疾病、发育异常、产伤或者解剖结构异常，如唐氏综合征、斜颈、神经损伤、颞下颌关节损伤、唇/腭裂等。口腔运动功能障碍时，母亲表现出乳头损伤、乳头疼痛，婴儿误吸风险高，甚至完全无法进行经口喂养，通常伴随体重增长不良。

三、口腔超声成像和负压测量

超声技术的进步，产生了高分辨率的图像，能够更好地描绘出哺乳时婴儿吸吮中的乳头变化和舌头运动，以及乳汁的流动。当超声成像与口腔内负压测量同时进行时，可以获得口腔负压数据，以及与舌体运动之间的关系。正确的超声扫描技术和压力传感线的放置对于获得准确的诊断数据至关重要。超声成像和负压监测技术是无创、可靠和可重复的方法，可以评估舌系带短，腭裂和唐氏综合征等哺乳高风险婴儿哺乳时的舌体运动、口腔负压以及乳汁转移状况，在帮助临床专业人员诊断和治疗婴儿吸吮异常方面具有重要的潜力[26]。

附：鹅口疮 [27]

（一）原因

鹅口疮（thrush）为白色念珠菌感染所致。多见于新生儿、营养不良、腹泻、长期应用广谱抗生素或激素的患儿，新生儿多由产道感染，或因哺乳时乳头不洁或使用污染的奶具而感染。

（二）临床表现

口腔黏膜表面出现白色或灰白色乳凝块样小点或小片状物，可逐渐融合成大片，不易拭去，若强行擦拭剥离后，局部黏膜潮红、粗糙、可溢血。患处不痛、不流涎，不影响吃奶，一般无全身症状。以颊黏膜最常见，其次是舌、齿龈及上腭。

（三）治疗

保持口腔清洁，在哺乳前后用 2% 碳酸氢钠清洁口腔。局部涂抹 10 万～20 万 U/ml 制霉菌素鱼肝油混悬液，每日 2～3 次。如果治疗效果不佳，应尝试其他抗真菌治疗，如克霉唑或咪康唑。婴儿有鹅口疮，母婴之间会交叉感染，因此，母婴应一起抗真菌治疗。

（四）治疗期间的母乳喂养

治疗期间可继续母乳喂养。如母亲感染，其表现为哺乳时疼痛，乳头粉红发亮，干燥起皮，有烧灼感，发痒，一阵阵剧痛或刀割样疼痛，因此亲喂有可能较困难，可挤出乳汁用其他方式喂养，待治疗有效，局部症状缓解或消失再恢复亲喂。

（赵敏慧）

参考文献

1　Case-Smith, O'Brien JC. Occupational Therapy for children and adolescents. 7th ed. Elsevier Mosby, 2015,389-415,622-625.

2　李富德. 全国普通高等医学院校药学类专业十三五规划教材人体解剖生理学. 北京：中国医药科技出版社, 2016:66-70,78-80.

3　Genna CW. Supporting sucking skills in breastfeeding infants. 2nd ed. Jones & Bartlett learning, 2013:1-42.

4　Mannel R, Martens PJ, Walker M. Core curriculum for lactation consultant practice (International Lactation Consultants' Association). 3rd ed. Burlington, MA,2013:275-286,301-316.

5　Palmer B. The influence of breastfeeding on the development of the oral cavity: a commentary. J Hum

Lact,1998,14:93-99.

6　Ianniruberto A,Tajani E. Ultrasonographic study of fetal movements. Seminars in Perinatology,1981, 5:175–181.

7　Widstrom AM, Ransjo-Arvidson AB, Christensson K，et al. Gastric suction in healthy newborn infants: effects on circulation and developing feeding behavior. Acta Paediatr Scand,1987,76:566-572.

8　Delaney A, Arvedson J. Development of swallowing and feeding: Prenatal through first year of life. Developmental Disabilities Research Reviews,2008, 14:105–117.

9　Lemons PK, Lemons JA. Transition to breast/bottle feedings: the premature infant. J Am Coll Nutr,2001,2:126-135.

10　Thoyre SM, Shaker CS, Pridham KF. The early feeding skills assessment for preterm infants. Neonatal Network,2005,24(3):7-16.

11　Mizuno K, Ueda A. The maturation and coordination of sucking, swallowing, and respiration in preterm infants. J Pediatr,2003,142: 36-40.

12　Geddes DT, Kent JC, Mitoulas LR, et al. Tongue movement and intra-oral vacuum in breastfeeding infants. Early Human Development,2008,84: 471-477.

13　Lau C, Smith EO.A novel approach to assess oral feeding skills of preterm infants. Neonatology,2011, 100:64–70.

14　Lau C, Kusnierczyk I. Quantitative evaluation of infant's nonnutritive and nutritive sucking. Dysphagia,2001,16(1): 58-67.

15　Reynolds EW, Grider D, Caldwell R. Swallow-breath interaction and phase of respiration with swallow during nonnutritive suck among low-risk preterm infants. Am J Perinatol,2010,27:831.

16　Gaebler CP, Hanzlik JR. The effects of a prefeeding stimulation program on preterm infants. Am J Occup Ther,1996,50:184-192.

17　Doğramacı EJ, Rossi-Fedele G. Establishing the association between nonnutritive sucking behavior and malocclusions: A systematic review and meta-analysis. J Am Dent Assoc,2016,147(12):926-934.

18　Lau C, Smith EO, Schanler RJ.Coordination of suck-swallow and swallow respiration in preterm infants. Acta Paediatr,2003,92: 721-727.

19　Lau C. Development of Suck and Swallow Mechanisms in Infants. Ann Nutr Metab,2015,66(suppl 5):7–14.

20　Gewolb IH, Vice FL, Schwietzer-Kenney EL, et al. Developmental patterns of rhythmic suck and swallow in preterm infants. Dev Med Child Neurol,2001, 43(1): 22–27.

21　Mizuno K, Ueda A. The maturation and coordination of sucking, swallowing, and respiration in preterm infants. J Pediatr,2003,142: 36-40.

22　Mathew OP, Clark ML, Pronske ML, et al. Breathing pattern and ventilation during oral feeding in term newborn infants: assessment and facilitation of breastfeeding. Clin Perinatol,1987,14: 109–130.

23　Thoyre SM, Carlson JR. Preterm infant's behavioural indicators of oxygen decline during bottle feeding. J Adv Nurs,2003,43:631–641.

24　Pados BF, Park J, Estrem H, et al. Assessment Tools for Evaluation of Oral Feeding in Infants Younger Than 6 Months. Advances in Neonatal Care,2016, 16(2):143-150.

25　Palmer MM, Crawley K, Blanco IA. Neonatal Oral-Motor Assessment scale: a relaibilty study. J

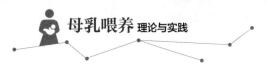

Perinatol,1993,13:28-35.

26　Geddes DT, Sakalidis VS.Ultrasound Imaging of Breastfeeding-A Window to the Inside: Methodology, Normal Appearances, and Application. Journal of Human Lactation,2016,32(2):340-349.

27　崔焱 . 儿科护理学 . 第 5 版 . 人民卫生出版社 . 2012:227-228.

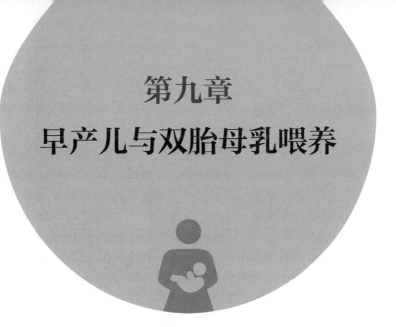

第九章
早产儿与双胎母乳喂养

一、早产儿定义

　　早产儿（preterm infant）是指出生时胎龄小于 37 周的新生儿。柳叶刀报道 2010 年全球早产儿发生率在 11.1%，欧洲国家最低在 5%，非洲国家最高在 18%，中国为 7.1%。早产是新生儿期死亡率和发病率主要因素，并影响着远期健康结果[1]。早产儿按照胎龄、出生体重和体重与胎龄的关系分类如下[2]：

　　1. 按胎龄分类

　　（1）早产儿：胎龄 < 37 周的新生儿；

　　（2）晚期早产儿：胎龄 ≥ 34 周至 < 37 周的新生儿，占所有早产儿的 70%[3]。

　　2. 按出生体重分类

　　（1）低出生体重儿（low birth weight, LBW）：出生体重 < 2500g 的新生儿；

　　（2）极低出生体重儿（very low birth weight, VLBW）：出生体重 < 1500g 的新生儿；

　　（3）超低出生体重儿（extremely low birth weight, ELBW）：出生体重 < 1000g 的新生儿。

　　3. 按体重与胎龄的关系分类

　　（1）小于胎龄儿（small-for-gestational-age, SGA）：出生体重在同胎龄平均体重的第 10 个百分位以下的婴儿；

　　（2）适于胎龄儿（appropriate-for-gestational-age, AGA）：出生体重在同胎龄平均体重的第 10 ～ 90 百分位的婴儿；

　　（3）大于胎龄儿（large-for-gestational-age, LGA）：出生体重在同胎龄平均体重的第 90 个百分位以上的婴儿。

二、早产儿行为特点

　　早产儿"吃"的能力与其神经行为成熟度有着密切的关系，母亲哺乳过程也是母婴互动的过程[4]。在喂养过程中，通过观察婴儿的行为表现来判断其处于舒适状态还是压力状态，如果早产儿处于安静和稳定状态，可以继续喂养。如果早产儿呈现出压力表现，则需要慎重评估，给予休息或结束喂养。学会读懂早产儿的各种暗示，给予积极的回应非常重要。早产儿通常在交流和互动中表现为回应弱，不活跃，暗示不明显，如果缺乏对早产儿行为的认知，对早产儿行为不敏感，就会影响哺乳过程的顺利进行。因此，理解早产儿行为对于母乳喂养顺利进行至关重要。

Als[5] 在 1982 年提出了共同互动（synactive）理论。她描述婴儿个体的内在系统，包括自主系统、运动系统、意识状态系统、注意力互动系统及自我调节系统，每个内在系统都有不同阶段的发育目标。这些内在系统相互影响，也受环境影响。每一个新阶段的发育都以前一阶段的发育结果为基础，并且不断继续进行分化及发育。第一阶段自主系统在受孕初期就开始发育，因为这个系统确保个体最基本的功能；接着开始的是第二阶段运动系统的控制，起初胎儿维持在屈曲的姿势，随着个体的发育会出现更高级的分化动作；第三阶段则是意识状态系统，胎儿从最早期的基本上处于睡眠的状态，慢慢发展成为包含非常清晰的清醒、半睡半醒及睡眠等不同意识状态的阶段。当婴儿能够整合这些系统并维持稳定之后，就可以进一步和外界互动、产生认知及感情的活动，进入互动和自我调节阶段。因此，读懂早产儿的行为更多的是从其生命体征变化、消化系统表现、肢体行为和状态综合理解。

（1）舒适表现：生命体征平稳；吸吮—吞咽—呼吸协调好；屈曲意味着舒适；细微柔和的运动有助于肌肉和骨骼的发展；手放在嘴位、抓握；放松、安静、动眼睡眠；能够维持清醒状态，满足后入睡。

（2）压力表现：生命体征不平稳；吸吮—吞咽—呼吸协调差；肌力弱；肢体过度频繁地伸展；粗大的运动；手指张开、紧握拳头；烦躁、频繁地皱眉、双眼漂浮、打哈欠；表情呆滞；不能维持清醒状态，很快地入睡或哭吵。

（一）早产儿自主系统特点[6]

1. 体温　新生儿正常体温在 36.5～37.4℃。测量部位常见的有直肠、腋下和腹部皮肤温度。直肠温度是核心温度，测量时容易造成损伤，不建议用于常规测量。腋温是最接近核心温度的体表温度，腹部皮肤温度常用于持续体温监测。早产儿体温调节功能差，加强体温监测，根据早产儿的体重和成熟度给予不同的保暖措施。

2. 心率呼吸　新生儿正常心率在 120～160 次/分钟。新生儿正常呼吸频率为 30～60次/分钟，安静时呼吸不费力，为腹式呼吸。呼吸困难时可见胸骨上窝、肋间和剑突下凹陷，鼻翼扇动，并常有呼气性呻吟。早产儿会表现出呼吸不规则、周期性呼吸或呼吸暂停。

3. 经皮氧饱和度　正常新生儿氧饱和应维持在 90%～95%。将探头置于新生儿足部或腕部，红光的发射端对准接收端，仪器会连续监测出血氧饱和度的变化。早产儿氧疗支持时氧饱和度不宜过高，避免发生氧疗并发症。

4. 排便　约 1/3 的新生儿出生后立即或不久排尿，一般生后 24 小时内排尿，若生后48 小时无尿需要检查。一般生后 10～12 小时开始排胎粪，约 2～3 天内排完，若生后 24小时未见胎粪排出，应检查。早产儿胎粪延迟排出发生率高。

5. 皮肤颜色　早产儿正常情况下，皮肤薄而红润。黄疸时皮肤发黄，缺氧时皮肤发绀，贫血时皮肤苍白。

（二）早产儿肌张力特点

1. 新生儿肌张力的发展　肌张力是指新生儿对牵张所产生的阻力以及所采取的姿势。包括：自发运动时肌肉的力量和适应力；在被动牵拉运动过程中肌肉的抵抗力；某种姿势和协调运动时，肌肉轻微的收缩状态。新生儿肌张力是新生儿中枢神经系统机能完整性的外在表现，与新生儿成熟度、遗传，以及神经肌肉系统、代谢系统等疾病有关。肌力发育是随着胎龄的增长和神经系统成熟而变化。一般是从肢体的近端开始发育，从尾到头方向进行（从腿到头部的方向），以屈肌为主。肌张力在胎龄28周时开始发育，在这之前，早产儿肌张力很弱，四肢松软；胎龄28周时，下肢略微屈曲，上肢伸展，头部不能维持中线位；到32周时，下肢的屈肌力量增强，在安静状态下表现为下肢的屈曲，上肢的伸展，但头部仍然不能维持在中线位；36周时，上肢的屈肌力量开始增加，上肢和下肢表现得更为屈曲，并向躯干靠拢，头部基本可以维持中线位；40周时，四肢的屈肌力均占优势呈屈曲姿势，表现为上肢屈曲内收、髋关节呈轻度外展，膝关节屈曲，足月儿可以控制头部维持在中线位。观察评估新生儿肌张力和姿势时，婴儿放置仰卧位，头在中线位，并处于安静清醒期，因为睡眠—清醒状态会影响新生儿的肌张力和姿势。

2. 肌张力低对早产儿母乳喂养的影响　早产儿由于发育不成熟，出生时通常需要呼吸支持，对氧气需求高，会出现肌张力低下，表现为较难维持某种姿势，活动无耐力，其头部活动、屈曲体位、保持中线位和稳定活动都存在困难。早产儿的肌张力低会在以下几个方面影响母乳喂养[7]：

（1）导致婴儿喂养无耐力：喂养的耐力需要肌肉的力量和张力保持，而肌张力低可能使早产儿一顿吃得好，下一顿由于太疲惫而吃不好。

（2）影响有效含接：比如，早产儿虽然刚开始含接好，但在吸吮之后的暂停呼吸期，由于肌力不够衔不住乳头，经常从乳房上滑落，需要不断地再次尝试含接，引起婴儿疲乏。

（3）肌张力低还会导致吸吮无效：婴儿表现出持续的吸吮，但通过称重法就会发现乳汁转移量并不多，这是由于肌力不足，吸吮时的口腔负压低，乳汁移出不足。

3. 哺乳姿势和应对措施[7]　由于早产儿的肌张力低，可以指导母亲采取橄榄球或交叉摇篮式。这两种姿势的共同点在于，母亲一手托住早产儿的头背部，能给予婴儿颈部有力的支持，保持其头部在中线位；另一只手托住自己的乳房，能帮助早产儿含接。另外，非常重要的一点，要夹紧早产儿的躯干紧贴母亲的腹部，维持其在中线的体位，这是保持有效含接的重要举措。橄榄球式是亲喂起步的姿势，当早产儿处于"舔和闻"以及"咬和吞咽"阶段时，这样的姿势有诸多优点，如：母亲与婴儿的脸相对，可以看到婴儿的表情；母亲的手掌托住了婴儿的头颈，更易掌控；亲喂的同时，方便进行管饲。随着母亲信心的增加和母婴双方对亲喂的适应，这时可以尝试交叉摇篮式。这个姿势下，母亲可以更好地观察到婴儿的吸吮—吞咽—呼吸，判断乳汁的转移情况。半躺位有助于早产儿呼吸，有助于其吸吮—吞咽—呼吸的协调。乳盾可以用来帮助早产儿含接母亲乳房，它能在早产儿吸吮暂停时，固定住母亲的乳头，帮助婴儿保持含接[8]（具体使用方法请见第十七章）。

（三）早产儿睡眠—清醒状态特点

1. 新生儿睡眠—清醒状态　新生儿的状态主要分为深睡期、浅睡期（动眼睡眠期）、瞌睡期、安静清醒状态、活动清醒状态和啼哭期 6 个意识状态[9]，其中安静清醒期和活动清醒状态是最佳的喂养时期，其他状态喂养，婴儿配合度低[4]。可以通过观察婴儿眼睛活动，身体活动和呼吸运动来识别婴儿的各种状态。从出生到满月，睡眠 - 清醒各状态在新生儿身上频繁转换。从一个清晰状态进入另一个状态的能力是神经系统成熟和能力的标志。大多数足月儿在各种状态下平稳转换，各状态转换较快。

2. 早产儿睡眠—清醒状态特点 早产儿的睡眠形态与足月儿有所不同，早产儿的睡眠周期较没有规律性，睡眠周期短 30～40 分钟（足月是 50～60 分钟），以浅睡眠为主，睡眠 - 清醒状态不清晰，各状态之间的转换快，清醒期短[10]。比如，早产儿可以从睡眠状态直接跳入啼哭状态，接着又进入睡眠状态，通常不能维持一段明显的清醒期。早产儿状态调整的无能导致喂养上的困难。随着早产儿的成熟，尤其在 36 周后，各状态会更清晰和明确，吃奶能力也逐渐提高。

3. 唤醒和安抚技巧 伴随发育的成熟，早产儿开始对身体的饥饿感变得有感觉，表现出嘴和身体的主动活动。母亲可以根据婴儿的觅食提示，通过温柔的触摸来唤醒婴儿，使之逐渐清醒后，尝试母乳喂养。对于越小的早产儿，喂养前更换尿布或沐浴都会使其变得疲乏，不能保持清醒状态，从而影响喂养。随着早产儿逐渐成熟，对活动的耐受和清醒期的维持能力不断增加，这些操作就不再是问题。要安抚啼哭的早产儿，首先环境要安静，灯光要暗一点，尽量减少外界对早产儿的刺激。另外，照看者人数不要多，过多的互动也会带来压力。所以，当母亲母乳喂养时，要专注于喂养，避免受其他人的打扰。环境越安静，打扰越少，外界的刺激越少，对早产儿压力也越少。

（四）早产儿个体发育支持与护理

个体化发育支持性护理是一种改变新生儿重症监护室（neonatal intensive care unit, NICU）环境和照顾方式从而预先保障早产儿及其家人的身心健康的方法。

NICU 环境里，灯光明亮，声音嘈杂和各种操作对早产儿来说都是巨大的压力源，影响其发育。个性化护理须降低声光强度，调节环境光线，模拟昼夜变化，减少刺激性操作，减少对早产儿自身作息的打扰，给予舒适的体位，减少不良刺激。个体发育理论认为早产儿经口喂养的时机和进程取决于其对环境和喂养的耐受程度。因此，在早产儿喂养时要注意给予安静的环境、柔和的亮光，关注其压力行为表现，判断喂养耐受情况[5]。

NICU 是婴儿临时的或者最初的家，暖箱在保护婴儿的同时也孤立了婴儿，切断了它与外界完整而真实的接触。早产儿可以通过它自己的方式对周围人事做出反应：注视、倾听、感受抚触、把头转向照顾者等，当他真的参与其中，他会努力注视、追踪事物的变化。如果人们理解他、适当回应，他也会意识到通过这些途径自己是被理解、受重视的；相反，如果给予的回应总是有偏差，他也很快就会发现自己的互动努力都是无效的，可能就会失去与人互动的信心甚至放弃，这都不利于早产儿社会心理的发育。父母是他的社会大家庭中的重要一员，是婴儿社会环境中最重要的参与者，但是 NICU 的条件限制了父母与婴儿在一起的时间。因此，开展以家庭为中心的护理模式，最大限度地让父母参与NICU 护理，观察早产儿表现，学会读懂暗示，给予袋鼠式护理，尝试哺乳等。

理解、尊重早产儿的个性，要像对待成年人一样理解、尊重早产儿，哪怕是非常小的早产儿，也是一个人。虽然他们遵循相似的生长发育规律，每个早产儿都是不一样的，同一个早产儿的每一天也都是不一样的。所以理解早产儿所发出的信息，提供个体化的护理措施。

三、早产儿消化系统特点

（一）早产儿口腔运动特点 [7]

安全有效的全经口喂养能力是早产儿喂养的最终目标。经口喂养是一个高度复杂的活动，涉及神经、运动、自主等多系统的整合、成熟和协调，包括嘴唇、下巴、脸颊、舌头、硬腭、咽喉部等多个解剖结构共同形成协调的吸吮—吞咽—呼吸（sucking-swallowing-breathing, SSB）的有节律性的运动。在母亲成熟乳阶段，SSB之间的比例是1：1：1，每个节奏约1秒，表现为吸吮，吸气，吞咽，然后呼气。成熟的SSB是阵发出现的，由10～30组SSB组成，随后短暂的休息暂停，用来恢复体力。婴儿开始进食时呈现饥饿姿势，表现为收拢屈曲四肢回中线位。当他吃饱满足时，他进食的速度逐渐慢下来，休息时间也延长，吸吮变少，直至睡着。满足时呈现出四肢放松的伸展体位。

早产儿的大脑发育不成熟，各种神经反射不完善，容易出现吸吮吞咽功能障碍、吸吮—吞咽—呼吸失调、行为状态组织能力低下等，导致经口喂养困难。胎儿口部的吸吮动作在孕15周可以检测到，孕34周时，早产儿开始形成有节奏的挤压力和吸吮力，但两者之间的协调表现则要在孕36～38周时 [11]。因此较小的早产儿易发生乳汁吸入气管。随着成长和神经系统成熟，SSB会逐渐协调起来。进食时缺乏节律，舌头和下颌的活动不稳定。早产儿会表现出不成熟的吸吮阵发，由3～5次吸吮—吞咽和随后相同时间的暂停（呼吸）组成。早产儿不能协调好吸吮—吞咽—呼吸，表现为多次吸吮后吞咽，但没有出现呼吸，这时，会表现出轻微的压力表现，他可能抽离、转头或表现出其他压力暗示。几乎到足月时，吸吮模式才会转变为成熟模式。早产儿吸吮能力在胎龄34～36周时显著增加，胎龄36周后成熟。晚期早产儿有时在体重上可以接近甚至达到足月儿，但其吸吮和吞咽的表现仍可能不成熟。

（二）胃肠道动力的特点

胎儿协调的食管蠕动存在于孕32周时，然而与足月儿相比，其收缩幅度、传播速度及下食管括约肌压力均是降低的，因此早产儿更易发生胃食管反流。胃十二指肠的协同运动随胎龄的增加而不断完善。标志胃肠功能成熟的消化间期移行性运动复合波传播在胎龄32周后出现，足月时清晰可辨。小于32周的早产儿更易发生喂养不耐受，表现为胃潴留或呕吐、胆汁反流、腹胀、便秘等。胎龄越小、体重越低，发生率越高。早产儿结肠动力也不成熟，当有呼吸窘迫或感染时，常可出现类似于巨结肠的动力性肠梗阻。晚期早产儿吞咽、蠕动功能和食道括约肌的控制功能仍不成熟，可能会导致吸吮吞咽不协调，母乳喂养延迟，体重增加不良，发生产后早期脱水等表现 [12]。

（三）消化吸收功能

刚出生的新生儿胃内pH值较高，因此在出生5～8天内胃蛋白酶是无活性的。十二指肠的各种蛋白酶活性在早产儿出生时也是降低的，因此只能消化不足80%的摄入蛋白质。新生儿的脂肪消化主要通过舌脂酶和胃脂酶，主要作用于中链甘油三酯，不需胆盐。而长链甘油三酯的消化有赖于胰脂酶和胆盐乳糜微粒化，早产儿胰脂酶的活性较低，胆酸和胆盐的水平也较低，因此早产儿对脂肪的消化吸收能力有限，但这种吸收不良可通过存在于母乳中的脂酶来补救。早产儿消化碳水化合物的能力也是有限的，胰淀粉酶水平相对较低。乳糖酶出现于孕24周，但直到36周才达足月儿水平，因此早产儿在功能上可能有

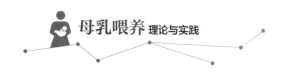

轻度乳糖不耐受，但是可以通过结肠细菌发酵的途径来补救[12]。

（四）肠道免疫功能

胃肠道可保护宿主不受外来毒素、病原体和异物的损害，但早产儿胃酸低、蛋白酶活性低、肠黏膜渗透性高、sIgA 水平低和动力障碍等，都使早产儿发生坏死性小肠结肠炎（NEC）的危险性增加[12]。

第二节　早产母亲泌乳和乳汁特点

一、早产母亲泌乳特点和干预策略

（一）早产母亲泌乳特点

正常的乳汁产量来自成熟的乳腺发育和泌乳生成。乳腺发育的三个重要阶段为胚胎期，青春期和孕期。孕期随着孕周的增加，胎盘分泌的雌激素和孕激素水平呈上升趋势。雌激素刺激乳腺导管发育，而孕激素刺激乳房腺体发育。孕 22～34 周的早产产妇，妊娠过早终止，乳腺发育不一定能够达到充分泌乳的水平。一般来说，乳腺产乳最晚在孕 22 周前开始，此时初乳已经开始形成。所以，早产母亲的乳腺虽然不如足月母亲发育成熟，但一样有泌乳的潜能。

泌乳Ⅰ期（孕 16 周～产后第 2 天）和泌乳Ⅱ期（产后第 3～8 天）由内分泌系统控制。刺激母亲乳头，感觉刺激传输到下丘脑，刺激垂体释放催产素和泌乳素进入血液。孕期高水平的雌激素和孕激素抑制乳房中的泌乳素受体，因此，在胎盘娩出前刺激乳头，只会表现出催产素引起的子宫收缩。胎盘娩出后，雌激素和孕激素迅速降低，对泌乳素抑制作用减弱，刺激母亲乳头，乳房在泌乳素和催产素的协调作用下开始产出乳汁。正常情况下，在产后最初的 48 小时，无论是足月或是早产，产妇的泌乳很少，之后在产后 48～96 小时乳汁产量将会明显增加。对于早产儿的母亲，产后 5 天后的泌乳量有很大的不同，24 小时的产乳量从 200ml 到 900ml 不等。其原因可能是产妇发生早产通常合并其他疾病因素，如：人工授精技术受孕、母亲妊娠期和分娩期发生高血压、糖尿病，采用剖宫产方式分娩，自身早产，这些都是导致母亲泌乳Ⅱ期延迟的高风险因素。

泌乳Ⅱ期主要由内分泌调控。通常在产后，新生儿越早吸吮，频繁吸吮，母亲泌乳建立越好。早产儿出生后通常不能直接吸吮母亲乳房或吸吮力不足，需要依靠手挤乳或吸乳维持泌乳。有研究表明，早期排空乳房（产后最初 48 小时内）与乳汁产量的提高有密切关系[13]。如果没有充分的乳汁移除，后续的乳汁产量将会下降。早产儿分娩最初几天需乳量很少，以后逐渐增加。产后母亲会误认为无须挤乳，而就是这关键的最初几天，会导致母亲泌乳潜能下降。母亲由于乳汁排出不足，还会遭遇乳房肿胀，疼痛；加之早产儿通常要在 NICU 治疗，母婴分离，母亲担心婴儿引起的焦虑、紧张、抑郁情绪，这些都会使早产儿母亲面临泌乳不足的风险。因此，要针对早产母亲进行及时有效的干预。

泌乳Ⅲ期（产后第 9 天～复旧期）转换为腺体自分泌控制，乳汁移出多少产多少。如果移出不足，将会面临乳汁量减少的危险。

（二）帮助早产母亲建立泌乳和超量供应的策略

1. 帮助母亲建立泌乳目标　产前或产后尽早告知母亲母乳对早产儿的重要性，给予针对性的健康教育，可以帮助母亲做出使用挤出乳汁喂养婴儿的决定[14]。目前研究表明，在胎儿及胎盘娩出后，在产后 1 小时内尽早收集初乳，不但可以收获大量初乳，而且也可以及时给予早产儿用作口腔护理[15]。如错过此时机，也应在产后 6 小时内尽早开始挤 / 吸出乳汁，每天至少 8 次，两次挤奶时间最长间隔不超过 5 小时，总时间不少于 140min；母亲做到晚上睡前挤 / 吸奶，夜间至少醒来一次挤 / 吸奶，早上醒来第一时间挤 / 吸奶[16]。产后 2 ~ 3 周时的每天挤 / 吸奶量目标是：至少达到 500ml 的"足够量"，最佳状态是能达到 800 ~ 1000ml 的"超量"供应。通常由于泌乳Ⅱ期的延迟，早产母亲的乳汁来得要比健康足月母亲的乳汁来得慢，这是正常的，需要继续耐心的保持挤 / 吸奶。文献报道，每天坚持至少 8 次的挤 / 吸奶，可以在产后 14 天达到 500ml 的产乳"足够"量，每天 10 ~ 12 次挤 / 吸奶可以达到超过 750ml 的产乳"富有量"。当乳汁分泌超过需要量的 50% 时，可以为后期由于任何原因导致乳汁产量降低提供缓冲。当该目标实现后，可以适当减少挤 / 吸奶次数。超量供应可以帮助一些早产儿更容易从充盈的乳房内吸到乳汁[17]。

2. 获得乳汁的有效方法　最适合的挤奶方法取决于母亲产后时间，挤奶的目的和其个体情况。手挤奶是最有效的挤出初乳的方法。医院级别的大型电动吸奶器对建立乳汁供应有益，并能有效提高乳汁获得量。当乳汁供应建立后，经济型吸奶器同样能获得需要的乳汁量。手挤奶获得的乳汁钠含量高，钠的浓度与乳汁量有关，大型电动吸奶器在提高乳汁获得量同时，一些营养素的质量可能会下降[18]。吸奶器使用时，给予按摩和手挤奶，是增加早产儿母亲泌乳量的有效措施[19]。从临床经验来看，母亲比较容易接受的吸奶计划是：初始阶段，白天每 2 小时一次，晚上每 4 小时一次。如使用医院级别的双侧电动吸乳器，可以将吸奶的时间缩减 50%，母亲接受程度高。2 ~ 3 周后，坚持每天至少 8 次，最长间隔时间不要超过 5 小时，尤其是夜间。当婴儿可以亲喂后，由于开始婴儿从母亲乳房上吃奶量不多，因此，每次哺乳后仍然需要挤 / 吸奶。当婴儿可以吃软一侧乳房和再吃另一侧乳房的部分乳汁时，哺乳后挤 / 吸奶可以慢慢减少，到最终停止挤 / 吸奶大概需要 1 ~ 3 周的时间。

3. 帮助母亲增加泌乳量的有效措施　频繁的袋鼠式护理，增加泌乳素分泌。皮肤接触后立即挤 / 吸奶。在婴儿床边挤 / 吸奶。记录每天的吸乳时间，过程和吸乳量可以帮助母亲及医护人员了解母亲的产乳信息，给予评估和有效指导从而保证产乳量。医院和社会组织可以建立母乳喂养的互助小组，进行同伴间的支持。比如，哺乳母亲们每周一次聚会讨论关于挤 / 吸奶、吸出乳汁喂养和住院及出院的母乳喂养计划。这些同伴之间的帮助可以有效促进母亲坚持吸奶，减少母亲的压力。

（三）母乳的收集和储存和分发

对于母亲给予自己的早产儿提供的母乳，没有证据支持常规对母乳进行细菌培养和其他微生物监测[20]。母乳中是存在细菌的，多样化的细菌为婴儿肠道连续提供共生菌和潜在益生菌来源，这些细菌可以保护新生儿，尤其是早产儿免受感染，并有助于新生儿免疫系统功能成熟[21]。我国一项研究对住院新生儿转运母乳进行细菌培养，结果显示母乳检出微生物与患儿住院期间的感染发生没有明确的相关性。采集母乳应更强调收集环节严格按照卫生标准收集、储存乳汁，做好手卫生和母乳收集、分装过程和设备清洁来避免微生物污染风险[22]。母乳也可能是病原体潜在载体，近年来的研究认为早产儿使用新鲜母乳喂养的益处超过其感染的风险。极低出生体重儿（< 1500g）和胎龄 < 32 周的早产儿经

胎盘转移的抗体有限，肠道免疫功能不成熟，建议对携带巨细胞病毒（CMV）亲母的乳汁通过冰冻、巴氏消毒处理后喂养早产儿，直至其胎龄达到 32 周[23]。

吸出的乳汁应尽可能早地喂养早产儿，新鲜的母乳是早产儿的最佳营养，新鲜的乳汁可以在 0 ~ 4℃冷藏情况下储存 96 小时[24]。初乳的表皮生长因子对早产儿肠道上皮细胞成熟有促进作用，并能减少有害微生物对早产儿的侵犯。应尽可能让早产儿吃到初乳。如果新鲜的乳汁难以获得，可以选择解冻的冻乳，解冻的乳汁在冷藏情况下保存 24 小时。储存容器上标记姓名、日期和收集的时间，不同温度下母乳保存时间见表 9-1。运送时冷链运送。为了避免脂肪含量以及 sIgA 在储存和使用环节降低，早产儿乳汁收集推荐使用硬质容器，具有光滑表面，减少脂肪附壁。若送入新生儿病房或母乳库，应在容器上标明母亲身份信息。

表 9-1　不同温度下早产儿母乳保存时间

室温 （19 ~ 26℃）	冷藏 （4℃）	冷冻 （ - 18℃）	解冻奶 冷藏（4℃）
< 4 小时	< 96h	至少 3 个月	< 24 小时

由于乳汁是体液，可能会传播疾病，必须确保母亲的乳汁只喂自己的婴儿，NICU 应该有预防错发母乳的制度和应对预案，并降低对人乳的浪费。专人负责进行流程管理，关键环节双人核对和记录[25]。

二、早产母乳特点和母乳强化

（一）早产母乳特点

早产母乳的成分与足月儿母乳不同，其营养价值和生物学功能更适合早产儿的需求。早产母乳中蛋白质、钠、氯比足月母乳高；乳糖较足月母乳低。早产母乳在产后 4 ~ 6 周后到达足月母乳成熟水平。从营养成分来看，早产母乳中蛋白质含量高，利于早产儿快速生长；脂肪和乳糖量较低，易于早产儿消化吸收；钠盐较高，利于补充早产儿的丢失。从生物学功能角度，早产母乳中的某些成分包括激素、肽类、氨基酸、糖蛋白等能促进胃肠功能的成熟。母乳中有抗微生物因子、抗炎症因子和白细胞等，不仅提供保护性物质，还对早产儿免疫功能的发育起调节作用。早产母乳中的长链多不饱和脂肪酸（LC-PVFA）对促进中枢神经系统和视网膜的发育有积极意义。大量证据表明，母乳喂养能减少早产儿短期及长期的各种并发症，包括降低喂养不耐受、院内感染、坏死性小肠结肠炎、慢性肺疾病、早产儿视网膜病、神经系统发育迟缓和再次住院率等。因此早产儿母乳喂养不能被其他营养品所替代[26]。

早产母乳中蛋白质含量从初乳、过渡乳到成熟乳逐渐降低。极低出生体重早产儿（VLBW）的母亲平均蛋白质在 1.9g/dl，由于早产儿胃容量的限制，一般每日的母乳摄入量在 150 ~ 160ml/kg，那么每日约可以得到蛋白质量在 2.9 ~ 3.0g/kg，离理想的每日蛋白质需求量 3.6 ~ 3.8g/kg 还有差距。早产母乳中的钙、磷含量略高于足月母乳，但由于早产儿宫内储备缺乏，仍低于早产儿生长的需求，大约 30% ~ 50% 纯母乳喂养的早产儿会出现骨矿物质缺乏，10% 的极低出生体重儿在矫正胎龄 36 ~ 40 周时发生骨折。人乳中变化最大的是脂肪，脂肪容易分层，并附着在容器上，储存过程中，脂肪酶会溶解一部分的脂肪。人乳中维生素 A，维生素 C 和维生素 B_2 在储存过程中也会有所降低[27]。

（二）早产母乳强化

2012 美国儿科学会对早产儿母乳喂养管理的推荐指出：给予所有早产儿人乳喂养。亲母的乳汁（包括新鲜或冻乳）是基本饮食；出生体重小于 1500g 的 VLBW 应给予含有蛋白质、矿物质和维生素的多种营养的母乳强化剂（human milk fortifier, HMF）以保证其获得最佳的营养摄入；如果不能获得亲母的乳汁或有喂养禁忌，则选用巴氏消毒的捐赠人乳，适当强化后使用[26]。

母乳强化是根据早产儿的出生体重和生长速度，在母乳喂养的同时，添加特定的营养物质，主要是蛋白质、钙和磷和维生素。Cochrane Library 2016 年临床荟萃分析结果显示，多种营养强化母乳组与非强化母乳组比较，早产儿住院期间体重、身长、头围、骨矿物质含量均改善。因此，强化母乳能促进早产儿短期生长。研究表明强化母乳不影响早产儿的喂养耐受，未增加早产儿的感染率和 NEC 的发生率。因此，母乳强化是安全的[28]。

目前最理想的强化产品是来源于人乳，该技术从捐赠乳中，将脂肪和蛋白质分离，减少乳糖成分，经过高温短时巴氏消毒热处理，但由于需要母乳库支持，成本高，欧美使用较多。目前国内使用最多的是牛乳来源的多种营养 HMF。国际上推荐添加时间是当早产儿耐受 100ml /（kg·d）的母乳喂养后，将 HMF 加入母乳中进行喂哺。HMF 在国外有多种商品化产品，有粉剂和浓缩液态奶。粉剂由于不会稀释母乳，使用方便。全口喂养母乳量应增加到 150mL/（kg·d），但不要超过 200mL/（kg·d），最理想的体重增长是 15g/（kg·d），身长增长是每周 1cm，头围增长每周 0.5 ~ 1cm。如果体重增长不能达到 15g/（kg·d），母亲的泌乳量超过婴儿需要量的 30% 时，可以给予后乳喂养。母乳强化建议到完全亲喂或者体重到 1800 ~ 2000g 或到出院[29]。在我国，中华医学会推荐对 VLBW 出院前评价营养状况不满意者需要继续强化母乳喂养至矫正胎龄 40 周。医生会根据早产儿的具体情况处方母乳强化剂[30]。

第三节　NICU母乳使用和母乳喂养

如果早产儿情况稳定，应尽早开始肠道喂养（生后的 6 ~ 12 小时内）。首选自己母亲挤出的新鲜乳汁（expressed breast milk, EBM），以提供最佳的免疫保护。如果新鲜乳汁不能获得，其次选择亲母的冻乳，母乳在冷冻、解冻和储存过程中，许多免疫活性因子仍旧存活。再次选择巴氏消毒的母乳或捐赠母乳（donor human milk, DHM），虽然巴氏消毒会破坏一些重要的免疫物质，但对低聚糖和乳糖铁影响比较小。早产儿奶粉作为最后选择。即便在有母乳库的地区，也要首先支持母亲自己挤出母乳。肠道营养开始和进度因人而异，取决于患儿的体重，日龄和医学情况是否稳定。

一、初乳用于早产儿口腔免疫治疗

早产儿经口喂养开始之前，都可以使用母亲的乳汁（尤其是初乳）进行口腔免疫治疗（除非母乳喂养禁忌证）。优点如下：人乳富含抗微生物因子，可以在婴儿口腔形成第一道防线；人乳富含细胞因子，可以通过婴儿的颊黏膜吸收，从而提升婴儿的免疫力；人乳

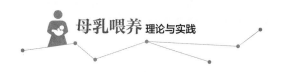

甘甜，口腔涂抹后，婴儿获得正性口腔体验。研究表明，初乳用于早产儿口腔免疫治疗，可有效地减少其肠外营养时间，降低其感染的风险和缩短住院时间[31]。

初乳口腔免疫治疗应在 NICU 常规应用，具体操作和关键点推荐见表 9-2[32]。Rodriguez 推荐使用注射器抽取 0.1ml 注入婴儿口中，再用柔软的无菌小棉签在早产儿双颊给予轻柔而短暂的按摩（每侧 3 秒钟）确保乳汁均匀分布在口腔黏膜上。该方法的优点在于治疗量准确而稳定，0.1ml 的用量也将婴儿吸入的风险降到最低；棉签最小程度吸收乳汁，避免损伤婴儿娇嫩的口腔黏膜。当初乳收集较少时，可采用此种方法，因为直接用棉签蘸取乳汁，棉签会吸取比较多的初乳，以至于接触黏膜上的乳汁会少[33]。为了减少婴儿感染的风险，避免用棉签在乳汁容器中反复蘸取，会污染乳汁，滋生细菌。可以将乳汁分别收集在注射器中，0 ~ 4℃保存 24 小时。由于每天只需要约 2 ~ 3ml 的初乳，应鼓励母亲尽量提供。治疗频率可以每 2 ~ 6 小时。治疗时间从母亲产乳就可以开始，直至婴儿开始经口喂养。鼓励父母参与其中，近期研究显示，父母参与母乳口腔护理，能使母亲挤 / 吸奶更有动力，泌乳建立更好[34]。

表 9-2　初乳用于口腔免疫治疗的操作推荐

操作	关键点
1. 获得亲母新鲜或冷冻的初乳	1. 给母亲收集母乳的无菌小容器，教会母亲手挤乳获得初乳
2. 核对初乳标签上的信息与婴儿一致	2. 在收集容器上标明母亲的姓名，收集时间等信息
3. 洗手戴手套	3. 尽量使用新鲜初乳
4. 用无菌小棉签蘸取初乳，约 0.2ml	4. 北美母乳库协会建议，住院婴儿使用的母乳在 0 ~ 4℃冷藏冰箱中可保存 48 ~ 96h
5. 用初乳轻柔涂抹舌头、牙龈和内颊	5. 如果初乳 < 0.2ml，可以加入少量无菌用水
6. 每 3 ~ 4 小时重复以上操作，直至婴儿开始管饲，进行肠道喂养	6. 记录初乳口腔免疫治疗
	7. 鼓励父母参与操作

二、早产儿母乳喂养——五阶段

（一）袋鼠式护理

袋鼠式护理（kangaroo mother's care, KMC）是 NICU 照护的重要部分，对母婴双方均有益处。对婴儿的益处有，维持婴儿体温、减少院内感染发生率和住院时间，降低疼痛、促进婴儿的自我调适、减少压力和啼哭、促进神经系统发育和成熟等；对母亲的益处有，减少母婴分离、促进母婴联结和互动等；并能促进母乳喂养[35]。皮肤接触是婴儿从管饲向直接哺乳过渡的重要环节[36]。同时，母婴皮肤接触可以促进母亲产乳[37]。KMC 之前，母亲可以先排空乳房。KMC 实施方法：婴儿只着尿布，以直立或 60°角位趴在母亲胸前，与母亲肌肤相贴。注意婴儿头侧向一侧，颈部伸长，脸、口鼻可见，保持呼吸道通畅。母亲可以用衣服或毯子覆盖婴儿背部保暖。医护人员指导母亲观察早产儿的暗示，如婴儿的生命体征、肢体活动，面部表情等。若婴儿出现肤色改变、体温下降、呼吸暂停或节律改变时应立即告知医护人员。如果早产儿出现寻乳表现，可以尝试哺乳[38]。

（二）舔和嗅

把早产儿放到母亲乳房上时，早产儿通常会表现为模糊或弱的状态调节，通常处于瞌睡期或者是睡眠期。偶尔，婴儿的嘴或周围区域碰到母亲的乳头，受到刺激后表现为张嘴含住乳头和舔舐滴出的乳汁。对母亲的乳头舔和嗅过程中，这种轻柔的刺激将会活跃母亲的荷尔蒙，母亲释放催产素，从而表现出喷乳。当乳汁的大量喷出时，早产儿不成熟的吸吮吞咽和呼吸的不协调性，会引起其呛咳或心动过缓。所以，选择非营养吸吮将会使婴儿舔和嗅的过程更加安全。可指导母亲在"舔和嗅"的过程前，排空乳汁使乳房变得柔软，此过程在婴儿床边实施将更有效。

（三）轻咬与吞咽

频繁的含接或含接尝试会伴随偶尔的吞咽。早产儿会有短暂的安静清醒期，其状态调节变得更为清晰和容易识别。考虑早产儿的吸吮、吞咽和呼吸还不协调，建议母亲继续哺乳前挤 / 吸奶，避免婴儿面对"喷乳"时不能应对。之后，当婴儿的清醒期更长，表现出更为活跃的喂养暗示（寻乳，动嘴，活跃或清醒）时，哺乳前挤 / 吸奶可以不再继续，但需要哺乳后挤 / 吸奶，这是保障母亲充足乳汁供应的基本措施。研究表明，婴儿亲喂更容易调节吸吮，吞咽和呼吸模式，呼吸更为平稳[39]。

（四）有效吸吮母乳

在早产儿从乳房里吸吮出乳汁的能力增强，吸吮、吞咽、呼吸渐渐协调，亲喂能力改善的过程中，母亲仍应重视实施哺乳后挤 / 吸奶。当早产儿的清醒持续时间更长，持续哺乳改善，他可以在每次哺乳过程中获得转移更多的乳汁，每日的哺乳次数也可以逐渐增加。ELBW 和 VLBW 婴儿的成功亲喂通常发生在纠正胎龄 36～38 周，之后几周，进步会非常快。当母乳喂养成功建立，就可以准备出院。

（五）完全母乳喂养

这时的婴儿觅食表现更为丰富，吸吮持久力，协调力和成熟度为完全母乳喂养做好准备，可以尝试按需喂养和更多的亲喂。有时，在早产儿的喂养计划中，可能每天有 1～2 次的瓶喂母乳。瓶喂通常用于提供额外的能量，如需要添加母乳强化剂时。出院后，瓶喂可以渐渐离断，到完全母乳亲喂。

三、管饲到乳房喂养——三步骤

早产儿开始吸吮喂养是当其发育成熟到能够协调吸吮、吞咽和呼吸运动的时候，一般发生在胎龄 32～34 周。在这之前，最常采用管饲喂养（nasal tube feeding）。随着婴儿吸吮喂养量的增加，管饲喂养量逐渐减少，直到完全可以通过吸吮喂养摄入足够的乳汁来维持其生长发育[40]。

（一）管饲

NICU 的早产儿是通过鼻胃管或口胃管开始肠内喂养的，由专业的护理人员来进行，是胎龄小于 32～34 周最常用的过渡到全口全肠内喂养的方法。胃管的置管长度的测量，是从婴儿的鼻尖到耳垂再到剑突与脐部中间的距离；可采用听诊或 X 定位方法确定胃管头端位置；妥善固定胃管，可先用人工皮保护婴儿幼嫩的皮肤，再在人工皮上固定胃管；每次喂养前需确定其位置准确，避免位置过浅导致的乳汁吸入；不建议频繁更换胃管，置胃管是一种侵入性操作，可能会造成婴儿上消化道损伤和引起婴儿口腔厌恶感。胃管喂养时，由父母抱着（最好有皮肤接触）；当婴儿不再需要呼吸机支持时，在管饲的同时，让婴儿吸吮母亲空的乳房上，进行非营养吸吮[41]。管饲过程中，由于母乳中的脂肪会吸附在管饲容器和连接管上，为了最大程度上减少脂肪的丢失，建议：早产儿管饲前将乳汁摇匀；管饲时，使用间歇注射法，每次 30~60min，避免持续管饲时脂肪的分层；胃管尽量短，注射器竖直向上放置，喂养结束时将注射器和胃管中乳汁排空。

（二）管饲和亲喂

在舔与嗅，轻咬与吞咽阶段，母乳摄取的主要方式是通过胃管。早产儿由于不成熟，只能从母亲的乳房上转移很少的乳汁。当转移乳汁的能力进步后，管饲量将逐渐减少。低出生体重儿母亲哺乳时使用乳头罩，可促进婴儿吸吮，增加乳汁转移量，和延长母乳喂养的时间[8]。一般在白天母亲访视时进行亲喂，夜间进行管饲。这样的喂养方式也能帮助早产儿在夜间休息，白天继续和母亲配合。如果亲喂时，发现早产儿有疲惫表现，不能安全经口喂养，可以将需要量从胃管注入，所以，胃管将一直保留，直到婴儿可以连续 3~4 天有效完成 3/4 的喂养量，再考虑拔除。在有条件的医院，早产儿的母乳摄入量可以用喂养前和喂养后的体重差别来测定，直观确定早产儿摄入量是否足够[16]。管饲与经口喂养结合进行，一直到能够完全经口喂养。在此期间可给予口腔运动干预，包括非营养吸吮、口腔刺激和口腔支持。研究表明，口腔运动干预可以有效缩短早产儿经口喂养过渡时间，缩短住院天数，促进有效喂养和乳汁的摄入量[42]。

（三）母乳哺喂

能全口喂养后，如经医生评估情况稳定，大多数早产儿将准备出院回家。母乳哺喂计划中的主要部分是父母要获得解决早产儿出院后将面临的喂养问题的能力。可以尝试在出院前母婴同室 1~2 天，父母可以单独与婴儿相处，多进行皮肤接触，可指导母亲采用哺乳舒适的姿势，让母亲多观察婴儿，注意其饥饿信号。教会母亲如何唤醒嗜睡的婴儿。这有助于父母角色适应和信心增加。

临床上，从管饲到完全哺喂过渡期间，由于一些客观原因，母亲不能 24 小时陪伴或需要额外添加营养时，通常需要替代方式帮助，如：瓶喂、杯喂等。这些替代方法与母亲哺喂相比，喂养时婴儿的氧饱和度较低，发生氧饱和度下降的频率较多，在喂养时要高度重视其安全性，正确使用（具体使用方法见第十九章）。

四、促进早产儿经口喂养的策略[6]

（一）避免口腔不良刺激

不常规进行口腔吸引，需要时进行；置胃管时，可以在婴儿吸吮安慰奶嘴时进行；如果婴儿有很强烈的呕吐反射，建议使用经鼻腔置管。适当固定胃管，避免脱出。尽量使用无创呼吸支持，如需气管插管，避免插管顶住上颚，导致上颚凹槽，影响吸吮。

（二）提供口腔良好的刺激

1. 给早产儿嗅母乳 管饲时，提供非营养吸吮或滴入微量母乳，让他品尝。不要约束婴儿双手，把手放至口旁嘴位；哺乳要先于瓶喂。如早产儿有能力吸吮和吞咽，则在哺乳时，避免让婴儿吸吮过度排空的乳房，这会导致他对乳房的疑惑和不愿吸吮乳房。

2. 瓶喂时，控制好奶瓶的流速，先选择流速慢的奶嘴，并且将早产儿上身竖抱，依靠婴儿有效吸吮流出，而非重力因素；如流速过快，婴儿不能协调吸吮—吞咽—呼吸，会引起紧张、呕吐反射，吸入，心动过缓；流速过慢，产生疲乏和挫折感，导致摄入不足，能量消耗过多，而体重增长缓慢。

3. 评估吸吮—吞咽—呼吸模式，生命体征变化（氧饱和度、肌张力、呼吸状态和心率变化）；如果连续 3～5 次吸吮吞咽后，仍然没有呼吸，口唇开始发绀，移开乳头，让婴儿呼吸，等其面色恢复，有吸吮暗示后再继续。

（三）适合的喂养姿势

1. **原则**　给予半斜躺位，头部抬高，屈曲对称的体位，有助于婴儿吞咽和吸吮；适当包裹婴儿，有安抚作用，但包裹过紧过暖会使婴儿嗜睡。

2. **促进吸吮**　杯状夹住婴儿双颊，促进嘴唇闭合和负压形成；婴儿吸吮时，轻轻外拉乳头（好似要将乳头拉出口腔），用以训练婴儿吸吮力。

3. **促进吞咽**　尽量将婴儿抱起，婴儿头和身体在一直线上，避免头转向一侧；由于下巴支撑婴儿舌头的运动，喂养时，可以轻柔支撑婴儿的下巴，并内收双颊（图9-1）。

（四）掌握好喂养时机

因早产儿和足月儿不同，其饥饿信号缺失或不明显，根据早产儿的具体情况，可以进行：

1. **按时喂养**　根据胃容量、自然哺乳时间给予，例如从每 1 小时喂养一次，逐渐延长到每 2 小时甚至 3 小时喂养一次。

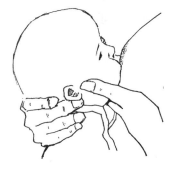

图 9-1　哺乳时支撑婴儿下巴

2. **半按需喂养**　基于持续评估婴儿喂养暗示，给予母乳喂养；长时间休息后唤醒婴儿给予积极母乳喂养；同时补充额外量以达到医嘱量[43]。

3. **按需喂养**　神经行为发育到一定阶段（胎龄 32～33 周），婴儿行为上可以表现出饥饿和满足，喂养可以基于婴儿的饥饿暗示进行，如：手放在嘴上、寻乳、烦躁和哭。但不要等婴儿哭累了再喂养[44]。对于胎龄小于 34 周的早产儿，尽量减少外界的打扰，给予充分的睡眠；一次喂养时间不要超过 20～30 分钟，以保证最佳的摄入和体重增加[45]。

目前，我国住院早产儿喂养方式正在从早产儿配方奶为主向母乳喂养为主转变。2009年中华医学会儿科学分会早产儿营养协作组对我国 10 家医院 696 例住院 2 周以上的单胎早产儿的调查发现，住院早产儿母乳＋早产儿配方奶喂养仅占 13.6%，仍以早产儿配方奶为主（77.0%）[46]。同时，由于我国医疗资源和条件限制，大多数新生儿重症监护室的封闭和半封闭性管理模式致使母婴分离[47]，对母亲缺乏泌乳支持，许多母亲由于母婴分离时间过长，缺乏足够的吸吮刺激及挤/吸奶次数和量不够，导致泌乳过早停止[48]。近年来，国内对早产儿母乳喂养认识度增加，有条件的新生儿重症监护室逐渐开始收集母乳，早产儿母乳喂养率必然有所增加。让住院早产儿间接吃到母乳，到给予早产儿母亲必要哺乳支持，最后能达到让早产儿直接吸吮母亲乳房获得乳汁，是要通过细致地管理，医院和社会共同参与，仍旧任重道远。

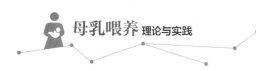

第四节　多胎母乳喂养

近年来随着辅助生殖技术广泛开展，多胎妊娠发生率明显增高。2009 年英国多胎妊娠发生率为 1.6%[49]，美国双胎发生率为 3.3%[50]，近年国内报道双胎妊娠发生率在 1.02%~3.18%[51]。多胎妊娠是一次妊娠宫腔内同时有两个及以上胎儿，易引起母亲妊娠期高血压、糖尿病、早产等并发症，并以剖宫产为主要方式终止妊娠。双胎婴儿易发生早产、新生儿窒息、低出生体重、各系统发育不成熟等问题[52]。母婴患病率增加、母婴分离时间长、同时养育多个婴儿疲乏等问题的存在，都会使多胎母乳喂养面临更多挑战。

一、多胎母乳喂养状况

（一）多胎母乳喂养率

国外报道住院双胎生后一周或出院时的母乳喂养率在 45%~85%，纯母乳喂养率在 11%~46%。3~4 个月时的母乳喂养率是在 12%~64%，纯母乳喂养率在 4%~18%[53]。国内文献报道双胎 1 个月、3 个月、6 个月和 12 个月的母乳喂养率和纯母乳喂养率分别为 77.0%、66.2%、47.3%、14.2% 和 28.7%、24.3%、10.8%、3.4%[54]。

（二）多胎母乳喂养终止主要原因

在欧洲人群的研究中，出生后 0~2 周的常见原因依次是"双胎不可能""时间高负荷""产乳不足"和"母婴健康因素"。2~6 周的常见原因依次是"时间高负荷""产乳不足"和"双胎不可能"。在美国研究人群中，0~9 周常见的原因依次是"产乳不足""婴儿健康行为因素""时间高负荷""母亲健康因素"和"疲乏"；9~28 周常见的原因依次是"时间高负荷""工作""婴儿健康行为因素"和"产乳不足"[53]。国内报道，0~4 周的常见原因依次是"产乳不足"和"母婴健康因素"；5~24 周常见原因依次是"产乳不足""工作"和"疲乏"。可以看出，产乳不足、母婴健康因素、时间高负荷和疲乏是双胎母乳喂养终止的主要原因[54]。

二、多胎母乳喂养特点[55]

（一）在做多胎婴儿喂养决策时，每个婴儿应被视为不同个体对待。应考虑到婴儿的性别、胎龄和出生体重。不要与多胎其他婴儿比较。

（二）母乳是最好的营养品，无论是单胎还是多胎，要鼓励和支持母亲进行母乳喂养，可以是直接亲喂或是乳汁挤出后间接喂养。多胎母亲可能会在母乳喂养的某些阶段补充配方奶，在做决定之前，要告知她们，补充配方奶会影响到母乳供应，尤其是在出生后一周母乳喂养建立的关键时刻。母亲也应被告知，当她们决定不再母乳喂养后，以后想要改变主意会很难。

（三）许多多胎是晚期早产儿（胎龄在 34~36 周），他们表现相对成熟，不需要住院治疗，然而在喂养方面，他们是弱势群体，应仔细监测确保他们获得足够的母乳。

三、多胎母乳喂养支持[56]

多胎母亲能够产生足够的母乳来喂养多胞胎[57]。良好的产前准备是非常重要的，包括知晓如何建立和维持母乳喂养的信息，获得支持母乳喂养的渠道。遇到困难时，可以向伴侣、家庭成员和朋友寻求帮助。帮助母亲建立母乳喂养信心是至关重要的。在出生后早期，母亲需要大量的时间来建立母乳喂养。相关策略包括：建立婴儿喂养模式，以便其他人提供帮助，让母亲有更多的时间喂养和休息；实现舒适的有效喂养；掌握同时喂养两个婴儿的方法；有时候，母亲会选择挤出乳汁，以便其他人喂养。

（一）交替哺乳和同时哺乳

在出院前，在专业人员的帮助下，两种方法都可以尝试学习，最后，母亲会找到哪种方法或组合方法更适合她和多胎婴儿。

1. 交替喂养时，母亲可以矫正婴儿的含接和吸吮技巧，更放松，可以关注一个婴儿，了解每个婴儿个性。适用于对于刚开始哺乳时，婴儿之间差异大时，以及早产儿和患病婴儿。交替哺乳更易掌握，便于母亲开始学习哺乳技术，获得信心，但哺乳花费时间长。

2. 同时哺乳多胎，可以节省时间，母亲有更多休息时间，婴儿之间互动好；适用于母亲更自信；婴儿之间差异小，两个婴儿含接好，对喷乳反射适应程度好；母婴配合好；母亲需要休息时；婴儿同时需要哺乳的情况。但同时哺乳，婴儿可能不能同时耐受母亲的喷乳反射，变得烦躁。母亲同时喂养两个婴儿可能会困难和不适。可以先从含接困难的婴儿开始，再同时喂养含接更熟练的婴儿。另一方面，先喂含接熟练的婴儿，可以建立喷乳反射，帮助到喂养困难的婴儿。

（二）多胎按需喂养方式

建立良好的母乳供应，需要频繁排空乳房，尤其是在产后初期。多胎喂养方式的选择取决于婴儿是否纯母乳喂养，是否接受挤出的乳汁或配方奶，交替喂养还是同时喂养。喂养方式也会根据母婴双方的情况进行调整和改变。

1. 完全按需喂养模式，在产后初期，母亲根据每个婴儿的喂养暗示进行母乳喂养，优点在于喂养的时候可以关注每个婴儿的状态，更容易掌控。根据每个婴儿的暗示交替纯母乳喂养所有婴儿，会消耗非常多的时间，长久下来，母亲没有休息的时间，会非常疲乏。所以完全按需喂养模式适合于婴儿喂养所需时间短，或在产后建立母乳模式初期时。此时家人要全力支持母亲，让母亲有更多的休息时间。母亲和婴儿在睡眠时，可以安排家人在一旁进行看护。

2. 交替部分按需喂养模式，是指先喂先醒的婴儿，再唤醒另一个婴儿喂养。同时部分按需喂养模式，是指一个婴儿有喂养暗示后，唤醒另外一个婴儿，同时喂养。这样母亲休息时间会长一些。但缺点是熟睡的婴儿可能很难被唤醒而喂养不好。不过，一般情况下，婴儿也会渐渐适应。

需要注意的是，如果婴儿的出生体重或生长方式不同，那么他们的喂养模式和技术也应不同。另外，多胎喂养方式需要根据实际情况调整。比如，多胎婴儿目前的是混合喂养，母亲的目标是纯母乳喂养，那么可以先对一个含接好的婴儿进行纯母乳喂养，另一个婴儿混合喂养。婴儿的纯母乳喂养有利于增加母亲产奶。当一个婴儿的纯母乳喂养建立后，再逐渐减少其他婴儿的配方奶补充。

（三）交换乳房喂养和固定乳房喂养

一般情况建议交换乳房喂养多胎，每侧乳房的产量是不同的，每个婴儿的吸吮力不同，交换乳房喂养保证每个乳房接受到来自所有婴儿同样的刺激，每个婴儿能吃到两侧乳房的乳汁。母亲并不需要每次更换，也可以每 24 小时交换乳房喂养。对于母亲来说，有时记不清楚喂养的顺序，可以在每次喂养时做标记，如，在一侧衣服上别上安全别针。有些情况如乳头感染、婴儿口腔感染，可以先固定乳房喂养，避免交叉感染。

（四）多胎喂养体位

在专业人员的指导下学习哺乳多胎的体位。即使母亲对此有信心，她仍然需要他人的帮助，比如同时喂养时，第二个婴儿的体位摆放，以及分别喂养时，需有人照顾另一个婴儿。可帮助母亲把她需要的物品集中放置在一个地方，方便她获取。比如营养丰富的点心、水和饮料。哺乳的姿势一定要舒适和安全，尝试用不同的靠垫来帮助定位和支持。比如支撑背部和肘部，让母亲能感觉舒适并愿意长时间哺乳。需要注意的是不要将婴儿垫得太高，或使婴儿身体呈水平位，这会让婴儿不舒服，容易反流。

1. 双侧橄榄球式 母亲的双手托着婴儿的枕部，婴儿的身体躺在母亲双臂下。很多母亲开始学习哺乳时使用该姿势。剖宫产术后最舒适的母乳喂养姿势是橄榄球式，用枕头支撑母亲抱婴儿的手臂，这个姿势可以方便母亲引导婴儿含接乳房。

2. 双侧摇篮式 婴儿的头躺在母亲的臂弯上，身体交叉躺在母亲的腹部，这个姿势用于婴儿能更好地控制自己的头部活动以及母亲获得更多哺乳经验后。

3. 混合式 一个婴儿摇篮式，一个婴儿橄榄球式，根据婴儿的个体差异和偏好调整姿势，橄榄球式用于需要母亲更多哺乳引导和头部活动控制不好的婴儿。

4. 半躺式 母亲半躺，婴儿趴在母亲身上哺乳。半躺位更易喂养多胎，尤其是母亲疲乏的时候。

（五）多胎母乳喂养常见问题

单胎遇到的喂养问题，多胎都会遇到。这些问题对于多胞胎母亲来说，可能需要双倍或更多的时间来解决。

1. 母乳不足 充分休息对于多胎母亲来说虽然很难做到，但很重要。这需要家庭其他成员的支持和帮助。母亲注意饮食营养丰富，每天摄入充足的液体，不让母亲感到口渴。母亲每天需要摄入比单胎母亲多 500 ~ 600kcal 的能量。注意饮食平衡，蛋白质 20%，碳水化合物 40% 和脂肪 40%。比较实用的指导方法是，母亲不应感到饥饿，每天食物种类丰富，多种肉类和蔬菜搭配。母亲的体重可以有下降，但如果每周体重下降超过 500g，则需增加营养和热量丰富的食物。

2. 母亲劳累疲乏 认同母亲的感受，讨论可以采取的喂养方式，各种休息的方式和寻求帮助来缓解母亲的疲乏。比如婴儿睡眠的时候，母亲也及时休息。家人要拒绝访视者。

3. 婴儿生长问题 视每个婴儿为独立的个体，记录喂养日记是帮助母亲掌握每个婴儿喂养状况的好办法，比如记录每个婴儿的喂养次数、喂养时间、大小便量和体重身长。这在早期有参考意义，建议由父亲来完成这些记录，而不要给母亲额外的任务。婴儿生长参照单胎足月儿或早产儿的生长趋势图，这需要专业的医生来进行评估。要告知父母，婴儿间的比较是没有意义的。

4. 多胎早产喂养 近 60% 的双胎和几乎所有的三胎及以上多胎都是早产儿和低出生体重儿，会收治入新生儿病房观察治疗。最好母亲与婴儿在同一医院，同时出院。多胞胎早产儿母乳喂养关键在于：鼓励母亲尽可能多地与婴儿在一起；皮肤接触可以单独或同时进行；母亲尽早频繁挤 / 吸奶对建立良好的泌乳至关重要；如果母亲乳量不够两个婴儿，需要帮助父母决定母乳喂养哪一个婴儿或分别给予不同婴儿，同时指导母亲的挤 / 吸奶计划，以及出院后的母乳喂养。多胎婴儿开始母乳喂养的时间会不同，母亲可以一侧乳房哺喂婴儿的同时，另一侧乳房进行挤 / 吸奶，这样节约时间，又同时能为另外的婴儿收集母乳。婴儿间会有不同的喂养方式，应该单独评估，不应相互比较；如果一个婴儿先出院回家，要帮助母亲制定可操作的喂养计划。

5. 补充喂养　由于各种原因，父母可能选择使用配方奶喂养多胞胎。决定之前应充分告知母乳喂养的好处，补充配方奶会影响到母亲母乳的产生，帮助解决导致不能母乳喂养的原因。如果父母决定配方奶喂养多胎，尊重他们的决定，并给予相应的支持信息。最好将婴儿分别抱起来喂养，这样可以最大程度上与喂养者互动。如婴儿同时需要喂养，则需要有另一个人协助。鼓励父母与婴儿皮肤接触；配方奶喂养的婴儿按需喂养，避免过度喂养；瓶喂多胞胎也是一件耗时的事情，母亲需要帮助和支持。注意奶具的清洁和消毒，奶具应分开使用，清楚地标记每个婴儿的名字。

母乳是婴儿最好的食物，早产儿和多胞胎母乳喂养将面临更多的挑战。在母乳喂养建立初期，应给予母亲和家庭更多的关注和支持！

（赵敏慧）

参考文献

1　Blencowe H, Cousens S, Oestergaard MZ, et al. National, regional, and worldwide estimates of preterm birth rates in the year 2010 with time trends since 1990 for selected countries: a systematic analysis and implications. Lancet, 2012,379(9832): 2162-2172.

2　International Statistical Classification of Diseases and Related Health Problems. 10th Revision (ICD-10). World Health Organization: 2016.

3　Raju TN, Higgins RD, Stark AR, et al. Optimizing care and outcome for late-preterm (near-term) infants: a summary of the workshop sponsored by the National Institute of Child Health and Human Development. Pediatrics, 2006,118(3): 1207-1214.

4　Barnard, KE. NCAST Feeding Manual. Seattle, Washington: NCAST Publications.1994.

5　Als H. A Synactive Model of Neonatal Behavioral Organization: Framework for the Assessment of Neurobehavioral Development in the Premature Infant and for Support of Infants and Parents in the Neonatal Intensive Care Environment. Physical & Occupational Therapy In Pediatrics,1986,6(3-4):159.

6　Merenstein GB, Gardner SL. Merenstein & Gardner's Handbook of neonatal intensive care. 8thed. Mosby, 2016:217-292.

7　Genna CW. Supporting sucking skills in breastfeeding infants. 2nd ed. Jones & Bartlett learning, 2013: 1-42,171-196.

8　Meier PP, Brown LP, Hurst NM, et al. Nipple shields for preterm infants: effect on milk transfer and duration of breastfeeding. J Hum Lact, 2000, 16(2):106-114.

9　Watt JE. The Organization and Stability of Sleep States in Fullterm, Preterm, and Small -for -Gestational –Age Infants: A Comparative Study. Developmental Psychobiology, 1985 ,18(2):151-162.

10　Dreyfus-Brisac C. Organization of sleep in preterms: implications for caretaking. In: Lewis M, Rosenblum

L.A, eds. The effect of the infant on its caregiver. New York: John Wiley & Sons,1974.

11　Mizuno K, Ueda A. The maturation and coordination of sucking, swallowing, and respiration in preterm infants. J Pediatr,2003,142: 36-40.

12　邵肖梅 . 早产儿消化系统的特点及喂养 . 中国实用儿科杂志 , 2000, 15(12): 716-718.

13　Hill PD, Aldag JC, Chatterton RT, et al. Comparison of milk output between mothers of preterm and term infants: the first 6 weeks after birth. J Hum Lact, 2005, 21(1):22-30.

14　Spatz, DL. Innovations in the provision of human milk and breastfeeding for infants requiring intensive care. The Journal of Obstetric, Gynecologic & Neonatal Nursing, 2011, 41(1), 138–143.

15　Parker LA, Sullivan S, Krueger C, et al. Effect of early breast milk expression on milk volume and timing of lactogenesis stage II among mothers of very low birth weight infants: A pilot study. Journal of Perinatology, 2012, 32:205–209.

16　Froh EB, Hallowell S, Spatz DL. The use of technologies to support human milk and breastfeeding. Journal of Pediatric Nursing,2015, 30: 521-523.

17　Mannel R, Martens PJ, Walker M. Core curriculum for lactation consultant practice (International Lactation Consultants' Association). 3rd ed. Burlington, MA: 2013:527-556.

18　Becker GE, Smith HA, Cooney F. Methods of milk expression for lactation women (Review). Cochrane Database of Systematic Review,2016, 9: CD006170.

19　Morton J, Hall JY, Wong RJ, et al. Combining hand techniques with electric pumping increases milk production in mothers of preterm infants. Journal of Perinatology,2009,29:757–764.

20　Mark A. Underwooda. Human milk for the premature infant. Pediatr Clin North Am, 2013, 60(1): 189-207.

21　Jeurink PV, van Bergenhenegouwen J, Jimenez E, et al. Human milk: a source of more life than we imagine. Benef Microbes, 2013, 4:17-30.

22　杨晓燕，胡艳玲，陈超，等 . 转送母乳细菌培养结果的初步分析 . 中国当代儿科杂志 ,2015,17(12): 1333-1337.

23　Lanzieri TM, Dollard SC, Josephson CD, et al. Breast milk-acquired cytomegalovirus infection and disease in VLBW and premature infants. Pediatrics, 2013,131(6): e1937-1945.

24　Slutzah M, Codipilly CN, Potak D, et al. Refrigerator storage of expressed human milk in the neonatal intensive care unit. The Journal of Pediatrics, 2010,156(1): 26-28.

25　Luton A, Bondurant PG, Campbell A, et al. Got (the Right) Milk? How a Blended Quality Improvement Approach Catalyzed Change. AdvanTces in Neonatal Care,2015, 15(5): 345-353.

26　American Academy of Pediatrics. Breastfeeding and the Use of Human Milk. Pediatrics, 2012, 129 (3): e827-e841.

27　Hawthorne KM, Abrams SA. Safety and efficacy of human milk fortification for very-low-birth-weight infants. Nutrition Reviews, 2004, 62(12):482-489.

28　Brown JVE, Embleton ND, Harding JE, et al. Multi-nurtrient fortification of human milk for preterm infants, Cochrane Database of Syst Rev. 2016, 5.

29　Lawrence RA, Lawrence RM. Breastfeeding：a guide for the medical profession. 8th edition. Philadelphia: Elsevier, 2016:525-562.

30　《中华儿科杂志》编辑委员会，中华医学会儿科学分会新生儿学组，中华医学会儿科学分会儿童保健学组.早产 / 低出生体重儿喂养建议.中华儿科杂志,2009,47(7):508-510.

31　NANN. The use of human milk and breastfeeding in the neonatal intensive care unit. 2015.

32　Gephart SM, Weller M. Colostrum as oral immune therapy to promote neonatal health. Advances in Neonatal Care, 2014,14(1):44–51.

33　Rodriguez NA, Caplan MS. Oropharyngeal administration of mother's milk to prevent necrotizing enterocolitis in extremely low-birth-weight infants. J Perinat Nurs, 2015,29(1): 81-90.

34　Froh EB, Deatrick J, Curley MQ, et al. Making meaning of pumping for mothers of infants with congenital diaphragmatic hernia. Journal of Obstetric Gynecologic and Neonatal Nursing,2015, 44(3):439-449.

35　Conde-Agudelo A, Belizán JM, Diaz-Rossello J. Kangaroo mother care to reduce morbidity and mortality in low birthweight infants. Cochrane Database of Systematic Reviews, 2011,16(3):179.

36　Anderson GC. Mother–newborn contact in a randomized trial of kangaroo (skin-to-skin) care. Journal of Obstetric, Gynecologic, and Neonatal Nursing, 2003, 2: 604–611.

37　Meier P. Supporting lactation in mothers with very low birth weight infants. Pediatric Annals, 2003, 32(5): 317–325.

38　Ghavane S, Murki S, Subramanian S, et al. Kangaroo Mother Care in Kangaroo ward for improving the growth and breastfeeding outcomes when reaching term gestational age in very low birth weight infants. Acta Paediatrica, 2012,101(12): e545–549.

39　Jain L, Sivieri E, Abbasi S, et al. Energetics and mechanics of nutritive sucking in the preterm and term neonate. J Pediatr,1987,111:894.

40　Kliethermas P, Cross ML, Lanese MG, et al. Transitioning preterm infants with nasogastric tube supplementation: Increased likelihood of breastfeeding. Journal of Obstetric, Gynecologic, and Neonatal Nursing, 1999, 28: 264–273.

41　Edwards TM, Spatz DL. An innovative model for achieving breast-feeding success in infants with complex surgical anomalies. Journal of Perinatal and Neonatal Nursing, 2010, 24(3): 246–253.

42　Tian Xu, Yi LJ, Zhang Lei, et al. Oral Motor Intervention Improved the Oral Feeding in Preterm Infants: Evidence Based on a Meta-Analysis with Trial Sequential Analysis. Medicine,2015, 94(31): e1310.

43　McCain G, Gartside P. Behavioral responses of preterm infants to a standard-care and semi-demand feeding protocol. Newborn Infant Nurs Rev,2002,2:187.

44　Shaker C. Cue-based co-regulated feeding in the neonatal intensive care unit: supporting parents in learning to feed their preterm infant. Newborn Infant Nurs Rev, 2013,13:51.

45　Shaker C. Nipple feeding preterm infants: an individualized developmentally supportive approach. Neonatal Netw,1999,18: 15.

46　早产儿营养调查协作组.新生儿重症监护病房中早产儿营养相关状况多中心调查 974 例报告.中华儿科杂志,2009, 47: 12-17.

47　李秋平,封志纯.我国的新生儿重症监护——还有多少路要走.中华围产医学杂志,2012,15:257-263.

48　陈运彬,颜慧恒.早产儿住院期间母乳喂养的现状及对策.中华围产医学杂志,2012,15:518-520.

49　National Collaborating Centre for Women's and Children's Health (UK). Multiple Pregnancy: The Management of Twin and Triplet Pregnancies in the Antenatal Period. London: RCOG, 2011: 44-47.

50　Martin JA, Hamilton BE, Osterman MJ. Three decades of twin births in the United States, 1980-2009. NCHS Data Brief,2012, 80: 1-8.

51　李红，赵怡璇，李守柔，等 . 中国双胎及双胎合并出生缺陷的流行病学调查 . 中华医学杂志 , 2002,82(3): 164-167.

52　庄艳艳，崔红，刘思诗，等 . 20 年间双胎妊娠并发症变化及妊娠结局的比较分析 . 现代妇产科进展，2014,23(1):37-40.

53　Damato EG, Dowling DA, Madigan EA, et al. Duration of breastfeeding for mothers of twins . J Obstet Gynecol Neonatal Nurs, 2005,34(2): 201-209.

54　赵敏慧，刘金凤，王勤 . 双胎母乳喂养现况调查 . 护理学杂志 ,2015,30(18):29-32.

55　Multiple Births Foundation. Guidance for health professionals on feeding twins, triplets and higher order multiples [2015-05-13]. http://www.multiplebirths.org.uk/ MBF_Professionals_Final.pdf

56　Flidel-Rimon O, Shinwell ES. Breast feeding twins and high multiples. Arch Dis Child Fetal Neonatal Ed, 2006,91(5): 377-380.

57　Berlin C. "Exclusive" breastfeeding of quadruplets. Breastfeeding Medicine, 2007,2(2): 125–126.

第十章
患病婴儿的母乳喂养支持

第一节　母乳喂养的保护作用

2016 年《柳叶刀》发布的母乳喂养系列报告指出 [1]，母乳是人类可以完全适应的 6 月内婴儿全能营养供给。如果使母乳喂养得到普及，每年可挽救 82.3 万儿童的生命，相当于 2 岁以下儿童死亡人数的 13.8%，其中 87% 是 6 个月以下的婴儿，体现了低纯母乳喂养率和高死亡率的相关性。

根据 2013 年联合国千年发展目标报告，在所有五岁以下儿童死亡人口中，45% 是营养不良所致，母乳喂养儿童的存活率是非母乳喂养儿童的 14 倍 [2]。提高 6 个月内的纯母乳喂养率和持续母乳喂养率，是实现第四个千年目标"降低儿童死亡率"的关键，也是世界各国的重要健康目标。

在低收入和中等收入国家，提高母乳喂养率可以预防 72% 腹泻婴儿的入院率以及减少 57% 的呼吸道感染病例，使哮喘的发病率减少 9%，口腔发育不良降低 68%。预防中耳炎的作用也延伸至 2 年甚至更久。在高收入国家，母乳喂养可以降低 36% 的婴儿猝死发生率，并可以使坏死性小肠结肠炎发生率减少 58%。

越来越多的证据表明，母乳喂养可以减少儿童成年后超重 / 肥胖和糖尿病的患病率。并且在全球范围内，与未进行母乳喂养相关的较低认知能力所导致的损失估计达到每年 3000 亿美元。除了有助经济增长，母乳喂养的健康益处还表现为医疗卫生支出的减少，预计在中国城镇地区每年可因此减少 3030 万美元。

母乳喂养对于正常婴儿意义重大，患病中的婴儿更需要接受母乳喂养。例如对于 I 型糖尿病的婴儿，除了乳汁相对于配方奶的优势，亲喂可以比挤出乳汁瓶喂更能让婴儿自我调节乳汁摄入的能力 [3]，这对需要进行血糖控制的婴儿尤其重要。对于腹泻的婴儿来说，母乳喂养可以预防和减少脱水等并发症，以及减少与受污染的食物和液体接触的机会，持续哺乳要比完全不哺乳大大降低死亡风险 [4]。对于唇腭裂的婴儿来说，瓶喂母乳能够降低中耳炎的风险 [5]，感染期间的新生儿母亲如果能够亲喂，不仅能够有效地安抚，还能够减少婴儿由于生病而出现的厌食症状 [6]。一些幽门狭窄的婴儿手术后，自由进食母乳，可以缩短住院时间，降低住院费用 [7]。婴儿在经历一系列侵入性操作例如采血样、肌内注射维

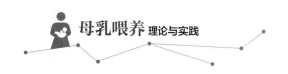

生素 K，注射疫苗，疾病婴儿的静脉注射等，都会经历疼痛，母乳喂养是减轻疼痛的首要选择 [8]，持续的母乳喂养对疾病中的婴儿是非常重要的，相关益处和支持详见后文。

人类婴儿不能接受母乳的情况是罕见的，除了一些发生几率极低的先天性代谢性疾病，比如：枫糖尿病，苯丙酮尿症（PKU）和半乳糖血症等。中国新生儿营养支持临床应用指南认为即使苯丙酮尿症的婴儿，可根据监测的血清苯丙氨酸水平，适量给予母乳喂养和无苯丙氨酸的配方奶 [9]。即使母亲有一些其他特殊的疾病情况，母乳喂养也是十分重要的。

新生儿需要尽可能早期进行母乳喂养，尤其是早产儿。但个别婴儿由于早产、吸吮和吞咽结构或功能不全，或因疾病本身或接受治疗的原因，可能无法直接由母亲亲自哺乳而选择经口或鼻胃管肠道喂养。对于这样的婴儿，亲母母乳是最好的食物。母乳库也帮助早产儿等危重儿获得人类乳汁。美国、英国、巴西等国家已经有了成体系的母乳库，而国内也在逐步建立和规范母乳库。在全社会的共同努力下，有些医院早产儿的亲母母乳喂养率有了显著上升，并力争实现早产儿全部人乳喂养的目标。

婴儿由于疾病因素如危重症抢救、手术、禁食等，在接受治疗期间或者因病而母婴分离的情况下，暂时不能母亲亲喂时，如何促进和保持母亲乳汁分泌，为婴儿疾病恢复期能够提供母乳，是母亲、家庭、母乳喂养相关专业人员，医护人员和医院管理层等需要共同解决的问题。在有条件的医院，备有医院级别的吸奶器，供母亲使用，有冰箱冰柜以供存储乳汁。没有条件的地区，可指导母亲手挤奶将乳汁收集起来，并尽可能让母亲可以把乳汁送到医院供自己的婴儿使用。医院应尽可能提供冰箱以储存母亲送来的乳汁。随着儿童专科医院加入到"爱婴医院"的建设，越来越多医院的新生儿，尤其是早产儿已经开展接受亲母挤出的乳汁并像"药物"一样管理和使用，确保婴儿能吃到亲母乳汁。有些医院的新生儿病区已经在探索鼓励母亲陪护和亲喂的经验。例如，由于呼吸衰竭需要进入新生儿重症监护室而母婴被迫分离时，鼓励和指导母亲手挤奶，可以保持乳汁分泌，确保婴儿需要喂养时能第一时间提供母乳。

对于经历抢救、监护等多种医疗干预的婴幼儿，初期恢复乳房母乳喂养时，可能出现含接乳房、吸吮和吞咽不协调的情况，需要给予技术上的支持，母亲面对虚弱和插着各种导管的婴幼儿，也可能出现一时的抱姿不协调和害怕情绪。受过哺乳专业训练人员应给予母婴之间彼此重新适应的时间、技术指导和心理支持，不要有过高的期望，从皮肤接触开始，切忌操之过急，给予母婴充足的时间和帮助去适应。

第二节　患病婴儿的母乳喂养挑战

婴儿应在 6 个月内进行纯母乳喂养，但在过去 20 年里，全球母乳喂养率并未显著提高。有数据显示，仅有约 1/3 的婴儿实现了这样的喂养目标 [2]，也有些数据表明在一些地区的母乳喂养率可能会更低。

中国居民营养与健康状况监测 2010—2013 年综合报告指出，2013 年中国 6 个月内婴儿的纯母乳喂养率为 20.3%，其中城市，农村分别为 19.6% 和 22.3%。目前仍缺乏有关 1 岁以后母乳喂养率较有代表性的数据。国内学者冯瑶 [10] 等对我国中西部地区母乳喂养情况的研究显示：出生 1h 内立即给予母乳喂养的比率、6 个月以内儿童纯母乳喂养率分别为 37.9%、18.9%，均低于我国的平均水平，同时婴儿 1 岁、2 岁时仍坚持母乳喂养的分别为占 41.8% 和 11.5%。另有陈自励[11]等的研究数据显示我国早产儿中纯母乳喂养率小于 15%。我国母乳喂养起始率、6 个月内纯母乳喂养率及 6 个月以后持续母乳喂养率都较低。而相比之下，我国的母乳代用品行业巨大，销售额增长显著，已成为全球市场增长的引擎，对母乳喂养造成了强有力的冲击。

由联合国儿童基金会（UNICEF）和世界卫生组织（WHO）联合发起的全球母乳喂养宣传倡议，希望到 2025 年将纯母乳喂养率提高到 50% 或以上，中国儿童发展纲要（2011—2020）也确定了这一目标。

为实现这个目标，世界卫生组织和联合国儿童基金会发起了爱婴医院行动倡议，并推广与促进国际母乳代用品的销售守则在全球各国的实施和监督。我国自 1992 年开始建设爱婴医院和爱婴病区，并制定中国母乳代用品销售守则（草案），2014 年进行了爱婴医院复核。2015 年，国家卫生计生委开始促进儿童医院创建爱婴医院，保障母婴保健工作的实施，强调"预防为主"、推广母乳喂养，从源头上保障儿童健康成长，从而降低儿童的患病率和死亡率。2015 年的新广告法第二十条也提出，禁止在大众传播媒介或公共场所发布声称全部或者部分替代母乳的婴儿乳制品、饮料和其他食品广告，以法律形式规范了母乳代用品的市场行为。但由于执行和监督机制还不完善，支持母乳喂养任重而道远。

婴幼儿尤其是患病婴幼儿的母乳喂养面临以下几个方面的挑战：

（1）目前，我国患病住院婴幼儿，尤其是新生儿病房的管理仍然以"无陪护的封闭模式"为主导[12]，开展在 NICU 母乳喂养的专科医院还很少，国内有调查显示，在 NICU 进行母乳喂养的母乳 + 早产配方喂养率 13.6%[13]，极低出生体重早产儿进行母乳喂养的比例不足 10%[14]。而 2012 年国外一项研究对 8 个国家，124 家三级新 NICU 的网络调查发现，近半数的医院有母乳库或者能够使用库存母乳，25 周以下早产儿 24 小时内开始人乳喂养的比例是 35%，28 ~ 31 周以上的早产儿这一比例达到 71%[15]。

尽管中国新生儿病房分级管理与建设指南（建议案）中[16]，鼓励有条件的医疗机构可以设立单间或家庭式新生儿重症监护病房。但一方面由于条件所限，不同医院开展情况并不相同，而绝大多数是母婴分离的。另一方面，由于我国产妇受"月子"足不出户文化背景的影响，可能会放弃院内陪护新生儿的机会，这些有利于母亲实施母乳喂养的陪护条件主要被家庭护理人员或家中其他长辈所代替，这严重阻碍了母婴联结和母乳喂养的实践，在产后早期母乳喂养关系形成的最关键时期造成困难，从而影响母乳喂养的持续。

病房内的儿科医护人员中，拥有专业专职的母乳喂养支持人员并不多，对产后早期进行母乳喂养认识不足，在喂养开始出现问题时缺乏专业人员及时、有效的指导。受环境、管理制度、人力资源及文化等因素影响，婴幼儿患病就面临母婴分离，而医院条件有限，不具备足够的母乳采集、储存和喂养设备，不能接受挤出母乳送到院内储存和喂养，停止母乳喂养的现象还是非常普遍。

（2）医护人员的支持对母乳喂养的持续非常重要，但目前状况不容乐观，支持母乳喂养在实践上遇到较多阻力，停母乳甚至成为解决问题的唯一方案。婴幼儿生长发育过程中因各种不适或者无不适的症状就医时，获得的母乳喂养建议往往存在不一致。一方面，由于就诊压力大，每个患者服务时间有限，另一方面，专业人员本身所接受的母乳喂养相关知识培训的更新落后，这在其他国家也存在这样的现象。例如，出现大便次数增多等建议停母乳喂养改用腹泻奶粉；发现贫血建议停母乳喂养改用强化铁的奶粉；皮肤出现斑丘疹、湿疹等食物过敏现象建议停母乳喂养改用水解蛋白奶粉；当婴儿出现哭闹不安难以安抚等肠痉挛现象时认为乳糖不耐受而建议停母乳喂养改为无乳糖奶粉等情况。甚至由于对生长发育的错误判断，以婴儿年龄超过 1 岁等为理由要求停母乳而使用母乳代用品。

目前我国患病住院婴儿主要是配方奶喂养。笔者认为造成这种现象的原因一方面是整个社会的配方奶喂养率高，其次也因为母乳喂养的婴幼儿较少患病。笔者临床工作中，遇到一些患病婴儿的母亲，具有强烈的母乳喂养意愿，并有能力学习查阅研究文献，了解婴幼儿的许多疾病，得知在许多情况下不仅不需要停止母乳喂养，还应该坚持母乳喂养，她们的意愿应该得到支持。

（3）中国奶业协会信息显示，中国婴幼儿配方奶粉市场从 2012 年的 637 亿人民币增加到 2016 年的 844 亿人民币，并将在国家二孩政策放开后，2019 年左右将增加到 1000 亿~1200 亿人民币。尽管我国母乳代用品销售管理办法遵照国际母乳代用品销售守则的要求，不得做 6 个月内婴儿母乳代用品的广告，但此办法草案已于 2017 年底废除，无任何法律约束力，且母乳代用品公司的品牌效应已经深入人心，市场促销层出不穷，大月龄母乳代用品带动 6 个月内的母乳代用品交叉销售手段普遍存在，通过赈灾救助、赞助会议、研究资金支持、网络营销宣传，以专业人员的角度提供"喂养"建议，并参与一系列与婴幼儿营养相关的行业标准的制定，从孕期到产后几年都能和婴幼儿母亲以及她们的家人建立密切的接触，从各个层面和角度，向年轻的父母与家庭传递"母乳代用品使用了'最先进'的研发科技，也非常好"的理念。"亲和人体设计""专为中国宝宝研发"等美化母乳代用品的词语影响了许多专业人员的判断。正常婴幼儿母乳喂养的推广阻力尚且如此之大，支持患病婴幼儿母乳喂养就更为艰难。而当前并没有相关的监督部门来规范，违规成本低，处罚力度弱，需要进一步在法律层面上建立完整的监督和处罚机制，才能真正有效地避免母乳代用品的过度宣传，减少绝大多数母乳代用品对母乳喂养不必要的替代，以促进母乳喂养的持续进行。

可喜的是，许多综合性医院、专科医院、妇幼保健院、儿童医院等已积极行动起来，利用专业知识及场所优势，提供哺乳室；在医院场所增加母乳喂养的图片、视频、开展育儿健康讲堂等多种形式传播母乳喂养知识；有些医院增加对医务人员母乳喂养专项培训的经费投入，尤其是儿科医务人员母乳喂养专业知识的培训学习；部分儿童医院、综合性医院的儿科，已经允许母亲陪护并提供陪护床等保障措施；对于新生儿和需要重症监护的婴儿，有些医院开放父母亲属探视、陪伴以及母乳喂养的支持；还有些医院已经对新生儿和重症监护的婴儿提供 24 小时的陪护，为母亲亲喂及照顾婴儿提供技术支撑，推进患病儿童的母乳喂养。

综上所述，母乳喂养对于正常婴儿，早产儿，患病或者有出生缺陷的婴儿同等重要。母乳喂养不但减少各类疾病的发生率，而且还可以减轻患病的症状，减少婴儿就医及住院时间。我们也必须清楚地认识到，母乳喂养不是引起疾病的原因，也绝不是一种可有可无的喂养方式。因此所有服务于母亲和婴儿的相关专业人员，当得知有特殊情况的婴儿在进行母乳喂养时，要竭力保护好母乳喂养，这对于母婴的身心健康将发挥很大的作用。

第三节 婴幼儿常见症状以及母乳喂养支持

一、发热

发热（fever）是婴幼儿常见的症状，引起发热的原因非常多样，婴幼儿最常见的是细菌和/或病毒引起的感染；多数情况下，发热有利于清除病原体并促进疾病的痊愈。有时一些新生儿包裹过多，也可能体温升高，这种情况称为捂热综合征，但在婴幼儿减少穿盖后体温会自然恢复正常。

母乳中含有大量的水分（占 88%）及免疫物质，可以提高婴幼儿抗感染的能力，补充因发热而丢失的液体及电解质，并供给足够的热量。因此推荐母亲直接哺乳，避免母乳代用品的使用，因后者可能在制造、配制、保存及使用等环节中被污染，从而增加感染引起发热的几率。

发热婴儿的母乳喂养支持包括以下内容：

1. 观察婴儿状态，顺应哺乳需求 婴幼儿由于发热，可能会有不舒适、食欲减退，奶量摄入减少等情况，而有时候母亲容易产生焦虑并可能多次哺乳，这种情况婴幼儿可能会表现为哭闹反抗；另一方面，婴幼儿会有更多的安抚性需求而多次表现为"找奶"，一些已经接受固体食物的婴幼儿可能还会拒绝进食其他食物。因此密切关注婴幼儿状态尤为重要；母亲可以通过观察婴幼儿的喂养线索，适当顺应其需求，少量多次哺乳，尽量保证其必要的能量需求。发热期间需注意观察婴儿的大小便，以便评估其是否摄入充足。

2. 保持呼吸道通畅 婴幼儿鼻腔黏膜柔嫩并有丰富的毛细血管，发热时毛细血管充血，使本就狭窄的鼻腔更狭窄，甚至闭塞，引起呼吸困难、烦躁不安和哭闹。人工喂养是由喂养者控制喂养节奏，奶瓶受重力影响，容易发生流速过快，使鼻塞的婴儿无法调节呼吸和吸吮。而母亲乳房喂养则是以婴儿为主导，母亲可以通过观察与调整，使得婴儿找到自己舒适的体位。观察婴儿鼻腔是否有分泌物，如有分泌物先用纸巾去除，让婴儿在哺乳时可以用鼻子呼吸，并在喂养的过程中确保其有呼吸调整的时间。

3. 调整哺乳姿势让母婴均舒适 哺乳时建议母亲采取半躺式哺乳姿势，哺乳后可以让婴儿持续趴在母亲的胸前入睡，不仅可以改善氧合功能，还有利于呼吸通畅以及鼻腔分泌物下咽。母亲哺乳并持续观察婴儿可能容易疲劳。在婴儿入睡期间，可请家人代为观察，确保母亲的休息时间。母乳喂养时母亲和婴儿有更多的皮肤接触，容易观察婴儿出汗和体温等情况，方便母亲及时擦拭使婴儿感觉舒适。

二、咳嗽

咳嗽（cough）是身体的一种保护性反应，是呼吸系统疾病最常见的症状。婴幼儿鼻咽部、扁桃体、气管支气管和肺部感染时，咳嗽可以清除呼吸道分泌物，阻止异物吸入。气管内出现刺激物如咽喉反流、胃食道反流及接触吸烟等环境污染时，可出现反复、持续性的咳嗽。

根据美国儿科学会 2012 年母乳喂养和人乳使用政策陈述[17]，纯母乳喂养 6 个月以上能减少 63% 的重感冒以及耳和咽喉部感染。而坚持 4 个月以上的纯母乳喂养，在 1 岁以内发生须住院治疗的下呼吸道感染的风险降低 72%。母乳喂养的儿童患持续性咳嗽、咳痰、哮喘的危险度明显低于非母乳喂养儿童。另外，母乳喂养还是受到大气污染影响的儿童呼吸系统疾病和症状的保护因素[18]。

咳嗽婴儿的母乳喂养支持包括以下内容：

1. 同发热一样，母乳喂养前母亲应首先观察婴幼儿鼻腔是否通畅，如果发现鼻腔有分泌物阻塞时，先清除鼻腔分泌物。

2. 母乳喂养时需结合婴儿的需求，寻找婴儿舒适的体位哺乳。如果婴儿反复咳嗽并伴有呕吐，可能提示有胃食道反流。

3. 母乳喂养的婴儿在咳嗽时，会自动放开乳房暂停吃奶。而其他人工喂养方式的喂养者容易人为地继续喂养，易引起乳汁吸入、窒息等情况。鼓励母亲在婴儿咳嗽期间亲喂。

三、胃食道反流与呕吐

（一）胃食道反流（gastroesophageal reflux, GER）

指胃内容物反流到食管或口咽部。根据病因和表现不同分为生理性和病理性两种类型。

1. **生理性胃食道反流** 由婴幼儿食道下端括约肌发育不成熟或神经肌肉协调能力差所致。多见于 1 岁以下婴儿，尤其是早产儿。通常发生于白天哺乳后或 2 次哺乳之间，大部分孩子出现溢奶和 / 或呕吐后，没有其他不适的症状，随着年龄增长症状逐渐减轻，1 岁左右自然好转，不影响生长发育，不需要治疗。

2. **病理性胃食道反流又称胃食道反流病** 由婴幼儿食道下端括约肌功能障碍和 / 或结构异常引起。反流比较严重，哺乳前、空腹、睡眠及仰卧位情况下都可能发生，除了溢奶和 / 或呕吐较严重外，更易哭闹、拒奶、反复咳嗽、容易发生呼吸道感染等症状，如影响生长发育，需要干预和治疗。

（二）呕吐

呕吐（vomiting）指胃内容物、痰液、分泌物从口中吐出的现象，是一种不能自主控制的反射性动作，也是婴幼儿常见的症状。

新生儿及 6 个月以下婴儿，由于胃容量小、呈水平位、贲门括约肌松弛、胃肌肉发育不成熟或神经肌肉协调能力差，可能常常会有溢乳[19]，主要表现为哺乳后有少量乳汁从口角溢出，没有其他不舒适的表现。不影响生长发育和健康，随着年龄增加逐渐减少至消失。

由人工喂养或者婴幼儿进食不当引起的呕吐应当引起重视，例如：①新生儿期过度喂养，尤其是奶瓶喂养；②配方奶调配比例不当、过期、潮湿变质，或者劣质牛奶、奶粉；③人工喂养奶具的清洁、消毒不符合要求，被细菌污染；④奶瓶喂养时吞入大量空气；⑤一次进食量太多或进食不易消化的固体食物；⑥哭闹时吸入大量空气后立即快速摄入大量奶液等也可能造成呕吐。还有一些呕吐可能由疾病导致，例如呼吸系统感染、消化系统、中枢神经系统疾病甚至外伤等，婴幼儿病理性的呕吐常常伴随其他的症状，需要及时就医。

母乳比其他母乳代用品更容易消化，更有利于胃排空，减少反流发生风险；另外母乳喂养不受环境条件的制约，母亲亲喂还可以减少喂养不当引起的呕吐。

胃食道反流及呕吐的婴儿母乳喂养支持包括以下内容：

1. **选择最佳喂养时机，避免等到哭闹时才喂养**　哭闹是饥饿的最后表现，婴幼儿哭闹时有较多空气吸入，快速摄入大量奶液后容易引起呕吐。自然的母乳喂养就是按照提示喂养，而母婴密切皮肤接触也易于母亲观察到"早期"喂养线索，例如眼球在眼皮下面转动，眼皮在睁开之前震动，小手举到脸上，嘴巴蠕动，抓住母亲衣服或者自己手边的东西、蹬脚、呜咽等。在婴儿哭泣前哺乳，吸入空气少，会减少吃奶后呕吐风险。

2. **如婴儿已经处于哭闹时**

（1）先给予皮肤抚触或婴儿喜欢的方式让婴儿安静下来，然后再哺乳；

（2）如婴儿哭闹不停，尝试以少量哺乳为安抚，然后将婴儿放置肩膀轻拍让婴儿打嗝，排除胃部空气后再次哺乳。

3. **哺乳后的注意事项**

（1）哺乳后宜将婴儿头靠在母亲肩上竖直抱起，轻拍背部，可帮助排出吞入空气而预防溢奶。

（2）虽然有研究显示，俯卧位可以促进胃排空[20]，从而减少胃食道反流的发生率。但由于俯卧位与婴儿猝死发生有关，需要严密观察和监护下实施，一般不推荐俯卧位睡姿。

引起胃食道反流、溢奶和呕吐的原因各不相同，母亲应该观察和记录婴儿发生胃食道反流、溢奶和呕吐与体位的关系，寻找适合婴儿的最好体位，同时监测生长发育。当胃食道反流、溢奶和呕吐没有改善，生长发育受到影响时，需要寻求儿科医生的帮助。

四、腹痛

腹痛（abdominal pain）是婴幼儿常见的症状，引起腹痛的原因多种多样，例如过度瓶喂、人工喂养母乳代用品时调配不当、奶具不洁等引起的肠胃不适，以及情绪紧张等原因都会引起腹痛。腹痛发作时，婴儿哭闹可能持续几分钟到几十分钟不等。如婴儿哭闹停止后活动如常、精神良好，生长发育正常，则可继续观察。如婴儿哭闹严重，精神较差，有生长发育不良的表现如体重增长不良，则需要及时就医。

母乳喂养不仅给予婴儿最佳的食物、温度，母乳喂养时母婴之间温暖的抚触和情感交流，可以减少情绪紧张引起的腹痛；母乳喂养可以省去奶粉等母乳代用品喂养时的奶具消毒、配制时温度变化及奶源污染等问题，从根源上减少喂养不当或消化不良等引起的腹痛。

"绞痛"是指抽搐样的剧烈疼痛，婴儿常有一种肠绞痛（colic）的说法，并没有标准定义，通常认为是多发生于3~4个月内的小婴儿的行为综合征，包括长时间的爆发式哭泣，很难安抚的状态。被定义为：没有明确的原因，但烦躁难以安抚，每天哭泣持续超过3小时，每周持续超过3天，至少持续1周，并且生长发育良好[21]。哭泣是阵发性的，常常突然发生，突然消失，通常会在傍晚观察到，出生后6周一般哭泣到达高峰期，大约在婴儿3~4个月后自行消失。并没有证据证明婴儿肠绞痛是由于腹部或者身体其他部位的器质性病变导致。但专业人员需要留意到一些特殊的情况，例如婴儿是否因为牛奶蛋白过敏引起了腹痛，这需要进行排查（见下文食物过敏的章节）。

腹痛婴儿的母乳喂养支持包括以下内容：

对于母乳喂养的婴儿，当发生不明原因的腹痛例如"肠绞痛"，母亲往往承受很多精神上的压力，甚至会得到一些错误的建议而停止母乳喂养。这时应与儿科医生密切配合，找到引起腹痛的原因。如没有明确病理原因，应鼓励和支持母亲哺乳，并且教给母亲安抚婴儿的方法。

1. 喂养及安抚

（1）每个婴儿奶量和哺乳模式都不尽相同，要顺应婴儿食量和吃奶的意愿，按需求哺乳。

（2）变换抱姿和体位，寻求婴儿舒适的位置，养育者的情绪、心态对婴儿影响很大，建议适当更换家人尝试安抚，或者适当使用背巾，将孩子包裹，模拟子宫内的状态，安抚孩子。

（3）用温暖的右手心给婴儿做腹部抚触：以肚脐为中心点，顺时针方向轻轻抚触帮助排气，缓解不适。

（4）可以使用"俯式抱法"（图10-1）让婴儿感到舒服的或者其他婴儿喜欢的姿势。

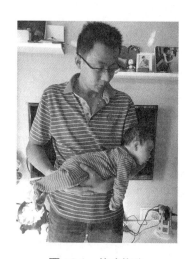

图 10-1　俯式抱法

2. 寻求支持　目前使用西甲硅油、益生菌、乳糖酶、草药等应对婴儿"肠绞痛"的依据都不足[22, 23]，当婴儿出现腹痛的持续哭闹时，家庭成员的支持是非常有帮助的，可以使用日记，记录婴儿哭闹发生时间及相关因素，采取哪一种安抚措施后有效，以供下次使用；了解婴儿脾气特质，给予足够耐心安抚；还可以和其他母亲一起交流获取经验。新手父母和家庭需要知道的是这种情况一般不会影响婴儿生长发育，而会随着时间的推移自行缓解。

3. 耐心观察　由于婴幼儿还不能用清晰的语言表达疼痛，加上较强烈的吸吮需求，常表现为哺乳时烦躁，频繁从乳房含接和甩开，然后重新寻找乳房，哭闹加剧等情况来引起母亲的注意。母亲要学会观察婴儿的表情及所表达的意愿，针对性地排查原因。如哭闹严重，难以安抚，并伴随其他症状，如呕吐发烧等，需及时到医院就诊。

五、大便状态改变

1. 婴幼儿正常的大便次数、性状与年龄及喂养方式有关　90% 的新生儿在出生后24

小时内排出胎便[24]，颜色通常为墨绿色、黏稠、无臭味，又称胎粪，由胎儿肠道分泌物、胆汁及咽下的羊水等组成；正常喂养后，大便逐渐转变为黄绿色，大多数 2～3 天，部分 4～5 天后，大便颜色开始呈黄色或者金黄色，均匀膏状或者细糊状，可能带有少许黄色颗粒状，也可能略带绿色，母乳喂养婴儿大便颜色可能因母亲食物变化而变化。

对 6 个月内纯母乳喂养婴儿来说，有的婴儿每次排便量少，次数多，每天超过 4～6 次甚至 10 次，少数婴儿每次换尿布时都有少量大便；有的婴儿排便次数少，单次排便量大。正常母乳喂养的婴儿 6 周大之后，可能每次喂养都会排便，"边吃边拉"；满月后到生后 3 个月，也可能会超过 7～10 天都不排便[25]，民间俗称"攒肚子"；这并非异常，大便的性状如仍旧是黄色或者暗黄色糊状，量大，则不应视为便秘。但如生后胎粪排出延迟，伴有顽固性便秘及腹胀者，须请儿科医生排除先天性巨结肠的可能。

6 个月内配方奶喂养的婴儿相比纯母乳喂养婴儿而言，大便水分较少、淡黄色、含颗粒状，每次排便量较多，每天 1～2 次，臭味重，容易引起大便干硬，便秘，有研究证实两种喂养方式婴儿大便的硬度与成分的区别[26]，sn-2 棕榈酸酯、低聚果糖、双歧杆菌等母乳当中有助于大便排出的成分也是一直以来的研究热点[27]；混合喂养婴儿的大便稀稠程度一般在母乳喂养和配方奶喂养之间。

随着婴儿生长发育，尤其是添加辅食后，大便次数逐渐减少，但仍有个体差异，大便内容物与颜色和进食的食物有关，性状也逐渐接近成人大便。大约 97% 的 1～4 岁的婴儿从每天 3 次排便到两天 1 次排便[28]。

2. 纯母乳喂养婴儿大便次数和颜色、以及稀稠程度个体差异巨大　同样是纯母乳喂养，6 个月内正常生长发育的婴儿大便次数可能从 1 次 / 天到 12 次 / 天之多，大便的稀稠程度也与大便次数有一定关系，从水样便，浓汤状到泥糊状或者更稠膏状，不同婴儿之间变化很大，同一个婴儿也可能在不同月龄会有不同特点，例如新生儿期每天多次水样便，满月以后次数减少，添加辅食以后，次数逐渐规律到 1～2 次 / 天，也可能持续 3～4 次甚至以上。也有许多婴儿从新生儿期到辅食添加以后大便次数变化并不大，一直 3～5 次 / 天。婴儿的大便颜色也并非总是教科书式的标准"金黄色"，常常有浅黄色甚至偏绿色，也有暗黄稍带褐色的状态出现。大便有或深或浅的内容物出现，还可能带有泡沫、黏液、奶瓣等，也并非总是单一颜色的糊状大便。

婴儿进食频率、睡眠模式与成人有很大区别，与此类似，婴儿的大便状况也受到新手父母及其家庭的高度关注。成人 1 次 / 天的大便频率，配方奶喂养的婴儿，量大且黏稠程度较高的大便性状较为常见，被认为是"标准"，而仅仅用某种频率、量、颜色、内容物以及性状来评判母乳喂养婴儿的大便是否"正常"，从而确定是否进行干预，甚至给予药物进行"治疗"，这种做法是不够客观的。婴幼儿常见大便状态差异性见表 10-1。

3. 母乳喂养对排便的帮助　乳汁是一种极易消化的食物，无论是乳清蛋白与酪蛋白搭配良好的比例，还是脂肪颗粒的结构特点，以及大量的益生菌，低聚糖等成分，都能帮助婴儿对乳汁进行高效利用，这也使得正常母乳喂养的婴儿肠道中的食物残渣相对较少，大便硬度降低，早期少量多次的喂养也会带来少量多次的排泄。母乳喂养有助于肠道消化、屏障功能的成熟，母乳喂养婴儿出现以大便性状改变为症状的相关疾病如功能性便秘、轮状病毒感染，肠胃炎等发生的几率相比非母乳喂养的婴儿来说要低得多。

表 10-1　婴幼儿常见大便状态差异性

大便由稀到稠	6 个月前的婴儿	6 个月添加辅食至 3 ~ 4 岁
功能性腹泻[42]	—	每天超过 3 次不成形大便（持续超过 4 周），排便无痛感，能量摄入足够时不影响生长发育
正常"稀水便"	频繁到 1 天 12 次左右，生长发育好	—
正常"攒肚子"	不频繁到 3 ~ 4 周左右 1 次，大便不干燥，排便不困难，生长发育好	—
婴儿排便困难	排便前用力和哭闹 10 ~ 20 分钟，大便排出后症状消失，没有其他健康问题	—
功能性便秘[42]	—	①每周排便 ≤ 2 次；②自己能控制排便后，每周至少 1 次失禁发作；③大便潴留病史；④排便疼痛和困难史；⑤直肠内存在大量粪便团块；⑥粪便的最大曾堵塞厕所。至少出现 ≥ 2 个症状并持续 1 个月

　　婴儿大便有以上几种类型的状态，与喂养方式、月龄大小、个体差异均有关系，对这个问题足够理解是避免过度诊断和干预的基础。婴幼儿大便的性状是肠道功能的参考标记，有研究给出大便分型的参考[24]，六个月内纯母乳喂养婴儿的大便尽管差异很大，但极少属于便秘的范畴。

　　Bristol 粪便分型标准[29]，按大便形状分为 7 型（表 10-2）。

表 10-2　Bristol 粪便分型标准

1 型：颗粒状，似坚果，质地硬	1 ~ 3 型提示为便秘
2 型：腊肠状，成块	
3 型：腊肠状粗且硬，表面有裂缝	
4 型：似腊肠或蛇，光滑柔软	4 ~ 7 型提示排便正常
5 型：软团，边界清楚	
6 型：糊状，边界不清	
7 型：水样便，无固状物	

　　4. 大便状态改变的病理情况　当婴幼儿的大便状态突然改变，还伴随其他症状，例

如发热，呕吐，过度哭闹等，需要排除一些病理情况，例如白色陶土样大便、大便带大量的血液或者脓液、果酱样大便伴有哭闹精神差等，需要及时就医，但就母乳喂养本身来看，只要婴幼儿能够进食，母乳喂养仍然是第一选择，母乳中的大量免疫物质本就有助于婴幼儿肠道恢复，吸吮乳房带来的安抚效果也能够帮助婴幼儿更好度过这一时期。

值得注意的是，一些婴幼儿由于过敏、胃肠道感染等，小肠绒毛受到损伤，乳糖酶暂时性缺乏，从而出现继发性乳糖不耐受。尽管现有关于继发性乳糖不耐受的许多研究并没有明确婴幼儿的喂养方式，但由于母乳喂养对肠道的保护，临床发现配方奶喂养婴儿的乳糖不耐受发生率明显高于母乳喂养婴儿。轮状病毒感染后腹泻也是导致继发性乳糖不耐受的常见原因。一项回顾性研究表明，产后六个月内纯母乳喂养可以明显降低儿童期轮状病毒感染的几率（OR=0.62，95%CI：0.48～0.81）[30]。

一些研究对有关乳糖不耐受的实验室检查方法（例如粪 pH 值测定、尿液半乳糖测定[31]、氢呼气试验、肠道黏膜活检[32] 等）提出了疑义，认为通常不适用于婴幼儿或缺乏实际的可操作性，有一定缺陷，单纯依靠实验室结果会存在过度诊断的问题。当婴幼儿出现大便酸臭，有泡沫，腹痛哭闹等症状，常被认为是对母乳中的乳糖不耐受，需要暂停母乳，这是临床常见的情形，但没有足够证据证明这种做法是必要的，绝大多数情况下母乳喂养都应继续进行[33]。母乳并非病因，而过敏，胃肠道感染，使用抗生素等因素导致的小肠绒毛损伤才是需要检查并处理的"罪魁祸首"。继发性乳糖不耐受通常是暂时性、自限性的，并不会影响生长发育。母乳有助于肠道修复，而非继发性乳糖不耐受的禁忌。只有当继发性乳糖不耐受出现严重的症状并影响生长发育，才需要遵医嘱使用无乳糖配方或者无乳糖饮食，此时仍需提醒母亲注意挤奶，保持泌乳，等待婴幼儿疾病恢复再持续母乳喂养。

5. 大便状态改变的婴儿母乳喂养支持

（1）对于生长发育良好，无其他异常情况的婴幼儿，应充分告知母亲以及家人，母乳易消化，利用率高，婴幼儿大便的状况有个体差异，不能以成人常见的大便形态和规律进行判断。

（2）当婴幼儿确诊是由于相关疾病导致了腹泻，需要根据食欲按需喂养，母乳并不会增加胃肠道负担，反而可以增加液体摄入和能量摄入，促进婴幼儿肠道恢复。

（3）治疗疾病期间，观察并记录婴幼儿的基本情况，例如吃奶时间、吃奶时的反应、有无吐奶及伴随情况、吃奶后哭闹、睡觉等；监测体重是继续增长还是出现体重不增或体重下降；每次大便时间、颜色、性质的变化。

（4）6个月之后的婴儿进入食物转换期，在持续母乳喂养的过程中，喂养者要根据婴儿适应性，逐渐增加辅食种类、平衡膳食结构，密切关注大便状态变化并根据情况进行饮食调整，留意食物过敏的发生。

（5）有护理人员分享她们使用的有效护理经验：当观察到婴儿出现涨红脸、屏气等排便信号时，母亲也可以用温暖的右手掌心安抚婴儿的腹部[34]。母亲取坐姿，让婴儿坐在母亲身上，婴儿背部贴近母亲胸腹部，母亲左手抱着婴儿，伸出右手用右手掌心以婴儿肚脐为中心点的腹部，沿着顺时针的方向轻轻按摩，每次 5～10min，每天 2 次，帮助肠蠕动，促进排便；教会母亲及家人帮助婴儿排便，有助于增强照顾婴儿的信心，使其更愉快地哺乳。

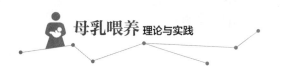

（6）如果婴儿不排大便的时间长或者伴有哭闹、呕吐、腹痛等情况时，需及时就医。

第四节 营养性贫血

营养性贫血（nutrienal anemia）是指由于体内造血原料不足引起的贫血，临床较为常见的是缺铁性贫血和维生素 B_{12} 和（或）叶酸缺乏的巨幼红细胞性贫血，病因包括摄入不足，丢失过多，吸收、利用障碍以及其他原因。据 WHO 报告，全世界 5 岁以下的儿童贫血患病率高达 47.4%，其中 50% 由缺铁导致[35]。我国有调查结果显示 7～12 月龄婴儿铁缺乏的患病率高达 65.2%[36]。

0～24 个月之间的婴幼儿处于营养性贫血的高发年龄，妊娠期母体铁供给不足，早产，多胞胎等容易出现铁储备不足；出生后喂养不足，辅食添加以后，膳食中缺乏足量的铁，摄入不足，而生长发育的过程中对铁的需求增加，就容易出现缺铁性贫血。母亲从孕前，孕期开始长时间体内维生素 B_{12}、叶酸不足，婴儿辅食添加不当，也易出现巨幼红细胞性贫血。

WHO 建议 6 个月内纯母乳喂养，如果母亲健康，能够提供足够的母乳喂养，健康足月婴儿通常能够从母乳中获得足够的铁。没有证据证明母乳喂养本身会增加健康足月婴儿的贫血风险。

营养性贫血婴儿的母乳喂养支持包括以下内容：

母乳中含铁量不高，乳汁当中有大量的乳糖以及维生素 C，可以促进铁的吸收，因而母乳中铁的吸收率高于牛乳。研究发现，当婴儿生长发育加速时，机体对母乳中铁的吸收率增加到 60%～70%，以满足其生长发育需要[37]。美国国家科学院医学研究所（institute of medicine）通过使用人乳的平均含铁量来确定从出生到 6 个月婴儿的铁适宜摄入量大约是 0.27mg/d[38]，健康足月婴儿在纯母乳阶段需要的铁很少。但 7～12 月婴儿对铁的需求迅速增加到 11mg/d[39]。

当婴儿 6 个月以后，不及时添加固体食物会增加 9 个月时缺铁性贫血的风险[33]。出生时铁的储备低于正常水平的婴儿，例如早产儿、低出生体重儿、糖尿病母亲的婴儿等，需要鼓励母乳喂养，并遵医嘱补充铁剂。美国儿科学会认为，母亲乳汁当中的铁含量具有个体差异，也建议纯母乳喂养婴儿从 4 个月开始补充铁剂每天 1mg/kg。

具体到每一对母婴，情况会有所不同。但总的来说，母亲健康对哺乳十分重要，产前的支持需要确保母亲在妊娠期保持健康，纠正贫血（如有），确保胎儿有足够的铁储备；婴儿出生后立即与母亲进行皮肤接触，延迟脐带的钳夹或者结扎能够增加新生儿的血清铁蛋白，降低贫血风险[40]。母亲在哺乳期如有慢性失血，某些慢性消化道疾病，胃肠道手术等引起吸收不良，或者因为严格素食缺乏维生素 B_{12}，则会影响自身身体健康，也会给母亲哺乳增加负担，所以哺乳母亲需要积极治疗疾病，保持良好状态。

婴儿在 6 个月的纯母乳喂养之后，及时、合理添加强化铁的固体食物，保证摄入均衡、足量是预防营养性贫血的有力措施。母乳喂养而患营养性贫血的婴幼儿不应为此停止母乳喂养，而是需要寻找贫血的原因，遵医嘱进行治疗。母乳当中既有促进铁吸收的物质，也有大量的免疫物质例如乳铁蛋白，对那些因为疾病而导致营养性贫血的婴儿尤其重要。

第五节　过敏性疾病

过敏性疾病也是全球关注的公共卫生问题。尽管各个国家的患病率各有差异，但都有日益增加的趋势[41]。儿童时期过敏性疾病包括特应性皮炎、食物过敏、支气管哮喘、过敏性鼻炎、结膜炎等。过敏性疾病的发生是遗传基因和环境因素相互作用的结果。2015年我国城市 0～24 月龄婴幼儿过敏性疾病的流行病学调查发现，过敏性疾病患病率40.9%[42]，症状包括单一皮疹瘙痒，眼、鼻症状及胃肠道症状等。过敏性哮喘的患病率总体上也呈上升趋势，例如我国 2003 年 0～15 岁儿童哮喘患病率是 1.97%[43]，而 2013 年这一数字已上升为 3.02%[44]。

婴幼儿喂养过程中，食物过敏和特应性皮炎是最早引起新手父母和医疗专业人员关注的问题。当 6 个月内婴儿出现过敏（allergy）的症状，母乳喂养常常受到质疑。然而母乳并不是导致过敏的原因。过敏性疾病的机制复杂，影响因素众多，简单将婴儿疾病症状归结为母乳喂养或者乳汁本身的问题，从而停止母乳喂养，这种做法也欠妥。

WHO 推荐 6 个月内的婴儿应纯母乳喂养，将母乳喂养作为预防和降低过敏性疾病的自然方式。然而由于受到伦理的限制，有关母乳喂养的研究无法做到将婴儿随机分组到母乳喂养和配方奶喂养来进行对照实验，实际上大多数只是观察性研究；同时，世界卫生组织推荐使用"24 小时回溯法"调查母乳喂养率，即在调查当时的过去 24 小时，没有除母乳之外的其他母乳代用品食物摄入就为纯母乳喂养[45]。这样的"纯母乳喂养"定义中，婴儿仍然是有可能使用过一段时间配方奶，而牛奶蛋白及牛奶制品是婴儿最常见的过敏源，有报道称牛奶蛋白过敏的累积发生率为 11.6%[46]。建立在此定义基础之上的研究，并无法排除牛奶蛋白作为混杂因素的影响，因此现有的研究显示婴儿纯母乳喂养不能降低过敏性疾病的风险这样的结论是有局限性的。

食物过敏是由免疫机制介导的食物不良反应，诊断的金标准是回避—激发试验，即回避食物后症状消失，再次摄入后症状再次激发。牛奶蛋白过敏（cow's milk protein allergy, CMPA）在婴幼儿中最常见，症状无特异性，可能累及多个器官系统，如皮肤，胃肠道以及呼吸系统等。食物过敏缺乏特异性治疗方法，回避过敏原是最主要的措施，同时应在皮肤科、消化科、耳鼻喉科以及呼吸科专业人员的协同下针对不同症状进行对症治疗。

特应性皮炎也是婴幼儿常见表现，很多因素会导致特应性皮炎的发生，目前认为皮肤屏障障碍是导致特应性皮炎的主要原因[47]，而食物过敏对特应性皮炎的影响可能被高估，在发病原因上两者并不是因果关系。因此一旦当母乳喂养的婴儿出现特应性皮炎就认为是母乳喂养的原因而停止哺乳，或者让母婴盲目回避可能过敏的食物，并非合适的解决方案。

过敏婴幼儿的母乳喂养支持包括以下内容：

1. **孕期不过度限制饮食**　当前普遍建议母亲在怀孕期间可以不受限制地摄入自己不过敏的健康饮食，孕期饮食多样化可以对胎儿免疫系统的成熟有积极的影响[48]。目前并没有证据证明孕期回避过敏高风险食物能减少婴儿出生后过敏性疾病的发生。如果要求孕期的母亲限制饮食，会增加母亲的心理负担，让她更为担忧哺乳期的饮食问题，甚至可能因此拒绝哺乳。

2. **哺乳期可能遇到的饮食管理**　关于母亲在哺乳期避免高过敏风险的食物摄入是否

能够降低婴儿过敏性疾病的发生，研究结果也是互相矛盾。尽管母亲摄入的食物过敏原可在母乳当中检测到，且具有个体差异性[49]，但目前积累的证据还不足以支持推荐哺乳母亲在婴儿还没有出现任何过敏症状时，需要主动回避高过敏风险的食物，作为防止婴儿过敏的手段[50]。当完全母乳喂养的婴儿出现各种过敏的症状，哺乳母亲可能面临排查饮食当中导致婴儿过敏的食物的状况。婴幼儿时期，90%的食物过敏与牛奶、鸡蛋、大豆、小麦、花生、鱼、虾、坚果类等8种食物有关[51]，但不同的食物导致过敏的可能性大小不相同，根据食物引起过敏发生的可能性大小分类如下[52]（表10-3）：

表 10-3　食物与过敏反应发生率

食物	过敏反应	过敏源试验阳性率
牛奶、鸡蛋	最常见	> 10%
豆类如花生、黄豆等； 坚果类如核桃、开心果、腰果等； 海鲜类如鱼、虾、蟹、贝壳等	常见	5% ~ 10%
肉类如羊肉、牛肉等； 水果类如芒果、桃子、西瓜、苹果、梨等； 蔬菜类如番茄、芹菜、豆角等	少见	1% ~ 5%
大米、小米、猪肉、白菜、胡萝卜、马铃薯等	极少见	< 1%

母亲可以根据婴儿出现的症状，结合自己此前进食的食物进行判断，选取不同类型的方法进行食物排查，并正常哺乳。

例如，当发现母亲第一次摄入某种食物后，婴儿出现了过敏的症状，就单独回避这种食物并观察婴儿状态，如有好转，则可能是由某种食物引起（确诊需要再次摄入这种食物，观察症状是否被激发，但一般不需要刻意激发婴儿症状，尤其是有严重过敏反应的婴儿）；或者选取最有可能发生过敏的食物从饮食中完全剔除，例如首先回避牛奶、鸡蛋蛋白等并观察婴儿后续状态；还有一种方法是严格限制饮食，从过敏风险最低的食物开始，例如仅仅只摄入大米，猪肉，青菜等，等待婴儿过敏性症状好转，再将之前的食物逐渐加入母亲的食谱，找到可能引发婴儿过敏症状的食物并针对性进行回避。添加固体食物之后的婴儿也可以使用这两种方法进行排查，母亲需要详细记录自己和/或婴儿进食的情况，必要情况下，配合医生进行过敏症状的治疗。

随着生长发育，婴儿对某些食物会逐渐变得耐受，母乳中的特异性 IgA 被认为能够保护婴儿肠道，大量的活性因子可以诱导免疫耐受。母亲可以在针对性食物回避一段时间之后尝试性少量添加，避免不必要的长时间饮食限制[53]。例如婴儿在母亲进食牛奶蛋白后出现过敏反应，母亲需要避免牛奶蛋白及制品至少 2 ~ 4 周。如婴儿症状消失，则可以尝试重新摄入；但如果症状持续出现，确诊牛奶蛋白过敏后，母亲需要持续回避牛奶蛋白至少 6 个月再摄入后哺乳，婴儿同样需要回避足够长的时间再尝试，直到确定已经耐受[54]。长期处于限制饮食状态的母亲，需要被转介至营养科医生评估自身营养素的摄入，保持健康状态，必要的时候使用额外膳食补充剂。

3. 过敏婴儿的辅食添加 对持续哺乳的婴儿添加固体食物，无论有没有过敏家族史，除非已经证实对某种食物过敏，否则同样没有必要因为有过敏的高风险而对可能引起过敏的食物一律回避。研究发现，长时间回避花生，今后花生过敏的几率还会升高[55]，在 6 个月添加辅食后正常摄入鸡蛋并积极治疗湿疹，一岁时对鸡蛋过敏的比例相比不摄入鸡蛋降低 [RR=0.222（95%CI：0.081 ~ 0.607），p=0.0012] [56]。因此，纯母乳喂养 6 个月，正常添加符合家庭饮食习惯的固体食物，持续哺乳，遇到有过敏反应的食物再行回避，并持续观察生长发育状态，应成为婴幼儿喂养过程中应对食物过敏的常规方式。此外，使用益生菌、益生元预防过敏性疾病还需要进一步研究[57]。

4. 支持在过敏性疾病治疗的同时母乳喂养 过敏的婴幼儿可能需要根据病情针对性治疗相应症状，在治疗的同时持续哺乳有利于婴幼儿的恢复，母亲的陪伴能够更好地安抚因病住院的婴幼儿。盲目停止母乳喂养并不是解决问题的最佳方案。母乳喂养婴儿出现严重过敏例如大量便血导致血红蛋白下降，生长发育障碍等情况，如医嘱要求暂停哺乳，根据母亲意愿，教会母亲挤奶并存储乳汁，保持泌乳量，待婴儿状态恢复后，母亲再根据情况恢复哺乳。

第六节 新生儿黄疸

新生儿黄疸（neonatal jaundice）表现为机体的胆红素水平升高，巩膜和皮肤出现黄染。这是新生儿期最为常见的表现，特别是出生后第一周内。约50% ~ 60%的足月儿和80%的早产儿会出现生理性黄疸（physiological jaundice）[58]。新生儿出生后的胆红素水平是一个动态变化的过程，对于胎龄 ≥ 35 周的新生儿，目前多采用美国 Bhutani 等所制作的新生儿小时胆红素列线图[59] 或美国儿科学会（AAP）推荐的光疗参考曲线作为诊断或干预标准参考[60]，当胆红素水平超过 95 百分位时定义为高胆红素血症（hyperbilirubinemia），诊断需考虑其出生胎龄、日龄和是否存在高危因素。

黄疸既可以是正常发育过程中的常见现象，也可能是某些疾病的表现之一，甚至是首要表现。严重的黄疸还可能与婴儿的神经系统损伤有关。因此，正确地认识新生儿黄疸，既不过度恐慌，也不随意忽视，配合医生规范地进行监测、诊断和处理，对于降低新生儿黄疸的风险非常重要。与此同时，继续母乳喂养。黄疸的治疗期间也应持续母乳喂养，除非极少见的医学情况[61]。

一、胆红素的代谢途径

胆红素是血红蛋白和其他血红素的降解产物。血红素加氧酶将血红蛋白转化为胆绿素，胆绿素还原酶将胆绿素还原为胆红素，同时产生等量的一氧化碳。胆红素被转运至血浆并与白蛋白结合，将血胆红素转运至肝脏，通过 Y、Z 蛋白摄取进入肝细胞后，通过尿嘧啶二磷酸葡萄糖醛酸转移酶 1A1（UGT1A1）与葡萄糖醛酸结合，形成结合胆红素。结合胆红素在胆汁中输送至胆囊，并通过大便通道将胆红素排出体外。

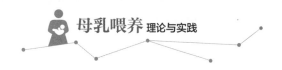

二、新生儿发生黄疸的原因

新生儿在胆红素的生成、代谢、排泄过程中的特点，使其容易发生高胆红素血症。这包括①肝细胞负荷增加：新生儿红细胞多、红细胞寿命短及一部分新生儿出生后溶血加速了红细胞的代谢；②肝脏和肠道胆红素清除能力不足，肝脏胆红素摄取和结合受限；③胆汁排泄障碍。

（一）肝细胞负荷增加

正常新生儿红细胞的寿命短（70～90天，成人为120天），加之红细胞数量增加，生成肝细胞的胆红素负荷增高。红细胞代谢快的原因都是增加新生儿发生高胆红素血症风险的重要临床因素，这其中溶血最为重要。新生儿期溶血的原因有许多，但可以概括为3个主要类别：①红细胞内在的缺陷，包括红细胞膜异常、结构异常或血红蛋白异常；②免疫介导的溶血性疾病，例如常见的 ABO 血型不合，少见的 Rh 血型不合而引起的同族免疫性溶血（isoimmune hemolytic disease）；③溶血的后天获得性原因，有多种类别疾病包括弥散性血管内凝血或血管瘤相关的微血管性溶血和感染（细菌性败血症或先天性感染）。其可能的溶血机制不完全清楚，但可能如 G6PD 缺乏症一样，作为一种溶血的诱发因素。

（二）肝脏胆红素清除减少

1. 肝脏胆红素的摄取不足　在宫内胎儿胆红素通过胎盘清除、代谢、并通过孕母肝脏排泄。出生后肝脏血供的氧和降低，肝细胞摄取胆红素的能力还不足。另外，肝细胞膜上转运胆红素等物质的转运载体（有机阴离子转运体 2，OATP2）影响胆红素的代谢，OATP2 由有机阴离子转运体 1B1（SLCO1B1）基因编码，该基因突变可抑制其转运功能，也导致胆红素清除减慢，引起高胆红素血症。近年的研究显示，SLCO1B1 基因多态性可能与新生儿黄疸发生相关[62]。

2. 肝细胞内胆红素的结合　婴儿的胆红素结合主要依靠肝脏的尿嘧啶二磷酸葡萄糖醛酸转移酶 1A1（UGT1A1）。UGT1A1 的表达随发育调节，在孕 17 至 30 周时其活性只有成人水平的 0.1%[63]，到孕 30～40 周时增加到成人 1%，出生后迅速增加，三个月左右才达到成人水平[64]。在母乳喂养的健康婴儿当中，持续母乳喂养，一般在三个月左右，婴儿的黄疸也可以自然消退，这可能与酶活性的成熟有关。肝脏 UGT1A1 活性出生几天内成等级增长的调节可以由血清总胆红素（total serum bilirubin，TSB）本身诱导，与新生儿出生孕周无关。某些药物也能加强 UGT1A1 诱导，如苯巴比妥。UGT1A1 基因的多态性与高胆红素血症的风险增加有关[65]。

3. 肠肝循环（enterohepatic circulation）增加　先天性肠道闭锁、肠旋转不良、巨结肠、饥饿和喂养延迟等均可能使胎粪排出延迟，使胆红素在肠道内的重吸收增加。母乳性黄疸也可能是肠肝循环增加，将在下一节详细介绍。

4. 其他影响肝脏摄取功能的原因　还有许多原因可能影响肝脏的功能。如药物，磺胺类和水杨酸类药物、维生素 K3 等可与胆红素竞争肝细胞摄取蛋白的竞争位点。甲状腺功能低下时，肝脏 UGT1A1 活性下降，并可能影响肝细胞胆红素的摄取和转运。

（三）胆汁排泄障碍

这类病因通常为肝细胞排泄结合胆红素障碍或者胆道闭锁，引起高结合胆红素血症，同时伴有肝功能异常。

有一些原因可能导致胆红素的排泄障碍，例如多种病毒感染引起的新生儿肝炎，很少见的先天性代谢性疾病（α1-抗胰蛋白酶缺乏症、半乳糖血症、酪氨酸血症等），先天性非溶血性结合胆红素增高症，以及胆道闭锁等。

三、母乳喂养与黄疸

（一）摄入不足性黄疸

黄疸是晚期早产儿和足月儿住院最常见的原因，其中一些新生儿存在母乳摄入不足的因素，因此称为摄入不足性黄疸（suboptimal intake jaundice）或者饥饿性黄疸（starvation jaundice）[61]。比如，晚期早产儿因神经系统发育不成熟等原因，出生后会存在吸吮无力等影响从母亲乳房里吸吮乳汁的因素。哺乳延迟、婴儿吸吮不频繁或时间不够、限制婴儿在乳房上吸吮的时间等，使得乳汁摄入量不足并会使母亲产奶量减少，婴儿的摄入进一步受到影响，由此产生喂养相关性黄疸。

母乳能提供能量，刺激肠道蠕动促进胆红素排泄。喂养相关性黄疸的治疗，需要改善和促进母乳喂养，增加婴儿摄入量。产后早期建立充分的母乳喂养关系，确保支持到位，产后头四天母乳喂养儿和配方奶喂养儿在经皮测胆红素值没有差别[66]。研究表明，若新生儿黄疸是在哺乳延迟或不同程度的哺乳失败情况下发生，是因为较低的肠道内摄入，而不是母乳本身的问题[61]。

（二）母乳性黄疸

母乳喂养的婴儿可有黄疸持续不退，迁延1~2个月。也有婴儿生后1~2周黄疸消退，随后缓慢出现黄疸，表现为高非结合胆红素血症。这个诊断一般需要排除其他病理性黄疸的因素。

母乳性黄疸（breast milk jaundice）的确切机理目前还不清晰，目前多认为与胆红素肠肝循环增加有关，有几方面的原因，例如新生儿小肠内β-葡萄糖醛酸苷酶（β-GD）含量丰富并具有高活性，促进肠道内胆红素重吸收，β-GD主要来自母乳，少量来自新生儿自身，包括肠道正常菌群建立后产生的细菌性β-GD，且母乳喂养新生儿血胆红素浓度与母乳及新生儿粪便中β-GD含量呈正相关[67]。此外，乳汁中细胞因子浓度的增加（包括IL-1，IL-10，以及TNF-α）[68]，乳汁当中较低的总抗氧化能力[69]、表皮生长因子[70]以及各类双歧杆菌含量[71]等，这些原因之间可能有潜在的相互作用，共同导致了母乳性黄疸，但机制目前未知，值得进一步研究。

母乳喂养儿的血清总胆红素会持续较高水平，少数婴儿甚至可能持续长达12周。血清胆红素升高可能对氧化损伤有保护作用，因为它已被证明是一种有效的体外抗氧化剂并有重要生理作用[72]。这是母乳喂养的正常表现，这些黄疸婴儿一般表现正常，生长良好。在门诊，这种黄疸消退延迟的婴儿在诊断母乳性黄疸前，应排除婴儿肝炎综合征、感染、甲状腺功能减退等可能。

对于母乳性黄疸的婴儿，应鼓励父母持续母乳喂养；如血清胆红素持续上升超过15mg/dl（257μmol/L），有建议认为需要停止母乳喂养3天改人工喂养[73]，但需慎重权衡两种喂养方式的不同对哺乳母婴造成的影响。也有建议认为，仅在一些特殊情况下，例如需要急速降低血清胆红素水平，或者光疗暂时不可用的情况下，考虑母乳的暂时性中断[53]。光疗的同时可以持续母乳喂养，母婴同室进行光疗可以最大限度减少母婴分离。这样的决定是个体

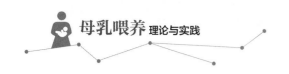

化的，需要根据母婴情况进行评估。如果暂停母乳喂养，应该鼓励和帮助母亲维持泌乳，并在暂停后恢复母乳喂养。如果母亲因顾虑黄疸而不愿恢复哺乳，专业人员应鼓励其坚持母乳喂养，确保母亲及其家人能够理解，对于母乳性黄疸，当血清胆红素水平超过治疗阈值，在所有的治疗方案下都可以持续哺乳，且要尽量避免长时间停喂母乳。

四、母乳喂养的支持与建议

所有母婴在产后都应得到母乳喂养支持，包括早期皮肤接触，无限时地按照婴儿的喂养提示哺乳等。专业人员应进行哺乳姿势，含接，及吞咽吸吮的评估，及时地提供帮助，以确保母乳喂养关系建立良好。

根据美国儿科学会对新生儿高胆红素血症管理的建议[74]，坚持母乳喂养，降低严重黄疸的建议包括：

（1）孕产期母乳喂养的宣传与教育，促进母亲做好充足的哺乳准备。

（2）出生后早接触与早吸吮，促进乳汁分泌。

（3）生后评估母乳喂养：新生儿体重的下降幅度、胎便排空情况、小便情况。

（4）频繁地哺乳，每日哺乳至少 8 ～ 12 次；不设每次哺乳时间限制。

（5）在院期间黄疸的评估：黄疸出现时间、程度，是否存在母儿血型不合，是否存在其他引起高胆红素血症的风险因素。

（6）出院时母乳喂养指导：婴儿母乳喂养的评估，婴儿一般情况的评估如体重增长、大小便情况等。

（7）如果在良好支持下婴儿仍摄入不足，体重下降过多或无法良好增长，婴儿有脱水的表现，有医学指征，需考虑额外添加母乳代用品。

（8）出院后黄疸随访：1 周内至少安排家访一次，指导家长判断黄疸的程度、范围，强调减少高胆红素血症发生及门诊随访黄疸的重要性，介绍减轻黄疸的方法。

（9）如果婴儿的非结合胆红素显著升高，按照胆红素日龄曲线给予光疗，但仍应鼓励坚持母乳喂养。

（10）如果新生儿需要光疗，可采用光疗毯进行，以减少母婴分离，避免干扰母乳喂养。

五、新生儿黄疸的处理原则

（一）监测

黄疸是血清胆红素升高在皮肤上的表现。成人血清总胆红素（TSB）水平 > 2.0mg/dl（34μmol/L），新生儿 TSB 为 5.0 ～ 7.0mg/dl（86 ～ 120μmol/L）时就会有肉眼可见的黄疸。新生儿黄疸最先表现在面部，后随着高胆红素血症程度增加，从头到脚进展。但多种因素可能影响目测评估胆红素水平的可靠性，包括日照、检查室内的光线等。因此，目前推荐采用经皮胆红素（TCB）测定评价新生儿黄疸，有助于高胆红素血症的发现和新生儿管理。

（二）光照疗法

光照疗法（phototherapy）简称光疗，是降低血清非结合胆红素最为简单有效的方法。在光疗的作用下，不溶于水的非结合胆红素能异构成光红素。光红素溶于水，可以不经过肝脏的代谢直接通过胆汁和尿液排出。波长为 425 ～ 475nm 的蓝光和波长为 510 ～ 530nm 的绿光效果最佳。目前有效的光疗已大大减少了换血的风险。光疗的效果也与婴儿暴露在光疗灯下的表面积密切相关，间歇与连续光疗的临床效果是否有差异还不清楚，大多数情况下不需要连续光疗。只要血清胆红素水平控制良好，在喂养和父母探视时可以暂停光疗。

一些研究表明，光疗显著增加不显性失水，尤其在早产儿[75]。但也有研究表明，只要皮肤温度保持恒定，光疗不会增加氧耗或通过皮肤或呼吸道的不显性失水[76]。可以监测新生儿脱水（如每日体重和血清电解质检测），常规为接受光疗的新生儿补液并没有额外的益处[77]，除非有必要的指征。由于充足尿量排出对有效光疗很重要，接受光疗的婴儿获得充足的母乳喂养是关键因素。治疗期间的婴儿如果嗜睡，亲喂时可能吸吮吞咽不佳。如果出现新生儿无法从母亲乳房有效吃到乳汁，则鼓励母亲挤出乳汁，采用其他方法给予足够的母乳。

（三）换血

换血是有效控制重度高胆红素血症和防治胆红素脑病最重要的干预手段。除了可以立即控制高胆红素血症，换血在免疫介导的溶血性疾病还可以：①去除致敏的红细胞；②纠正贫血；③去除母亲来源抗体。

换血期间，应该密切监测婴儿的生命体征，包括心率/呼吸节律、氧饱和度、体温、和血压。换血应该在具备持续监护的新生儿重症监护室进行，由有经验的医护人员操作，时刻准备处理相关并发症。

此时需支持母亲保持泌乳。配合医护人员治疗的同时，根据具体情况储存和运送乳汁，并在婴儿出院后继续母乳喂养。

六、胆红素脑病与核黄疸

部分西方国家例如英国[78]，丹麦[79]，加拿大[80]的胆红素脑病发生率约为（0.9～2.33）/10万。急性胆红素脑病（acute bilirubin encephalopathy）可以在高危水平的高胆红素血症中发生，对基底节以及各种脑干神经细胞产生毒性并出现临床表现。胆红素引发细胞毒性，导致慢性，破坏性的神经系统紊乱的严重后遗症被称为核黄疸（kernicterus）。美国核黄疸报告系统从1992年至2004年仅登记了125例[81]。我国33家医院的流行病学调查2009年报告了348例新生儿胆红素脑病或者核黄疸病例，虽不能估计我国总体发生率，但东亚人种一直被认为是高胆红素血症的高危人群，可推测胆红素脑病在国内发病率可能高于欧美国家。

新生儿高胆红素血症的危害为神经毒性。但高胆红素血症是否在缺乏典型的胆红素毒性症状下产生神经损伤，一直有较多争议，有的新生儿胆红素浓度很高也未造成脑损伤，有的新生儿却在较低胆红素水平下出现临床症状，高胆红素与核黄疸究竟是否存在因果关系还没有确认。尽管在发生核黄疸的婴儿中，大多数是全母乳或者部分母乳喂养的足月或者晚期早产儿，却有相当多的婴儿存在不同程度的脱水和明显体重下降，这提示可能与母乳喂养进行不佳有关。因此，密切监测，对喂养进行评估和促进，结合诊断进行治疗十分重要。

预防足月和晚期早产儿核黄疸的关键要素：

（1）高胆红素血症的风险评估。全国多中心研究证实，通过每12小时的TCB评估，结合婴儿的孕周、性别、前一胎是否光疗、瘀斑、喂养方式、体重下降和早期出院可以预测婴儿发生显著高胆红素血症的风险[82]。

（2）根据评估，制定适当和及时的随访。

（3）发生显著高胆红素血症时及时有效光疗和（或）换血治疗。

（4）建立最佳母乳喂养，并提供持续支持，是预防并控制高胆红素血症的重要组成部分。

第七节　新生儿低血糖

一、新生儿血糖的维持

新生儿在胎儿期完全依赖母亲供给葡萄糖。出生后，需要迅速转变为依靠自身进行血糖调控，并且在两次喂养间隔期间维持血糖稳定。由于新生儿大脑葡萄糖需求高，且大脑占体重比较大，对血糖的需求也相对较高，容易发生血糖波动。在调节新生儿血糖的激素中，胰岛素降低血糖，而生长激素、皮质醇、胰高血糖素、甲状腺素和儿茶酚胺通过供能物质生成的代谢途径如糖原分解、糖异生、脂肪分解和酮体生成来升高血糖，这些激素的调节维持葡萄糖生成与利用的平衡。出生后，由于母体的供应中断，血糖急剧下降，同时分娩和应激，刺激血中皮质醇、胰高血糖素、甲状腺素和儿茶酚胺的升高，激活糖原分解和糖异生途径，使新生儿在生后血糖先下降，在生后 1 ~ 2 小时达到最低点约 30mg/dl，其后上升并在 12 小时后逐渐稳定在 45mg/dl 以上[83]。随着最初的几天建立有效的母乳喂养，以及肝糖原异生的进一步成熟，新生儿的血糖趋于稳定。

新生儿由于发育不成熟，容易发生代谢和内分泌系统紊乱，常发生暂时的血糖异常，主要是前述维持血糖稳定的调节机制不成熟。其中新生儿低血糖（hypoglycemia）较为常见，发生原因如早产儿和宫内发育受限引起糖原贮存不足；能量需求增加如败血症、低体温和出生时窒息。此外先天性疾病或遗传代谢病引起的糖代谢障碍可表现为持续性低血糖，如先天性高胰岛素血症、垂体功能减退症，或继发于调节糖原分解、糖异生和酮体生成的酶通路的先天异常。由于新生儿低血糖可损害中枢神经系统，导致长期的神经损害甚至遗留后遗症，低血糖是新生儿急症，医生需要快速诊断评估，给予合适的治疗。

二、新生儿低血糖特点

（一）低血糖的定义

新生儿低血糖缺乏准确的定义。目前的参考是为了防止发生神经系统后遗症，人为制定了一个便于临床干预的新生儿低血糖的阈值。根据人群的荟萃分析显示在，正常健康的足月新生儿，估计血浆血糖低限值（＜5%）如表 10-4 所示。

表 10-4　血浆葡萄糖水平在人群中的低阈值[84]*

出生时间	血浆葡萄糖低限值（＜5%）（mg/dl）
1 ~ 2 小时	28（1.6mmol/L）
3 ~ 47 小时	40（2.2mmol/L）
48 ~ 72 小时	48（2.7mmol/L）

* 血浆血糖要高于全血血糖约 13.5%

根据上述低血糖的阈值，对于有症状的新生儿，当血糖 < 45mg/dl（2.5mmol／L），需进行临床干预；对于有低血糖风险但无临床症状和体征的新生儿，产后尽早开始进行血糖监测，如果血糖 < 36mg/dl（2.0mmol／L），应保持密切监测，如果持续低于此水平，喂养后没有上升或出现异常临床表现，则建议进行干预。在非常低的血糖水平下（20 ~ 25mg/dl 或 1.1 ~ 1.4mmol/L），静脉葡萄糖输液提升血糖水平至 > 45mg/dl（2.5mmol/L）[85]。

新生儿低血糖的症状和体征没有特异性，包括肢体抖动、嗜睡、纳差、呼吸暂停、阵发性发绀、呼吸困难、肌阵挛或多灶性阵挛发作，少见的还会出现昏迷。很多新生儿低血糖没有症状或表现的症状体征很隐匿，因此对于有风险的新生儿要重视监测。

（二）低血糖的分类

新生儿低血糖分为暂时性的（生后持续数天至数周）和持续性的（低血糖持续至婴儿期）。

1. 暂时性低血糖　出生后早期维持血糖稳态的通路尚未发育成熟，如果延迟喂养，新生儿容易发生暂时性低血糖，血糖浓度下降主要是因为糖异生和酮体生成通路的发育不成熟，其中一些关键酶出生时还没有表达。这些酶的表达和随后适应禁食的调节通路成熟通常在出生后 24 小时迅速发生。

2. 持续性低血糖

（1）高胰岛素血症的特点是在低血糖时不正常的胰岛素分泌，它是新生儿持续性低血糖的最常见原因，见于婴儿先天性高胰岛素血症（congenital hyperinsulinism of infancy, CHI）。全世界范围活产儿中 CHI 的发生率是 1/50 000 ~ 1/30 000，有报道在阿拉伯半岛发生率高达 1/2500，主要是近亲结婚比例高。医生会根据具体情况选择二氮嗪，奥曲肽或硝苯地平等药物治疗。药物治疗无效的婴儿需要手术治疗。同时频繁喂养以保持血糖正常。

（2）胰岛素正常的低血糖。这类低血糖往往由反调节激素缺乏和先天代谢性疾病引起。医生会根据其他症状，病史和实验室检查等做出诊断。

三、新生儿低血糖的识别

由于生后大多数婴儿血糖不稳定并没有明显的表现，或者表现没有特异性，尽早识别新生儿低血糖非常重要。目前也并没有研究证实出生后数小时内无症状的暂时性低血糖会对大脑有害。因此，对于健康足月儿不建议进行常规血糖监测[83]。但是对于具有低血糖高危风险的婴儿，如表 10-5 所示，应在生后筛查低血糖。因为这类婴儿的低血糖可能持续较长时间，具有神经损伤的风险。

表 10-5　新生儿低血糖风险因素

早产儿，晚期早产儿

小于胎龄儿，大于胎龄儿，巨大儿

低出生体重（< 2500g）

不一致的双胎

糖尿病母亲的婴儿

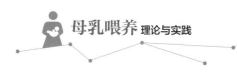

临床上明显有脂肪以及肌肉消耗的婴儿

新生儿窒息、呼吸窘迫

新生儿低体温

胎儿成红细胞增多症

先天性代谢缺陷或内分泌疾病

感染

母亲药物治疗（例如，特布他林，β阻断剂，口服降糖药）

婴儿有与低血糖相关症状等

四、低血糖新生儿的母乳喂养支持

对于所有的足月儿，产后正常的母乳喂养支持应常规进行。健康足月婴儿不会简单地因为短暂的喂养不足而发展成为具有临床意义的低血糖症[85]。充足有效的母乳喂养和持续的皮肤接触都有利于婴儿获得并保存能量，降低消耗。出生后即刻开始皮肤接触，完成第一次哺乳，如果哺乳的建立晚于一个小时以后，低血糖的风险会增加[86]。此后频繁哺乳，每天至少喂养 10～12 次，可以减少低血糖的风险。健康婴儿没有必要常规进行水，葡萄糖水或者配方奶的补充，因为可能会干扰正常母乳喂养和正常代谢补偿机制的建立[85]。对于能经口喂养的有低血糖的新生儿，母乳喂养也是升高血糖的首选方法。

对于正在接受低血糖治疗的婴儿，如果表现出有需要哺乳的迹象，应及时进行母乳喂养。当血糖恢复至正常水平，哺乳也恢复正常，医生可考虑渐渐脱离静脉注射。专业人员需密切评估母乳喂养，改善并促进有效摄入，同时配合医生进行进一步医疗评估。如医院条件允许，协助母亲对正在进行静脉输液治疗的婴儿进行皮肤接触，并且帮助其在母婴分离期间保持泌乳。

第八节　特殊婴儿的母乳喂养

目前全球大约每 600 名新生儿中就有一名出生时患有唇裂、腭裂或两者皆有[87]。我国是目前世界上唇腭裂患者最多的国家之一，且每年有 3 万左右的新增病例[88]。唇腭裂婴儿由于口腔与鼻腔相通，口内不能形成负压而影响吸吮。因此，唇腭裂婴儿的母乳喂养有其特殊性。美国腭裂颅面协会在法律性文件中明确将营养状况评估及对婴儿进食进行管理、提供指导和教育，掌握每周婴儿营养摄入量和体重变化作为唇腭裂治疗中的法定内容[89]。

对于那些身处偏远或贫困地区的婴儿来说，他们的家庭往往无力负担治疗费用，只能在懂事后承受身体和社交心理的双重压力。调查资料表明，75.61% 的婴儿家长并不了解如何喂养唇腭裂婴儿，而基本掌握喂养知识的家长仅占 1.63%，这是一个令人震惊和担忧的数字。

所有婴儿受益于母乳喂养。对于少数出生时有特殊情况的婴儿，尤其是由于口腔畸形、肌张力下降，以及婴儿合并有先天性疾病这三类情况时，往往喂养或者进食出现困难、异常，婴儿体重不增或者下降。特殊情况下的母乳喂养问题是目前婴儿营养领域研究的热点和难点，本章选取特殊情况中常见的唇腭裂、唐氏综合征和婴儿先天性心脏病为例，介绍这三类特殊情况的母乳喂养。

一、唇、腭裂婴儿的母乳喂养

对唇腭裂婴儿来说，保证婴儿全身营养的摄入，拟定切实可行的早期喂养方案，加强早期喂养技能的训练是医院及唇腭裂婴儿父母的共同责任。唇腭裂婴儿的喂养困难的结果主要体现在两方面：①体格发育的影响：唇腭裂婴儿营养不良较为普遍，特别是伴有腭裂畸形的婴儿更为严重，婴儿体重与同龄婴幼儿相比明显偏低，尤其是 6～9 个月龄婴儿的区别最为明显。②智能发育的影响：由于唇腭裂的畸形、喂养困难，喂养方式上人工喂养居多，缺乏母乳喂养，存在铁和抗血酸等成分摄入不足，也缺少母乳中必需的营养及抗体，从而影响机体及智力发育。畸形也对婴儿在喂养、疾病、学习以及社会心理方面长期不断地产生负面影响。

（一）唇、腭裂婴儿的喂养问题

唇腭裂婴儿由于口腔无法密闭造成吸吮力不足、进食量少、喂养时间长，或无法建立规律的进食模式，喂养困难表现为呛奶、频繁打嗝、食物从鼻腔反流，严重者出现窒息。部分母亲尝试母乳喂养却没有成功，喂养问题在婴儿两个多月时依然明显，家长需要依靠辅助装置喂养婴儿。如果合并腭裂尤其是皮罗序列征，出现口腔活动功能失调伴随胃食管反流等现象。针对婴儿喂养问题的治疗可能超过 1 岁。

影响喂养的相关因素有以下几个方面：

（1）喂养过程障碍，喂养质量不高。唇、腭裂婴儿由于无力吸吮母乳或吸奶时间较长，进食时易吞进大量空气，流质食物容易从口角溢出或从鼻孔溢出，导致呛咳，影响婴儿的正常喂养和食物的摄取，使机体能获得的营养物质受限。

（2）家长缺乏喂养知识。有的唇腭裂婴儿从一出生就用胃管鼻饲喂养，使婴儿丧失吞咽、咀嚼、胃肠消化功能，致使严重发育障碍。

（3）家人感情淡漠。唇腭裂婴儿容貌缺陷、疾病治疗的经济负担、家人指责以及旁人的目光等，常使父母感到沮丧甚至产生遗弃念头。婴儿哭闹、饥饿也增加了父母的烦躁和疲惫。

（4）医务人员缺乏喂养知识和有效指导。部分医务人员营养知识匮乏，不能胜任对病人进行营养教育的重任，在面对唇腭裂婴儿是不能提供个体化的更专业有效的喂养指导。

（二）唇、腭裂婴儿的喂养方法

对唇腭裂婴儿母亲与家庭尽早开始进行母乳喂养的宣教，首先需要全面介绍母乳喂养的优点，更要有针对性地进行母乳喂养技巧的指导，提高唇腭裂婴儿家庭母乳喂养的积极性，同时关注唇腭裂婴儿母亲的心理状况，减轻她们的心理压力，提高母乳喂养率，这是促进唇腭裂婴儿体重增长的有力保障之一。很多研究已证明，采用正确的喂养方法和技巧，唇裂婴儿和轻度腭裂婴儿是可以进行乳房喂养的[90]。

1. 早期评估及指导

（1）出生时婴儿的评估：应在婴儿出生后第 1 天评估唇腭裂的畸形程度、畸形分类、全身一般情况等。

（2）掌握婴儿每周营养摄入量和体重变化：每个月进行身高、体重、胸围、头围等的测量，每 3 个月进行综合评估。

（3）评估婴儿家长的喂养知识、喂养习惯及方法：医务人员和婴儿家长一同制订合理的喂养方案，使家长认识到喂养在婴儿治疗中的重要意义。

（4）评估婴儿家长的心理状况：必要时给予支持性的心理指导。

2. 尽可能喂母乳　告诉母亲母乳喂养的保护作用，比如降低中耳炎的发生。母乳比配方奶容易消化吸收，且提供免疫球蛋白和增加抵抗力。出生后早期进行皮肤接触，婴儿的舔食及初乳的吸吮，都值得尝试。

3. 母乳喂养建议　母亲的乳房较乳胶或矽质奶嘴柔软，并更适合婴儿口腔的形状。母亲可自己轻揉乳头，可使乳头突出，然后再让婴儿吸吮。因每个婴儿的具体情况不同，没有固定的特别优先推荐的体位和哺乳姿势。根据经验及唇腭裂婴儿的特点，母亲怀抱婴儿与地面的角度应为 45°，处于半竖直体位，或者竖直抱法，减少鼻腔倒流。母亲侧卧位喂奶时，婴儿切忌平卧，以免引起呛咳。婴儿吸吮时可用手指堵住唇裂处，使唇裂处闭合，便于婴儿吸吮；对伴有腭裂的婴儿母乳吸吮有困难时，可采用挤压方式喂奶，即人工挤压乳房，使奶液缓慢进入婴儿口腔。出生 4 个月以前，喂奶要分几次喂完，中间可暂停，将婴儿竖起拍背。专业人员需评估婴儿的吸吮，如出现婴儿吸吮费力，母亲乳房长时间未感觉松软，应及时调整喂养方式。

4. 选择适当的奶嘴及奶瓶　若亲喂无法实现，可挤 / 吸出乳汁，再用人工方法喂养。选择塑胶的、可以挤压的奶瓶。选择较大、较软的奶嘴。十字型的开口较圆洞型的开口好，因为十字形开口在受到压迫时才会打开，婴儿不易呛到。最好使用带有排气孔及节流器的"唇腭裂专用奶瓶奶嘴"。

（三）唇、腭裂婴儿手术前后的喂养

采用手术修复是治疗唇腭裂婴儿的唯一手段。治疗的成功除手术技巧外，手术后的营养治疗尤为重要。尽管对唇裂修复术后有尽快恢复母乳亲喂的建议，但为了避免影响创口愈合，一般在唇裂修复术后不能马上让婴儿直接吸吮，术后 10 天可吮吸乳房。唇腭裂修复术婴儿术后创口愈合好坏，与婴儿术后营养状态密切相关。

唇裂术后首选用勺喂。对于腭裂畸形程度严重的婴儿，可避免术后伤口疼痛和缝线等影响吸吮，保证术后营养的正常供给。在使用汤匙喂养时，应采取少量多次和缓慢进食的喂养方法。将婴儿抱在腿上或坐在婴儿椅中，用汤匙盛取少量食物，放置在婴儿唇部，鼓励婴儿用唇部去移动汤匙中的食物，喂养速度根据婴儿情况而定。

对于勺喂不适者，可采用特殊的奶瓶奶嘴喂养。喂奶用具采用塑胶可挤压的奶瓶，奶嘴选用为质地柔软、优质的乳胶。奶嘴孔不宜过大，以免引起呛咳。婴儿可采取半坐姿，口内奶液充满量不超过 2ml，使婴儿用很小的吸吮力吸出奶液，这种唇的功能运动有助于创口纤维组织生长，减少瘢痕形成。喂奶后轻拍背部，打嗝后再平放或侧放婴儿，可减少吐奶现象发生，采用间歇喂奶，以免引起婴儿疲劳。

二、唐氏综合征婴儿的母乳喂养

唐氏综合征（Down's syndrome）或称 21 三体综合征，国内又称先天愚型，是最常见的严重出生缺陷病之一。婴儿面容特殊，两外眼角上翘，鼻梁扁平，舌头常往外伸出，绝大多数有不同程度智能障碍并伴有多种脏器的异常。大约每 600～800 名出生婴儿中就有一名唐氏综合征婴儿，在年龄较大的母亲（≥ 35 岁）中更为常见。

我国每年约有 26 000 名唐氏综合征婴儿出生，平均每 20 分钟就有一个，对家庭和社会造成较大负担[91]。

（一）唐氏综合征婴儿的喂养问题

唐氏综合征婴儿的一些临床特征包括肌张力低下、出生后前几周常常昏昏欲睡、吐舌等可严重影响母乳喂养。母乳会增加婴儿免疫能力，防止腹泻、哮喘和过敏等众多的自身免疫性疾病，对于婴儿尤为重要。母乳喂养期间重复的吸吮动作将加强巩固婴儿嘴唇、舌头和颜面，为未来语言发育做好准备。唐氏综合征的婴儿母乳喂养不仅是可能的，也是对母婴不可或缺的[92]。喂养问题主要有以下几个方面：

（1）唐氏综合征婴儿经常肌张力较低，包括舌头和嘴唇肌力下降。母乳喂养期间良好的头部支持对婴儿来说尤为重要。有多种母乳喂养方式可以帮助支持婴儿头部、颈部和上背部。给予婴儿柔和、稳定的头部支持有助于吸吮不易疲劳。

（2）许多患有唐氏综合征的婴儿在出生后前几周常常昏昏欲睡，严重影响日常母乳喂养。让唐氏综合征婴儿喂养期间保持清醒也是一个挑战，这使得婴儿难以获得脂肪和卡路里含量较高的后奶。后奶对婴儿摄入足够营养素和保持正常生长发育非常重要。

（3）唐氏综合征婴儿可能有吐舌情况，可能会吐出乳头影响婴儿含接。

（二）唐氏综合征婴儿的母乳喂养支持

基于唐氏综合征婴儿的临床表现，实现婴儿母乳喂养须采取不同的喂养策略。

1. 支持婴儿头颈部和上背部的喂养方式 唐氏综合征婴儿因为舌和嘴唇肌力下降影响含接，多种母乳喂养方式可帮助支持婴儿头部和上背部便于吸吮，注意不要在婴儿头部后面使用过大的压力，以免影响含接质量[93]。采用一种舒适姿势有利于保存婴儿体力，也帮助婴儿摄取更多母乳和更好刺激母乳供应。必要时可使用枕头支持婴儿身体，使婴儿口唇等同或略低于乳头水平。始终保持与母亲的身体紧贴，以利于最好的含接。母亲手臂保持放松、不要用力，如果感觉肌肉紧张、不舒适，用枕头来帮助支持母亲背部、肩膀和手臂，平静和舒适时母乳流量最好。以下几个姿势可供哺乳母亲参考：

（1）交叉摇篮式：交叉摇篮式允许母乳喂养时提供婴儿很好的头部支持。母亲用哺乳乳房对侧的胳膊抱着婴儿（即左侧乳房喂养时用右胳膊），手置于婴儿衣领处支持头颈部，让婴儿身体稍微后倾靠着母亲前臂。另一自由手把控乳房位置，喂母乳时可以很好地观察婴儿，有助于掌控和支持婴儿头部和身体。注意避免任何手指置于婴儿耳水平之上。

（2）橄榄球式：可支持婴儿的头，便于观察婴儿面部表情、了解含接和吸吮情况。右边的乳房橄榄球式喂养时，婴儿躯干紧抱在母亲右侧腋窝下。母亲身边可放置一个枕头，保持母亲舒适状态，温和、稳定地支持婴儿头部后方，帮助婴儿有效吸吮不易疲劳；母亲手指在婴儿的耳朵下方支持上背部和颈部区域，保持头部稳定。

（3）舞者手型：对于肌张力较低的婴儿尤其适用。手呈 C 型支持母亲乳房（拇指在上，四指在下）。在乳头前解放母亲的食指和拇指，食指微微弯曲轻握婴儿脸颊一侧而拇指握持脸颊另一侧，食指和拇指成"U"型，婴儿下颌放置在"U"字底部。"舞者手型"代替婴儿接管乳房重量，有助于喂养时保持婴儿头部稳定（图 9-1）。

2. 调整母乳流速 如果发现婴儿吸吮太快，"抬高"婴儿使咽喉和颈部高于乳头。母亲可坐在摇椅或靠枕使身体向后靠，或将婴儿跨坐在母亲大腿上，可避免婴儿吞咽过快和呛咳。如果母乳流出速度较慢，可以试着在婴儿含接之前就开始刺激喷乳反射。

3. 母乳喂养期间保持婴儿清醒的方法[94] 调暗房间，以免婴儿因为光线强闭上眼睛；喂养前减少婴儿衣物，让婴儿保持凉爽和清醒；轻触婴儿外耳边缘、抚摸胳膊、喂奶期间和婴儿说话，触摸和声音会避免婴儿昏睡，帮助婴儿专注于喂养。尝试在婴儿肚子、腿或额头放置凉爽湿毛巾，凉爽感觉会唤醒婴儿；用按压乳房和（或）轮换喂养的方式，有助于婴儿积极吸吮并得到更多母乳。

4. 纠正吐舌 唐氏综合征婴儿的吐舌情况可能给含接带来挑战，此时需要帮助压低婴儿舌头促进含接。为此，将母亲食指放在婴儿舌中心，促进舌头形成水槽形。压低婴儿舌头并逐渐把手指从婴儿的嘴里抽出。尝试重复几次再让婴儿含接到乳房。喂养前挤出一些母乳在母亲乳头，可能会鼓励婴儿含接。确保婴儿大口含住乳房组织，将帮助婴儿吸出母乳，并刺激乳房产生更多母乳。

5. 体重增加和补充喂养 应每周检测唐氏综合征婴儿是否有足够的体重增加，可参考唐氏综合征婴儿的生长曲线（http://www.growthcharts.com/charts/DS/charts.htm）。但常见唐氏婴儿摄入足够母乳仍体重增长缓慢。这可能和唐氏婴儿喂养效率低或喂养时间过短时无法得到高热量的后奶有关。这时可指导母亲采取按压乳房或轮换双侧喂养来帮助婴儿获得后奶：按压乳房和（或）轮换喂养的方式，可以促进婴儿继续活跃地吸吮并得到更多母乳。按压乳房多用于婴儿母乳喂养时发困或吸吮不积极时，母亲用一只手持续按压乳房（力度适中以避免疼痛），婴儿开始吞咽后继续按压，直到婴儿再次停止或减缓吸吮。此时母亲可释放压力，婴儿又会开始吞咽；一旦减慢，可再次按压。重复地按压和释放，直到方法不再管用，然后给婴儿另一侧乳房。

也可尝试轮换双侧喂养。观察到婴儿对积极吸吮失去兴趣时，用手指放入婴儿口角的方法中止吸吮，然后提供另外一侧乳房，会发现婴儿吸吮更加有力。当婴儿再次吸吮变慢，再换回来，不断重复直到婴儿喂饱。可将乳房按压和轮换喂养结合使用，或单用一种方法，母亲会发现哪种最适合婴儿。

如果以上措施仍不能提高婴儿摄入量和增加体重，则需要在婴儿完成喂养后吸出后奶作为补充，以确保足量摄入营养。关于吸出后奶，可实行的方法是哺乳后再吸出乳汁补充喂养，或者母亲将吸出的乳汁以小量存储，比如每挤出 20 ~ 30ml 就放入一个清洁储存瓶中标记后存储。在冷藏情况下，母亲可以看见后挤出的乳汁脂肪层较厚。

在母乳喂养的前三到四个星期应避免使用奶瓶。鼓励母亲和婴儿多皮肤接触，促进母婴磨合并使婴儿更快掌握母乳喂养。人工奶嘴不同类型的流速可能导致奶嘴偏好，一些婴儿会喜欢人工奶嘴而使得母乳亲喂困难。如唐氏婴儿因肌张力低等原因不能维持有效的乳房吸吮，母亲仍可吸出乳汁改为奶瓶喂养。随着婴儿的成熟和肌张力提高，再逐步降低奶瓶需要而恢复母乳亲喂。

三、先天性心脏病婴儿的母乳喂养

先天性心脏病（congenital heart disease, CHD）是人胚胎发育时期（怀孕初期 2 ~ 3 个月内），由于心脏及大血管的形成障碍而引起的局部解剖结构异常，或出生后应自动关闭的通道未能闭合，称为先天性心脏病。根据 WHO 的最新统计资料，全球每年大约有 150

万新生儿出生时患有心脏病。中国的先天性心脏病发病率约为 2‰ ~ 5‰，每年新增先心病病例在 15 万 ~ 20 万[95]。

营养不良在先天性心脏病住院婴儿中较普遍，尤其在合并心功能衰竭、肺动脉高压等高危因素情况下。患有先天性心脏病的婴儿可能由于食欲不振、喂养时疲劳、消化和营养吸收问题或药物副作用，无法摄入其生长所需的足够能量，从而导致发育不良。母乳是婴儿最佳食品，鼓励先天性心脏病婴儿实现母乳喂养。只有无法母乳亲喂、母亲也无法提供足够的母乳时，可根据婴儿的年龄和病情及营养、胃肠功能状况选择添加配方奶。

（一）先天性心脏病婴儿的营养评估

先天性心脏病婴儿需要进行营养评估，具体包括以下几个方面的内容[96]：

（1）评估指标：体格测量包括身高／身长、体重、头围、中上臂围及皮褶厚度等；必要时监测实验室指标包括总蛋白、前白蛋白、血红蛋白、电解质。

（2）评估工具：推荐采用世界卫生组织婴儿生长标准曲线（http：//www.who.int/childgrowth/standards/en/），早产儿则推荐采用 Fenton2013 曲线（http：//ucalgary.ca/fenton/2013chart）。

（3）喂养评估：评估婴儿母乳喂养的频率和每次喂奶时间的长短，和（或）每天消耗的母乳量或配方奶量；婴儿的排便细节以及呕吐情况，这些都是评估婴儿营养状况的重要组成部分。

（二）母乳喂养有心脏病的婴儿

母乳喂养对于有心脏病的婴儿比奶瓶喂养有优势，除了众所周知的营养价值之外，母乳喂养使婴儿吸吮、吞咽和呼吸更容易，允许婴儿吸入更多氧气，有助于建立更加正常的心率并维持母亲正常的母乳量。保证心脏病婴儿摄取的营养充足需要专业人员的通力协助。

对心脏病病房内的婴儿进行评估检查，判断其营养和喂养是否恰当。尤其要关注那些体重不增或增长缓慢的婴儿，高危婴儿很可能出现生长迟滞、发育不良。对于术前、术后以及心脏门诊随访的婴儿，需要营养和哺乳方面的专业人员一起参与评估。

一些喂养策略可帮助改善喂养和实现最佳生长。包括改变婴儿的喂养方式以提高婴儿对喂养过程的耐受性。一般根据婴儿年龄、心肺功能、合并畸形和发生吸入性肺炎的可能性综合判断，选择适宜的喂养方式（表 10-6）。

表 10-6　常见喂养方式及适应证[97]

喂养方式	适应证	注意事项
经口喂养	吞咽功能正常，能够经口摄入足够的能量及营养素	
口胃管（OG）	早产儿或鼻后孔闭锁者	合并严重肺部疾患者应避免快速推注造成胃过度膨胀致膈肌上抬引起呼吸困难
鼻胃管（NG）	短期（＜4~6周）且无误吸风险的婴儿	

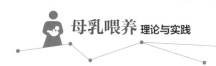

喂养方式	适应证	注意事项
鼻—十二指肠管（NJ）	易发生误吸者；胃排空延迟；严重食管反流；严重腭裂	胃镜下置管或盲插（置管前应用促胃动力药物有助于提高盲插成功率）
胃造口（GT）	适用于需长期（＞2个月）肠道喂养的婴儿	可间歇或连续喂养

先天性心脏病因婴儿病情轻重不一，治疗方式不一，所需要的喂养和营养支持存在很大差异。因心脏疾病合并症或手术后出现的无法进食或液体疗法问题、高脂血症、体重增长过快时，密切与主治医师配合，个性化地给出喂养和营养支持，可根据婴儿的营养状况和重要脏器功能推荐能促进生长的其他添加食物，确保先天性心脏病的婴儿的生长发育是很重要的。

（三）为有心脏病的婴儿挤奶

如果婴儿病情不稳定，不能用吸吮乳房的方式摄入母乳。或出生后不久婴儿诊断先天性心脏病，且需要立即治疗，婴儿可能无法在出生后马上哺乳。这些情况下母亲需要使用医院级的吸奶器，至少每3个小时挤一次乳汁，以建立和维持正常的母乳供应。在没有医院级吸奶器的地方，母亲也可以用手动吸奶器配合手挤奶来挤出乳汁。亲母的乳汁对这些婴儿很重要，可根据病情，采用各种人工方法将乳汁喂给婴儿。比如一些婴儿心脏功能较差，可选择很软的奶嘴或奶嘴孔较大者，需密切注意其吃奶时的征象，比如口唇和皮肤颜色，呼吸等。采用竖直抱法，既让婴儿容易得到乳汁，又不会呛咳，可减少婴儿喂养时所耗的能量。

待病情稳定和母婴同室时，可以进行皮肤接触，在有专业人员指导下尝试亲喂。指导母亲观察婴儿吸吮乳房时的表现，如皮肤颜色呼吸等无异常，可鼓励母亲持续母乳喂养。

（四）药品喂养和其他补充

如果需要定时给婴儿用注射器经口腔注入药物，一般最好在喂奶之前给药。不推荐把药物和挤出的母乳或配方奶混合起来喂养，因为婴儿可能会吃不完整个药量[98]。此外，如果婴儿服用的某些药物影响了营养摄取（例如钾补充剂或带电解质的饮料可以帮助补充因使用利尿剂而流失的钾）或引发手术并发症如乳糜胸，可咨询专业营养师安排特殊饮食和专门的营养补充。

（龚　梅　刘江勤　张谦慎　卢伟能）

参考文献

1　Victora CG, Bahl R, Barros AJ, et al. Breastfeeding in the 21st century: epidemiology, mechanisms, and lifelong effect. Lancet,2016,387(10017):475-490.

2　http://www.un.org/zh/millenniumgoals/pdf/Goal_4_fs.pdf.

3　Li R, Fein SB, Grummer-Strawn LM. Do infants fed from bottles lack self-regulation of milk intake compared with directly breastfed infants? Pediatrics, 2010,125: e1386–e1393.

4　Zoysa I D, Rea M, Martines J. Why promote breastfeeding in diarrhoeal disease control programmes?.

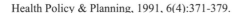
Health Policy & Planning, 1991, 6(4):371-379.

5　Paradise JL, Elster BA, Tan L. Evidence in infants with cleft palate that breast milk protects against otitis media. Pediatrics, 1994, 94(6 Pt 1):853.

6　Lopez-Alarcon M. Breastfeeding protects against the anorectic response to infection in infants: possible role of DHA. Adv Exp Med Biol,2004,554: 371–374.

7　Sullivan KJ, Chan E, Vincent J, et al. Feeding Post-Pyloromyotomy: A Meta-analysis. Pediatrics, 2016, 137(1):156.

8　Reece-Stremtan S, Gray L. ABM Clinical Protocol #23: Nonpharmacological Management of Procedure-Related Pain in the Breastfeeding Infant, Revised 2016. Breastfeeding Medicine the Official Journal of the Academy of Breastfeeding Medicine, 2016, 11(6):425.

9　蔡威，汤庆娅，王莹，等 . 中国新生儿营养支持临床应用指南 . 临床儿科杂志，2013,31(12):1177-1882

10　冯瑶，周虹，王晓莉，等 . 中国部分地区婴幼儿喂养状况及国际比较研究 . 中国儿童保健杂志，2012, 20(8):689-692.

11　陈自励 . 我国新生儿学发展历程回顾和展望 . 中国新生儿科杂志 , 2010, 25(4):195-197.

12　施姝澎，张玉侠 . 住院新生儿母乳喂养管理的多中心现况调查 . 护理学杂志 ,2015,30(11):32-35.

13　早产儿营养调查协作组 . 新生儿重症监护病房中早产儿营养相关状况多中心调查 974 例报告 . 中华儿科杂志 ,2009,47(1):12-17.

14　中国医师协会新生儿专业委员会—营养专家委员会协作组 . 极低出生体质量早产儿院内营养现状多中心调查 . 临床儿科杂志 ,2015,33(1):32-37.

15　Klingenberg C, Embleton ND, Jacobs SE, et al. Enteral feeding practices in very preterm infants: an international survey. Arch Dis Child Fetal Neonatal Ed,2012,97(1):F56-61.

16　中国医师协会新生儿科医师分会 . 中国新生儿病房分级建设与管理指南（建议案）. 发育医学电子杂志 ,2015,3(4):1.

17　American Academy of PediatricsPolicy Statement. Breastfeeding and the Use of Human MilkSECTION ON BREASTFEEDING. Pediatrics， 129（3）： 121.

18　赵洋，刘玉芹，刘苗苗，等 . 母乳喂养与大气污染对儿童呼吸系统疾病和症状影响的交互效应 . 中国儿童保健杂志 ,2013,21(10):1016-1019.

19　中华人民共和国国家卫生和计划生育委员会 . 儿童喂养与营养指导技术规范 , 2012.

20　任向芳，商明霞，董建英 . 循证护理在早产儿胃食管反流护理中的应用 . 护理研究 , 2013, 27(18):1877-1878.

21　Hyman PE, Milla PJ, Benninga MA，et al. Childhood functional gastrointestinal disorders: neonate/toddler. Gastroenterology,2006,130(5):1519-1526.

22　Sung V, Collett S, de Gooyer T,et al. Probiotics to prevent or treat excessive infant crying: systematic review and meta-analysis.JAMA Pediatr,2013,167(12):1150.

23　Harb T, Matsuyama M, David M, et al.Infant Colic-What works: A Systematic Review of Interventions for Breast-fed Infants.J PediatrGastroenterolNutr，2016，62(5):668-686.

24　Loening Baucke V.Polyethy leneglycol without electrolytes for children with constipation andencopresis. Pediatr Gastroenterol Nutr,2002,34(4):372-377.

25　李湛华，黄永坤 . 不同年龄儿童便秘原因分析 . 国际儿科学杂志 ,2016,43(2):127-130.

26 Quinlan PT1, Lockton S, Irwin J, et al.The relationship between stool hardness and stool composition in breast- and formula-fed infants. J PediatrGastroenterolNutr, 1995 ,20(1):81-90.

27 Yao M, Lien EL, Capeding MR, et al. Effects of term infant formulas containing high sn-2 palmitate with and without oligofructose on stool composition, stool characteristics, and bifidogenicity. J PediatrGastroent erolNutr,2014,59(4):440-448.

28 Hyman PE, Milla PJ, Benninga MA，et al. Childhood functional gastrointestinal disorders: neonate/toddler. Gastroenterology,2006,130(5):1519-1526.

29 Lewis SJ，Heaton KW. Stool form scale as a useful guide to intestinal transit time. Scand J Gastroenterol,1997, 32(9) :920-924.

30 Krawczyk A, Lewis MG, Venkatesh BT, et al. Effect of Exclusive Breastfeeding on Rotavirus Infection among Children. Indian J Pediatr,2016,83(3):220-225.

31 Su HM, Jiang Y, Hu YL, et al. Lactose intolerance in neonates with non-infectious diarrhea. Zhongguo Dang Dai ErKeZaZhi,2016,18(4):306-310.

32 Di Rienzo T, D'Angelo G, D'AversaF, et al. Lactose intolerance: from diagnosis to correct management. Eur Rev Med Pharmacol Sci,2013,17(Suppl 2):18-25.

33 Heyman MB; Committee on Nutrition.Lactose intolerance in infants, children, and adolescents. Pediatri cs,2006,118(3):1279-1286.

34 上海市人口和计划生育委员会组编 . 0-3 岁婴幼儿健康成长指南 . 上海：上海世纪出版股份有限公司 . 上海科学技术出版社，2008：49.

35 De Benoist, McLean E, Cogswell, et al. Worldwide Prevalence of Anaemia 1993-2005. WHO Global Database on Anaemia. World Health Organization, Geneva.2008.

36 中国儿童铁缺乏症流行病学调查协作组 . 中国 7 个月～7 岁儿童铁缺乏症流行病学的调查研究 . 中华儿科杂志 ,2004,42(12):886-891.

37 Penni DH, Nelly Z, Zhensheng C, et al. Iron Deficiency, but Not Anemia, Upregulates, Iron Absorption in Breast-Fed Peruvian Infants. J Nutr, 2006, 136(9): 2435-2438.

38 Institute of Medicine. Dietary Reference Intakesfor Vitamin A, Vitamin K, Arsenic, Boron,Chromium, Copper, Iodine, Iron, Manganese,Molybdenum, Nickel, Silicon,Vanadium, and Zinc. Washington, DC: NationalAcademies Press; 2003

39 Baker RD, Greer FR, Committee on Nutrition American Academy of Pediatrics. Diagnosis and prevention of iron deficiency and iron-deficiency anemia in infants and young children (0-3 years of age). Pediatrics, 2010,126(5):1040-1050.

40 McDonald SJ, Middleton P, Dowswell T, et al.Effect of timing of umbilical cord clamping of term infants on maternal and neonatal outcomes. Cochrane Database of Systematic Reviews, 2013, 7: CD004074.

41 Mcbride D, Keil T, Grabenhenrich L, et al. The EuroPrevall birth cohort study on food allergy: baseline characteristics of 12,000 newborns and their families from nine European countries. Pediatric Allergy & Immunology, 2012, 23(3):230.

42 王硕 , 蒋竞雄 , 王燕 , 等 . 城市 0 ～ 24 月龄婴幼儿过敏性疾病症状流行病学调查 . 中国儿童保健杂志 ,2016,24(2):119-122.

43 全国儿童哮喘防治协作组 . 中国城区儿童哮喘患病率调查 . 中华儿科杂志 ,2003,41(2):123-127.

44 全国儿科哮喘协作组，中国疾病预防控制中心环境与健康相关产品安全所.第三次中国城市儿童哮喘流行病学调查.中华儿科杂志,2013,51(10):729-735.

45 World Health Organization: Indicators forAssessing Infant andYoung Child Feeding Practices. Part 2 Measurement, 2010.

46 EggesbøM, Halvorsen R, Tambs K, et al. Prevalence of parentally perceived adverse reactions to food in young children.Pediatr Allergy Immunol,1999,10(2):122.

47 Tollefson MM, Bruckner AL, Dermatology SO. Atopic dermatitis: skin-directed management. Pediatrics, 2014, 134(6):e1735.

48 Chan AW, Chan JK, Tam AY, et al. Guidelines for allergy prevention in Hong Kong. Hong Kong Med J, 2016, 22(3):279-285.

49 Schocker F, Baumert J, Kull S, et al. Prospective investigation on the transfer of Ara h 2, the most potent peanut allergen, in human breast milk. Pediatric Allergy & Immunology, 2016, 27(4):348–355.

50 Kramer MS, Kakuma R. Cochrane in context: Maternal dietary antigen avoidance during pregnancy or lactation, or both, for preventing or treating atopic disease in the child. Evid Based Child Health, 2014, 9(2):484-485.

51 中华医学会儿科学分会儿童保健学组，《中华儿科杂志》编辑委员会.婴幼儿食物过敏诊治建议.中华儿科杂志,2011,49(5):344-348.

52 苏祖斐，方秉华，董晓燕.实用儿童营养学.北京：人民卫生出版社，2009：659-663.

53 Niggemann B. When is an oral food challenge positive?. Allergy, 2010, 65(1):2.

54 Koletzko S，Niggemann B，Arato A，et al. European Society of Pediatric Gastroenterology. Diagnostic approach and management of cow's-milk protein allergy in infants and children: ESPGHAN GI Committee practical guidelines. Journal of Pediatric Gastroenterology & Nutrition, 2012, 55(2):221.

55 Du TG, Sayre PH, Roberts G, et al. Effect of Avoidance on Peanut Allergy after Early Peanut Consumption. New England Journal of Medicine, 2016, 374(15):1435.

56 Natsume O, Kabashima S, Nakazato J, et al. Two-step egg introduction for prevention of egg allergy in high-risk infants with eczema (PETIT): a randomised, double-blind, placebo-controlled trial. Lancet, 2017, 389(10066):276.

57 Dan WT, Greer FR. Clinical Report—Probiotics and Prebiotics in Pediatrics. Pediatrics, 2016, 126(6):1217-1231.

58 沈晓明，王卫平.儿科学第 7 版.北京：人民卫生出版社,2008:115-116.

59 Bhutani VK, Johnson L, Sivieri EM. Predictive ability of a predischarge hour-specific serum bilirubin for subsequent significant hyperbilirubinemia in healthy term and near-term newborns. Pediatrics, 1999, 103(1):6.

60 American Academy of Pediatrics. Clinical practice guideline on management of hyperbilirubinemia in the newborn infant 35 or more weeks of gestation. Pediatrics, 2004,114: 297-316.

61 Flaherman VJ, Maisels MJ. ABM Clinical Protocol #22: Guidelines for Management of Jaundice in the Breastfeeding Infant 35 Weeks or More of Gestation—Revised 2017. Breastfeeding Medicine, 2017, 12(5):101.

62 陆岸锋，钟丹妮.有机阴离子转运体 1B1 基因与新生儿黄疸关系的研究进展.中国当代儿科杂志，

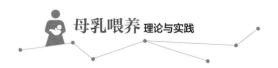

2014, 16(11):1183-1187.

63 Kawade N, Onishi S. The prenatal and postnatal development of UDP-glucuronyltransferase activity towards bilirubin and the effect of premature birth on this activity in the human liver. Biochemical Journal, 1981, 196(1):257.

64 Onishi S, Kawade N, Itoh S, et al. Postnatal development of uridine diphosphate glucuronyltransferase activity towards bilirubin and 2-aminophenol in human liver. The Biochemical journal, 1979, 184(3):705.

65 孙革, 杜立中. 尿苷二磷酸葡萄糖醛酸转移酶 1A1 基因与新生儿黄疸. 中华儿科杂志, 2006, 44(1):71-73.

66 Buiter HD, Dijkstra SS, Oude Elferink RF, et al. Neonatal jaundice and stool production in breast- or formula-fed term infants. Eur J Pediatr 2008,167: 501–507.

67 周晓光, 杨杰, 杨琳琳. β- 葡萄糖醛酸苷酶在母乳性黄疸发病中的作用. 中华儿科杂志, 1999,3:159.

68 Apaydin K, Ermis B, Arasli M, et al. Cytokines in human milk and late-onset breast milk jaundice. Pediatr Int, 2012,54:801–805.

69 Uras N, Tonbul A, Karadag A, et al. Prolonged jaundice in newborns is associated with low antioxidant capacity in breast milk. Scand J Clin Lab Invest, 2010,70: 433–437.

70 Kumral A, Ozkan H, Duman N, et al. Breast milk jaundice correlates with high levels of epidermal growth factor. Pediatr Res ,2009,66:218–221.

71 Tuzun F, Kumral A, Duman N, et al. Breast milk jaundice: Effect of bacteria present in breast milk and infant feces. J Pediatr Gastroenterol Nutr,2013,56:328–332.

72 Stocker R, Yamamoto Y, Mcdonagh AF, et al. Bilirubin is an antioxidant of possible physiological importance. Science, 1987, 235(4792):1043-1046.

73 中华医学会儿科学分会新生儿学组,《中华儿科杂志》编辑委员会. 新生儿高胆红素血症诊断和治疗专家共识. 中华儿科杂志,2014,52(10):745-748.

74 American Academy of Pediatrics Subcommittee on Hyperbilirubinemia. Management of hyperbilirubinemia in the newborn infant 35 or more weeks of gestation. Pediatrics,2004,114(1):297–316.

75 Maayan-Metzger A, Yosipovitch G, Hadad E, et al. Transepidermal water loss and skin hydration in preterm infants during phototherapy. Amer J Perinatol, 2001, 18(07):393-396.

76 Kjartansson S, Hammarlund K, Sedin G. Insensible water loss from the skin during phototherapy in term and preterm infants. Acta Paediatrica, 1992, 81(10):764.

77 Lai NM, Ahmad KA, Choo YM, et al. Fluid supplementation for neonatal unconjugated hyperbilirubinaemia. Cochrane Database of Systematic Reviews, 2017, 8(6):CD011891.

78 Donal M, Peter T, Melanie M, et al. Prospective surveillance study of severe hyperbilirubinaemia in the newborn in the UK and Ireland. Archives of Disease in Childhood. Fetal and Neonatal Edition, 2007, 92(5): F342.

79 Maimburg RD, Bech BH, Bjerre JV, et al. Obstetric outcome in Danish children with a validated diagnosis of kernicterus// Acta Obstetricia et Gynecologica Scandinavica,2009:1011–1016.

80 Sgro M, Campbell D, Shah V. Incidence and causes of severe neonatal hyperbilirubinemia in Canada. Canadian Medical Association Journal, 2006, 175(6):587-590.

81 VK Bhutani, L Johnson. Synopsis report from the pilot USA Kernicterus Registry. Journal of Perinatology,

2009, 29 (Suppl 1): S4.

82　Han S, Yu Z, Liu L, et al.Chinese Multicenter Study Coordination Group for Neonatal Hyperbilirubinemia. A Model for Predicting Significant Hyperbilirubinemia in Neonates From China. Pediatrics,2015,136(4): e896-905.

83　Committee on Fetus and Newborn, Adamkin DH. Postnatal glucose homeostasis in late-preterm and term infants. Pediatrics, 2011, 127(3):575-579.

84　Alkalay AL, Sarnat HB, Flores-Sarnat L, et al. Population meta-analysis of low plasma glucose thresholds in full-term normal newborns. Am J Perinatol,2006,23: 115–119.

85　Wight N, Marinelli KA. ABM Clinical Protocol #1: Guidelines for Blood Glucose Monitoring and Treatment of Hypoglycemia in Term and Late-Preterm Neonates, Revised 2014. Breastfeeding Medicine the Official Journal of the Academy of Breastfeeding Medicine, 2014, 9(4):173.

86　Samayam P, Ranganathan PK, Kotari UD, et al. Study of Asymptomatic Hypoglycemia in Full Term Exclusively Breastfed Neonates in First 48 Hours of Life. J Clin Diagn Res,2015,9(9):SC07-10.

87　Goswami M, Jangra B, Bhushan U. Management of feeding Problem in a Patient with Cleft Lip/Palate. Int J Clin Pediatr Dent,2016,9(2):143-145.

88　王国民 . 中国唇腭裂治疗面临的挑战和机遇 . 口腔颌面外科杂志 ,2010,20（5）：305-308.

89　Amstalden-Mendes LG, Magna LA, Gil-da-Silva-Lopes VL. Neonatal care of infants with cleft lip and/or palate: feeding orientation and evolution of weight gain in a nonspecialized Brazilian hospital. Cleft Palate Craniofac J,2007,44(3):329-334.

90　Sandberg DJ, Magee WP Jr, DenkMJ.et al. Neonatal cleft lip and cleft palate repair. AORN J,2002,75(3): 490-498.

91　刘颖 , 曾志光 , 黄健 . 中国 86 万余份唐氏产前筛查结果荟萃分析 . 中国妇幼保健 . 2014,29(35): 5944-5946.

92　Pisacane A, Toscano E, PirriI, et al. Down syndrome and breastfeeding. ActaPaediatr,2003,92(12):1479-1481.

93　Patient Information. Caring for your baby with Down syndrome. Am Fam Physician,2014,90(12):851-s2.

94　Breastfeeding-a-Baby-With-Down-Syndrome. http://cdss.ca/wp-content/uploads/2016/05/CDSS-Breastfeeding-a-Baby-With-Down-Syndrome-ENGLISH.pdf

95　于坤坤 , 刘毅 , 李栋 . 马衍辉单纯性先天性心脏病致病基因及环境因素的研究进展 . 中国实验诊断学 ,2014,18(11):1909-1912.

96　中华医学会小儿外科学分会心胸外科学组 , 中华医学会肠外肠内营养学分会儿科学组 . 先天性心脏病患儿营养支持专家共识 . 中华小儿外科杂志 ,2016,37（1）：3-8.

97　Torowicz DL, Seelhorst A, Froh EB, et al. Human milk and breastfeeding outcomes in infants with congenital heart disease. Breastfeed Med,2015,10(1):31-37.

98　Jadcherla SR, Vijayapal AS, Leuthner S. Feeding abilities in neonates with congenital heart disease: a retrospective study. J Perinatol,2009,29(2): 112-118.

第十一章
母乳库与母乳捐赠

一、母乳库定义

母乳库（milk banking）是为满足特别医疗需要而招募母乳捐献者、收集捐赠母乳，并负责母乳的筛查、加工、储存和分配的专业机构。母乳库一般不收集和储存提供给自己婴儿食用的亲母母乳，使用母乳库的捐赠母乳必须由有相关执业资格的医师开具处方[1]。

二、母乳库历史

现代母乳库发展已有 100 余年历史，最早的母乳库于 1909 年在奥地利维也纳成立，之后第二家母乳库于 1910 年在美国波士顿成立，第三家母乳库于 1919 年在德国爱尔福特市成立[2]。20 世纪 60 年代，由于新生儿医疗的进步与婴儿配方奶的研发上市，母乳库的发展一度受到影响。20 世纪 80 年代，受 HIV 传播的影响，大部分母乳库受到冲击而关闭，这种现象持续到 20 世纪 90 年代，基于对母乳的安全性及优越性的研究和证据，母乳库再次在全球迅速发展壮大。

由于经济、宗教和文化等方面的差异，母乳库在全球的发展呈现明显的不平衡状态。目前全球 40 多个国家建立了约 500 家母乳库[3]。大部分的母乳库集中在欧洲和南美地区，欧洲 25 个国家已有 206 家母乳库，且尚有 14 家母乳库正在筹建当中；在南美，9 个国家共有 258 家母乳库，其中超过 200 家母乳库分布在巴西[4]。北美地区（美国、加拿大）目前有 26 家母乳库[3]。亚洲的母乳库发展晚于欧美，目前在印度、菲律宾、中国、日本等国家也相继建立了母乳库。第一个母乳库协会，北美母乳库协会（the human milk banking association of north America, HMBANA）于 1985 年成立，2010 年成立了欧洲母乳库协会（European milk banking association, EMBA），各协会相继颁布了母乳库管理标准与指南，并不断发展与完善，有力地促进了母乳库的规范管理及安全运行[5-10]。

三、母乳库建立原因

母乳是婴儿成长最自然、最安全、最完整的天然食物，可满足 6 个月以下婴儿的生长发育的所有需要。根据世界卫生组织的推荐，为了实现最佳生长、发育和健康，婴儿在生命的最初 6 个月应完全接受纯母乳喂养。当母亲因为某些因素或是疾病导致无法用自己的母乳喂养婴儿时，捐赠母乳就成了这些婴儿的最佳选择。1980 年 WHO 和联合国儿童基金会联合发表声明：在母亲不能亲自哺乳的情况下，如有可能，婴儿食物的第一选择是使用其他来源的母乳，在适当情况下应该建立母乳库[11]。美国儿科学会、欧洲儿科消化道疾病肝病与营养学会（the European society for pediatric gastroenterology, hepatology and nutrition, ESPGHAN）都明确指出：母乳喂养不仅对足月儿是必需的，对早产儿也是必需的；新鲜的亲母母乳是早产儿第一选择，在无法获得亲母母乳时，推荐使用捐赠母乳[12, 13]。如何招募母乳捐献者、收集捐赠母乳、保证捐赠母乳的安全和合理分配，需要依赖母乳标准化收集、处理与发放的程序及场所，即母乳库。

四、母乳库的设施与运行

1. **母乳库的基本设施与人员**　母乳库的场地应包括母乳采集室、母乳处理室、母乳检测室、母乳存储室、资料档案室、办公室等。基本设备应包括医用级吸乳器、母乳储存容器、巴氏消毒设备、2～8℃专用普通冰箱、–20℃以下专用低温存储冰箱、超净工作台、计算机等，有条件的情况下应配置母乳成分分析仪。母乳库工作人员应由有资质的儿科或产科医生、儿科或产科护士组成，其他人员包括实验室、仪器设备维护以及保洁人员等，这些人员必须接受专业培训，以确保母乳库操作安全。

2. **母乳捐献者筛查**　母乳捐献者应当是健康的、可信任的哺乳期女性，并且有充足的母乳满足自己婴儿需要，在符合捐赠条件下自愿捐赠多余的母乳。成为一名合格的母乳捐献者必须符合以下几个条件：健康的并且可信赖的；有良好的生活习惯（不抽烟、不饮酒、不喝茶、不吸毒、生活规律等）；无长期的药物治疗史及近半年内无血制品输注史；6个月内的血清学检测合格：HIV-0、HIV-1、HIV-2、人类 T 细胞白血病病毒 1/2 型（HTLV 1/2）、丙肝病毒、乙肝病毒、梅毒、巨细胞病毒（CMV）IgM 阴性。抽烟、饮酒、使用违禁药物、有传染性疾病高危因素的哺乳妈妈将不能进行母乳捐献，比如过去 3 个月去过热带病流行区，在过去 12 个月内的性伴侣有 HIV、HTLV 或其他传染性疾病高危因素者等。在捐献期内如出现感染或其他疾病需要治疗时应停止母乳捐献。

3. **捐赠母乳的收集**　捐赠母乳可在母乳库进行现场采集或者由捐献妈妈在家里采集，在收集与储存的过程中的每一个步骤都必须严格注意清洁卫生。在采集母乳前，捐献妈妈需先清洁手和乳房，挤乳方式可采用直接手挤、电动或手动吸乳器挤乳。所有挤乳设备必须符合卫生标准，吸乳器所有配件都应注意清洁和消毒。挤出的母乳置于专用的母乳储存容器中，比如说储乳袋、储乳瓶等。

4. **捐赠母乳的储存**　母乳库现场采集的母乳应立即放入冰箱 4℃冷藏，第一时间进行消毒。标明捐赠者编号、采集时间及消毒时间，并储存在 –20℃ 以下的医用存储冰箱。捐献妈妈在家采集的母乳必须在每一瓶上写明其姓名、年龄、采集日期。在入库前母乳需放置在 4℃ 的冰箱，并在 24 小时内置于 –20℃ 的冰冻层进行冷冻保存，在入库运输过程中，母乳应始终处于冷冻状态[14]。母乳库冰箱应用进行严格的温度控制，工作人员需每日检查冰箱温度。

5. **捐赠母乳的消毒**　目前母乳的消毒主要是采取巴氏消毒法：62.5℃，30 分钟。巴

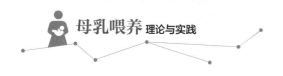

氏消毒结束后，应立即快速冷却[15]。

6. 捐赠母乳的细菌学检测　母乳库捐赠母乳的细菌学检测主要包括巴氏消毒前和巴氏消毒后检测，部分母乳库只对巴氏消毒后的捐赠母乳进行细菌学检测。细菌学检测标准：巴氏消毒前总活菌不超过 10^5CFU/ml 或金黄色葡萄球菌不超过 10^4CFU/ml；而在巴氏消毒后不能有任何种类的细菌生长[14]。

五、母乳库的文档记录

母乳库的文档记录主要包括母乳库管理记录：每次/批母乳的捐赠者编号、捐赠日期及时间、乳量、消毒日期及时间、保存日期、巴氏消毒前后细菌学检测结果、冷冻、冷藏和巴氏消毒的温度信息、申请使用与分发母乳的详细信息等。捐献者健康问卷、血清学检测结果、捐献者婴儿的出生日期和胎龄、捐献记录和母乳捐献知情同意书等。受捐者记录应包括监护人签署的受捐知情同意书、受捐婴幼儿一般情况包括出生日期、胎龄、性别及受捐者编号、母乳分发日期、批号、乳量，以及其他相关必要的医疗记录。

第二节　母乳捐赠

一、捐赠母乳的使用

1. 适用对象　捐赠母乳适用对象主要为临床高危儿，主要包括以下对象：早产儿/低出生体重儿（极低出生体重儿和超低出生体重儿）；严重感染性疾病患儿如休克、败血症等；重大手术后，特别是肠道手术或心脏病术后出现喂养困难或喂养不耐受的新生儿/婴幼儿；严重牛奶蛋白过敏并出现生长发育迟缓或营养不良患儿；免疫缺陷、肿瘤放化疗后的患儿；某些先天代谢异常如慢性肝/肾功能不全患儿；以及其他需要添加母乳支持的有医学指征的婴幼儿。

2. 捐赠母乳的解冻　根据实际情况，冷冻母乳可放置在冰箱冷藏室 4℃缓慢解冻，解冻时间不超过 24 小时；需要快速解冻的话，可将母乳放置于不超过 37℃的温水容器中或在微温的流动水下解冻。

3. 捐赠母乳的使用流程　具有相关执业资质的医生开具处方申请，写明原因与用量，监护人需签署受乳知情同意书，母乳库根据乳量分发并做好记录，按要求派送至专科，由专科护士签字验收，冰箱冷藏室保存并登记解冻时间，最后由专科护士根据医生的饮食医嘱分次喂养，专科医生或营养师应随访疗效，并记录不良反应。

4. 捐赠母乳的费用　大部分母乳库是公益性组织，但是使用母乳库捐赠母乳仍需支付一定成本费，目前我国的母乳库都是免费提供给有需要的婴幼儿食用。

二、捐赠母乳的效果与安全

基于安全考虑，母乳库收集的捐赠母乳在绝大部分情况下都必须进行巴氏消毒，这样就可能导致一些对热敏感的母乳成分减少或者丢失。分析比较巴氏消毒前后的母乳成分，确实发现有一些成分减少或者完全被破坏，例如热处理会破坏一些抗感染的免疫成分，比如说补体 C3、IgA、IgG、IgM 等[16]。巴氏消毒也会直接杀死母乳中的一些活细胞，比如淋巴细胞和胚胎干细胞；母乳中的一些热敏感的酶和生长因子也会被巴氏消毒破坏；除此之外，一些营养成分也会不同程度地受到影响[17, 18]。一项比较未经巴氏消毒的母乳与经巴氏消毒的母乳的研究显示，经巴氏消毒的母乳喂养婴儿的感染发生率为14.3%，高于未经巴氏消毒母乳的感染发生率10.5%，但是配方奶喂养婴儿的感染发生率为33.3%[19]。捐赠母乳喂养可以有效促进早产儿肠内营养、尽快达到全消化道喂养、减少静脉营养，并明显降低早产儿坏死性小肠结肠炎、感染性疾病（包括晚发性败血症）以及远期心血管疾病等的发生率[20, 21]。捐赠母乳对早产儿最为直接、最有效的临床疗效是显著降低坏死性小肠结肠炎的发生。Meta分析显示[22]，捐赠母乳喂养可以减少早产儿坏死性小肠结肠炎79%的发生风险。这些研究表明捐赠母乳在成分受到热处理的影响下，仍可以有效地保护婴幼儿。经过严格的捐献者筛查与巴氏消毒，由捐赠母乳传播疾病的潜在风险大为降低，近几十年并没有由母乳库捐赠母乳传播疾病的事件报道。

三、我国母乳库发展现状与挑战

我国母乳库的发展还处于初步探索阶段。2004年台北市立妇幼医院成立了台湾地区首座母乳库[23]。中国内地第一家真正意义上的母乳库于2013年在广州妇女儿童医学中心成立。截至目前，广东、广西、陕西、宁夏、内蒙古、北京、上海、江苏、湖北等地已建成14家母乳库。目前中国母乳库还缺乏一套完整的、规范的母乳库标准与指南。

母乳库持续运营的三大挑战是安全、资金和乳源。首先在安全层面，应实施严格的质量控制措施，对捐赠者、采集的母乳进行筛查和检测，从而降低捐赠母乳传播疾病的风险。其次，由于母乳库是社会全公益性的机构，捐赠母乳都是经检测合格后免费提供给有需要的婴幼儿服用，如何保证母乳库的持续运营，资金是非常关键的因素。母乳库日常运行的开支包括专职工作人员的培训与工资、设备和基础设施的日常运行与维护、捐献者的血液学筛查、母乳微生物检测费用、母乳收集储存容器与运输设施、清洁消毒设施的更新和维护等。最后，如何确保有充足的乳源供应也至关重要。我们应借助媒体宣传母乳喂养的重要性，从身边的每一个哺乳母亲开始，向社会招募合格的母乳捐献者，让母亲们乐意参与到母乳库这项公益事业中。

我国早产儿出生率高达7%~8%，每年早产儿出生110万[24]。社会对母乳喂养的重要性认识虽然已经有了很大的提高，但是支持不足，我国新生儿重症监护室的早产儿喂养还是以早产配方奶为主，母乳喂养的比例仍处于较低水平[25]。随着二孩政策的全面实施与新生儿医疗水平的提高，未来我国应加大母乳库建设，并尽快出台母乳相关标准与指南来规范我国母乳库的持续安全运行。

（张　婷　王怡仲）

参考文献

1　Updegrove, KH. Donor human milk banking: growth, challenges, and the role of HMBANA. Breastfeed Med, 2013,8(5): 435-437.

2　Jones F. History of North American donor milk banking: one hundred years of progress. J Hum Lact, 2003,19(3): 313-318.

3　Haiden N, Ziegler EE. Human Milk Banking. Ann Nutr Metab, 2016,69 (Suppl 2): 8-15.

4　Simmer K. The knowns and unknowns of human milk banking. Nestle Nutr Workshop Ser Pediatr Program, 2011,68: 49-64.

5　Arslanoglu S, Bertino E, Tonetto P, et al. Guidelines for the establishment and operation of a donor human milk bank. J Matern Fetal Neonatal Med, 2010,23 (Suppl 2): 1-20.

6　Biasini A, Stella M, Malaigia L, et al.Establishment, operation and development of a donor human milk bank. Early Hum Dev, 2013,89 (Suppl 2):S7-9.

7　Kantorowska A, Wei JC, Cohen RS, et al. Impact of Donor Milk Availability on Breast Milk Use and Necrotizing Enterocolitis Rates. Pediatrics, 2016,137(3): 1-8.

8　Bharadva K, Tiwari S, Mishra S, et al. Human milk banking guidelines. Indian Pediatr, 2014,51(6): 469-474.

9　America, H.M.B.A.O.N., Guidelines for the establishment and operation of a donor human milk bank. Raleigh, NC, 2008. www.hmbana.org.

10　Donor breast milk banks: the operation of donor milk bank services. National Institute for Health and Clinical Excellence, NICE Clinical Guidelines 93, London. 2010. www.nice.org.uk/guidance/CG93.

11　WHO/UNICEF meeting on infant and young child feeding. J Nurse Midwifery, 1980,25(3): 31-39.

12　Arslanoglu S, Corpeleijn W, Moro G, et al. Donor human milk for preterm infants: current evidence and research directions. J Pediatr Gastroenterol Nutr, 2013,57(4): 535-542.

13　American Academy of Pediatrics. Committee on Nutrition. Human milk banking. Pediatrics, 1980,65(4): 854-857.

14　Peila C, Emmerik NE, Giribaldi M, et al. Human Milk Processing: A Systematic Review of Innovative Techniques to Ensure the Safety and Quality of Donor Milk. J Pediatr Gastroenterol Nutr, 2017,64(3): 353-361.

15　Moro GE, Arslanogl S. Heat treatment of human milk. J Pediatr Gastroenterol Nutr, 2012,54(2): 165-166.

16　Arnold L. Human Milk in the NICU: Policy into Practice. Ontario, Jones and Bartlett Publishers, 2010.

17　Lavine M, Clark RM. Changing patterns of free fatty acids in breast milk during storage. J Pediatr Gastroenterol Nutr, 1987,6(5): 769-774.

18　Hassiotou F, Geddes DT, Hartmann PE, Cells in human milk: state of the science. J Hum Lact, 2013,29(2): 171-182.

19　Narayanan I, Prakash K, Prabhakar AK, et al. A planned prospective evaluation of the anti-infective property of varying quantities of expressed human milk. Acta Paediatr Scand, 1982,71(3): 441-445.

20　Chowning R, Radmacher P, Lewis S, et al. A retrospective analysis of the effect of human milk on prevention of necrotizing enterocolitis and postnatal growth. J Perinatol, 2016,36(3): 221-224.

21　Williams T, Nair H, Simpson J, et al.Use of Donor Human Milk and Maternal Breastfeeding Rates: A Systematic Review. J Hum Lact, 2016.

22　Boyd CA, Quigley MA, Brocklehurst P. Donor breast milk versus infant formula for preterm infants: systematic review and meta-analysis. Arch Dis Child Fetal Neonatal Ed, 2007,92(3): 169-175.

23　Chang FY, Cheng SW, Wu TZ, et al.Characteristics of the first human milk bank in Taiwan. Pediatr Neonatol, 2013,54(1): 28-33.

24　蒋静，钟晓云，龚华，等 . 院内不同喂养方式对早产 / 低出生体质量儿体格生长影响的比较 . 临床儿科杂志 , 2012, 30(9): 819-923.

25　早产儿营养调查协作组 . 新生儿重症监护病房中早产儿营养相关状况多中心调查 974 例报告 . 中华儿科杂志 , 2009,47(1): 12-17.

第十二章

母亲的乳房评估

一、乳房总体评估

女性的乳房评估，可在青春期乳房发育之后进行。对于尚未发育的乳房，乳头的凹陷和扁平可能是正常的。一旦乳房发育，乳头凸起。如发现异常情况，也能及时让专业的医生进行诊断和处理。在此期间可结合青春期教育，进行与年龄相适宜的乳房健康和母乳喂养的宣教。

在有条件的医疗机构，孕期的产检项目会包括乳房检查，以了解孕妇的乳房状态，帮助准母亲更好地认识自己的乳房并有针对性地学习相关知识，做好母乳喂养准备。

乳房评估分为母亲自身评估及专业人员的评估。

1. **母亲自身评估**　包括对乳房外形的评估、感觉评估，在哺乳期还有泌乳量的评估。

（1）乳房外形的评估：包括乳头、乳晕及乳房整体的评估。乳头、乳晕的评估主要是母亲自评其乳房大小，形态和表面皮肤情况，乳房在青春期及孕期的发育和变化等，这些均可由母亲完成，对于大部分女性而言，需要让她们对自己的乳房有信心，乳房的形态及大小与乳汁量的多少以及哺乳能力的强弱没有相关性，孕期乳房体积增长的多少与产后乳汁的产量也没有相关性。

（2）感觉评估：主要是对乳头及乳房自我感觉评估，比如是否舒适，是否存在其他感觉，若感觉疼痛，母亲可描述疼痛的部位、性质、持续时间，与婴儿吸吮的关系以及是否合并发热等。正常情况下，哺乳期母亲的乳房不应感觉疼痛，如有，并伴随其他情况，则需及时转介专业的医生进行诊断。

（3）泌乳量的评估：亲喂的母亲难以准确测量乳汁量的多少，所以，母亲对泌乳量的感觉可能有主观性。有些母亲会因自身乳房胀满感不明显，或婴儿吃吃睡睡、放下就醒而认为泌乳量不足，实际上这并不科学。在乳腺科的门诊中，常遇到患乳腺炎的母亲，即使泌乳量明显大于婴儿的需要量，却因为过度担心乳腺炎复发而频繁排出乳汁，使得泌乳量不断增多，既给自身造成巨大的排乳负担，也增加了乳腺炎的患病风险。

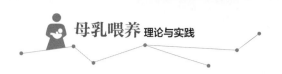

2. 专业人员的评估　往往是在了解母亲的自身评估后有针对性地进行，且评估时需与母亲进行有效的交流，以便获得更多的信息帮助判断。

首先是视觉评估，包括母亲乳房发育情况，大多数情况下，专业人员需让母亲知道自己的乳房是正常的，给予她们哺乳的信心。与此同时，可以观察是否存在乳头扁平、乳头凹陷、副乳等状况，是否存在乳头破损，乳房的皮肤是否有疤痕、红肿、损伤，是否有局部的隆起、凹陷、静脉曲张等，如发现这些异常的外观情况，可以请乳腺专业的医生进行进一步的评估。

评估时还要注意与母亲的沟通，开放式询问母亲哺乳时以及哺乳前后的感受。正常情况下，母亲哺乳时应感觉舒适。喷乳反射时会有程度不等的轻微感觉。对有乳房瘢痕的母亲，可询问母亲乳房的既往手术史。如母亲没有不适感觉，婴儿体重增长良好，则无须过度关注。如母亲对既往手术有顾虑或者婴儿体重增长不良，则可根据瘢痕的位置以及母亲对手术的描述，大致判断手术对乳腺第 3～5 肋间神经，尤其是第 4 肋间神经的损伤机会和程度，以分析手术是否会造成乳头乳晕区的感觉缺失或者切除了较多的乳腺组织，进而判断手术是否是泌乳量减少的原因。必要时，还需转介给乳腺科医生。

专业人员往往是通过婴儿体重的变化以及大小便情况来粗略估算婴儿摄入的乳量，同时结合母亲乳房的变化情况，推测母亲的泌乳量。有时可使用精确到 2g 的体重秤准确测量，来测量一次哺乳中婴儿的摄入量，需要注意的是，一次测量不能代表每次哺乳的情况，需结合其他时间母乳喂养的摄入情况以及哺乳频率等，大致估计婴儿一天内摄入的母乳量。需要注意的是，婴儿摄入量与母亲泌乳量有时并非完全一致，若测量以及估算结果提示婴儿的摄入量不理想，而母亲乳房常有充盈甚至乳汁淤积的现象时，需帮助婴儿改善乳汁转移效率，比如频繁有效哺乳以及调整哺乳姿势等，保持随访，密切关注哺乳结果。

多数情况下，对母亲的乳房评估不需要触碰其乳房，确有必要时需征求母亲同意，并且触碰要轻柔。触碰包括乳头的触碰和乳房的触碰。触碰乳头的意义在于了解乳头的结构与功能，方法为用食指与拇指放在乳头根部挤压或对乳晕区轻轻按压，评估乳头的形状以及乳头与周围组织的关系。正常情况下触碰母亲乳头后，乳头会竖立。若乳头触碰后向内回缩，可能提示乳头后方的组织有粘连。扁平或凹陷的乳头，可能在触碰后向外突出，此时对乳晕区组织的伸展性的评估必不可少，有些母亲尽管乳头凹陷较为严重，但乳头乳晕区皮肤伸展性大，婴儿可以含住乳晕而不影响哺乳。通常经产妇乳晕区的皮肤伸展性比初产妇更好。在母亲表示自查有明确的肿块，或者局部疼痛明显时，在母亲许可后，可以触碰母亲的乳房，若确实存在疼痛明显的肿块，哺乳后无明显缓解，则将母亲转介至专业的乳腺科医生。

必须要注意的是，在进行乳房评估时，还应观察母亲母乳喂养的过程，同时关注亲子接触、婴儿含乳、体重增长等，切忌随意地评判母亲的乳房，乳房外观并不决定其哺乳功能。同时，除乳腺专科或有相关资质的医生外，其他人员不能对母亲的乳房进行诊断和治疗。

二、正常乳房的表现

（一）乳头、乳晕

大多数关于女性乳头（nipple）、乳晕形态的研究通常侧重于乳头乳晕的直径、乳头的高度，以便对乳房手术提供参考。本章为了便于理解哺乳期乳腺的功能特点，通过图 12-1 加以介绍。一项研究测量了 300 位日本女性的乳头乳晕复合体（nipple-areola complex, NAC）[1]，乳头平均直径（diameter, d）为 13mm（6～23mm）。乳头的平均高度（high, h）为 9mm，从形态上看，正常突出于乳房表面乳头占 60.2%，凹陷的乳头仅占 3.5%。乳晕的平均直径（da）为 40mm（20～70mm）。不同地区的研究其测量值也有差别，如韩国部分女性乳晕直径大约 35～50mm[2]，中国的一项研究乳晕直径平均为 33.2mm（20～48mm）[3]，美国有研究测量出右侧乳晕直径平均为 50mm，左侧为 49mm[4]。这些测量值因女性年龄、种族以及是否曾经哺乳、哺乳持续时间而不同。孕期因为激素的变化乳头乳晕尺寸有所增长，产后几天内增长更为迅速[5]，研究还发现，超过 12 个月的哺乳由于对乳头—乳晕复合体的牵拉刺激，可能会明显影响乳头高度的变化[2]。通常所见乳头乳晕如图 12-2 所示。

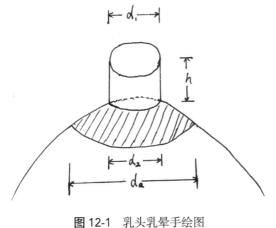

图 12-1　乳头乳晕手绘图

注：d_1：乳头表面直径；d_2：乳头根部直径；
d_a：乳晕直径；h：乳头的高度

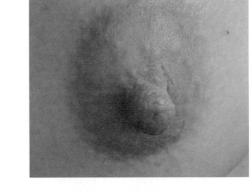

图 12-2　正常乳头乳晕

讨论乳头乳晕是否"正常"，不仅包含其大小、形态，还包括乳头乳晕的弹性和伸展性。目前关于哺乳期乳头大小的研究也因乳头有一定弹性和伸展性而存在测量上的困难。正常女性乳房的外观范围本就非常大，哺乳期更甚。

哺乳期女性的乳房乳头外观不应人为设置"标准"，人群中许多母亲乳头乳晕的形态往往看起来并不理想（图 12-3），但完全可以胜任哺乳。乳头乳晕的弹性和伸展性决定乳头乳晕的可塑能力，从而决定对哺乳的影响。对于弹性和伸展性良好的乳头乳晕，即使乳头的形态大小并非"标准"，也可以让婴儿顺利含乳。

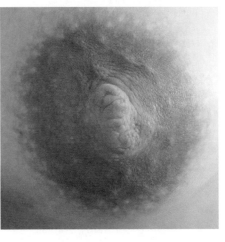

图 12-3　不规则乳头

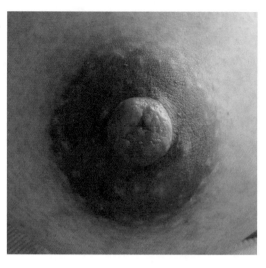

图 12-4 蒙氏结节

（二）蒙氏结节

蒙氏结节（mammary glands）位于乳晕区（图 12-4），由分泌脂质以及乳汁的腺体组成，一些哺乳母亲可看到清水样液体自蒙氏结节排出，还有一些女性可以看到乳汁分泌，有研究发现女性的蒙氏结节数量不等，平均为 8.9 个（0～38 个），与乳晕的大小无关，左右侧相似[6]。大部分蒙氏结节位于乳晕的上方或侧方，正好是哺乳时婴儿鼻子正对的地方，可能是蒙氏结节分泌的液体散发出一定的气味，不仅引导婴儿找到乳头，还能引导婴儿更有效刺激乳头，增加初乳的摄入，从而增加其生存的机会。蒙氏结节在哺乳时的作用远比我们想象的重要，研究显示，蒙氏结节较多的母亲，其婴儿出生前几天体重增长得更多，能更好地含接，含接后也能更主动地吸吮[7]。

（三）乳房组织

妊娠期乳房组织在生殖相关激素水平的变化下出现生理性发育，不仅表现为乳晕着色加深，还表现为乳头、乳晕、乳房的增大，乳房胀满，触碰可有颗粒感、片状增厚等。有些孕妇在孕中、晚期会见到少量黄色黏稠的初乳分泌。此时应告知母亲这是正常现象，表明乳房已经为婴儿准备好乳汁，无须过度清洁乳房。分娩后随着体内激素水平的调整，乳房会在产后几周继续发育，泌乳功能也会随婴儿的需求而日渐增强。

正常哺乳期乳房表现为乳头乳晕区无红肿及损伤，乳房无局部肿痛，哺乳前乳房胀满，哺乳后乳房松软。以下情况也视为正常现象：母乳喂养次数频繁的母亲可能感觉不到乳房胀满；因乳房外上象限腺体较为丰富，涨奶时较其他区域颗粒感或团块感明显，双侧对称，母亲无明显不适；母亲乳头稍扁平、分裂，但婴儿含接良好，不影响哺乳；母亲暂时感觉局部稍肿痛，位置不固定，但哺乳后消失。需注意的是，对于一些母亲主观感觉乳房不胀满或哺乳后不松软的，需评估其母乳喂养的过程以及监测婴儿体重增长，以判断婴儿是否有效地摄入乳汁。

第二节　乳房发育异常

一、乳头发育异常

乳头发育异常（nipple aplasia）表现为乳头的直径（d_1、d_2）、高度（h）以及相互关系上。根据乳头直径的大小，分为大乳头、小乳头。不同的测量值有所差异，Sanuki 测得乳头平均直径为 13mm，Ramsay 测得左侧乳头平均直径 15.7mm，右侧乳头的平均直径为 15.8mm[8]；工作中，常以评估者的末端指节为标尺，图 12-5 中评估者的末端指节长度为 25mm。小乳头目前没有统一的界定，通常把直径小于 10mm 的乳头称为小乳头，图 12-6

中乳头直径约为末端指节长度的 1/3，约 8mm，称为小乳头。

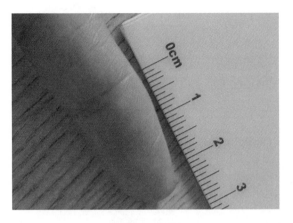

图 12-5　标尺

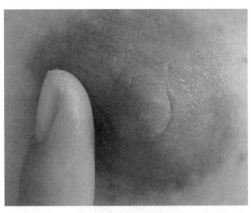

图 12-6　小乳头

国内的整形学研究将乳头直径大于 12mm 称为肥大乳头（hypertrophy nipple）[9]，Wen-Chen 认为直径大于 15mm 的肥大乳头的亚洲女性更易有乳头成形术的需求 [10]，在临床中，也可见到大于 25mm 的肥大乳头，图 12-7 中的乳头直径与末端指节长度相等，约为 25mm，为肥大乳头。妊娠哺乳期乳头会相应增大，产后，大乳头可能影响婴儿上、下唇的含接及舌的运动而造成含接困难，对哺乳的影响常大于小乳头。

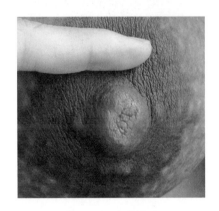

图 12-7　肥大乳头

但对于哺乳期的母婴来说，乳头直径、高度以及相互关系究竟处于什么样的值会对哺乳造成影响，以及造成何种程度的影响，未有定论。不推荐单纯使用大小、长短以及形态预先判断母乳喂养困难，无论何种类型乳头的母亲，都应在产后做到母乳喂养的最佳实践，根据与婴儿的磨合程度及时评估，大多数乳头表现"异常"的母亲，都可以成功实现母乳喂养。

母亲产后早期第一时间皮肤接触，实施由婴儿引导的母乳喂养尤其重要，对于一些乳头极大极长，婴儿属于早产或者晚期早产等少数情况，含接确实存在困难的情况下，母亲可及时排出乳汁，耐心等待婴儿的口腔空间增大到可以有效含接，多数母亲可以实现亲喂。

根据乳头表面直径与根部直径的大小关系可以进一步区分乳头的类型，如 $d_1 < d_2$ 的乳头表现为尖窄乳头，$d_1 > d_2$ 的乳头称为门把型乳头（图 12-8），此型

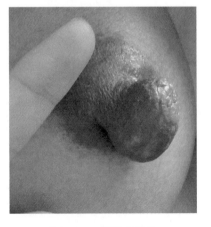

图 12-8　门把型乳头

乳头常表现为 d < h，研究发现在人群中大约占比 4.2%[1]。门把型乳头因基底处乳管易弯折使乳管局部狭窄，可能较易发生乳汁淤积。但无须特别干预，鼓励母亲正常进行母乳喂

养。乳腺专科医生遇到有乳汁淤积症状的母亲时，在寻找其原因及确定淤积部位时，可考虑乳头特殊形态的影响。

根据乳头高度不同，分为长乳头（elongated nipples）（图 12-9，该乳头在静止状况下高度约 15mm）、短小乳头以及扁平乳头（flat nipples）（图 12-10）。长乳头中有一小部分在哺乳时会影响婴儿舌的运动，有发生含接不良的可能，但随着婴儿的快速生长，这种情况往往也能得到改善。短小乳头以及扁平乳头也是婴儿含接困难的因素，若母亲乳头乳晕伸展性好，可以通过有效塑形来达到有效的含接。

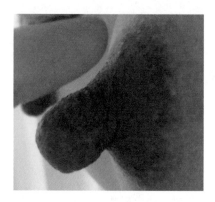

图 12-9　长乳头

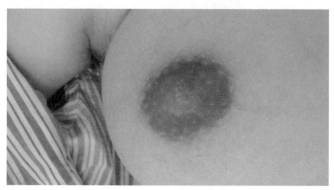

图 12-10　扁平乳头

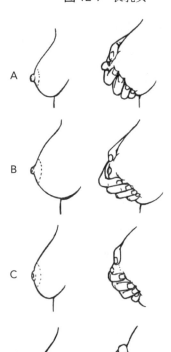

图 12-11　乳头状态

二、乳头凹陷

乳头凹陷（inverted nipples）发生率约为 1.77% ~ 11.2%[11-14]，单侧或双侧均可出现，其中双侧较为常见，约占 86.79%，只有 3.77% 为完全凹陷[1]。在众多研究中乳头凹陷的发生率存在巨大差异，原因是乳头凹陷的定义尚未统一。1974 年 Schwager RG[12] 研究发现，在胚胎发育过程中，由于乳头中胚层发育障碍而表现为乳头下支撑组织缺乏，乳头、乳晕的平滑肌和乳腺导管发育不良，乳腺导管间的纤维束挛缩牵引乳头向内，表现为先天性的乳头凹陷。

乳头凹陷分为先天性和继发性。先天性凹陷的乳头发育不良、细小，常没有乳头颈部。继发性乳头凹陷多继发于乳腺癌、感染、外伤和手术后所致的瘢痕牵拉。国内将乳头凹陷分为三型[15]：Ⅰ型：乳头部分凹陷，乳头颈存在，能轻易用手将凹陷乳头挤出，挤出后乳头大小与常人相似；Ⅱ型：乳头全部凹陷在乳晕之中，但可用手挤出乳头，乳头较正常为小，多没有乳头颈部；Ⅲ型：乳头完全埋在乳晕下方，无法使凹陷乳头挤出。国外对乳头状态的分型较多，如下分法不仅考虑了乳头的外形，还评估了乳头的运动功能[16]（图 12-11）值得推荐。乳头状态的具体分类如表 12-1 所示。

表 12-1 乳头状态分类

乳头伸长	乳头向前突出；是一种正常状态，无须干预	
乳头回缩	乳头可能表现为"短小"，有的尖端处可见回缩	
	轻度回缩	吸吮力强的婴儿可以吸吮乳头向外拉长。体弱或早产儿开始的时候可能会有困难
	中度至重度回缩	受到吸吮刺激时，可能乳头回缩甚至到达乳晕平面以下。人工干预可能有助于向外拉伸乳头并且提升其延展性
乳头凹陷	外观检查会发现，全部或部分的乳头向内下凹陷至乳晕平面以下	
	假性凹陷	手动压力或冷的时候，乳头可以向外牵拉或者延长
	真性凹陷	乳头不响应手动压力，因为乳头向内有粘连，几乎无法将乳头外凸

　　研究乳头状态与哺乳的关系时，关注乳头的运动尤为重要，正常乳头在按压乳晕时向前运动。有些乳头外表正常，但在按压时向胸壁反向运动，造成的含接困难易被大家忽视，这种情况在婴儿吸吮力增大时有可能得到改善。还有些乳头反向运动较为严重，哺乳时乳头低于乳晕皮肤表面，在哺乳前向外拉伸乳头以增大伸展性有助于含接。有些乳头凹陷明显，但按压乳晕后能很好地向外运动，也能达到很好的哺乳含接，有些乳头凹陷如上国内分型Ⅲ中所述，为真性乳头凹陷，发生率为 4%，婴儿无法含接，如果仅为单侧，健侧哺乳不受影响，患侧需要尝试使用乳盾等工具进行帮助。目前对于乳盾的使用尚存争议，既往认为会减少乳汁的移出，继而影响奶量，但对于乳头严重凹陷无法实现有效含接的情况，乳盾也确实为母亲提供了实现母乳喂养选择的可能性，近来的研究也报道了成功案例，一些母亲认为是有效的[17]。

　　乳头凹陷的治疗分为非手术治疗与手术治疗两大类。为保证并维持正常的哺乳功能，首选非手术治疗，如各种乳头矫正器的反复牵引训练等，有效性报道不一[18]。有研究表明哺乳过的母亲乳头凹陷比非哺乳母亲的发生率略低，虽没有统计学差异，但提示哺乳有可能部分纠正乳头凹陷[1]。

　　对于有外观要求的乳头凹陷的女性，手术治疗的方法多达数十种，常以松解挛缩的组织及加强乳头基底支撑为主，有存在乳头缺血坏死以及损伤乳管的可能，继而影响哺乳功能。乳管受损后，断端瘢痕修复后闭塞，哺乳时乳汁无法移出，可形成乳汁淤积，此时切忌采取乳腺按摩的方法，以免造成乳房损伤。

【案例】

　　母亲产后 3 天，双侧乳头凹陷，右侧明显（图 12-12），根据国内分型方法分为左侧Ⅰ型（图 12-13），右侧Ⅲ型，因家人担心婴儿无法

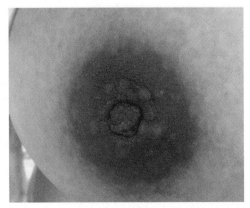

图 12-12　右侧乳头凹陷Ⅲ型

吃奶而加入配方奶，母亲因乳房胀痛明显 1 天就诊，查体发现按压后双侧乳头均向前伸展，向母亲宣教，使其树立母乳喂养的信心，指导调整含接方式，10 天后实现了亲喂和纯母乳喂养，同时双乳头凹陷得到改善（图 12-14）。

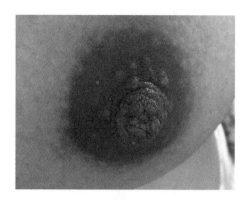
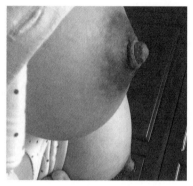

图 12-13　左侧乳头凹陷 I 型　　　　图 12-14　10 天后双乳头凹陷改善

三、副乳

多乳头或副乳头的发生率约为 1% ~ 6% [19]。副乳（supernumerary breast）是指除正常的一对乳房外，另一个或多个乳房。它可能发生在自腋下到腹股沟的乳线上任一位置，以腋窝部位的副乳最多见，占 98.1% [20]，其次为胸壁和腹股沟。副乳的存在形式多样，可由乳头、乳晕、腺体中的一种或多种组织构成。妊娠期乳腺会出现生理性发育，有腋下副乳的母亲会感觉双腋下似乎长了肿物，分娩后随着乳汁的分泌，双腋下逐渐开始胀痛，甚至可以触及颗粒样结节或肿块，这是副乳腺分泌的乳汁潴留所致，因多数副乳的乳管发育不完善或没有乳头，乳汁无法排出，哺乳期母亲会出现腋下胀痛明显，也有的副乳头及与其相关的部分乳管发育尚可，可以看到乳汁排出，但目前还没有使用副乳进行哺乳的案例。建议母亲保持腋下清洁、干燥，冷敷以减轻肿胀不适，避免局部挤压。产后早期母亲腋下肿胀不适的症状也会随着哺乳期的进展，局部乳汁被吸收而逐渐消退。如对副乳的确认存在困难，或者哺乳期副乳出现其他异常，需及时请医生诊断。

四、先天性乳房发育不良

先天性乳房发育不良（congenital breast dysplasia）是一种以腺体组织减少、皮肤完整且乳头发育正常为主要特征的先天性疾患 [21]。单侧或双侧均可发生，单侧者常伴随胸大肌发育不良或缺失，双侧者可能系发育成熟期乳腺组织对性激素的不敏感所致，临床上表现为乳房不对称、管状乳房等，有可能增加母乳喂养的困难 [22]，也是乳汁不足的原因之一 [23]。先天性乳房发育不良不能单纯依靠乳房外观下结论，需要乳腺专业医生诊断，对于诊断为先天性乳房发育不良的母亲，仍然要鼓励母亲产后做到最佳母乳喂养实践，但需严密监测婴儿的母乳摄入量是否足够。若母乳分泌量无法满足婴儿的需要，母亲有哺乳意愿，也应鼓励母亲哺乳，使婴儿获得尽量多的营养及抗感染能力，使母婴享受哺乳的快乐。曾有一位母亲用她发育不良的小乳房提供一小部分母乳，再通过其他方式给婴儿大部分的营养需求 [24]，她用这种方式先后哺育了四个婴儿。

一些先天性乳房发育不良的女性因美观的需求而求助于整形医生。目前，整形外科的方法是以利用邻近组织再造及假体乳房植入为主[25]。在手术过程中若损伤乳房腺体和导管，则有可能影响本就欠佳的哺乳功能，具体的术式对哺乳的影响程度，要由整形医生根据具体的手术操作过程进行判断，必要时需要请乳腺专科医生进行综合评估。值得注意的是，母亲在哺乳过程中，需要密切关注乳房是否出现局部红、肿、热、痛等情况，一旦发生则要尽早到乳腺专科寻求帮助，而不要盲目自行处理，以免发生复杂的乳腺炎性疾病，对再造填充物以及哺乳功能带来巨大的影响。

五、巨乳症

乳房的过度肥大会给女性带来身体和心理的双重痛苦，同时也会给哺乳带来困难。与正常体积乳房相比，巨乳症（macromastia）女性乳腺导管明显扩张，导管上皮乳头状增生明显。其发病机制仍不明了，因乳房的发生和发育受多种激素和体液因子的调节，人们对巨乳症病因的研究大多集中在雌激素和雌激素受体上，观点各异。例如，在绝大多数的巨乳症患者中血清的雌激素水平是正常的；人们认为巨乳症的发生可能与雌激素受体含量升高有关。也有学者认为巨乳症与雌激素受体含量没有直接关系，雌激素受体基因的多态性可能改变基因的转录调控水平从而影响雌激素的生理功能[26]。有研究认为表皮生长因子可能参与巨乳症的形成[27]。

相比欧美女性，亚洲女性患巨乳症的比率要低，巨乳症的治疗多以手术为主，包括各种巨乳缩小成形术以及吸脂术等，在这些手术过程中，对现存腺体及乳管损伤越小，对哺乳的影响越小，术后是否可以哺乳，需要请手术医生根据具体情况进行评估。对于未生育的巨乳症女性，应由专业的医生来评估其手术的必要性。

巨乳症的母亲有母乳喂养困难的可能，为避免巨大乳房盖住婴儿鼻孔而影响呼吸，可以在哺乳时用手托住部分乳房。对于有缩乳手术史的母亲，需要了解当时手术的情况，哺乳开始后密切关注母亲乳房状况和婴儿摄入情况。同时，需要与专业的医生共同参与对这些母亲的母乳喂养支持。到目前为止，国内外均有巨乳症女性缩乳术后哺乳的案例。

乳房发育异常的母亲，在哺乳过程中可能存在一定的困难，因此需要充分了解母亲的心理、精神状态，母乳喂养的意愿，仔细评估乳房的哺乳条件，以及婴儿的情况。这往往需要和各专业的医护人员通力合作，例如新生儿科，儿科，乳腺科，整形科等。一般情况下，如母亲的乳房仍保留着正常的乳腺组织，这些母亲都可以实现部分亲喂甚至是纯母乳喂养。具体到每一位乳房发育异常的母亲，则需视其不同的情况提供个体化的信息指引。

（高海凤）

参考文献

1　Sanuki J,Fukuma E,Uchida Y.Morphologic study of nipple-areola complex in 600 breasts. Aesthetic plastic surgery,2009,33(3):295-297.

2　Park IY,Kim MR, Jo HH, et al. Association of the nipple-areola complexes with age, parity, and breastfeeding in Korean premenopausal women. Journal of human lactation(J Hum Lact),2014,30(4):474-479.

3　Qiao Q, Zhou G, Ling Y. Breast volume measurement in young Chinese women and clinical applications. Aesthetic Plast Surg,1997,21(5):362-368.

4　BrownTP,RingroseC,Hyland RE,et al.A method of assessing female breast morphometry and itsclinical application. British journal of plastic surgery (Br J Plast Surg),1999,52(5):355-359.

5　Thanaboonyawat I,ChanprapaphP,Lattalapkul J,et al.Pilot study of normal development of nipples during pregnancy(J Hum Lact),2013,29(4):480-483.

6　Schaal B,Doucet S,Sagot P,et al.Human breast areolae as scent organs: morphological data and possible involvement in maternal-neonatal coadaptation.Developmental Psychobiology,2006,48(2):100-110.

7　Doucet S, Soussignan R, Sagot P,et al. An overlooked aspect of the human breast: areolar glands in relation with breastfeeding pattern, neonatal weight gain, and the dynamics of lactation. Early human development, 2012, 88(2):119-128.

8　Ramsay DT, Kent JC, Hartmann RA,et al.Anatomy of the lactating human breast redefined with ultrasound imaging.Journal of anatomy, 2005, 206(6): 525-534.

9　戴晓钟 . 中国科学美容大典 . 北京 : 人民军医出版社 ,2002:2.

10　Wen-Chen H,Chia-Meng Y,Yao-Yuan C.Geometric incision design for reduction nippleplasty.Aesthetic plastic surgery,2012,36(3):560-565.

11　Park IY, Kim MR, Jo HH, et al. Association of the nipple-areola complexes with age, parity, and breastfeeding in Korean premenopausal women. Journal of human lactation (J Hum Lact),2014,30(4):474-479.

12　Schwager RG, Smith JW, Gray GF, et al. Inversion of the human female nipple, with a simple method of treatment. Plastic and reconstructive surgery,1974,54(5):564-569.

13　Park HS, Yoon CH, Kim HJ. The prevalence of congenital inverted nipple. Aesthetic plastic surgery (Aesthetic PlastS urg),1999,23(2):144-146.

14　Alexander JM, Grant AM, Campbell MJ. Randomised controlled trial of breast shells and Hoffman's exercises for inverted and non-protractile nipples.BMJ (Clinical research ed),1992,304(6833):1030-1032.

15　杜亚如 . 三角形组织瓣法矫正原发性乳头凹陷 . 实用临床医药杂志 ,2006,10(11):70-71.

16　Karen W,Jan R. Breastfeeding and Human Lactation, fifth edtion:98.

17　Chow S, Chow R, Popovic M, et al. The Use of Nipple Shields: A Review. Frontiers in public health (Front Public Health), 2015,3:236.

18　段海英 ，庄小兰 ，曾淑萍 ，等 . 乳头矫正器对纠正围生期妇女乳头凹陷的临床研究 . 检验医学与临床 ,2013,10(7):896-896,902.

19　廖谦和 , 胡树红 . 副乳腺临床特点及病理分析 : 附 258 例临床分析 . 中国中西医结合外科杂志 ,2005, 11:232-234.

20　吴在德 , 吴肇汉 . 外科学 .7 版 . 北京 : 人民卫生出版社 ,2006:305.

21　王贺宾 . 细胞辅助自体脂肪移植术治疗先天性乳房发育不良的临床研究 . 医学综述 ,2014,20(4):752-754.

22　Marasco LA.Unsolved Mysteries of the Human Mammary Gland: Defining and Redefining the Critical Questions from the Lactation Consultant's Perspective. Journal of mammary gland biology and neoplasia(J Mammary Gland Biol Neoplasia), 2014,19(3-4):271-288.

23　Arbour MW, Kessler JL. Mammary hypoplasia:not every breast can produce sufficient milk. Journal of midwifery & women's health(J Midwifery Womens Health). 2013,58(4):457-461.

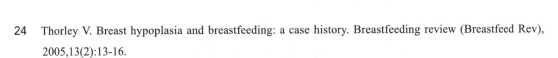
24　Thorley V. Breast hypoplasia and breastfeeding: a case history. Breastfeeding review (Breastfeed Rev), 2005,13(2):13-16.

25　YazawaM, WatanabeM, SoM, et al.Treatment of congenital absence of the mammary gland.Case reports in surgery(Case Rep Surg),2013,2013: 676.

26　李静怡, 栾杰. 雌激素受体 α 基因 Pvu Ⅱ 和 Xba Ⅰ 多态性与乳房肥大的关系. 中华实验外科杂志,2014, 31(2): 413-415.

27　张兆祥, 孙家明. 表皮生长因子在肥大乳房乳腺组织中的表达及意义. 中国美容医学,2009,18(3): 322-324.

第十三章

哺乳期乳房常见问题和母乳喂养支持

乳头疼痛（nipple pain）的发生率在文献上报道各不相同，从 12% ~ 96%[1-4]。一项在澳大利亚的研究发现，产后 8 周前有 58% 的女性报告乳头损伤，8 周以后仍然有 20% 的女性乳头疼痛持续[5]，乳头疼痛是哺乳母亲常见的问题，占到一些母乳喂养咨询门诊案例的 36%[6]。乳头疼痛不仅影响母亲的情绪，睡眠以及一般的日常活动，也是母亲终止纯母乳喂养的主要原因之一[7]。部分乳头疼痛是损伤的前期表现，继续加重则表现为乳头的损伤，乳头损伤时相应部位丰富的神经末梢受损，造成乳头疼痛，故乳头损伤和乳头疼痛互相影响，常同时存在，在这里不具体分述。有些母亲甚至在创伤已经愈合，但神经尚未完全修复的情况下，仍有乳头疼痛的感觉。乳头疼痛和损伤不但给母亲带来疼痛的不良感受而主观地缩短哺乳时间[6]，因此而增加的精神压力也会影响乳汁分泌和喷射，从而客观上缩短哺乳时间[8,9]，若处理不当，或处理不及时则易继发乳汁淤积、乳腺炎[10]。

一、发生原因

乳头疼痛及损伤的原因包括婴儿不恰当的体位和含乳姿势，舌系带过短，感染，乳汁量不足、乳腺炎、乳头扁平或凹陷、血管痉挛和婴儿腭的结构异常等[6]，其中，婴儿不恰当的体位或含接不良是最常见的原因[11]，占所有乳头疼痛原因的 90%[6]。因此，产后让母亲和婴儿舒适地哺乳，及时关注母亲乳头疼痛的诉求，帮助母婴调整至一个舒适的体位和含乳，是很重要的。正确含接时，乳头在婴儿口腔中处于软硬腭交界之处，婴儿靠舌头的滚动从母亲乳房里获得乳汁，不会挤压和损伤乳头。若含乳姿势不正确，乳头会受到挤压而产生疼痛，哺乳后可见乳头变形。调整体位和含乳姿势是乳头疼痛的独立预后因子，若调整母婴体位后，婴儿可以深含乳，则有 57% ~ 65% 的乳头疼痛会立刻缓解或得到改善[6,12]。

还有一些母亲调整体位及含乳姿势后乳头疼痛没有得到缓解，可能存在其他因素，研究中发现 89% 的乳头疼痛是多因素共同作用的结果[6]，如舌系带短是乳头疼痛的第二大原因，占所有病因的 25%。但并非所有的婴儿的舌系带短都会造成母亲的乳头疼痛，其中部分可以很好地含接而不造成乳头疼痛[13,14]。婴儿口腔内负压也是引起乳头疼痛的原因，在 Sharon[15] 的案例报告中，母亲纯母乳喂养三个月，母亲的乳头发育正常，婴儿没有舌系带的问题，含接良好，但自生产后即出现严重的乳头疼痛，母亲的乳头只有轻微的创伤，使用乳头保护罩后虽然偶有乳头水泡产生，但母亲的乳头疼痛明显减轻。经测量发现，母亲亲喂时婴儿口腔内的负压为正常标准的 307%，这也提示我们，在必要时需要评估婴儿吸吮时口腔负压的情况。还有研究认为，产后早期的教育以及评估可以增加母亲的满意度，但不能减少乳头损伤的发生[16]。使用哺乳辅助器具的母亲中有 15% 发生了乳房损伤，主要为乳头的损伤，表现为乳头疼痛[17]。还有部分乳头疼痛与感染有关，如真菌感染和亚急性乳腺炎。有些母亲因小血管痉挛而出现乳头疼痛，症状以血管收缩引起皮肤颜色变化为特点，出现哺乳后乳头由白到蓝或变红的颜色变化，此时的疼痛可为针刺样、抽搐样、灼热样，疼痛程度较为强烈。

二、表现

乳头损伤的类型和严重程度受主观因素的影响，难以准确评估，关于乳头损伤的定义、分类、评估的方法也还没有统一的共识[18]。较为常见的损伤类型为红肿、磨损、皲裂、裂伤、撕裂、水泡、膜泡、溃疡、糜烂、脱皮以及是否合并感染，是否有分泌物、脓液等[19,20]，有的分类根据损伤是否累及表皮和真皮进行定义[21]，如磨损指表皮脱落，暴露部分真皮，皲裂指表皮的损伤，裂伤指涉及浅层真皮的裂缝样损伤。有的分类根据损伤的范围进行定义[22]，如损伤范围为 1～2mm 定义为轻度乳头损伤，3～9mm 为中度损伤，≥10mm 伴或不伴分泌物均为重度损伤。值得注意的是，在不同的研究中，同一种类型的定义不尽相同，例如，裂伤在一些研究中被定义为损伤至表皮，一些定义为损伤至真皮，另一些研究则定义为损伤表皮和真皮。

在总结归纳相关文献的基础上，按病程进展及临床表现，将乳头损伤分类为：红肿、乳头皲裂、乳头水泡、乳头溃疡、乳头角化、乳头缺损。具体描述如下，供参考：

（1）红肿：表现为乳头对触碰较为敏感的急性疼痛，是损伤早期。

（2）红肿继续进展为乳头皲裂，母亲常感觉乳头针刺样疼痛，哺乳时明显，哺乳结束后疼痛渐缓解，乳头表面有小而浅的裂口。

（3）若乳头局部反复磨损，即可出现乳头水泡，表现为乳头局部皮肤隆起，与正常皮肤界限清楚，内含透明的液体，也有的水泡因富含乳汁而呈乳白色，有的大而单发，有的小而密集。

（4）在乳头水泡或乳头皲裂愈合的过程中，若病因未去除，婴儿继续反复不当吸吮乳头，乳汁反复冲洗创面，创面难以对合固定、干燥，造成乳头损伤愈合困难，往往在损伤部位出现修复与新鲜创伤并存的局面，部分在原创面出现白色、潮湿的不新鲜组织沉积，形成乳头溃疡。

（5）如果在原创面形成局部质硬干燥的角化物，即为乳头角化。

（6）当乳头损伤较为严重，可出现乳头局部皮肤以及皮下组织缺损，即为乳头缺损。此种分类方法有利于判断疾病的进程，继而采用相应的治疗措施。

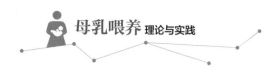

三、处理

正是因为乳头损伤的定义和分类诊断没有统一的规范，乳头损伤治疗的循证学依据并不充分。目前尚缺乏关于乳头疼痛以及乳头损伤治疗方面的高质量的研究，主要是因为仅有的研究多为单样本研究，同时样本量少[11]，在仅有的少数高质量的研究中发现，对于短期的乳头损伤，仅调整含乳姿势而不做特别干预，或适当排出乳汁，与使用药膏如羊脂膏等药物相比较，前者更有效。

乳头疼痛的处理原则是对因及对症处理，关键是找到原因。若存在含乳不良的问题，及时调整母婴体位，指导采用婴儿主导的母乳喂养方法；根据母亲乳头发育异常的不同类型，予以个体化指导；若婴儿口腔解剖方面存在问题，转介至儿科医生诊治；有条件亲喂时尽量避免使用吸乳器等哺乳辅助设备，若确实需要使用，则根据乳房的特点、乳头的大小选择合适的吸乳器罩杯，避免乳房尤其是乳头的损伤。经过以上的对因处理和对症治疗，有 57% 的乳头疼痛得到改善和治愈，治愈的中位时间是 14 天[23]。在对症处理上，可以使用一些产品来应对，有研究报道[22]一种天然薄荷凝胶对乳头皲裂的预防作用大于羊毛脂和安慰剂（中性油脂）。一项系统综述[24]对 496 个帮助乳头损伤恢复的研究进行了分析，涉及的方法包括使用羊毛脂、羊毛脂与乳头保护罩合用，母乳、水凝胶、黏合剂聚乙烯薄膜敷料，以及包含氯己定与酒精的喷雾、蒸馏水，最后发现羊毛脂、羊毛脂与乳头保护罩合用以及乳汁外敷治疗效果较其他方法更好，但作者也指出，这些研究结果因样本量的原因尚存在不确定性，尤其需要进一步的研究来阐明母乳和羊毛脂的作用。该研究同时也强调有效的哺乳期护理措施，如调整哺乳含接，可以帮助减少哺乳期女性的乳头损伤，提高母乳喂养率以及哺乳母亲的生活质量。

在乳头损伤的治疗中若忽视了发生原因，损伤有可能反复发生。在寻找原因并加以纠正的同时，还需注意乳头局部损伤可能封闭乳孔的开口，继而造成乳汁淤积。若未合并乳汁淤积，疼痛不明显，则不需额外处理，此时调整含接姿势最为关键，恰当的含接可以减少乳头继续损伤的机会，为乳头损伤的修复创造条件。合并乳汁淤积则需要尽快移除乳汁，若乳头损伤持续存在且影响哺乳，则需要找乳腺专科医生进行医学处理。

第二节 乳 汁 淤 积

乳汁淤积（milk stasis）在哺乳期女性中的发生率 4.5% ~ 30.8%[25,26]，是常见的离乳原因[27]，直接影响母乳喂养。在国内外的研究中，尚缺乏乳汁淤积确切、规范的定义，笔者观察到，当哺乳期母亲分泌的乳汁，因为导管阻塞而积存在乳腺导管系统中无法有效排出，表现为突然发生的乳房局部胀痛，伴或不伴发热，是乳汁淤积的常见情况。部分母亲尤其是初产母亲常把正常的乳汁充盈误以为乳汁淤积，进行不必要的干预甚至过度处理，造成乳房损伤，从而增加了患乳腺炎、乳腺脓肿的风险。

一、发生原因

乳汁凝结堵塞乳管的过程与血栓形成具有相似性[28]，当液体在光滑且管径相同的管道内均匀流动时，各流层的流速、压力、温度越接近，越不容易形成湍流，液体则不易沉积，也就不易堵塞管腔。我们以此为出发点从解剖学、乳汁成分以及环境因素三方面分析乳汁淤积的成因。

1. **解剖学因素**　乳汁在乳腺腺泡内产生，自远端向乳头方向经末端乳管向主乳管流动，最终自乳孔排出，这个路径乳管管径逐渐增宽，以减少乳汁淤积的可能，若因各种原因使乳管内径走行规律发生突然变化，乳汁流动的速度即可发生变化，乳汁淤积可能随之产生。根据发生部位不同可分为乳腺导管异常以及乳头异常。乳腺导管异常表现为乳腺导管局部细窄，或走行扭曲、管壁粗糙，由于乳汁的脂肪成分为非亲水性，容易附壁而造成部分导管阻塞，若持续附壁造成乳管完全阻塞时，乳汁淤积随之产生。对于分支较多的乳管，分支处乳管管腔相对较宽，此时，多支乳管内乳汁汇聚，乳汁流动力学方向不一致，造成乳汁内颗粒性物质易于沉积，最终形成较为粗大的阻塞物，甚至大于管腔的直径。因为乳腺内结构复杂，简单地采用手法按摩，施以外力，不仅不利于乳汁的排出，更有损伤乳腺的风险。乳头异常表现为乳头扁平、凹陷，乳头局部损伤、皲裂、溃疡、角化等。当乳头扁平、凹陷时，有可能合并乳孔不光整、狭窄或开口扭曲、方向改变，继而乳汁流动速度减慢，乳汁内物质易沉积，造成乳汁淤积；当乳头局部损伤、皲裂、溃疡、角化时，破损组织或损伤后修复组织均有可能覆盖乳孔，造成乳汁无法排出而发生乳汁淤积。

2. **乳汁成分因素**　双侧乳房、不同乳孔、不同时间的乳汁成分是不均一的。乳汁中含有蛋白质、脂肪、碳水化合物和各种矿物质等多种成分，若乳汁过于稠厚，或其中各成分比例发生变化可造成乳汁沉积。临床上常见堵塞物形态为白色颗粒状结晶样，质硬，有的呈短棒状奶酪样（图13-1，图13-2），有的则细长黏稠。遗憾的是，阻塞物质的具体成分测定鲜见文献报道。

3. **环境因素**　有研究发现，乳管阻塞常发生于冬季，患者合并其他感染所致体温升高或局部热敷时易发生乳汁淤积，进而推测，当哺乳母亲的乳房与外界的温差增大时乳汁成分易沉积，形成乳栓样物质而造成乳汁淤积。此推测还需研究证实。

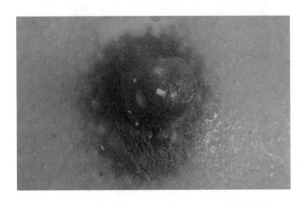

图 13-1　白色颗粒样、短棒状、奶酪样堵塞物

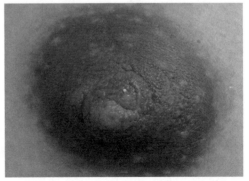

图 13-2　乳头表面白色晶体样堵塞物

乳汁淤积发生的常见原因还可以从母亲、婴儿以及母婴配合三个方面分析。

（1）母亲方面的因素：胸罩过紧；不小心被婴儿踢到；营养不均衡；疼痛、压力[29]；乳头的发育异常、水肿、炎症以及损伤等都可能造成乳汁排出不畅而导致乳汁淤积。

（2）婴儿方面的因素：婴儿口腔解剖结构异常（例如，舌、唇系带短、腭裂、特纳综合征）、婴儿神经功能缺陷，均可导致乳汁不能有效移除或乳头损伤，进而发展成乳汁淤积。

（3）母婴配合的因素：按时哺乳等不正确的喂养模式；喂养次数突然改变；含接不良、漏喂、哺乳时间过短[30]或过长致使母亲疲劳或者乳头损伤；母亲或婴儿生病；婴儿在夜间睡眠时间延长；乳汁分泌过多；亲喂改为使用奶嘴或奶瓶；母亲和婴儿分开；婴儿尚未充分吸吮一侧乳房，就过早换到另一侧乳房；使用吸奶器；突然断奶等。可能是多种原因同时存在的，需要一一排查并针对性解决。

二、表现

乳汁淤积常表现为突发的乳房局部胀痛，哺乳后缓解不明显。临床检查可在乳房胀痛部位触及明显肿块，肿块的特点较为明确、具体，边界清楚，甚至有些淤积的肿块表面可见到索条状突起（图 13-3，图 13-4）。乳汁淤积初起无发热，无局部皮肤发红，若此时母亲前往医院就诊，实验室检查白细胞以及中性粒细胞可正常或稍高。若继续哺乳、自行手挤奶的方法不能有效缓解乳房肿痛，部分母亲的情况可能会继续加重。如出现乳房局部皮肤红肿、发热，应及时就医，此时实验室检查可发现白细胞和中性粒细胞升高。乳汁淤积时超声检查提示为局部的乳管扩张，无明显液性暗区，有些仅显示局部回声增强甚至减低。

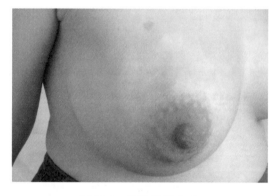

图 13-3　乳汁淤积（1）

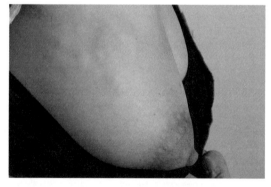

图 13-4　乳汁淤积（2）

三、识别

专业人员及母亲需要掌握识别、区分正常乳汁充盈及乳汁淤积的方法。正常乳汁充盈的过程是分泌的乳汁在乳房内积存的表现，哺乳刚刚结束后，乳房内乳汁量最少，母亲自觉乳房松软而轻松。随着乳汁的不断产生，乳汁在乳管系统内不断积聚，如果婴儿没有吸吮，母亲会感觉乳房逐渐发胀（有些母亲感觉不明显），喂哺婴儿后这种感觉会消失，母亲也会自觉双乳较为松软，这是正常的乳汁充盈。若哺乳后乳房局部仍肿胀形成块状，甚至乳房的其他部位松软后，肿块部位更为突出，则可能为乳汁淤积。

四、乳汁淤积的处理

一般情况下，局部的乳汁淤积通过正常的哺乳等家庭护理，淤积会缓解并渐渐消退，无须特殊处理。目前民间常见使用的手法按摩是通过对乳房病灶局部加压，间接作用于乳腺导管，期望可解决乳腺导管的阻塞。但是这种非医疗专业的操作，极易造成乳管管壁损伤，继发物理性炎症反应，使管壁粗糙，反而反复出现乳汁淤积。若局部组织损伤严重，淤积的乳汁可溢出导管进入间质，继发更严重的乳腺炎症。

如果母亲出现乳汁淤积，经过频繁哺乳等家庭护理无法缓解，合并疼痛等情况，需到医院进一步诊治。医院治疗乳汁淤积，特别是反复发作的难治性乳汁淤积，原则是找出病因，进行个体化的治疗。乳汁淤积的直接原因是乳管堵塞，去除堵塞是治疗的关键[31]。若能找到一种直接疏通乳腺导管的方法，不仅可以有效避免乳腺按摩的负面影响，还可以从根本上去除乳管内阻塞物，从而使乳汁淤积得到有效治疗，同时大大降低哺乳期急性乳腺炎的发生。笔者采用乳腺导管疏通术探查导致淤积的乳管，共计 1159 例，找到乳管阻塞部位及原因，并去除乳腺导管的阻塞物，有效率可达 89.6%[31]。需要注意的是，乳腺导管探查操作属于医疗操作，必须由专业医生进行避免损伤乳管。经探查后乳汁淤积无缓解，或探查后仍反复发作者，可继续积极哺乳，暂时不做任何干预，在严密监测的情况下等待淤积的乳汁被吸收（即局部回乳）。若在监测中发现乳房局部红肿，伴体温升高等乳腺炎的征象，医生需要及时进行干预。在乳汁淤积阶段，不需要使用抗生素治疗。

五、预防

预防乳汁淤积需要帮助母亲和婴儿有效的含接，及时排出乳汁，减少乳房被挤压的机会，调整心情，保证营养，避免乳头感染、损伤。若母亲乳房发育异常，不建议手术纠正，可以采用调整哺乳方式等技巧尽量加以弥补。若婴儿口腔解剖学结构异常，则需转诊至专科医生。

此外，目前还有尝试通过改变乳汁成分预防乳汁淤积的方法，例如口服卵磷脂降低乳汁的黏性，这种方案似乎对部分患者有效，但口服卵磷脂预防乳汁淤积尚缺乏有力的循证依据。

已知在乳汁成分中，脂肪酸受到短期以及长期饮食影响比较大，其他成分例如蛋白质以及碳水化合物受饮食影响很小，其他矿物质以及微量元素处于相对稳定的范围内，成分变化幅度很小[32]。目前为止，乳汁淤积期间，还没有测定乳汁以及阻塞物成分构成的可行方法及其相关研究，也无从得知乳汁中哪些成分的变化与乳汁淤积相关，以及这些成分变化，是否与乳汁淤积有因果关系，饮食指导是否能改变这些成分构成并具有实际意义，又是否能够预防或者改善母亲的乳汁淤积状况。这些都需要更进一步的研究来证实。

六、乳汁淤积期间的母乳喂养支持

乳汁淤积期间，婴儿有效地吸吮发挥了重要的作用。多数乳汁淤积的母亲发现，多次调整不同姿势后哺乳，淤积的肿块可缓慢消退，也有些母亲采用婴儿鼻尖或下巴对着淤积肿块吸吮的方式取得了一定的效果。在不损伤乳头、乳房的情况下，适当增加哺乳的次数，或者先喂乳汁淤积侧，哺乳时轻柔的按压肿块，也是可以尝试的选择。但需注意自行按压乳房时，避免过度用力，以免造成乳房组织损伤。对于合并患侧乳头损伤的母亲，为减少患侧直接喂养的时间，可以先自行刺激健侧乳头乳晕，待有喷乳反射时，再进行患侧哺乳，哺乳时婴儿含乳要正确，以避免乳头继续损伤。

第三节　哺乳期乳腺炎

由于不同的定义以及产后随访时间的长短不同，哺乳期乳腺炎（lactation mastitis）的发生率并不相同，据美国、新西兰、芬兰和澳大利亚的部分研究估计，哺乳期乳腺炎在整个哺乳期的发生率大约为 2.5%～27%[33,34]，产后 6 个月内乳腺炎的发生率大约为 20%[34]，常发生在产后 4～6 周内[35]，以初产妇多见，预防乳腺炎的措施要从母乳喂养一开始就做起。

一、乳腺炎的原因

哺乳期乳腺炎可能有几类原因，例如细菌感染，乳汁淤积和机体抵抗力下降等。

1. 细菌感染　Mediano P[36] 等发现凝固酶阴性葡萄球菌，草绿色链球菌和棒状杆菌在乳腺炎的病原生物学中扮演着重要的角色。传统观念认为细菌感染的途径包括：通过输乳管逆行进入乳腺小叶、通过破损的乳头到达导管周围的淋巴系统[37] 以及血行感染等，把这些归为外源性细菌入侵的方式。含接不良、舌系带短等所致的乳头损伤，因导致局部皮肤屏障能力减弱，易于细菌定殖，成为外源性细菌感染的途径。近年来，随着免培养检测方法的快速发展，对乳腺炎母亲乳汁中的病原微生物特点有了更新的认识。较有代表性的是 Patel SH 的研究[38]，通过宏基因组学测序的方法检测乳汁中微生物种群的分布，发现在健康母亲以及亚急性乳腺炎（subclinical lactation mastitis）和急性乳腺炎母亲的乳汁中均存在多种细菌，它们可参与机体的基础代谢，生物合成、降解，参与氨基酸，核苷酸甚至脂质的合成以及免疫协调作用。健康母亲乳汁中的细菌处于平衡状态，而乳汁中菌群失调表现为细菌的多样性降低，而金黄色葡萄球菌、表皮葡萄球菌等条件致病菌以及需氧菌的数量明显增多，那些促进细菌定殖的代谢途径及促进感染进展的作用占优势，继而母亲会出现相应的感染症状。这种乳汁内菌群失调是一种内源性感染的方式。

2. 乳汁淤积　乳汁淤积也是哺乳期乳腺炎的常见原因[36]，以往认为乳汁是细菌良好的培养基，淤积的乳汁可促进细菌的生长，继而发展成乳腺炎。虽然乳腺炎母亲的乳汁中可能存在致病菌，但乳汁中乳铁蛋白和分泌型 IgA 等抗感染成分会相应的升高，以帮助机体杀灭致病菌，促进菌群的平衡。G. Andres Contreras[37] 的研究为解释乳汁淤积如何促进乳腺炎的发生提供了新的思路，认为当乳汁淤积时，乳汁流动减弱，细菌释放的肠毒素、外毒素等会破坏乳腺上皮细胞而促进炎症反应的发生。乳汁淤积的诱发因素，如乳汁量过多、漏喂、定时哺乳、突然断奶、外力导致的乳房受伤、乳房受压、无效含接等，也可能导致哺乳期乳腺炎。

3. 机体抵抗力　母亲营养不良，精神压力大、疲惫，母亲或婴儿患病[29] 一方面会降低母亲的机体抵抗力，抗感染能力减弱，另一方面会促进菌群失调，是哺乳期乳腺炎的诱因。有研究认为乳腺炎既往病史会增加母亲发生乳腺炎的风险[39]。

二、定义与分类

哺乳期乳腺炎的分类方法尚未统一。在病理学上，Barbosa-Cesnik C[40] 认为哺乳期乳腺炎是发生于乳腺小叶结缔组织的急性炎症，也有学者认为其不能仅限于乳腺间质的炎症，还应包含乳头，乳晕以及乳腺导管的炎症；在乳腺炎的病原学研究方面，1984 年

Thomsen 等人根据乳汁中的白细胞及细菌计数将哺乳期乳腺炎分为乳汁淤积，非感染性乳腺炎（noninfectious mastitis）和感染性乳腺炎（infectious mastitis）。目前，多数学者认为哺乳期乳腺炎是指在哺乳期乳腺发生的炎症反应，不一定存在细菌的感染[41,42]。例如，当乳房肿胀或乳汁淤积时，无细菌感染，但机体发生了炎症反应，也可称为哺乳期乳腺炎，因此认为哺乳期乳腺炎包含从乳房肿胀、乳汁淤积到非感染性乳腺炎、感染性乳腺炎以及乳腺脓肿的全过程[42]。

也有学者根据临床症状结合病原学资料分为急性乳腺炎（acute lactation mastitis）和亚急性乳腺炎。急性乳腺炎是指乳房局部出现红、肿、热、痛的表现，常为金黄色葡萄球菌或链球菌引起，亚急性乳腺炎仅有局部肿胀或疼痛的表现，既往常被认为是真菌感染[43,44]。Esther Jiménez[45] 的研究发现，无乳房局部红肿表现、无全身症状，仅表现为放射至腋下或后背的乳房疼痛的哺乳母亲的乳汁中，表皮葡萄球菌（staphylococcus epidermidis）、金黄色葡萄球菌（staphylococcus aureus）、链球菌（streptococcus）、棒状杆菌（corynebacterium）等凝固酶阴性葡萄球菌（coagulase-negative staphylococci）的细菌计数比无疼痛母亲乳汁中高，提示亚急性乳腺炎可能是菌群失调的一种临床表现。

三、诊断

目前，基于乳汁中白细胞计数、细菌培养以及宏基因组 PCR 检测在临床应用上的局限性，哺乳期乳腺炎的诊断以临床表现为主，辅以实验室检查以及乳腺超声检查。哺乳期乳腺炎临床上常表现为乳腺皮肤局部红肿（图 13-5），疼痛，皮温升高，触诊质韧，患侧腋下淋巴结可肿大，伴或不伴发热，体温可升至 38.5℃以上，实验室检查可见白细胞、中性粒细胞百分比、C 反应蛋白（C-reactive protein, CRP）升高，乳腺超声（breast ultrasound）检查可表现为腺体局部回声增强或减低。需要强调的是，

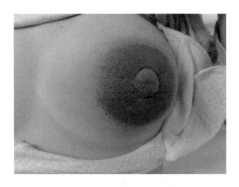

图 13-5　左乳房局部红肿

患有哺乳期乳腺炎的母亲临床表现各不相同，并不是以上症状均具备方可进行诊断。

四、治疗

关于哺乳期乳腺炎的治疗，WHO 及 ABM 等有相应的临床指南供参考，但中国的发病情况、人文背景有其自身的特点，治疗的具体细节也略有差异，笔者的治疗经验是在对症支持治疗的基础上，有效排出感染乳汁是治疗的关键，必要时可选用敏感抗生素抗感染治疗。

在对症支持治疗中，需要母亲充分的休息，保证足够而均衡的营养摄入。据 2002—2016 年个别医院统计资料，在患乳腺炎性疾病的母亲中，14.0% 合并低钾血症，11.3% 合并低钠血症，7.5% 同时合并低钾低钠血症，推测与产褥期低盐饮食，缺乏蔬菜水果的摄入等饮食习惯有关，需引起母亲及家庭的重视，高热持续时间长也可能造成水、电解质失调，此时需要严密监测电解质水平。若母亲高热、肌肉酸痛、乏力，没有精力继续哺乳，可在医生指导下，选用解热镇痛药物退热处理，可选择的安全用药有对乙酰氨基酚和布

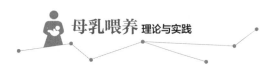
洛芬[46,47]。

2014 年母乳喂养医学会乳腺炎临床指南中指出[29]，治疗乳腺炎最重要的处理方法是频繁而有效地进行乳汁移出，母亲或者帮助者可以在哺乳的同时按摩乳房，从阻塞的区域向乳头方向进行，帮助乳汁排出。在日本、韩国、俄罗斯[48-51]等的研究中都有提及乳房按摩（breast massage）和手挤奶技巧，用作哺乳期乳房问题并发症例如乳房肿胀，乳腺导管堵塞以及乳腺炎的处理方式。但是在其他英语国家，他人进行乳房按摩来治疗哺乳期乳房并发症的研究十分有限。

一项系统回顾认为[52]，在大多数关于乳房按摩的研究中，两组女性都接受了包括按摩在内的多种干预措施，这可能会影响结果的判断。目前的研究或是因为样本量小，或是因为研究方法学的问题，如缺乏无任何治疗的人群作为对照等，质量低，故而对于乳房按摩的作用还无法得出肯定的结论。在我国，进行乳房按摩的人员复杂，包括医务人员以及非医务人员，指征无法统一，方法上更难以做到规范，对乳房按摩的质量难以客观评估，考虑到母亲的个体化特点，结果难以把控，临床常见由按摩不当导致的乳房损伤甚至乳房脓肿，按摩的方法亟待规范。国内的文献中，医院内的按摩多配合中药口服以及拔罐等中医的方法，难以获知起效原因。按摩操作标准不一，时间以及力度均无可比性，且缺乏高质量的随机对照试验，故需进一步的研究证实其安全性和有效性。

当明确诊断为乳腺炎后，在保证持续哺乳的前提下，经乳腺科医生查体评估，如认为可以通过结合人工手挤奶的形式将淤积或者感染的乳汁有效排除，则由经过培训的专业护士在挤奶前轻柔按摩，作为手挤奶促进乳汁排出的辅助方法，力度和频次需严格把控，以避免对乳房造成二次伤害。对于较为复杂的特殊情况，可能结合其他方法，例如抗感染后再进行局部治疗。因乳腺炎母亲存在个体差异，需要根据具体情况进行个体化治疗。值得注意的是，按摩并非是所有乳汁淤积以及乳腺炎治疗的必要手段，而且暴力按摩有造成乳腺组织损伤，继而感染加重形成复杂脓肿的风险，因此切忌无医疗指征、长时间、多次粗暴按摩。同时还要警惕乳腺炎与其他疾病的鉴别，防止过度按摩，盲目按摩而延误病情，一旦按摩后手挤奶无效或者症状加重，需及时进一步评估和制定相应的诊治方案。理疗、哺乳或者挤奶前热敷促进乳汁流出，哺乳或者挤奶后冷敷减轻疼痛水肿等方法，可减少炎性渗出，促进组织修复，加强炎性物质吸收，减轻母亲疼痛感等，是乳腺炎的辅助治疗方法。

在治疗乳腺炎的过程中是否使用抗生素（antibiotic），目前在世界范围内没有统一的共识，Jahanfar S[53]在关于哺乳期乳腺炎抗生素使用的综述中发现，抗生素在治疗乳腺炎中起到的积极作用证据尚不充分，这与乳腺炎的微生物学表现为乳汁内菌群失调的理论相吻合，因此，排出感染乳汁，调整乳汁内菌群恢复到正常状态是治疗的重点。

需要注意的是，在回顾哺乳期乳腺炎致病菌的研究中发现，这些研究均是通过细菌培养或 PCR 检测等方法对患病母亲乳汁进行分析，试图通过乳汁中的细菌变化情况找到乳腺炎的病原菌特点以及发病机制，但这种检测只能反映乳管内乳汁的感染情况，是否可以代表哺乳期乳腺炎全部感染组织致病菌的特点，目前还缺乏相关的研究。临床观察到，经对症治疗以及排出感染乳汁后，病情无缓解或病情进展的患者，通过进一步应用抗生素治疗，部分患者病情缓解，其作用机制是否为抗生素通过血液进入乳腺导管外组织，继而帮助机体控制这部分区域的感染，彻底治疗了哺乳期乳腺炎呢？这些均有待于进一步研究。

在使用抗生素的过程中，不恰当的使用、过度使用或不及时使用都是不可取的，需要临床医生根据不同状况，在必要时为乳腺炎母亲个体化选择敏感的抗生素，例如在药敏试验中，金黄色葡萄球菌对青霉素、红霉素等多已产生耐药[54]，对头孢类抗生素产生耐药的可能性低于 30%，因此头孢类抗生素可作为应用抗生素的首选用药。有学者建议抗生素的应用时间为 10 ~ 14 天，但这个结论缺乏对照研究，使用敏感抗生素治疗普通感染 3 ~ 5 天即可达到理想的治疗效果。

当乳腺炎反复发作，或治疗后加重，或常规抗生素治疗 3 天无效时，一方面考虑感染细菌对抗生素不敏感，需要调整抗生素，如耐甲氧西林金黄色葡萄球菌（methicillin-resistant staphylococcus aureus, MRSA）感染时，需要根据乳汁的细菌培养（bacterial culture）以及药敏结果调整抗生素的种类、剂量以及用药时间。另一方面还需考虑是否合并其他疾病，如肉芽肿性小叶性乳腺炎（granulomatous lobular mastitis, GLM）、浆细胞性乳腺炎、乳腺良性肿瘤、乳腺癌（breast cancer）等，这些疾病的发生概率虽然很低，但各具特点，需要乳腺专科医生综合评估并决定下一步治疗方案。

五、患乳腺炎期间的母乳喂养支持

哺乳母亲如果出现乳房局部的红、肿、热、痛，经哺乳及一般家庭护理 24 小时内无缓解，需及时到医院就诊，避免乳房遭受外力损伤。

没有证据表明，母亲在患乳腺炎期间继续哺乳对足月健康婴儿存在风险[42]，相反，乳腺炎期间停止哺乳会增加进展为乳腺脓肿的风险[55]，因此，母亲乳腺炎期间，应鼓励其继续哺乳。部分患病母亲手挤奶时，可以看到相应乳孔有黄绿色稠厚的乳汁分泌，目前尚缺乏对这种乳汁的成分分析和细菌培养的相关研究，尚无证据表明黄绿色的乳汁会对健康婴儿产生不良影响。有些母亲在乳腺炎期间，乳汁中 Na^+ 含量增加[56]，乳汁会有偏咸的味道，有些婴儿因不适应这种味道而拒绝乳汁，在这种情况下不要勉强婴儿，由婴儿自己决定是否继续吸吮患侧乳房。

乳汁移出在乳腺炎的治疗过程中起到重要的作用，有效排出感染乳汁是治疗的关键。亲喂是乳汁移出的最佳方式，哺乳同时用手轻轻按压炎症部位，可以协助排出感染乳汁，若亲喂无法进行，也可配合手挤奶或者吸奶器吸奶的方法，切忌患侧乳房停止排乳。

哺乳母亲会担心使用抗生素期间是否可以继续哺乳，2015 年国家卫生计生委颁布的《抗菌药物临床应用指导原则》中，关于哺乳期患者抗菌药物的应用部分指出：哺乳期患者应用任何抗菌药物时，均宜暂停哺乳[57]，但是在 Thomas 的《药物与母乳喂养第 12 版》[58]中列出，部分抗生素在哺乳期使用是安全的。同种有些抗生素在众多数据库中，如 LactMed、e-lactancia 以及丁香园旗下的药物助手 APP 等查询到的安全级别也不尽相同，这种不一致的结论，导致医生很难做出抉择。医生需尽量选择哺乳期安全药物推荐给母亲，并向其提供该药物的相关研究资料，向母亲讲解抗生素使用以及母乳喂养的利弊，请母亲知情选择。当病情急、重，急需应用有效抗生素控制病情，但是母亲对哺乳安全级别高的药物过敏时，应首先考虑治疗母亲疾病，并评估婴儿的健康状态、月龄等，综合考虑后提供母亲患病期间的喂养方案，例如指导母亲有效的排出乳汁，以维持泌乳，待条件允许后随时可以恢复哺乳。

母亲在患病期间，一方面要面对身体上的不适，担心乳腺炎反复发作，有可能影响生活，同时还可能因家庭、社会、工作等多方面的压力而做出回乳的决定。此时，需要与母亲一起分析乳腺炎的所有可能因素，为母亲提供相关指导，以预防乳腺炎再发，消除母亲的顾虑，并支持母亲的决定。

由于对乳腺炎的担忧，许多母亲会寻求预防乳腺炎发生的措施，例如哺乳前后进行乳房按摩；哺乳前热敷、哺乳后冷敷；预防性使用抗生素；亲喂后用手挤奶或泵奶的方式"排空"乳房等。需注意的是，在乳腺炎患病期间，如果合理使用以上方法，部分母亲可能感觉症状减轻，但对于正常哺乳的母亲，这些方法是否具有明确的预防效果，目前并没有高级别的证据支持，也不是必需的做法。最为关键的预防方法是，改善婴儿在乳房上的含接，避免乳头损伤，保证乳汁被婴儿有效移除，不设限制按需喂养。当有意外情况婴儿无法缓解乳房胀满的情况时，利用乳汁分泌的负反馈调节机制，适当保持乳房充盈，必要时使用手挤奶或者吸奶器适当移除少量乳汁避免过度胀满，在二者之间保持平衡，确保乳汁产量与婴儿正常移除量匹配。这需要一定的时间，需要耐心，避免因担心而过度排乳导致过度产奶，反而增加乳腺炎风险。

第四节　乳　腺　脓　肿

目前，尚缺乏在哺乳母亲群体中乳腺脓肿（breast abscess）的发病率的准确数据，在 Amir LH 的研究中乳腺炎患者若未得到及时有效的控制，3% 可逐渐加重发展成乳腺脓肿[59]。国内某乳腺病防治中心哺乳期疾病的就诊人群中，12% 为乳腺脓肿患者，但因该中心乳腺脓肿患者来自多个省市，甚至是国外，仅能代表单个中心的数据，并不能代表所有哺乳人群中乳腺脓肿的发病情况。但国内目前乳腺脓肿问题值得关注，需进一步的流行病学调查数据。

一、病因

乳腺脓肿是哺乳期乳腺炎未能得到及时、有效控制而进展的结果，是乳腺炎最严重的阶段，除了与乳腺炎相同的病因外，高雅军[60]等的研究发现，哺乳期乳腺炎母亲若发热持续时间超过 2 天，病灶位于乳头乳晕区，有非医务人员按摩史，患乳腺脓肿的风险会增加。

二、诊断

乳腺脓肿的诊断，需要结合母亲乳房局部的表现以及医生的查体和超声等检查综合判断。若母亲在患病期间曾有过发热，对症支持、物理治疗以及抗生素抗感染治疗无效，并且乳房局部红肿、疼痛持续加重，甚至出现搏动性跳痛，需警惕乳腺脓肿形成的可能。查体可见乳房局部皮肤发红，触诊皮温高，质韧，压痛明显，部分可触及波动感（图 13-6），实验室检查血白细胞总数及中性粒细胞数可明显升高或不高，典型的乳腺超声表现为局部探及液性暗区，探头加压后可见液体流动（图 13-7）。需注意的是，根据脓腔的形态，深浅、距离乳头的远近，以及是否合并坏死，感染细菌的类型不同，母亲的症状及辅助检查的表现也不尽相同，个体差异较大，有些仅表现为乳房肿块伴一过性发热；有些局部肿痛明显，乳腺超声仅可见蜂窝状、不规则、混合回声区，探头加压后液体流动并不明显。因此，乳腺脓肿需要由专业的医生进行诊断，为母亲提供母乳喂养咨询和指导的人员切忌随意判断和处理而延误了诊治。

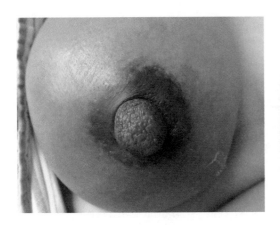

图 13-6　乳房脓肿皮肤表面红肿

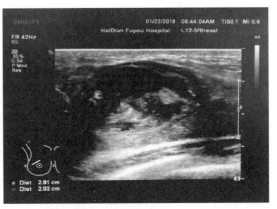

图 13-7　乳腺超声探及液性暗区

三、治疗

乳腺脓肿的治疗原则是及时将脓液引流，传统的治疗措施是切开引流术，随着医患双方对母乳喂养的追求以及医学技术的进步，目前越来越多地采用微创的治疗方法以减轻母亲的痛苦，减少局部创伤，降低对母乳喂养的影响，例如超声引导下细针穿刺冲洗治疗，脓肿置管冲洗引流术[61,62]、真空辅助微创置管引流术[63,64]等，均具有一定的治疗效果。具体到每位患病母亲，治疗方式的选择需要医生根据母亲乳腺脓肿的具体特点，在与母亲充分沟通并权衡利弊后共同决定。根据母亲感染细菌的类型、脓腔及切口的位置、是否放置引流管、引流液的性状等具体情况，制定局部伤口或穿刺口、引流口的护理措施以及母乳喂养方案，治疗方案需遵医嘱。

乳腺脓肿的对症支持治疗以及抗生素的使用同本章第三节哺乳期乳腺炎。

四、患病期间的母乳喂养支持

乳腺脓肿治疗期间，为母亲和家庭提供足够的母乳喂养知识必不可少，同时要帮助母亲找到发生乳腺炎及乳腺脓肿的原因，减少疾病复发的机会，例如发生乳头损伤时，通过调整哺乳含接等方式帮助母亲掌握哺乳技巧，有效的预防乳头损伤，降低发生乳腺炎的机会。

患乳腺脓肿的母亲，因乳房局部的疼痛，往返医院的奔波以及对婴儿不能母乳喂养的担心等，会出现身体疲惫以及焦虑、紧张等不良情绪，需要家人给予母亲情感上、生活上的支持、鼓励和安慰。有些母亲担心继续哺乳会影响脓腔以及伤口的愈合，可能出现回乳意愿，但是因为回乳措施实施后乳汁的合成不会立即停止，短期内对局部漏乳的改善作用并不明显。有数据显示乳腺脓肿患者中，90.6%的母亲实现了继续母乳喂养，回乳的患者中也有24%为患侧回乳，健侧继续哺乳，因此具体到每位患病母亲个体，建议请医生帮助评估漏乳及脓腔愈合状态，权衡回乳与继续哺乳的利弊后慎重决定，同时也应告知母亲症状加重的信号，以便及时就医，避免随意处理而延误诊治。

乳腺脓肿母亲是否继续哺乳，还受到使用药物的安全性，患侧脓肿创口的位置，以及母亲对患侧乳孔排出脓性分泌物的担心程度的影响。健侧乳房哺乳的问题只取决于所用药物母乳喂养的安全性，而患侧乳房除了使用药物的影响外，目前没有不能哺乳的证据，但母亲若担心排出的脓性分泌物感染婴儿，可以通过手挤奶或者吸乳器吸奶的方式，及时排出并丢弃，然后哺乳。

在乳腺脓肿治疗过程中若出现切口或穿刺口、引流口漏乳的情况，不影响继续哺乳，但漏乳会增加母亲的护理难度，母亲可临时用碘伏自行消毒穿刺点或引流口后外敷无菌纱布，湿透后及时更换，并尽早就医。若穿刺口或引流口周围出现皮肤红肿，或局部疼痛加重或合并发热，亦需及时就诊。

笔者所在乳腺病防治中心 2016 年 1～10 月乳腺脓肿穿刺冲洗数量为 3190 人次，2017 年同期该项操作为 4242 人次，乳腺脓肿的病例增长显著，分析原因，一方面母亲缺乏母乳喂养知识和相关技巧以及自信，可能缺乏家庭支持，出现"问题"后，盲目而不必要的过度干预太多，继而对乳房组织造成损伤，引发乳腺脓肿。在有按摩史的就诊母亲中，往往在乳腺超声检查时发现双乳多发积乳囊肿，间接证实了由不当按摩造成的乳管损伤，乳汁外溢的可能，因此，切忌无指征的乳房按摩，乳房问题的治疗需根据医嘱进行。

第五节　乳房湿疹

乳房湿疹（eczema）与身体其他部位的湿疹皮肤表现相同，是皮肤湿疹的一部分，研究发现[65]乳房湿疹患病率为 1.7%，多见于哺乳期女性。

一、病因

哺乳期发生乳房湿疹的母亲对某些物质有较高的敏感性，致敏物质包括食物（鱼、虾、蛋、奶、牛、羊肉类）、药物、花粉、尘螨、动物皮毛、肥皂、化妆品、乳汁和接触到的人造纤维、染料、油漆等外源性物质，也包括体内的慢性感染病灶（如龋齿、鼻炎、扁桃体炎、慢性胆囊炎、寄生虫病）[66]；有些母亲有身体其他部位的湿疹病史；也有母亲在给婴儿添加固体食物后患有接触性或过敏性皮炎[67]，在外界刺激，如炎热、多汗、抓挠、衣服摩擦、哺乳期婴儿口及脸反复接触、摩擦乳房后引起；神经、精神因素如过度疲劳、忧虑紧张、失眠、自主神经功能紊乱等也是重要发病因素。

二、症状

乳房湿疹多双侧出现，可仅涉及乳晕区，或乳头乳晕同时出现，母亲感觉乳头、乳房烧灼样疼痛、瘙痒[68]，检查可发现皮损与正常皮肤界限不清，湿疹局部表现多样，可为小丘疹、水泡，局部渗出、糜烂、结痂、脱屑交替或同时出现，甚至伴有局部皮肤增厚等（图 13-8）。湿疹局部皮损会影响乳头乳晕区皮肤的弹性，常表现为皮损区域的裂伤，以乳头根部多见。乳房湿疹常反复发作，迁延不愈。

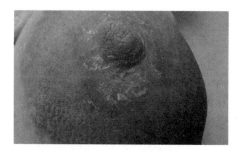

图 13-8　湿疹表面脱屑

三、诊断

根据母亲的过敏史、湿疹史，皮疹史、接触史，以及典型的症状、表现，乳房湿疹不难诊断，但当湿疹单侧发病，瘙痒不明显，以局部糜烂为主，病变边界清楚，迁延不愈时，需除外湿疹样癌（paget's disease）的可能，必要时可做病理学检查。

四、治疗

乳房湿疹的治疗分为病因治疗和药物治疗。病因治疗中需要了解母亲的过敏史、湿疹史，皮疹史、接触史，对于接触的物质进行逐一排除，避免潮湿的室内环境以及多汗的状态等外界刺激。若病因排查效果欠佳，可在此基础上加用药物治疗。药物治疗首选局部用药，哺乳前将乳头、乳晕区药物擦拭干净，哺乳后再将药物涂于患处[68]，常用的局部药物为皮质类固醇，小剂量、短期局部应用对婴儿是安全的。若乳房湿疹合并感染，可联合使用抗生素，如莫匹罗星、夫西地酸等，局部使用皮肤吸收率低，对婴儿相对安全[69]。如果病变广泛且逐渐加重，可尝试短期口服抗过敏药物或激素。

需注意的是，因乳房湿疹的局部皮损会促进细菌的定殖，可能增加哺乳期乳腺炎的风险，故需及时转介皮肤科或乳腺科医生诊治。

五、患病期间的母乳喂养支持

母亲患乳房湿疹可以继续母乳喂养，但因乳头、乳晕区的瘙痒、灼痛，顽固性皲裂及撕裂样疼痛可能在哺乳时加重，部分母亲会畏惧亲喂而采用吸奶器吸奶，继而乳汁量减少。为减轻症状和更好地母乳喂养，母亲需注意乳房卫生，适当沐浴，使用酸碱适宜的沐浴用品，避免过多汗液积存于乳房皮肤，堵塞毛孔，也不能过度清洁；避免乳房接触化纤、涤纶或海绵内衬等非纯棉衣物，减少防溢乳垫的使用；尽量避免易致敏和刺激性食物的摄入，如鱼、虾、浓茶、咖啡、酒类及辛辣食物，必要时可在食用前口服抗过敏药物；若母亲对接触婴儿添加的辅食过敏，可在哺乳后喂辅食，或先喂辅食，待婴儿漱口后再哺乳。

第六节　真 菌 感 染

自真菌感染（fungal infection）被人们认识以来，越来越受到重视，但因真菌感染的诊断受主观因素的影响，目前尚无流行病学发病率的报道。

一、病因

母亲的身体状况是真菌感染的诱因，如母亲患有恶性肿瘤等基础疾病，或长期用抗生素、激素、免疫抑制剂等。孕周大于40周、产后早期使用奶瓶[70]及手动吸奶器[71]等哺乳器具均会增加哺乳母亲乳腺真菌感染的风险。

在病原学研究中，母亲乳房真菌感染的主要菌属为念珠菌（candidiasis）[72]。念珠菌是人体正常菌群之一，为条件致病菌，常寄居在人体胃肠道、泌尿生殖道、口腔黏膜及皮肤表面。对于只表现为乳头及乳房深部疼痛的情况，以往人们认为真菌感染扮演着重要的角

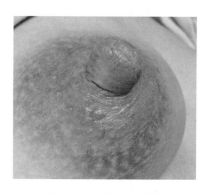

图 13-9　右乳真菌感染

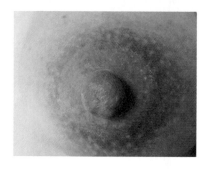

图 13-10　左乳真菌感染

色，目前，这种深部乳房疼痛与念珠菌感染之间的关系存在争议，Beaussart A[73]认为乳汁中的葡萄球菌和链球菌可以促进真菌聚集形成生物膜，而处于不致病的共存状态，Hale TW[74]认为乳房真菌感染多为一种假设，93%的相关研究缺乏可靠的实验室检测；Esther Jiménez的研究发现[71]，在有真菌样疼痛的母亲的乳汁中，真菌计数并不多于无症状母亲，疼痛组与不痛组相比，细菌种类减少的同时某些细菌计数在增加，认为这种深部疼痛为菌群失调所致，应诊断为亚急性乳腺炎，为我们诊断和治疗真菌感染提供了新的思路。

二、症状

乳房真菌感染时，典型的表现为乳房皮肤改变和特征性乳房疼痛。

皮肤改变：多见于乳头、乳晕区，在红而发亮的区域内可见丘疹或小水泡，瘙痒明显，丘疹可进一步融合成边界清楚的红斑，水泡破裂后伴有少量渗液，继而脱屑或形成糜烂面，乳头颜色可变浅。当真菌感染时间长或反复发作时，局部皮肤干燥，可出现皮肤皲裂及明显的疼痛（图 13-9，图 13-10）。

乳房疼痛特点：与哺乳无关，常在哺乳间隙时出现，乳房深部的位置不固定的针刺样、烧灼样疼痛，可放射到整个乳房及肩背部，持续时间长短不等。

母婴同时感染真菌时，婴儿会有鹅口疮（thrush）或臀部尿布疹的表现。

三、诊断

确诊真菌感染需要有病原学依据，但因乳汁中含有乳铁蛋白会抑制真菌的生长，以及真菌培养易受取材区域皮肤以及取材工具的污染，所以阳性率低。虽然即时聚合酶链反应（PCR）的检出率高[75]，但因这种方法检测的真菌中有皮肤定植真菌污染的可能，尚不能作为诊断依据，且疼痛的评估受主观因素的影响，故目前真菌感染的诊断以临床表现为主，对于具有明显皮损表现的情况，可临床诊断为乳房真菌感染。

四、治疗

乳房真菌感染的治疗分为病因治疗和抗真菌治疗。

1. **病因治疗**　治疗原发病，调整母亲机体状态，避免家人内衣物同洗，减少非必要过早使用奶瓶等哺乳器具，若使用则需彻底消毒，同时治疗婴儿的鹅口疮或尿布疹等。若母亲合并阴道真菌感染，与性伴侣同时接受抗真菌治疗，内衣煮沸消毒，曝晒后使用。

2. **抗真菌治疗**　当乳头乳晕部位真菌感染皮损明显时，可局部外用抗真菌药物，如制霉菌素、两性霉素 B、克霉唑、氟康唑等，方法为哺乳后涂于患处，哺乳前清洗干净。其中，制霉菌素对白色念珠菌的敏感率为 72.6%[76]，若初次治疗失败，考虑产生耐药的可能时，可选用克霉唑、氟康唑。龙胆紫也曾被用于其他抗真菌治疗失败后的二线用药，但因考虑到它对黏膜的毒性作用以及致癌和致突变风险，被多数国家包括中国在内限制使用。

对于乳房深部不固定位置的针刺样疼痛的治疗，需要对母亲的心理状态，疼痛敏感性，以及哺乳史、生产史、用药史以及婴儿的口腔结构进行充分的评估，排除乳头损伤、雷诺氏现象，乳房湿疹、乳管堵塞、乳房细菌感染的可能。在临床中，我们观察到有些母亲在乳头损伤愈合后仍有乳房深部疼痛，这种疼痛多可逐渐自行缓解，考虑与乳头损伤后神经尚在修复有关，待神经完全修复后疼痛即可缓解。

五、乳房真菌感染期间的母乳喂养支持

乳房感染真菌后可以继续哺乳，但若皮损严重，伴有局部裂伤而疼痛明显，母亲哺乳时会紧张，继而可能造成含接不良，此时可帮助母亲用手挤奶或吸乳器吸奶的方式排出乳汁，喂给婴儿，待局部损伤好转后恢复哺乳。

若婴儿因患鹅口疮造成不适，拒绝吸吮或牵扯乳头时，有加重乳头损伤和疼痛的风险，此时需加强对婴幼儿的护理、治疗及情感安抚，对于拒乳明显的婴儿，切莫强求，可将收集的乳汁喂给婴儿，待其口腔不适缓解后恢复亲喂。

第七节　乳头血管痉挛

血管痉挛（vasospasm）也称为雷诺氏现象（Raynaud's phenomenon），Maurice Raynaud 在 1862 年首次描述，以血管收缩引起皮肤颜色变化为特点，可发生于手指、脚趾、耳朵、乳头等部位。Anderson JE [77] 报道雷诺氏现象可影响 20% 的育龄女性。

一、原因

乳头雷诺氏现象的发生机制为乳头末梢小动脉痉挛，引起局部组织缺血，继而引发乳头疼痛。好发于精神压抑，摄入咖啡因、有主动或被动吸烟史的母亲，当乳头或乳房接受冷刺激时易被诱发。可继发于妊高征孕产妇应用拉贝洛尔等血管收缩性药物后 [78]，也可能与系统性红斑狼疮等免疫系统疾病、甲状腺功能减退症等内分泌疾病有关 [79]。既往乳头外伤也可能会加重血管痉挛的程度。

二、表现

乳头雷诺氏现象通常具有特征性乳头颜色变化：哺乳后乳头发白，可在几秒钟内经历蓝或红色的过渡，或不经这种变化后恢复至正常颜色（图 13-11，图 13-12），伴有明显的乳房针刺样、抽搐样、灼热样疼痛 [80]，伴或不伴乳头损伤。

三、诊断

当母亲出现典型的伴有乳头颜色改变的乳头疼痛持续 4 周以上 [81]，除外含接不良所致的乳头损伤等因素，抗真菌以及抗感染治疗失败后，可诊断为乳头雷诺氏现象。

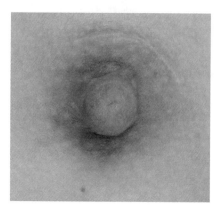

图 13-11　哺乳后乳头发白

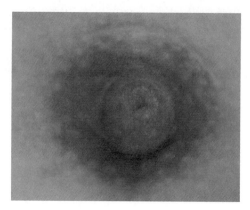

图 13-12　乳头颜色恢复

四、治疗

采用乳头、乳晕保暖的措施，减少血管收缩性药物的使用，大部分母亲雷诺氏现象发作频率会减少。当母亲哺乳后血管痉挛疼痛明显时，可将干、热的温毛巾外敷疼痛处，以扩张局部血管，如果疼痛缓解不明显，且发作频繁，必要时可考虑口服扩张血管的药物。钙离子拮抗剂硝苯地平是一种用于治疗高血压的钙通道阻断剂和血管扩张剂，被认为可有效治疗血管痉挛[82]，该药口服的生物利用度为 50%，对婴幼儿的影响小[83]，美国儿科学会认为该药通常适用于哺乳期[84]，但需医生根据母亲具体情况开具处方后使用。还有人建议补充钙和镁，服用维生素 B_6、月见草油和鱼油等，但尚缺乏有效证据。

五、母乳喂养支持

部分母亲因不能忍受血管痉挛时剧烈的乳头疼痛，在尝试各种方法失败后会选择终止母乳喂养。因此当母亲存在乳头及乳房的剧烈疼痛，通过改善含接哺乳姿势等方法，疼痛无缓解，要尽早转介给专业医生。在治疗期间，母亲应得到母乳喂养的支持，比如帮助母亲和婴儿找到适合他们的舒适哺乳姿势，哺乳后即刻对乳头保暖非常重要，能提高母亲的舒适度从而增加持续母乳喂养的信心。

第八节　乳房常见良性肿瘤

乳房常见的良性肿瘤多见于育龄女性，孕期和哺乳期女性中存在乳房良性肿瘤并且接受手术的并非罕见。对于乳房里存在的肿块或者是既往的手术史，母亲在哺乳前可能会产生一定的担忧和疑问。作为提供母乳喂养咨询的专业人员，不可随意给乳房的肿块进行判断及干预，不应在非医疗机构进行按摩"治疗"，而是要及时转介给乳腺科医生进行诊断，并根据具体情况进行观察随访、保守或手术治疗。大多数的乳房良性肿瘤及手术，对哺乳不会有显著负面影响。应鼓励母亲可正常地开始母乳喂养，并且对母亲的感受和婴儿的摄入进行密切关注，以便及时给予哺乳上的支持。

一、乳腺纤维腺瘤

乳腺纤维腺瘤（fibroadenoma）是发生于乳腺小叶的无痛性混合肿瘤，约占乳腺良性肿瘤的 3/4，多发病于 20～25 岁年轻女性，病因不明，可能与体内雌激素水平升高或局部组织对雌激素的敏感性增强、基因、环境变化、某些药物的影响等因素有关[85,86]，也有研究认为垂体泌乳素水平升高与纤维腺瘤的发生相关[87]。

乳腺纤维腺瘤患者多无自觉症状，主要表现为乳房内肿块，生长较为缓慢，且无疼痛感，易于推动，月经对肿块无影响。

对于自述有乳房肿块的母亲或者经母亲同意触摸发现有肿块，应告知其就医。临床查体、超声和粗针穿刺三联检查是诊断乳腺纤维腺瘤的金标准。超声、穿刺等检查一般不影响哺乳。母亲就医前后的哺乳应获得支持和帮助。

一旦确诊，医生会根据具体情况进行观察随诊或手术。观察随诊期间，母亲可以照常进行母乳喂养。需要进行手术的母亲，可结合婴儿年龄，目前母乳喂养状况，以确定最佳的手术时间。母乳喂养专业人员应指导母亲配合医生做好术前、术后准备时相关的哺乳安排，比如在手术期间的婴儿喂养，术前挤奶，术后恢复哺乳等。和医生充分沟通，采取微创或对乳晕损伤较小的术式，对术后及今后的母乳喂养影响较小。

目前的微创手术主要有真空辅助切除和原位冷冻消融术，创伤小、不影响日常生活和工作。也有学者采用腔镜手术切除乳腺纤维腺瘤取得满意效果[88]。

二、乳腺导管内乳头状瘤

乳腺导管内乳头状瘤（intraductal papilloma）是良性病变，约占乳腺全部良性病变的 5.3%[89]，多见于经产女性，在乳房良性肿瘤中的发病率仅次于乳腺纤维腺瘤。随着二孩政策开放，40 岁以上的女性生育的不少见，需注意高龄产妇中出现该病的可能性。

乳腺导管内乳头状瘤常以乳头溢液（nipple discharge）为首发症状，且以血性溢液居多（图 13-13），因其表现缺乏特异性，故早期诊断困难。少数中央型的可在乳晕区触及圆形、质韧、表面光滑、边界清楚的肿块，但外周型则查体很难发现肿块。因此母亲发现乳头有血性分泌物，要及时就医。

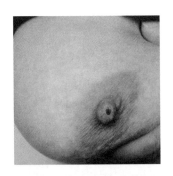

图 13-13　乳头血性溢液

临床常见辅助检查手段主要有乳腺超声检查、乳腺 X 线检查（mammography）、乳腺 MRI 检查、乳头溢液脱落细胞学检查、乳腺导管造影检查（galactography）、纤维乳管镜检查（fiberoptic ductoscopy）等。其中纤维乳管镜检查尤其适用于中央型的乳腺导管内乳头状瘤的诊断（图 13-14）。

关于乳腺导管内乳头状瘤的治疗，中华预防医学会妇女保健分会乳腺保健与乳腺疾病防治学组于 2015 年达成专家共识[90] 如下：所有诊断为导管内乳头状瘤的病变，均应常规行包括病变导管在内的区段切除术；对于单发、不伴有乳头溢

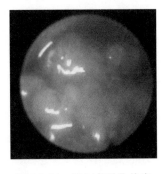

图 13-14　淡红色乳头状瘤

液的良性乳头状瘤，建议行开放手术切除；有条件的医院，也可在超声引导下使用真空辅助活检系统进行完整切除；如病变多发涉及全乳腺时，可考虑全乳腺切除术或全乳腺切除术＋乳房重建；若术中或术后病理诊断为导管内乳头瘤恶变，遵循乳腺癌的处理原则。

如母亲产后出现乳头血性溢液，首先还是要就诊，明确病因。如果母亲患有血行传染病，需要专业医生评估决定是否适合继续哺乳。而对于没有传染病的母亲，尚没有相关证据证明不能哺乳。对于既往有乳腺导管内乳头状瘤并且手术的母亲，应鼓励和支持其母乳喂养。如果哺乳期发现有导管内乳头状瘤，可由临床医生评判其恶性风险，如恶性风险较低，且哺乳母亲的哺乳意愿较强，可考虑密切观察，待哺乳结束后再做进一步治疗。

三、脂肪瘤

脂肪瘤（lipomyoma）是体表最常见的良性肿瘤，可以发生在有脂肪组织的任何结构中，但以体表及乳房最多见，乳腺脂肪瘤好发于 30～50 岁乳房脂肪丰富的女性，一般为单发。触摸可发现单个、圆形或分叶状柔软的肿块，边界清晰。经超声，乳腺 X 线等检查可协助诊断。

乳腺脂肪瘤极少恶变，一般无须手术，多数对哺乳影响不大。

四、乳腺良性肿瘤及手术

乳腺良性肿瘤的手术对于其哺乳功能所造成的影响的大小，取决于肿瘤类型、大小、部位、数量、手术切口的位置、切除腺体体积的大小、乳管及支配乳头乳晕神经的破坏程度等多种因素，而如何客观准确的评判乳房的哺乳功能并非易事。对于既往有手术史，并且有哺乳意愿的母亲，鼓励其正常地开始母乳喂养，是最佳的选择。

关于乳腺良性肿瘤与乳房哺乳功能的关系，国内研究少有关注；多数学者主要关注乳腺良性肿瘤手术的美观效果，却少有人关注其术后对乳腺哺乳功能的影响，部分研究虽然提到了术后的哺乳功能，却往往也是一带而过，并未深入探讨。有知名学者[91]赋予乳房以性、爱、美三个功能并具商业、政治意义，却忽略了乳房的哺乳功能。国外虽有相关研究，但数量也很少，意大利学者[92]回顾性对照分析了 105 名患有乳腺良性疾病（乳腺纤维腺瘤、乳腺纤维囊性变、乳腺导管内乳头状瘤、乳腺炎性疾病）的女性和 98 名正常女性的母乳喂养持续时间，结果两组间无统计学差异。国外还有研究认为没有证据证明婴儿喂养方式与乳腺良性疾病具有相关性[93]。由于相关研究很少，所以乳腺良性肿瘤究竟是否会对乳房的哺乳功能造成影响，以及对婴儿的母乳喂养结局的影响也尚无定论。

笔者认为：真正决定乳腺良性肿瘤对乳房哺乳功能影响程度的，还是其接受的手术方式和切口的位置，不同的手术方式和切口位置对于正常乳腺腺体、导管及支配乳头乳晕神经的破坏程度不同，从而对其术后乳房哺乳功能的影响也不同。乳房的皮肤表面按照其自然形态，从美学、解剖学角度可以描画出自然轮廓线、朗格氏线（Langer's lines）和静态张力线（rest skin tension lines, RETL）。在乳晕缘区，朗格氏线与自然轮廓线的排列是完全一致的，二者与静态张力线在乳晕缘的上、下缘几乎吻合，因此乳晕边缘切口是符合美学标准的[94]，所以多数学者推崇采用乳晕边缘切口切除乳腺肿瘤（图 13-15，图 13-16）。然而这些学者往往忽视了这种手术切口有可能损伤正常乳腺导管及支配乳头乳晕的神经，而影响到其术后的哺乳功能。

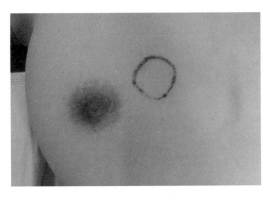

图 13-15　右乳纤维腺瘤位置

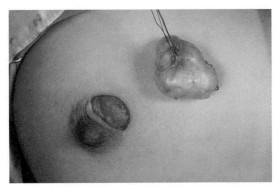

图 13-16　右乳晕边缘切口位置

有研究发现，乳房的外上象限的神经支配来自肋间臂神经和 3、4 肋间神经外侧皮支，支配乳头乳晕平滑肌的自主神经纤维随胸外侧动脉和肋间神经进入乳腺组织。体表标志是：胸大肌外缘与第四肋间隙的交点（即大约右乳八点、左乳四点位）[95]，如损伤可致乳头乳晕永久性感觉障碍 [96]，但这种损伤究竟对于乳房术后的哺乳功能有多大影响，尚未可知。也有研究认为乳头、乳晕复合体除了有浅层的神经支配以外，更多的神经支配主要来自深层通路 [97]，所以单纯的经乳晕边缘切口手术，即使损伤了浅层神经，乳头、乳晕复合体的感觉和功能未必会受到明显的影响。

有些学者会选择其他手术切口或入路以尽可能减少这种损伤，李常恩 [98] 采用经乳房后间隙手术切除乳腺纤维腺瘤 137 例，认为该手术入路科学，术后瘢痕隐蔽，乳房外形及功能效果满意，达到治病目的，同时符合美容要求，其中 36 例患者术后 3 个月后怀孕，生育后无哺乳障碍。当然，这种手术方式也并不完美，如果患者乳房较大，肿物靠近表浅皮肤，从后间隙入路手术切除可能手术难度更大，但至少给临床医生一些提示，我们在追求微创手术及美学效果的同时，勿忘关注乳房的哺乳功能。

五、案例讨论

案例 1

刘女士，32 岁，因左侧乳头溢液就诊，行"左侧溢液乳腺区段切除术"，手术切口为左乳中下乳晕边缘弧形切口，切除组织约 5cm×4cm×3cm 大小，手术及术后恢复顺利，术后病理诊断为"乳腺导管内乳头状瘤"。术后 2 年妊娠，顺产 1 女，自觉产后左乳泌乳量较右乳少。

案例 2

赵女士，34 岁，因右侧哺乳期乳汁淤积就诊，查体见左乳中外乳晕旁弧形陈旧手术瘢痕，追问病史，其 5 年前行左乳纤维腺瘤切除手术，1 年前怀孕，3 月前顺产 1 男婴，产后双侧乳房母乳喂养，自觉双乳泌乳量及哺乳情况无明显差别。

分析：

有些观点认为支配乳头乳晕平滑肌的自主神经纤维的体表标志是胸大肌外缘与第四肋间隙的交点（即大约右乳八点、左乳四点位），如手术损伤可致乳头乳晕永久性感觉障碍，而乳头、乳晕的功能在哺乳过程中占据很重要的位置，由此推断类似的手术可能会影响乳房的哺乳功能。但这种损伤究竟对于乳房术后的哺乳功能有多大的影响，如何客观评判乳房的哺乳功能受到此类手术的影响和程度，案例中的刘女士自觉左乳泌乳量较右乳少，是否会有主观心理因素的影响？即使是真实的乳量减少，真正影响到她的哺乳功能的是因为手术破坏了乳头乳晕的神经，还是因为手术切除了病变乳管以及相应的腺体而导致的乳汁生成减少以及排出障碍等，这些疑问都还需更多的大样本的对照研究来一一解答。

母乳喂养咨询中遇到有良性肿瘤的手术史的母亲，往往她们对自己的泌乳能力产生担忧。需要专业人员更多的支持和鼓励，并告知母亲如何判断婴儿是否吃到了足够的乳汁，这是宣教的重点，同时也要告知母亲，即使是一边乳房也可以喂养好一个婴儿。如果母亲有其他合并情况发生，需及时就医。

六、乳房良性肿瘤与母乳喂养支持

乳腺良性肿瘤是女性常见疾病，多需手术治疗，手术方法多种多样。一般来说，肿瘤本身对于乳房哺乳功能无明显影响，而乳腺良性肿瘤的手术对于其哺乳功能所造成的影响的大小，则取决于肿瘤类型、大小、部位、数量、手术切口的位置、切除腺体体积的大小、乳管破坏的程度及支配乳头乳晕神经的破坏程度等等多种因素，由于目前国内外相关研究均较少，很多疑问还尚无定论。作者希望广大临床医务工作者在追求乳腺微创手术及美学效果的同时，更多的关注术后乳房的哺乳功能，更多的进行相关的研究，以指导临床的工作。

第九节　乳房整形

一、乳房常见整形手术

乳房对现代女性而言，已经远远超出了哺乳的需要。女性们渴望拥有形态丰满的乳房，乳房整形技术给她们带来了希望。目前常见的乳房整形手术大致分为以下三大类：

1. 隆乳术（breast augmentation） 主要针对乳房发育不良，胸部扁平的女性。常见的手术方式主要有假体植入隆乳、注射隆乳和自体脂肪植入隆乳术，也有利用组织瓣行单侧隆乳术的报道[99]。

（1）假体植入隆乳术（breast implants）：1962年，美国得克萨斯州整形医师 Cronin 和 Gerow[100] 发明了一种新的摸起来感觉自然的隆乳假体，他们向有弹性的固体硅胶包膜内充注凝胶，这种假体成为现在使用的各种假体的原型。目前，国内应用较多的解剖型乳房假体材料，是以国外公司生产的 410 解剖型乳房假体产品为主，而有些公司提供的解剖型乳房假体材料型号较少[101,102]。假体植入隆乳术后并发症：包膜挛缩、血肿、血清肿、感染、增生性瘢痕、假体破裂及感觉麻木等。

（2）注射隆乳术：1987年，乌克兰率先将聚丙烯酰胺水凝胶（polyacrylamide hydrogel, PAMHG）（俗称"奥美定"）作为软组织充填剂广泛用于美容整形外科中，达到了良好的美容效果。我国于1997年正式将该材料引进，主要用于注射隆乳（injection augmentation mammoplasty）。因操作简单、创伤小、无手术瘢痕、效果佳等优点，备受广大女性、部分整形医师及无资质的美容师的青睐。但注射 PAMHG 隆乳后可产生多种并发症：包括感染、硬结、血肿、无菌性炎症和胸大肌炎、PAMHG 渗漏和移位、乳房出现不对称、疼痛、心理障碍、内分泌紊乱、"泥沙样改变"等，其中感染约占 6%[103]。而生育后哺乳期的化脓感染增加了治疗的复杂性与难度，如不能正确处理可导致脓毒血症或乳房毁形的严重后果[104]。

（3）自体脂肪植入隆乳术：自 1987 年 Bircoll 首次采用脂肪注射隆乳以来，由于自体脂肪具有来源丰富、取材容易、无免疫排斥等优点，已被大多数学者视为隆乳术良好的填充材料，在临床得到广泛应用[105,106]。自体脂肪移植隆乳术（breast augmentation with autologous fat injection）后可能发生感染、脂肪液化、脂肪坏死和钙化等并发症，并且移植脂肪潜在的高吸收率可能导致不可预知的手术效果[107]。但目前尚无证据表明脂肪移植会干扰乳腺癌检测[108,109]，也无报告显示脂肪移植会增加相关恶性肿瘤发生的风险。

2. **乳房缩小成形术**　乳房缩小成形术（reduction mammoplasty）是乳房整形美容中的一种常见的手术方式，它是以切除部分多余的乳房皮肤、乳腺组织，并进行乳房的再塑形，以达到改善乳房形态和乳房位置的整形手术（图 13-17，图 13-18），手术方法多种多样，各有优缺点，其中包括传统的 Mckissock 法、Strombeck 法、Lejour 法、环乳晕切口的乳房缩小术等[110]。

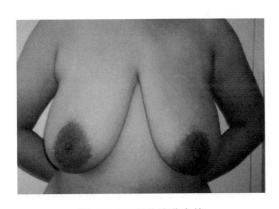

图 13-17　双乳缩乳术前

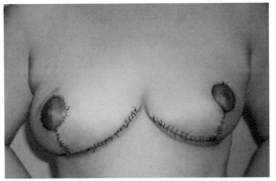

图 13-18　双乳缩乳术后

近年来有人将脂肪抽吸术引入乳房缩小手术，通过切除及吸脂，能将乳房重塑成很好的外形，主要适用于中度乳房肥大、乳房无明显下垂、皮肤弹性良好的患者，可以安全有效地减少乳房中的脂肪成分，缓解巨乳带来的症状，不遗留明显瘢痕[111]。

3. **乳房重建术**　乳房重建术（breast reconstruction）主要适用于乳腺癌术后的乳房重建：包括假体植入重建，自体组织的移植重建，自体组织移植加假体植入重建。其中假体植入又包括 I 期假体植入（做乳腺癌根治术后立即植入假体），II 期假体植入（乳房切除后，经组织扩张器充分扩张组织后，再进行二次手术进行假体植入）[112]以及自体组织乳房重建。

二、乳房整形手术对哺乳的影响

乳房整形手术是否会影响到乳腺的哺乳功能，与手术方式、切口的选择以及对乳腺解剖结构破坏的程度等多种因素有关。

多数观点认为，乳腺假体植入隆乳术对乳腺的哺乳功能影响较小，也不会造成乳汁的污染。隋岩清[113]对36例年龄在20～32岁女性行胸大肌下假体置入术，术后随访1～4年，其中20例结婚生育均正常哺乳，假体不影响乳汁分泌，哺乳期女性乳汁中也未发现硅胶成分，原因在于一般生育哺乳多在术后1年以上，期间假体的外囊膜基本形成，所以对硅胶渗漏产生了一定的隔离作用，故不会影响乳汁的正常质量。Semple[114]研究表明，应用硅胶假体隆乳的患者和未隆乳者在乳汁和血液中硅的含量没有明显的差异。Kjoller等[115]研究了隆乳母亲和未隆乳母亲的下一代疾病的发生比率，疾病包括先天畸形、消化疾病、风湿病和围产期死亡率，结果表明，实验组与对照组疾病发生率没有明显差别。

但也有研究发现，乳房假体植入术后的女性进行纯母乳喂养的可能性较非假体植入的女性要低[116]。然而究竟是假体植入的手术入路对乳房的泌乳功能造成了影响，还是假体对乳腺组织形成一定的压迫影响到乳汁的排出，或是女性对有假体的乳房存在心理上的担忧，选择隆乳手术的女性是否更倾向于选择不哺乳，这些问题均不明确。

PAMHG注射式隆乳，是术者在没有影像学引导下凭经验用空针将PAMHG注入乳房后间隙，所以很难保证针尖准确地进入乳腺后间隙，过浅或过深都将导致PAMHG被注入在乳腺后间隙外的层次中。而且，注射形成高压，注射物可沿针道扩散，最终的结果是形成PAMHG与正常组织的混合结构。在哺乳期分泌乳汁时，若压迫乳管可使其狭窄，导致排乳不畅而乳汁淤积，成为感染的基础。此外，PAMHG和乳汁都是良好的细菌培养基，极易引起感染，造成非常严重的后果[117,118]。初期感染灶形成后，极易使乳腺小叶或导管破溃，进入水凝胶腔隙中。由于乳汁的持续分泌，使乳汁、脓液、PAMHG迅速混合扩散，弥漫至PAMHG注射的各个部分及全乳房，并使张力迅速增高，如处理不及时可致破溃或并发脓毒血症[119]。

有文献报道了PAMHG注射术后发生哺乳期并发症的案例[120]，这些母亲均于手术后1～7年生育，在产后哺乳开始后1周～1个月出现严重并发症，包括局部及全身发热，乳房红肿变硬，皮肤暗红色或者青紫色，肿胀触痛明显，有浑浊脓液自乳头流出。还有文章报道注射PAMHG后，产后即开始抑制泌乳，但效果差，仍并发急性乳腺炎，乳汁淤积伴有乳房皮肤破溃，穿刺伴乳漏[121]，治疗的最根本的方法是手术治疗并回乳。在使用PAMHG注射后，即使手术干预，也无法彻底清除，残留的PAMHG可能会持续刺激乳腺组织和导管，导致乳腺结节形成和慢性感染，手术本身也会在一定程度上破坏乳腺组织，再加上哺乳期容易出现的感染，目前对于已怀孕的PAMHG注射隆乳者，即使孕前手术取出，也建议放弃哺乳，产后立即采用抑制乳汁分泌措施，减少此类并发症的发生[120,122]。

关于自体脂肪植入隆乳术对乳房哺乳功能的影响鲜见报道，母亲需要和医生讨论乳房状况，如果情况良好，还没有证据认为不能哺乳，产后做到哺乳最佳实践，观察乳房，如有异常及时就医。

关于乳房缩小成形手术，由于方法多种多样，对于术后哺乳功能的影响程度也不尽相同，但无论采取何种术式，术中保留尽可能多的腺体组织，避免损伤乳腺导管，并注意保护乳头乳晕血供及神经，大多数患者术后能够哺乳。但需密切注意婴儿的体重增长情况。

有学者[123]比较了多种乳房缩小成形手术的优缺点，认为复合下蒂法操作简单，很少有发生乳头乳晕组织坏死的现象，乳头乳晕血液循环有保障，而且可以比较完整的保留乳腺导管，能保留乳腺的哺乳功能。

Norma[124]以乳房缩小术后患者为实验组，以乳房肥大但未行乳房缩小术的女性作为对照组，调查两组的哺乳情况，结果显示无论是否接受手术及采用何种手术方式，其哺乳成功率的差异均无统计学意义，由此可见巨乳症女性哺乳困难的原因可能多样化，乳房缩小术的影响尚未确定。

三、案例

杨女士，42岁，2月前行剖宫产，生产1男婴，母乳喂养。16年前曾行双侧乳房PAMHG注射隆乳术，注射部位为乳房后间隙内，产后自觉双乳泌乳量充足，乳房哺乳功能正常。但4天前开始出现左乳疼痛发热等哺乳期乳腺炎表现，抗感染治疗效果不佳，就诊时超声发现左乳后间隙内大量液体，首次穿刺抽出640ml黄绿色浓稠液体，之后共经历9次超声引导下脓肿穿刺冲洗术，治愈后继续坚持母乳喂养至产后12个月，回乳后左乳较右乳明显缩小不对称。

分析：

乳房整形手术方式多种多样，PAMHG注射隆乳术曾经风靡一时，但越来越多的文献报道了其术后发生哺乳期感染的风险，注入的水凝胶与正常组织混合，一旦被细菌感染，又会成为细菌的培养基，病情往往不容易控制，脓肿形成后，由于乳房后间隙有足够大的空间存留脓液，所以脓液量也较多。从本案例看，即使如此巨大的乳腺脓肿，治愈后仍有继续哺乳的可能。探讨隆乳术对哺乳的影响，注射部位也是很重要的考虑因素。

四、乳房整形手术与母乳喂养支持

出于对美的追求，越来越多的年轻女性在生育前接受乳房的整形美容手术，由于尚未生育及哺乳，以及对于母乳喂养重要性的认识不足，所以手术时往往只注重乳房的术后美容效果，却忽略了日后的哺乳功能，而很多整形科医生也是如此，少有人关注整形手术对乳房哺乳功能的影响，相关的研究及报道不多。

总体来说，假体植入隆乳手术由于对乳房组织破坏较少，术后对哺乳功能影响较小；注射隆乳术，则有大量文献报道了其术后发生哺乳期感染的风险，一旦乳腺脓肿形成，则往往病情会比较严重，临床处理也比普通患者困难；至于缩乳手术，手术方法多种多样，对于术后哺乳功能的影响程度也不尽相同，但无论采取何种术式，术中保留尽可能多的腺体组织，避免损伤乳腺导管，并注意保护乳头乳晕血供及神经，大多数患者术后能顺利哺乳；而乳房再造手术，多应用于乳腺癌术后，一般多为中老年女性，术后再生育哺乳的人数较少，另外手术切除患侧大部分或全部乳房，造成乳房组织的缺失，必然影响到乳房的哺乳功能，但健侧乳房仍然有可能满足产后哺乳的需要。

在母乳喂养咨询的过程中，一些有过整形史的女性可能会对此进行隐瞒，在观察乳房外观时，专业人员也可能只关注双侧对称的乳房，而忽视其以往可能存在的乳房形态的异常。和孕期及产后女性充分沟通，既要打消顾虑，告知其可以进行母乳喂养，也要密切观察乳房的状态，关注手术对乳腺的影响，如出现异常情况，需及时转介给乳腺科医生进行处理，同时也要关注婴儿的摄入和体重增长，避免因摄入不足而影响其生长发育。

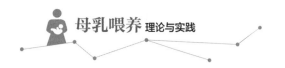

一、乳腺在最后一次乳汁移除之后的改变

和其他哺乳动物一样，人类母亲在离乳时期，乳房内产生乳汁的泌乳细胞和多余的乳汁会被逐渐吞噬吸收，这是几百万年来，随着哺乳动物的进化，乳房作为繁衍子孙的重要器官形成的退化规律。Akhtar[125]等的研究证实，乳房内的 Rac1 基因是哺乳期裸鼠乳腺泌乳的必要条件，泌乳期后 Rac1 调控，可以使细胞功能从泌乳转变为吞噬，以清除凋亡细胞和多余的乳汁，这样就为下次妊娠提供了组织重建的必要条件。

如果是自然离乳或是由母亲引导的逐渐离乳，乳房内的泌乳细胞会随着乳汁排出的减少逐渐凋亡，在 Rac1 基因的作用下，过剩的泌乳细胞会分批转变成吞噬细胞，帮助吞噬多余的乳汁及退化的细胞碎片。从逐渐减少乳汁移除到最后一次哺乳的过程一般会持续至少两周以上，乳房内乳汁逐渐减少，乳房胀痛轻微或不出现，通常无全身不适或发热。当哺乳完全停止，乳汁不再移除，剩余的泌乳细胞基本转变成吞噬细胞，吞噬剩余的乳汁及退化的细胞碎片，乳腺也因此进入复旧期。

如果是突然离乳，乳房内短时间内堆积了大量的乳汁及需要被吞噬吸收的泌乳细胞碎片，即使没有 Rac1 基因的缺失，泌乳细胞转变为吞噬细胞也需要一段适应时间，这时乳房内会因以上物质负荷过大出现红肿、疼痛甚至发热，部分女性甚至觉得疼痛难以忍受。

因此，离乳需要一个渐进的过程。在一些情况下，母亲无法做到自然渐进地离乳而需要短期快速离乳，这种非自然的离乳方式在本节被称为非正常离乳。此外一些母亲使用单侧乳房哺乳，另一侧则停止哺乳，在本节中称为单侧离乳。

二、非正常离乳

即突然离乳，是由于主观或客观原因引起母婴分离而造成的离乳，如母亲生病或上班等，因为不符合母乳喂养的生理规律，母婴一般都会经历痛苦的离乳阶段，部分离乳过程还需要药物辅助。

突然离乳一般发生在不得已的母婴分离条件下，往往需要用药物支持。突然离乳对于母婴在精神和身体上都是非常困难的，应该尽量避免。母亲会经历乳房胀痛、发热，甚至出现乳腺炎。孩子也可能因此受到感情伤害和增加患病的风险。现代社会由于配方奶的过度宣传和使用，人们对于母乳喂养的益处和配方奶的危害认识不足，导致突然离乳的现象非常普遍。虽然因为伦理等各种原因，突然离乳对于乳房是否增加患病风险，目前在人类学上还没有充分的证据支持，但是在哺乳动物研究上已有一些进展。2014 年有研究[126]指出：大多数哺乳动物在自然条件下逐渐离乳。在泌乳开始和泌乳高峰时，哺乳突然终止会导致乳腺突然退化。老鼠实验表明，乳腺组织突然退化，会导致乳腺组织发生类似伤口愈合样的程序重塑。据此提出了"退化假说"。根据退化假说，退化增加患乳腺癌的风险。

三、离乳药物

Wilson-Clay 和 Hoover[127]建议用以下的方法来减少乳汁量：①每次尽量单侧乳房喂养（移出少量乳汁使另一侧乳房缓解不适）；②减少哺乳时间和频率；③在以上方法都不能

减轻母亲胀痛不适时，才建议使用药物。离乳药物因其副作用较大或没有足够的循证医学证据，因此仅在不得已的情况下使用。

1. 溴隐亭　甲磺酸溴隐亭（bromocriptine, BC）能激动多巴胺受体，抑制垂体前叶激素泌乳素的分泌。作为泌乳素分泌的特异性抑制剂，溴隐亭可以抑制泌乳，可用于治疗高泌乳素所致的病理状态。其药物半衰期为 0.2 ~ 0.5 小时，服药后 1 ~ 2 小时即发挥降低泌乳素作用，5 ~ 10 小时达最大效应（血浆泌乳素降低 80% 以上），并维持 8 ~ 12 小时。临床上曾广泛用于紧急离乳。由于其中风、心脑血管急症甚至死亡等严重的副作用[128]，1994 年美国食品药品监督管理局发布公告，撤回其作为离乳药物的使用适应证[129]。

一项法国的 2015 年最新研究[130]汇总了法国 1994—2010 年离乳期服用溴隐亭出现严重副作用的 105 个病例，包括 2 例死亡病例。出现最多的副作用是心血管疾病（70.5%）、神经系统疾病（14.3%）和精神病的发作（8.6%）。其中，一半病例有心血管疾病易发因素，如吸烟、肥胖或超重、先兆子痫等。从而说明溴隐亭在离乳期的应用应该受到限制。

2. 维生素 B_6　维生素 B_6 可调节自主神经与下丘脑—垂体—卵巢轴的关系，还可抑制泌乳激素的合成。因此在国内许多临床实践中，应用大剂量维生素 B_6，快速抑制泌乳。但是有关维生素 B_6 应用于离乳的证据不足，并且每日口服剂量大于 100mg，可能造成严重的周围神经炎、恶心、呕吐等副作用，因此不建议用于离乳。

3. 激素类药物　哺乳期女性服用雌激素可以使乳汁减少[131]。产后 3 周乳汁过多的女性，可以每天口服一次低剂量复合避孕片，共使用 4 ~ 7 天[126]。但是用药之后，可能会出现阴道出血。激素离乳治疗应在密切观察下使用，不适用于有凝血障碍的女性，并且不能反复应用。有研究[132,133]对于口服避孕药的资料进行了回顾，认为一定剂量的避孕药对于母婴是安全的，但是每次服用含有雌激素和多于 5 ~ 10mg 的黄体酮的口服避孕药，会明显减少乳汁。同时也考虑到对婴儿的影响，哺乳期女性在产后 21 天内应避免服用含有雌激素和孕激素的避孕药[134]。服用复方避孕药与服用仅含有孕激素的避孕药相比，前者对泌乳量减少的影响更明显[135,136]。

4. 草药　草药（herbal）因为其天然、方便、价格低廉的特点被世界各地广泛用于离乳，产生了很多传统验方，但是在文献中报道的较少，目前只能查到一些经验性用药的文章。我国中医有许多回乳验方，多含有麦芽类，现代药理学研究[137]认为麦芽含有麦角胺类化合物，能够抑制泌乳素的分泌。还有相关的中医药研究[138]认为外用芒硝对产后回乳的有效率达 96.6%，就是利用了其主要成分在高渗的环境下，吸收周围水分的原理，对肿胀的乳房内的乳汁进行有效的吸收。但总的来看，中药异质性大，药物间互相作用的机理尚不明确，建议在有资质的中医师处方下使用。并且草药品种繁多、研究方法不一致，不能取得有意义的结论，草药用于减少乳量分泌的研究还需要完善。

5. 伪麻黄碱　伪麻黄碱（pseudoephedrine），是减轻鼻黏膜充血的药物。美国儿科学会推荐其为哺乳期安全用药[139]。在一项研究中[140]，8 名哺乳期女性每人服用单剂 60mg，对血浆中泌乳素的影响不明显，但乳汁量平均减少 24%。这种药物分布在乳汁中的剂量非常低（仅有母亲服用剂量的 0.4% ~ 0.6%）。临床观察到晚期哺乳阶段的女性对伪麻黄碱似乎更敏感，泌乳量的减少更明显。也有作者报道将伪麻黄碱用于乳汁过多的哺乳期女性减少其泌乳量[141]，但因为这些研究未设定对照组，不能肯定是否有效，所以目前不推荐使用。

四、单侧离乳

单侧离乳是指用一侧乳房哺乳，另一侧乳房逐渐减少乳汁分泌。多数发生在单侧乳房因严重感染、创伤等原因不能继续发挥泌乳功能的情况下，为了保证能继续母乳喂养而采取的方法。

为了保证健侧乳房的泌乳功能，单侧离乳一般不使用离乳药物，而是利用减少患侧乳房乳汁排出，升高乳房内泌乳反馈抑制因子（factor of inhibiting lactation, FIL）的浓度来实现逐渐离乳。因为受健侧哺乳引起泌乳反射的影响，所以单侧离乳过程缓慢，一般需要2周左右的时间才会感到患乳没有胀感。

根据 Sa Jin Kim[142] 和 Brian Rinker[143] 的研究，女性哺乳期后乳房的外观与体重、年龄、BMI 等有关，与哺乳史及分娩方式无关，所以推断单侧哺乳不会影响哺乳期后乳房的对称性。笔者观察，目前仅有个例随访到离乳1年后，双乳外观对称性未受影响。因单侧离乳的病例较少，需要补充样本数量，得出有意义的结论。

（高海凤　汪　洁　闫智清　丁松涛　高雅军）

参考文献

1　Leung SS.Breast pain in lactating mothers. Hong Kong Med J,2016,22(4):341-346.

2　Melissa BL,Claudia BA,Silvia DV,et al. Breastfeeding problems and other factors associated with excessive neonatal weight loss in a social security hospital in Lima,PERU. Nutr Hosp,2015,32(5): 2062-2070.

3　Thompson R, Kruske S, Barclay L, et al.Potential predictors of nipple trauma from an in-home breastfeeding programme: A cross-sectional study.Women Birth,2016,29(4):336-344

4　The Joanna Briggs Institute. The management of nipple pain and/or trauma associated with breastfeeding. Aust Nurs J,2009,17(2):32-35.

5　Miranda L, Lisa H, Amir M, et al. Nipple pain, damage, and vasospasm in the first 8 weeks postpartum. Breastfeeding medicine : the official journal of the Academy of Breastfeeding Medicine,2014,9(2):56-62.

6　Kent JC, Ashton E, Hardwick CM, et al. Nipple Pain in Breastfeeding Mothers: Incidence, Causes and Treatments. Int J Environ Res Public Health, 2015,12(10):12247-12263.

7　McClellan HL,Hepworth AR,Garbin CP, et al. Nipple pain during breastfeeding with or without visible trauma. Hum. Lact,2012, 28:511–521.

8　Abou-DaknM,Schäfer-Graf U,WöckelA. Psychological stress and breast diseases during lactation. Breastfeeding review(Breastfeed Rev),2009,17(3):19-26.

9　LevinienėG,TamulevičienėE,KudzytėJ, et al. Factors associated with breastfeeding duration.Medicin, 2013,49(9):415-421.

10　Mediano P,Fernandez L,Rodriguez JM, et al. Case-control study of risk factors for infectious mastitis in Spanish breastfeeding women.BMC pregnancy and childbirth,2014,14:195.

11　Dennis CL, Jackson K, Watson J.Interventions for treating painful nipples among breastfeeding women. Cochrane Database Syst Rev, 2014,15(12): CD007366.

12　Darmangeat V. The frequency and resolution of nipple pain when latch is improved in a private practice. Clin. Lact,2011, 2:22–24.

13　Messner AH,Lalakea ML,Aby J, et al. Ankyloglossia: Incidence and associated feeding difficulties. Arch.

Otolaryngol. Head Neck Surg,2000, 126:36–39.

14　Geddes DT,Kent JC,McClellan, et al. Sucking characteristics of successfully breastfeeding infants with ankyloglossia: A case series. Acta Paediatr,2010, 99: 301–303.

15　Perrella SL,Lai CT,Geddes DT.Case report of nipple shield trauma associated with breastfeeding an infant with high intra-oral vacuum.BMC pregnancy and childbirth(BMC Pregnancy Childbirth),2015,15:155.

16　Shimoda GT,Soares AV, Aragaki IM ,et al. Preventing nipple trauma in lactating women in the University Hospital of the University of Sao Paulo: a best practice implementation project.JBI database of systematic reviews and implementation reports(JBI Database System Rev Implement Rep),2015,13(2):212-232.

17　Youlin Qi,Yuanting Zhang,Sara,et al.Maternal and breast pump factors associated with breast pump problems and injuries.Journal of human lactation : official journal of International Lactation Consultant Association,2014,30(1):62-72.

18　Cervellini MP,Gamba MA,Coca KP,et al.Injuries resulted from breastfeeding: a new approach to a known problem. Revista da Escola de Enfermagem da USP (Rev Esc Enferm USP),2014,48(2): 346-356.

19　Coca KP, Gamba MA, Silva RS, et al. A posição de ama-mentar determina o aparecimen to do trauma mamilar? Revista da Escola de enfermagem da USP,2009, 43(2):446-452.

20　Abou-Dakn M, Fluhr JW, Gensch M.A Positive effect of HPA lanolin versus expressed breastmilk on painful and damaged nipples during lactation. Skin Pharmacol Physiol,2011,24(1):27-35.

21　Chaves MEA, Araújo AR,Santos SF, et al. LED phototherapy improves healing of nipple trauma: a pilot study. Photomedicine and Laser Surgery,2012, 30(3):172-178.

22　Melli MS, Rashidi MR, Nok-hoodchi A, et al. A randomized trial of peppermint gel, lanolin ointment, and placebo gel to prevent nipple crack in primiparous breastfeeding women. Med Sci Monit,2007, 13(9):406-411.

23　Darmangeat V. The frequency and resolution of nipple pain when latch is improved in a private，practice. Clin. Lact,2011, 2:22–24.

24　Vieira F,Bachion MM,Mota DD,et al.A systematic review of the interventions for nipple trauma in breastfeeding mothers.Journal of nursing scholarship (J NursScholarsh),2013,45(2):116-125.

25　Strong GD.Provider management and support for breastfeeding pain.J Obstet Gynecol Neonatal Nurs,2011,40(6):753-764.

26　Levinienė G, Tamulevičienė E, Kudzytė J, et al. Factors associated with breastfeeding duration. Medicina (Kaunas),2013,49(9):415-421.

27　Liu P,QiaoL,Xu F,et al.Factors associated with breastfeeding duration: a 30-month cohort study in northwest China.J Hum Lact,2013,29:253-259.

28　Christy JR, Macleod N.The role of stasis in the clotting of blood and milk flows around solid objects. Cardiovascular research,1989,23(11):949-959.

29　Amir LH. Academy of Breastfeeding Medicine Protocol Committee. ABM clinical protocol #4: Mastitis, revised March 2014. Breastfeed Med,2014,9(5):239-243.

30　Waldenstrom U, Aarts C.Duration of breastfeeding and breastfeeding problems in relation to length of postpartum stay: A longitudinal cohort study of a national Swedish sample. ActaPaediatr,2004,93:669–676.

31　高海凤,马祥君,汪洁,等.乳腺导管探查术治疗乳汁淤积的效果.《中华乳腺病杂志（电子版）》,2013,

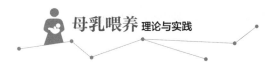
7(3):36-39.

32　Keikha M, Bahreynian M, Saleki M, et al. Macro- and Micronutrients of Human Milk Composition: Are They Related to Maternal Diet? A Comprehensive Systematic Review. Breastfeeding Medicine the Official Journal of the Academy of Breastfeeding Medicine, 2017.

33　Foxman B, Arcy H, Gillespie B,et al. Lactation mastitis: occurrence and medical management among 946 breastfeeding women in the United States. American journal of epidemiology, 2002,155: 103–114.

34　Vogel A, Hutchison B, Mitchell L,et al. Mastitis in the first year postpartum. Birth 1999, 26 (4):218–225.

35　Meabh C, Amir LH, Susan MD,et al. Determinants of mastitis in women in the CASTLE study: a cohort study. BMC Fam Pract,2015,16(1):181.

36　Mediano P,Fernández L,Jiménez E,et al.Microbial Diversity in Milk of Women With Mastitis: Potential Role of Coagulase-Negative Staphylococci,Viridans Group Streptococci,and Corynebacteria.Journal of human lactation:official journal of International Lactation Consultant Association,2017,33(2):309-318.

37　Andres C,Juan MR. Mastitis: Comparative Etiology and Epidemiology. J Mammary Gland Biol Neoplasia,2011,16:339–356.

38　Patel SH,Vaidya YH,Patel RJ,et al.Culture independent assessment of human milk microbial community in lactational mastitis. Scientific reports,2017, 7(1):7804.

39　Kinlay JR, O'Connell DL, Kinlay S.Risk factors for mastitis in breastfeeding women: results of a prospective cohort study.Australian and New Zealand journal of public health,2001,25(2):115-120.

40　Barbosa-Cesnik C, Schwartz K, Foxman B. Lactation mastitis. JAMA: J Am Med Assoc,2003,289(13): 1609–1612.

41　Inch S, Garforth S. Establishing and maintaining breast-feeding. In: ChalmersI, EnkinM, KeirseM, editors. Effective Cure in Pregnancy and Childbirth. Oxford : Oxford University Press, 1989:1375–1389.

42　World Health Organization. Mastitis: Causes and Management. Publication number WHO/FCH/CAH/00.13. World Health Organization, Geneva, 2000:45.

43　Delgado S, Arroyo R, Martin R, et al. PCR-DGGE assessment of the bacterial diversity of breast milk in women with lactational infectious mastitis. BMC Infect Dis, 2008,8:51.

44　Jimenez E, Fernandez L, Maldonado A, et al. Oral administration of Lactobacillus strains isolated from breast milk as an alternative for the treatment of infectious mastitis during lactation. Appl Environ Microbi ol,2008,74(15):4650–4655.

45　Esther Jiménez, Rebeca Arroyo, Nivia Cárdenas, et al. Mammary candidiasis: A medical condition without scientific evidence? Published: July 13, 2017.

46　Gadsden J, Hart S, Santos A. Post-cesarean delivery analgesia. Anesth Analg 2005,101(5 Suppl): S62–S69.

47　Sachs HC, Committee on Drugs. The transfer of drugs and therapeutics into human breast milk: An update on selected topics. Pediatrics,2013,132: e796–e809.

48　Chiu JY, Gau ML, Kuo SY, et al. Effects of Gua-Sha therapy on breast engorgement: a randomized controlled trial. Journal of Nursing Research, 2010, 18(1):1-10.

49　Oketani, S. (1991a). Oketani's breast massage therapy. Tokyo, Japan: Bong Hwang Dang Press.

50　Connolly J, Falkoff MD. Effects of Oketani Breast Massage on Breast Pain, the Breast Milk pH of Mothers, and the Sucking Speed of Neonates. Korean Journal of Women Health Nursing, 2012, 18(2):149-158.

51 Maya B,Linda, Saju, et al. Recapturing the Art of Therapeutic Breast Massage during Breastfeeding.Journal of human lactation: official journal of International Lactation Consultant Association,2013,29(3):328-331.

52 Anderson L, Kynoch K, Kildea S. Effectiveness of breast massage in the treatment of women with breastfeeding problems: a systematic review protocol. JBI database of systematic reviews and implementation reports,2016,14(8):19-25.

53 Jahanfar S, Ng CJ, Teng CL. Antibiotics for mastitis in breastfeeding women. Cochrane Database of Systematic Reviews,2013,2: CD005458.

54 Kvist LJ, Larsson BW, Hall-Lord ML, et al. The role of bacteria in lactational mastitis and some considerations of the use of antibiotic treatment. Int Breastfeed J 2008,3:6.

55 Thomsen AC, Espersen T, Maigaard S. Course and treatment of milk stasis, noninfectious inflammation of the breast, and infectious mastitis in nursing women. Am J Obstet Gynecol,1984,49:492–495.

56 Fetherston CM, Lai CT, Hartmann PE. Relationships between symptoms and changes in breast physiology during lactation mastitis. Breastfeed Med. 2006 ,1(3):136-145.

57 中华人民共和国原卫生部 . 抗菌药物临床应用指导原则 .2015.

58 Thomas W.Hale. 胡雁主译 . 药物与母乳喂养第 12 版 . 人民卫生出版社 ,2007.

59 Amir LH,Forster D,McLachlan H, et al.Incidence of breastabscess in lactating women: Report from an Australiancohort. BJOG, 2004,111:1378–1381.

60 高雅军 , 马祥君 , 何湘萍 , 等 , 哺乳期急性乳腺炎发展成乳腺脓肿的相关因素分析 . 中华乳腺病杂志 （电子版）,2015,9(1):35-38.

61 汪洁 , 高雅军 , 高海凤 , 等 . 脓腔置管冲洗与切开引流治疗乳腺脓肿的比较 . 中国微创外科杂志 ,2007, 7(4):354-355.

62 孔令伟 , 何湘萍 , 汪洁 , 等 . 置管冲洗引流术治疗隆乳术后哺乳期乳腺脓肿的临床体会 . 中国现代医学杂志 ,2009,19(1):117-119.

63 周颉 , 罗建国 , 邱禹洪 , 等 .Mammotome 微创旋切术加置管冲洗引流治疗慢性乳腺炎 22 例 . 实用医学杂志 ,2013,29(1):53-55.

64 许俊 , 王本忠 , 王道亮 , 等 . 彩超引导下乳腺旋切手术治疗乳腺脓肿的价值 . 中华内分泌外科杂志 ,2013, 7(2):118-120.

65 Barankin B, Gross MS. Nipple and areolar eczema in the breastfeeding woman. J Cutan Med Surg, 2004, 8(2): 126-130.

66 张保宁 , 马祥君 , 王水 , 等 . 乳房疾病知识大全 . 北京 : 中国协和医科大学出版社 ,2014:52-58.

67 Jan Riordan，Karen Wambach.Breastfeeding and Human Lactation.Jones and Bartlett Publishers,2010: 299-300.

68 Kimberly Stone, Amanda Wheeler. A Review of Anatomy, Physiology, and Benign Pathology of the Nipple. Ann Surg Oncol,2015,22:3236–3240.

69 Leachman SA, Reed BR. The use of dermatologic drugs in pregnancy and lactation. Dermatologic clinics,2006,24:167-197.

70 Jimi FM，Jane H，Demosthenes P,et al.Risk factors for mammary candidosis among lactating women. Journal of Obstetric, Gynecologic, & Neonatal Nursing,2005, 34(1): 37-45.

71 Esther J,Rebeca A,Nivia C, et al. Mammary candidiasis: A medical condition without scientific evidence?

2017.

72 Amir LH, Garland SM, Dennerstein L.et al. Candida albicans: is it associated with nipple pain in lactating women?Gynecol Obstet Invest,1996,41(1):30–34.

73 Beaussart A, Herman P, El-Kirat-Chatel S, et al. Single-cell force spectroscopy of the medically important Staphylococcus epidermidis-Candida albicans interaction. Nanoscale,2013,5: 10894-10900.

74 Hale TW, Bateman TL, Finkelman MA , et al.The absence of Candida albicans in milk samples of women with clinical symptoms of ductal candidiasis. Breastfeed Med, 2009,4: 57-61.

75 Mutschlechner W, Karall CD.Hartmann ,et al.Mammary candidiasis: molecular-based detection of Candida species in human milk samples.Eur J Clin Microbiol Infect Dis,2016,35:1309-1313.

76 杨莉莉,范严严,邓英,等.146株念珠菌的分布及药敏结果分析.中华医院感染学杂志,2004,14(6):703-704.

77 Anderson JE, Held N, Wright K,et al.Raynaud's phenomenon of the nipple: a treatable cause of painful breastfeeding.Pediatrics,2004,113(4):360-364.

78 McGuinness N, Cording V. Raynaud's phenomenon of the nipple associated with labetalol use. Journal of human lactation:official journal of International Lactation Consultant Association,2013,29(1):17-19.

79 Hardwick JCR, McMurtrie F, Melrose EB. Raynaud's syndrome of the nipple in pregnancy. Eur J Obstet Gynecol Reprod Biol,2002,102:217–218.

80 JanRiordan,KarenWambach. Breastfeeding and Human Lactation. Jones and Bartlett Publishers,2010: 305-306.

81 Meagan EB,Misha MH,Honor F,et al.Dermatoses of the breast in lactation .Dermatologic Therapy,2013,16:331-336.

82 Anderson JE, Held N, Wright K, et al. Raynaud's phenomenon of the nipple: a treatable cause of painful breastfeeding. Pediatrics, 2004,113: e360–e364.

83 Berens P, Eglash A, Malloy M, et al. ABM Clinical Protocol #26: Persistent pain with breastfeeding. Breastfeed Medicine,2016,11:46-53.

84 Drugs CO. American Academy of Pediatrics. The transfer of drugs and other chemicals into human milk. Pediatrics, 2001(3):776-789.

85 Olu-Eddo AN, Ugiagbe, be EE. Benign breast lesions in an African population:a 25-year histopathological review of 1864 cases.Nigerian Medical Journal,2011,52(4):211-216.

86 Petronella P,Freda F,Fiore A,et al.The surgical treatment of benign breast lesions in young adolescents. Annali Italiani Di Chirurgia,2012,83(4):297-301.

87 张丽媛,谷元廷,吕鹏,等.垂体泌乳素与乳腺纤维腺瘤的相关性分析.中国实用医刊,2015,42(6):20-21.

88 贺建业,侯迎晨,宋玲,等.单切口腔镜辅助技术在乳腺纤维瘤手术中的应用.中国微创外科杂志,2013,13(9):846-848.

89 Lewis JT,Hartmann LC,Vierkant RA,et al.An analysis of breast cancer risk in women with single,multiple, and atypical papilloma.American Journal of Surgical pathology,2006,30(6):665-672.

90 中华预防医学会妇女保健分会乳腺保健与乳腺疾病防治学组.乳腺导管内乳头状瘤诊治共识.中国外科杂志,2015,53(2):910-913.

91 左文述.现代乳腺肿瘤学.济南:山东科学技术出版社,2006:1198-1209.

92　Bernardi S, Londero AP, Bertozzi S,et al. Breast-feeding and benign breast disease.Journal of Obstetrics and Gynaecology,2012,32:58-61.

93　Berkey CS,Rosner B,Willett WC,et al.Prenatal factors and infant feeding in relation to risk of benign breast disease. Breast cancer research and treatment,2015,154(3):573-582.

94　方欣, 林乃弓, 刘坚.经乳晕切口行乳房良性肿瘤切除术 418 例分析.现代实用医学,2010,22(10):1155-1156.

95　李长江, 王金红, 俞国宝.经乳晕切口乳房缩小术.中国美容医学,2007, 16(5):631-632.

96　孙保东, 张海林, 闫迎军, 等.双环形切口乳房缩小整形术.中国美容医学,2006,15(1):23-25.

97　Ingrid S, Rafic K, Helmut G,et al. The Sensitivity of the Nipple-Areola Complex:An Anatomic Study. Plastic and reconstructive surgery, 2000,105(3):905-909.

98　李常恩.经乳房后间隙切除乳腺纤维腺瘤临床观察.中国美容医学,2013, 22(20):2018-2020.

99　李荟元.国外美容医学最新动态 (七).中国美容医学,2015,24(13):84-85.

100　Cronin TD,GerowFJ.Augmentationmammaplast:new "natural feel" prosthesis.Transactions of the thirdinternational congress of plastic surgery,Amsterdam,Excerpta Medican,1963:4l-49.

101　HedenP,BronzG,ElbergJJ,et a1.Long-term safety andeffectiveness of style 410 highly cohesive silicone breastimplant.Aesthetic Plasttic Surgery,2009,33(3):430-436.

102　Niechaje VI,Jurell G,Lohjelm L.Prospective study comparingtwo brands of cohesive gel breast implants with anatomicshape:5-year follow-up evaluation.Aesmetic P1astic Surgery,2007,31(6):697-710.

103　周智, 柳大烈, 鲁开化, 等.聚丙烯酰胺水凝胶注射隆乳并发症的研究及防治方法分析.中国实用美容外科杂志,2005,16(6):353-356.

104　黄金龙, 宁官森, 周栩.聚丙烯酰胺水凝胶注射隆乳后并发症感染一例.中华整形外科杂志,2003,19(5):330.

105　Claro F,FigueiredoJC,ZamparAG,et al. Applicability and safetyof autologous fat for reconstruction of the breast. British Journal of Surgery,2012,99(6):768-780.

106　Bircoll M. Clinical analyses of clustered microcalcifications afterautologous fat injection for breast augmentation. Plastic and reconstructive surgery,2011,128(6):779.

107　Zhu M, Cohen SR,HicokKC,et al. Comparison of three differentfat graft preparation methods: gravity separ ation,centrifugation,andsimultaneous washing with filtration in a closed system. Plastic and reconstructive surgery,2013,131(4):873-880.

108　Parikh RP,Doren EL,Mooney B,et al.Differentiating fat necrosisfrom recurrent malignancyin fat-grafted breasts: an imagingclassification system to guide management.Plastic and reconstructive surgery, 2012,130(4):761-772.

109　Rubin JP, Coon D,ZuleyM,et al. Mammographic changes after fattransfer to the breast compared with changes after breast reduction: ablinded study. Plastic and reconstructive surgery,2012,129(5):1029-1038.

110　顾玉芳, 赵宇,Maria Deutinger.下中央蒂乳房缩小术的临床应用.中华整形外科杂志,2014,30(3):220-222.

111　Martin JM,Sherwood AB,Aridaman KJ,et a1.Liposuction breastreduction: A prospective trial in African American women. Plastic and recons- tructive surgery,2007,119:718-726.

112　乔丹, 崔明, 丛雷, 等.乳腺癌术后乳房重建方法的临床新进展.西南国防医药,2015,25(2): 225-227.

113 隋岩清.腋窝入路隆乳术对女性哺乳影响的临床观察.实用美容整形外科杂志,2001,12(4):224.

114 Semple JL.Breast-feeding and silicone implants.Plastic and reconstructive surgery,2007,120(7):123s-128s.

115 Kjoller K,Friiss,Lipworth L,et al.Adverse health outcomes in off-spring of mothers with cosmetic breast implants:a review.Plastic and reconstructive surgery,2007,120(7):129s-134s.

116 Schiff M,Algert CS,Ampt A,et al. The impact of cosmeticbreast implants onbreastfeeding: a systematic review and meta-analysis.International Breastfeeding Journal,2014,9:17.

117 Leung KM,Yeoh GP,Chank V.Breast pathologyin complications associated with polyacrylamide hydrogen(PAAG) mammoplasty.Hong Kong Medical Journal,2007,13(2):137-140.

118 孙东宝,乔群,岳颖,等.聚丙烯酰胺水凝胶注射式隆乳术后并发症的处理.中华整形外科杂志,2004,20(3):200-202.

119 王先成,乔群,孙家明,等.经乳晕切口处理聚丙烯酰胺水凝胶注射隆乳后并发症.中华整形外科杂志,2005,21(5):332-334.

120 Wang ZX, Luo DL, Dai X, et al. Polyacrylamide hydrogel injection for augmentation mammaplasty: loss of ability for breastfeeding. Annals of Plastic Surgery, 2012, 69(2):123-128.

121 何冬梅,夏东胜,赵启明.聚丙烯酰胺水凝胶注射隆乳术后哺乳期并发症的处理.中华医学美容杂志,2008,14(5):306-308.

122 王珍祥,戴霞,任校峰,等.聚丙烯酰胺水凝胶注射式隆乳术后哺乳期感染及其处理.中华乳腺病杂志（电子版）,2011,05(1):23-29.

123 郭树忠,鲁开化,艾玉峰,等.乳房缩小成形术手术方法的选择与比较.中国美容医学,2001,10(3):220-222.

124 Norma IC,Leo K.Lactational Performance after Breast Reduction with Different Pedicles.Plastic and reconstructive surger,2007,120:35-40.

125 Nasreen Akhtar.Rac1 Controls Both the Secretory Function of the Mammary Gland and Its Remodeling for Successive Gestations, Developmental Cell,2016,38:522-535.

126 Silanikove N. Natural and abrupt involution of the mammary gland affects differently the metabolic and health consequences of weaning. Life Science,2014,102(1):10-15.

127 Barbara WC,Kathleen H. The Breastfeeding Atlas.5th. Manchaca TX: LactNews Press,2008:87-88.

128 Hale WT. Bromocriptine Mesylate. Medications And Mother's Milk. Amarillo TX: Hale Publishing,2008:122-123.

129 FDA. Bromocriptine Indication Widthrawn.1994.

130 Bernard N,Jantzem H,Becker M,et al.Severe adverse effects of bromocriptine in lactation inhibition: a pharmacovigilance survey. The British journal of obstetrics and gynecology (BJOG),2015,122(9):1244-1251.

131 King J.Contraception and lactation. Jounal of Midwifery Womens Health.2007,52(6):614-620.

132 Vorherr H. The Breast: Morphology, Physiology and Lactation. New York,1974.

133 Vorherr H. Human lactation and breast feeding.New York: Academic Press, 1978.

134 Pieh HK. Contraception and Breastfeeding. Clinic Obstetric Gynecology. 2015,58(4):928-935.

135 Truitt ST, Fraser AB, Grimes DA, et al. Hormonal contraception during lactation. systematic review of randomized controlled trials. Contraception.2003,68(4):233-238.

136　Lopez LM,Grey TW,Stuebe AM,et al.Combined hormonal versus nonhormonal versus progestin-only contraception in lactation. Cochrane Database Syst Rev.2015,20(3):3988.

137　王晓飞 , 周金影 , 金向群 , 等 . 麦芽的药理研究及临床应用 . 中成药 ,2007,29(11):1677-1679.

138　沈映君 . 中药药理学 . 上海：上海科学技术出版社 ,1997:82.

139　Committee on Drugs of the American Academy of Pediatrics. The transfer of drugs and other chemicals into human milk. Pediatrics,1994,93:137-150.

140　Aljazaf K, Hale TW, Ilett KF. Pseudoephedrine: effects on milk production in women and estimation of infant exposure via breastmilk. Jounal of Clinic Pharmacol (J Clin Pharmacol),2003,56(1):18-24.

141　Mitchell JL. Use of cough and cold preparations during breastfeeding. J Hum Lact,1999,15:347-349.

142　Sa JK, Myungshin K, Min-Jeong K. The Affecting Factors of Breast Anthropometry in Korean Women. Breastfeeding Medicine,2014,9(2):73-78.

143　Rinker R, Veneracion M, Walsh CP. The effect of breastfeeding on breast aesthetics. Aesthe Surg J, 2008,28: 534–537.

第十四章

母亲感染与母乳喂养

第一节 母乳的抗感染作用

一、母乳的广谱抗微生物作用

与其他任何动物乳汁相比，母乳不仅能提供新生儿/婴儿所需的蛋白质，其中多种蛋白成分还具有各种生物学活性，如乳铁蛋白、溶菌酶、其他肽类和防御素等具有不同程度的抑制细菌、病毒和其他微生物感染性的作用。母乳中这些活性成分含量远高于各种动物乳汁，例如，母乳中乳铁蛋白和溶菌酶等的绝对含量要高于牛乳数十倍[1]。此外，母乳中的胰岛素生长因子、表皮生长因子等有利于肠道和其他器官的生长发育，有利于新生儿/婴儿的免疫系统发育，增强对外界的抵抗力[2]。

母乳中的溶菌酶虽然不能完全杀灭细菌，但能够不同程度地溶解各种细菌，使细菌量减少，结合机体自身的免疫力，从而抑制细菌生长，减轻细菌对机体的损害。乳铁蛋白不仅具有抵抗多种细菌的功能，而且具有广泛的抑制病毒复制或灭活病毒的功能，包括甲病毒、人类免疫缺陷病毒（human immunodeficiency virus, HIV）、猴泡沫病毒、仙台病毒、单纯疱疹病毒 1 型和 2 型、巨细胞病毒、腺病毒、乙型肝炎病毒（hepatitis B virus, HBV）、丙型肝炎病毒（hepatitis C virus, HCV）、西尼罗病毒、流行性感冒病毒、SARS 冠状病毒、中东呼吸综合征冠状病毒、轮状病毒、人乳头瘤病毒、肠道病毒 71 型、BK 多瘤病毒、埃可病毒、脊髓灰质炎病毒、禽流感 H5N1 病毒等[3,4]。

二、母乳喂养减少婴儿感染性疾病发生

因母乳中存在各种抗感染的活性成分，母乳喂养的新生儿/婴儿不易发生各种感染和发热性疾病。大量临床观察证明，新生儿或早产儿母乳喂养时发生各种呼吸道感染性疾病、新生儿腹泻、坏死性肠炎、晚发性新生儿脓毒症以及新生儿发热性疾病等明显低于人工喂养[5,6]，说明母乳喂养能预防感染性疾病的发生。Ladomenou 等观察了纯母乳喂养和非纯母乳喂养（完全人工喂养或混合喂养）婴儿至 6 个月时发生的常见感染以及住院情况（表 14-1），结果显示母乳喂养能显著减少各种常见感染[7]。对 3504 例不同喂养方式的婴

儿进行随访发现，与完全人工喂养的婴儿相比，纯母乳喂养婴儿 6 个月期间发生上呼吸道感染率减少 63%，下呼吸道感染减少 67%，胃肠道感染减少一半以上（表 14-2），而且随访至 12 个月时，纯母乳喂养婴儿的下呼吸道感染发生率仍减少 46%[8]。此外，纯母乳喂养可减少儿童时期发生的哮喘[9,10]。因此，纯母乳喂养 6 个月，对新生儿 / 婴儿抵抗外界病原体感染，具有其他动物乳的不可替代性。

表 14-1 纯母乳喂养和混合或人工喂养婴儿 6 个月时感染情况比较

	91 例纯母乳（%）	835 例非纯母乳（%）	母乳喂养的危险度
呼吸道感染	51.6	64.2	0.58
中耳炎	4.39	11.7	0.37
胃肠炎	14.3	20.8	0.62
泌尿系感染	1.10	2.04	—
结膜炎	3.29	7.31	0.45
鹅口疮	1.11	7.90	0.14
总住院率			
任何感染	4.40	11.1	0.47
任何原因	5.44	13.8	0.47

表 14-2 不同喂养方式和时间与感染性疾病的发生风险

喂养方式	≤ 6 个月，发病危险度（95% CI）		
	上呼吸道感染	下呼吸道感染	胃肠道感染
完全人工	1.00	1.00	1.00
混合 < 4 个月	0.96（0.76 ~ 1.21）	1.01（0.68 ~ 1.50）	0.77（0.52 ~ 1.15）
混合 4 ~ 6 个月	0.85（0.67 ~ 1.07）	0.89（0.60 ~ 1.34）	0.72（0.48 ~ 1.09）
纯母乳 4 个月	0.70（0.41 ~ 1.20）	0.39（0.12 ~ 1.31）	1.01（0.44 ~ 2.38）
纯母乳 4 个月，之后混合	0.65（0.51 ~ 0.83）	0.50（0.32 ~ 0.79）	0.41（0.26 ~ 0.64）
纯母乳 6 个月	0.37（0.18 ~ 0.74）	0.33（0.08 ~ 1.40）	0.46（0.14 ~ 1.59）
p 值	< 0.01	< 0.01	< 0.01

第二节 乙型肝炎病毒感染

一、诊断 HBV 感染的主要依据

诊断 HBV 感染的主要依据是其血清学标志，包括乙型肝炎表面抗原（hepatitis B surface antigen, HBsAg）和乙型肝炎表面抗体（抗 -HBs）、乙型肝炎 e 抗原（hepatitis B e antigen, HBeAg）和乙型肝炎 e 抗体（抗 -HBe）以及乙型肝炎核心抗原抗体（抗 -HBc），其临床意义见表 14-3 [11]。其中的特殊情况是单纯 HBsAg 阳性，既有可能为感染潜伏期，也可能是接种乙型肝炎疫苗后不久；因乙型肝炎疫苗的成分是重组 HBsAg，少部分婴幼儿接种乙型肝炎疫苗后，可短暂出现单纯 HBsAg 阳性，通过询问疫苗接种史，并在 2 ~ 4 周复查，可以明确诊断。通常情况下，孕妇 HBsAg 阳性，即可诊断为 HBV 感染。

此外，定量检测 HBV DNA 对 HBsAg 阳性者的诊断仅有辅助价值，其意义在于可准确评估病毒量的高低，可以评估 HBV 母婴传播（mother-to-child transmission）的风险；对 HBsAg 阴性者，如果 HBV DNA 阳性，可以确定为隐匿性 HBV 感染，但这种感染类型很少见，主要见于年长者。

表 14-3 HBV 血清学标志物及临床意义

HBsAg	抗 -HBs	HBeAg	抗 -HBe	抗 -HBc	临床意义
+	-	+	-	+	HBV 感染、传染性强
+	-	+	-	-	HBV 感染、传染性强
+	-	-	+	+	HBV 感染、有传染性
+	-	-	+	-	HBV 感染、有传染性
+	-	-	-	+	HBV 感染、有传染性
+	+	+/-	+/-	+/-	HBV 感染、有传染性、HBV 可能有变异
+	-				HBV 感染潜伏期、有传染性 *
-	+		+	+	既往 HBV 感染已恢复、有保护力
-	+			+	既往 HBV 感染已恢复、有保护力
-	+		+		既往 HBV 感染已恢复、有保护力
-	+				接种疫苗或感染已恢复、有保护力
-	-		+	+	既往 HBV 感染已恢复、无保护力
-	-		+		既往 HBV 感染已恢复、无保护力
-	-			+	既往 HBV 感染已恢复、无保护力

续表

HBsAg	抗 -HBs	HBeAg	抗 -HBe	抗 -HBc	临床意义
-	-	-	-	-	既往无 HBV 感染、易感人群

* 乙肝疫苗的成分为 HBsAg，接种后 1～3 周血液中可能检测到 HBsAg，尤其是新生儿和婴幼儿。单纯 HBsAg 阳性时，询问疫苗接种史，并 2～4 周后复查；如果是 HBV 感染，将出现其他血清学标志

二、HBV 母婴传播与预防

HBV 母婴传播，指 HBsAg 阳性母亲的病毒进入子女体内，并且在肝细胞内复制，是我国慢性 HBV 感染的主要原因。HBV 母婴传播可发生在产前、分娩时和产后，其中绝大多数发生在分娩过程中。目前我国孕妇 HBsAg 阳性率约 6%，母婴传播的主要危险因素是 HBV 载量，即 HBV DNA 水平；高病毒载量的指标 HBV DNA ≥ 10^6 拷贝 /ml（$2 × 10^5$IU/ml）。我国 HBeAg 阳性孕妇 HBV DNA 中位水平达 10^7～10^8IU/ml，≥ 10^6IU/ml 占 83%～92%，因此，HBeAg 阳性提示病毒载量高，也是母婴传播的高危因素。在无免疫预防时代，或者不进行被动和主动联合免疫预防，母亲 HBsAg 和 HBeAg 双阳性时，70%～90% 的新生儿发生慢性感染；HBsAg 单阳性时，感染率为 10%～30%[11]。

我国所有新生儿出生后均常规免费免疫接种（immunization）乙型肝炎疫苗，对 HBsAg 阳性孕妇的新生儿免费注射 100 IU 乙型肝炎免疫球蛋白（hepatitis B immunoglobulin, HBIG）。具体注射方法是，HBsAg 阴性母亲的新生儿出生后 24h 内接种第 1 针乙肝疫苗，1 月和 6 月龄分别接种第 2 针和第 3 针乙肝疫苗，即 0、1、6 月龄方案共 3 针疫苗，新生儿无须随访；HBsAg 阳性母亲的新生儿，出生后 12h 内肌肉注射 1 针 HBIG，并同时接种第 1 针乙肝疫苗，按时在 1 月和 6 月龄分别接种第 2 针和第 3 针乙肝疫苗，即被动—主动联合免疫预防[11]。采取上述措施后，总体预防失败率仅 1%～4%，主要取决于 HBeAg 阳性比例。对 HBsAg 阳性 /HBeAg 阴性（小三阳）母亲的子女，预防失败率（即新生儿感染率）仅 0～0.1%，对 HBsAg 阳性 /HBeAg 阳性（大三阳）母亲的子女，预防失败率 5%～10%[12]。因此，正规的联合免疫预防，能显著减少 HBV 母婴传播。HBV 母婴传播与分娩方式和喂养方式无关。

三、母亲 HBV 感染与母乳喂养

母亲 HBV 感染能否母乳喂养，其关键是取决于母乳喂养后，是否增加其子女的 HBV 感染率，而不是根据母乳中是否存在 HBV。

1977 年有学者在乳汁中检测到 HBsAg，进一步研究发现乳汁中也存在 HBeAg 和 HBV DNA，且 HBV DNA 水平和母血病毒载量相关。婴儿过度吮吸、乳头皲裂或损伤等，可使乳头出血，因此，母乳喂养能使更多病毒进入婴儿消化道内。虽然 HBV 不经过消化道传播，但婴幼儿消化道黏膜屏障功能差，易发生水肿、炎症，甚至黏膜损害，因此，理论上推测母乳喂养可能增加 HBV 进入婴儿血循环的机会而感染婴儿。据此，许多学者认为 HBV 可经母乳传播，尤其 HBeAg 阳性产妇应避免母乳喂养。对我国妇产科医务人员以及 HBV 感染孕妇的调查也显示，绝大部分也认为母乳喂养可增加 HBV 母婴传播，从而使部分母亲放弃母乳喂养，导致母乳喂养率降低。

然而，母亲乳汁中存在病毒并不是不能母乳喂养的直接证据。HBV 感染母亲能否母

乳喂养，其直接证据应该是比较 HBV 感染母亲的子女采取不同喂养方式后的 HBV 感染率。只有当母乳喂养的儿童 HBV 感染率高于人工喂养者，才能说明母乳喂养是 HBV 母婴传播的危险因素。如果母乳喂养和人工喂养两组幼儿的 HBV 感染率相似，证明母乳喂养不是 HBV 母婴感染的危险因素。

在 HBIG 和乙肝疫苗问世前，Beasley 等在台湾随访了 147 例 HBV 感染产妇的子女，发现母乳喂养儿童 HBV 感染率为 53%，人工喂养者为 60%，说明 HBV 母婴传播与喂养方式无关[13]。随着乙肝疫苗和 HBIG 联合免疫预防的普及，HBV 母婴传播率明显降低。国内外许多学者比较了 HBsAg 阳性母亲的子女不同喂养方式后的 HBV 感染率，其研究结果归纳于表 14-4[14]。无论是国际还是国内，其研究结果均显示联合免疫（combined immunization）后母乳喂养儿童的 HBV 感染率与人工喂养相似。即使母亲 HBeAg 阳性，母乳喂养和人工喂养的儿童 HBV 感染率差异仍无统计学意义。这充分说明，对 HBV 感染母亲的子女，人工喂养并不减少 HBV 母婴传播，母乳喂养仅增加新生儿暴露于病毒的机会，但不增加感染的几率。因此，HBV 的母婴传播，与喂养方式无关，无论是"小三阳"还是"大三阳"母亲，都可以母乳喂养，也应该鼓励母乳喂养。

表 14-4　联合免疫后不同喂养方式对 HBV 母婴传播的影响

作者	国家	母乳喂养（例）			人工喂养（例）			p 值
		例数	母 HBeAg（+）例数（%）	儿童感染例数（%）	例数	母 HBeAg（+）例数（%）	儿童感染例数（%）	
De Martino 等	意大利	47	2（4.3）	0	159	3（1.9）	0	> 0.05
Hill 等	美国	101	22（21.8）	0	268	70（26.1）	9（3.4）	=0.06
吴岷岷等	中国	150	150（100.0）	4（2.7）	150	150（100.0）	6（4.0）	> 0.05
王建设等	中国	33	12（36.4）	4（12.1）	135	46（34.1）	14（10.4）	> 0.05
姚琦玮等	中国	115	78（67.8）	4（3.5）	75	59（78.7）	5（6.7）	> 0.05
牟瑞丽等	中国	55	12（33.3）	5（9.1）	36	18（32.7）	3（8.3）	> 0.05
曾定元等	中国	70	22（31.4）	4（5.7）	45	14（31.1）	4（8.9）	=0.54
左书娥等	中国	90	41（45.6）	3（3.3）	90	48（53.3）	4（4.4）	> 0.05
宋婷婷等	中国	93	—	6（6.5）	65	—	5（7.7）	1.00
杨佩芳等	中国	68	—	0	62	—	0	1.00
芮燕京等	中国	111	0	0	65	0	0	> 0.05
Yin 等	中国	752	—	2（0.3）	608	—	19（3.1）	< 0.05
Chen 等	中国	397	63（15.9）	6（1.5）	149	74（49.7）	7（4.7）	=0.063
Zhang 等	中国	132	132（100.0）	11（8.3）	303	303（100.0）	28（9.2）	=0.093

最近研究表明，母乳具有与 HBsAg 结合的功能，而牛乳或羊乳不具有这种结合能力 [15]。HBV 的表面成分是 HBsAg，因此可以合理地推测母乳能与 HBV 结合，从而抑制 HBV 的感染性。这也可以解释在没有免疫预防措施年代，HBsAg 阳性母亲的婴儿，母乳喂养与人工喂养的感染率相似 [13]。

此外，部分高病毒载量的 HBV 感染孕妇在孕晚期进行抗病毒治疗（尽管目前尚不能确定孕期抗病毒治疗对胎儿是否安全），以减少 HBV 母婴传播，通常建议服药至产后 4 周，也不建议母乳喂养；其原因是担心抗病毒药物通过乳汁而使新生儿暴露于药物，从而引起不良影响。实际上，这些药物也可通过胎盘，孕期服药，新生儿在宫内已经暴露于这些药物；如果这些药物对新生儿有不良影响，那么对胎儿的不良影响应该更加严重。因此，认为孕期用药不增加胎儿的不良事件风险，而出生后因担心不良影响而不能母乳喂养，这本身就是悖论。因此，因为担心乳汁中的药物对新生儿的不良影响而放弃母乳喂养，缺乏循证医学证据，对这一问题，有待深入研究 [16]。

第三节　丙型肝炎病毒感染

一、诊断 HCV 感染的主要依据

检测血清抗 -HCV 抗体，阳性者 90% 以上提示慢性感染，需进一步检测 HCV RNA。如果 HCV RNA 阳性，确认感染；如果低于检测下限，每 6 个月复查 1 次，如果持续 2～3 年始终低于检测下限，肝功能正常，提示为既往感染。普通孕妇无须常规检测抗体，只有存在肝功能异常、性病和静脉吸毒或配偶有这些高危因素者，才需要检测。

二、HCV 母婴传播与预防

目前我国孕妇抗 -HCV 抗体总体阳性率 0.3%～0.5%。HCV 母婴传播可发生在产前、分娩时和产后，总体发生率 3%～10%，发生率高低与母体内的病毒载量有关。抗 -HCV 阳性，HCV RNA 阴性或低于检测下限，通常不发生母婴传播，或小于 1%，HCV RNA 阳性时，其水平越高，感染风险增加；合并 HIV/AIDS 感染或静脉吸毒孕妇，母婴传播风险增加。HCV 母婴传播与分娩方式或喂养方式无明显关联。

目前对丙型肝炎无有效的被动和主动免疫预防方法，因此无特殊预防。保持健康的生活习惯，提高非特异性免疫力，远离毒品、严格筛查献血员、使用一次性注射器等，可减少 HCV 传播。

三、母亲 HCV 感染与母乳喂养

HCV 感染产妇乳汁中可检测到 HCV RNA，其水平也和母血病毒载量相关，因此，母乳喂养的新生儿同样可暴露于 HCV。如果产妇乳头破裂出血可使大量病毒进入婴儿消化道内，且新生儿出生后无特异性预防，因此，理论上 HCV 可经乳汁传播。但乳汁中存在 HCV 并不意味着母婴传播，必须比较 HCV 感染产妇的子女采取不同喂养方式后的 HCV 的感染率。

对此，发达国家学者开展了大样本、多中心研究，比较了 HCV 感染产妇的子女在不

同喂养方式后的 HCV 感染率，结果显示，母乳喂养和人工喂养后儿童 HCV 感染率相似，研究结果归纳于表 14-5 [14]。这些结果证明，母乳喂养并未增加 HCV 母婴传播风险，HCV 母婴传播与母乳喂养无关；即使产妇 HCV RNA 高水平，母乳喂养也不是其子女感染的危险因素。因此，HCV 感染产妇可以母乳喂养，也应该鼓励母乳喂养。

表 14-5　HCV 感染产妇的子女不同喂养方式后的 HCV 感染率

参考文献	国家	母乳喂养		人工喂养		p 值
		例数	婴儿感染数（%）	例数	婴儿感染数（%）	
Zanetti 等	意大利	127	3（2.4）	124	5（4.0）	0.50
EPHCVN	欧洲	452	22（4.9）	930	53（5.7）	0.52
EPHCVN	欧洲	319	21（6.6）	568	36（6.3）	> 0.05
Mast 等	美国	62	2（3.2）	120	5（4.2）	1.00
Gibb 等	英国	59	4（6.8）	355	24（6.8）	> 0.05
Tovo 等	意大利	33	1（3.0）	43	2（4.6）	> 0.05

在无免疫预防情况下，乳汁中存在病毒，但母乳喂养不增加额外的母婴传播，一方面可能与 HCV 不经过消化道传播有关，另一方面提示乳汁中某些成分可能具有与 HCV 结合，减弱甚至完全灭活其感染性。研究发现，乳汁中的乳铁蛋白能与 HCV 的包膜蛋白 1 和包膜蛋白 2 结合，提示乳铁蛋白可能中和 HCV 的感染性。通过体外 HCV 细胞培养发现，天然和重组乳铁蛋白与 HCV 孵育后，均能抑制 HCV 进入肝细胞 [17]。乳铁蛋白可抑制 HCV 的 ATPase/RNA 解旋酶功能，从而影响其感染性 [18]。此外，有学者发现，母乳中的脂肪酶能破坏 HCV 包膜，从而抑制其感染性，而其他动物乳汁，如牛、羊、熊等不能抑制其感染性 [19]。因此，母乳可通过多种机制，抑制 HCV 的感染性，这也是母乳喂养不增加母婴传播的理论基础。

与 HBV 不同，新生儿出生后无针对 HCV 的特异性防护，因此，HCV 感染的母亲乳头破裂有出血时，目前建议患侧乳房暂停哺乳，待恢复后重新哺乳。

第四节　甲型和戊型肝炎病毒感染

甲型肝炎和戊型肝炎分别由甲型肝炎病毒（hepatitis A virus, HAV）和戊型肝炎病毒（hepatitis E virus, HEV）引起。这 2 种病毒分类上归于不同病毒科，但传播途径相同，主要经消化道传播；引起的疾病相似，一般为急性自限性肝炎。较为特殊的是，HEV 感染引起的急性戊型肝炎，如果发生在孕晚期，病程较重，甚至发生重型肝炎，导致孕妇死亡。

一、诊断 HAV 和 HEV 感染的主要依据

两者的临床表现相似，无法区分，必须依赖检测血清抗 -HAV 抗体和抗 -HEV 抗体，进行诊断和鉴别诊断。

感染 HAV 或 HEV 后，特异性抗体的产生以及动态变化规律相似。如果出现症状或体征，即为急性甲肝或急性戊肝；发病 1 周左右，即可在血清中检测到抗 -HAV IgM 或抗 -HEV IgM。IgM 抗体消失快，大部分 1~3 个月下降至低于检测下限，少部分在发病后 3~6 个月后消失，对诊断近期感染具有重要意义。

机体产生抗 -HAV IgM 或抗 -HEV IgM 时，几乎在同时或稍后数日即可产生相应的特异性 IgG 抗体，即抗 -HAV IgG 或抗 -HEV IgG；1~2 个月后 IgG 抗体水平达到高峰，然后下降，低水平长期存在。抗 -HAV IgG 或抗 -HEV IgG 均为保护性抗体，阳性说明对相应病毒具有免疫力。

根据上述抗体产生规律，临床上病人出现症状时，通常特异性 IgM 和 IgG 抗体均阳性，因此，同时检测特异性 IgM 和 IgG，更有助于确诊。如果同时阳性，基本可准确诊断。如果特异性 IgM 抗体阴性，而 IgG 抗体阳性，说明是既往感染，或者已处于恢复期。如果特异性 IgM 抗体阳性，而 IgG 抗体阴性，很可能是 IgM 抗体假阳性；需要间隔 1 周后复查，如果 IgG 抗体仍阴性，可确定 IgM 抗体为假阳性，如果 IgG 抗体转为阳性，可确定 IgM 抗体是真阳性，明确诊断。

二、HAV 母婴传播与预防

目前我国孕妇抗 -HAV IgG 抗体阳性率在 80% 以上，对甲型肝炎具有免疫力，因此孕期极少发生 HAV 感染。HAV 几乎不通过胎盘屏障（placental barrier）传给胎儿，故垂直传播可能性极小。早孕或中孕期发生感染，分娩时已恢复，通常不发生母婴传播；如果临分娩前发生甲型肝炎，理论上分娩过程中接触母体血液、吸入羊水或受粪便污染可使新生儿感染，但罕见报道。

甲型肝炎疫苗有减毒活疫苗和灭活疫苗，主要用于低龄儿童，一般不建议孕期使用。普通的免疫球蛋白含有较高浓度的抗 -HAV IgG，能预防甲型肝炎。如果孕妇抗 -HAV IgG 阴性，与甲型肝炎有密切接触，尽快在接触后肌注丙种球蛋白 2~3ml，超过 7 日注射无效。

三、HEV 母婴传播与预防

目前我国孕妇抗 -HEV IgG 抗体阳性率 10%~20%，不同地区差异较大。尽管有相应的报道，但至今还没有明确 HEV 能否通过胎盘而发生宫内传播；早孕或中孕期发生戊型肝炎后，其子女几乎不发生感染，提示宫内感染可能性不大。HEV 的母婴传播，主要见于临分娩前或分娩后不久发生的急性戊型肝炎患者，亚临床感染不发生母婴传播。

我国已成功研制了戊型肝炎疫苗，但需要接种的人群还有待研究。尽管妊娠晚期戊型肝炎的病情较重，但确切发生率不明，目前尚无证据证明孕期需要接种戊肝疫苗。注意孕期饮食卫生，可减少 HEV 感染机会。

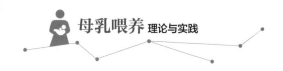

四、母亲 HAV 或 HEV 感染与母乳喂养

整个孕期或产后哺乳期发生隐性感染或亚临床感染，即没有临床症状但抗 -HAV IgM 或抗 -HEV IgM 阳性者，母乳喂养不引起病毒母婴传播，因此，均无须停止母乳喂养，应该继续母乳喂养。

发生急性甲型肝炎或急性戊型肝炎后，其传染性在潜伏期后期以及疾病早期最强。发病后通常在 1 ~ 2 周内症状和体征达到高峰，病情开始好转，此时传染性也明显下降。因此，早孕期、中孕期以及晚孕期早期（分娩前 3 ~ 4 周）发生的甲型肝炎或戊型肝炎，分娩时疾病已处于疾病后期或恢复期，或已经完全康复，此时没有或几乎没有传染性，而且因为母体 IgG 抗体能通过胎盘，其子女体内存在抗 -HAV IgG 或抗 -HEV IgG，对相应病毒具有抵抗力。因此，无须担心母乳喂养而引起母婴传播，完全可以母乳喂养，也应该鼓励母乳喂养。

在分娩前不久（分娩前 2 ~ 3 周内）发生的急性甲型肝炎或戊型肝炎，分娩时母亲可能还具有传染性。研究证实，乳汁中可检测到 HAV RNA，提示病毒存在，但母乳喂养后，并没有引起新生儿甲型肝炎感染 [20]，这可能与此时母体已有特异性 IgG 抗体，有关新生儿体内存在母体抗体，具有免疫力，因此母乳喂养不引起新生儿感染。因此，临分娩前不久出现症状的甲型或戊型肝炎孕妇，产后母乳喂养，并不引起母婴传播，不应该停止母乳喂养。

产后哺乳期发生急性甲肝或急性戊肝，尽管乳汁中存在病毒，但是否需要停止哺乳，目前尚无定论。从理论上分析，因为乳汁中存在病毒 [21]，似乎能通过母乳喂养而引起母婴传播。实际上，因为急性甲肝或急性戊肝传染性最强是在潜伏后期和发病初期，当母亲确诊急性肝炎时，新生儿 / 婴儿已经暴露于病毒一段时间。因此，从这一方面看，母亲确诊急性肝炎后，再停止母乳喂养，似乎没有必要，而且乳汁中也存在相应的特异性抗体 [20]，可以中和病毒。此外，7 个月 ~ 6 岁的儿童人群抗 -HEV IgG 阳性率极低（0 ~ 1%）[22]，说明母婴传播的可能性较小。总之，对产后哺乳期发生急性甲肝或急性戊肝后，母乳喂养引起病毒的母婴传播的可能性较小，但仍有待进一步观察。

第五节　人免疫缺陷病毒感染

一、HIV 感染主要诊断依据

人免疫缺陷病毒（HIV）感染的主要诊断依据是检测血清抗 -HIV 抗体，经确认试验确认阳性后，即可诊断 HIV 感染；定量检测 HIV RNA，既可以帮助诊断，又根据病毒水平的高低，判断抗病毒治疗的效果。此外，抗 -HIV 阳性，一般需进一步分析外周血 CD4+ 细胞计数。对 HIV 感染母亲的新生儿，因为母胎抗体存在，抗 -HIV 抗体阳性不能诊断感染，而必须检测 HIV RNA。

二、HIV 母婴传播与预防

目前我国孕妇抗 -HIV 抗体总体阳性率很低，感染者主要见于静脉吸毒和其他特殊人群。HIV 母婴传播可发生在产前、分娩时和产后。如果无任何干预措施，HIV 的母婴传播率高达 30% ~ 40%，母乳喂养可以增加母婴传播[23]。

目前对 HIV 感染缺乏有效的被动和主动免疫预防方法，因此，无免疫预防。保持健康的生活习惯、远离毒品、严格筛查献血员、使用一次性注射器等，可减少 HIV 传播。

通过对 HIV 感染孕妇及其新生儿采取正规的抗逆转录病毒治疗（antiretroviral therapy，ART），可以明显减少母婴传播率[24]。新生儿出生后完全人工喂养、合理的治疗和预防，传播率可以降至小于 1%。

三、母亲 HIV 感染与母乳喂养

母乳喂养可增加 HIV 母婴传播的风险。母乳中不仅含有各种丰富的营养成分，还含有多种细胞，如淋巴细胞。母乳中某些物质可抑制 HIV 的感染性，如乳汁中的黏液素能抑制 HIV 复制和繁殖[25]，但仅能抑制乳汁中游离病毒的感染性，不能抑制 CD4+ 细胞中病毒的感染性。

研究证实，HIV 感染母亲的子女，完全人工喂养时，感染率最低；纯母乳喂养大于 6 个月，感染率较低，而混合喂养，感染率最高。这一研究表明，如果母亲感染 HIV，其子女应避免混合喂养。

在非洲的研究发现，HIV 感染母亲的子女完全人工喂养，虽然 HIV 感染率比母乳喂养儿童的感染率明显下降（分别为 36.7% 和 20.5%，P=0.001），但 2 岁时儿童的总死亡率与母乳喂养的死亡率相似（分别为 20.0% 和 24.4%，P=0.30）[23]，说明人工喂养儿童因其他原因的死亡增加；其他学者获得大量类似的研究结果。因此，在资源有限地区，各种传染病和营养不良是婴幼儿死亡的重要原因，完全采取人工喂养不符合实际情况。选择何种喂养方式，需权衡母乳喂养引起的 HIV 感染和人工喂养引起的营养不良和其他感染性疾病的风险，但无论如何，不能采用混合喂养[26]。

完全人工喂养，结合母亲孕期及产后和新生儿正规抗病毒治疗，可最大限度减少母婴传播（< 1%），但必须同时满足以下条件：

（1）家庭具备卫生用水和其他各种卫生条件。

（2）具有足够的能力，提供营养足够的婴儿配方奶。

（3）母亲或照料婴儿者自身必须有良好的健康意识，降低发生腹泻或营养不良的风险。

（4）母亲或照料婴儿者在婴儿 5 月龄前，必须完全使用婴儿配方奶。

（5）家庭支持这种喂养方式。

（6）对婴儿给予必要的充分的其他医疗服务。

如果不能满足上述条件，考虑母乳喂养，尽可能做到以下几点：

（1）HIV 感染母亲应该接受终身抗病毒治疗，以减少母乳喂养引起的母婴传播，并获得适当的医疗服务，如各种必要检测等。抗病毒治疗后，母乳喂养者母婴传播率 1% ~ 5%。

（2）如果选择母乳喂养，5 月龄前完全母乳喂养；6 月龄后添加辅食，至 11 月龄。

（3）任何时候停止母乳喂养，都须在 1 个月内逐渐停止，不能突然停止。

（4）停止母乳喂养后，必须给婴儿提供适当的饮食。应根据婴儿的月龄不同，提供相

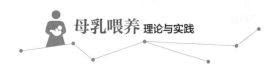

应的饮食。

（5）对 < 5 月龄停止母乳喂养的婴儿：①提供足够营养的婴儿配方奶；②挤出的母乳，加热处理（煮沸、快速加热或巴氏消毒）；③不要添加家庭准备的其他动物奶——不添加辅食。

（6）以下情况，可考虑母乳加热处理（煮沸、快速加热或巴氏消毒）：①特殊情况：低出生体重、新生儿疾患、不能哺乳等；②母亲健康状况不佳：不能哺乳、乳腺炎等；③帮助母亲停止母乳喂养；④母亲暂时无法获得抗病毒治疗；⑤因客观原因，不能哺乳，如上班、外出。

（7）≥ 6 月龄停止母乳喂养的婴儿：①提供足够营养的婴儿配方奶；②煮沸的营养充足的其他动物奶；③米糊等辅食，与配方奶或动物奶搭配，至少 4 ~ 5 次 / 天；④ > 6 月龄婴儿，均需添加辅食。

第六节　巨细胞病毒感染

一、巨细胞病毒感染主要诊断依据

巨细胞病毒（cytomegalovirus, CMV）感染可分为潜伏性感染和活动性感染，前者病毒复制水平极低，对人体几乎不引起损害；后者病毒复制相对活跃，又可分为原发感染、再激活和再感染 3 种，免疫功能正常者，不引起疾病或轻微疾病。

检测血清 CMV IgM 和 IgG 抗体，可基本确定感染类型。CMV IgM 阴性，IgG 抗体阳性，提示潜伏感染。CMV IgM 和 IgG 抗体均阳性，提示活动性感染；通过检测 CMV IgG 抗体亲和力指数，有助于确定原发感染还是再激活或再感染。检测外周血白细胞或其他体液 CMV DNA，阳性可确定为活动性感染，但无法区分是原发感染还是再激活或再感染。

动态观察这些指标，综合分析检测结果，有助于明确感染类型。如果已知原来 CMV IgG 抗体阴性，近期转为阳性者，可确定为原发感染；如果已知原来 CMV IgG 抗体阳性，近期检测 CMV IgM 抗体也为阳性者，或者 CMV DNA 阳性，可确定为再激活感染。

CMV IgG 抗体是中和性抗体，阳性提示曾感染 CMV，并具有一定免疫力，不再发生原发感染；CMV IgG 抗体阴性，说明对 CMV 易感，可发生原发感染。

二、CMV 母婴传播与预防

发达国家育龄妇女 CMV IgG 阳性率为 40% ~ 70%，因此，30% ~ 60% 的孕妇存在发生原发感染的风险。孕期原发感染，宫内感染率可达 40% 左右，其中 10% 对胎儿的影响较重，可引起严重畸形或死胎，因此，CMV 是发达国家中因感染引起胎儿畸形或出生缺陷的最常见原因。

我国目前育龄妇女 CMV IgG 阳性率 > 95%，可能发生原发感染的孕妇少，而再激活感染，导致的宫内感染率仅 1% 左右，且大多数对胎儿的影响较轻，甚至不引起病变。在我国因严重胎儿畸形而中止妊娠的胎儿中，CMV 感染仅占 1.6% [27]，因此，目前我国因 CMV 宫内感染引起的畸形比例很低。

孕妇产后易发生 CMV 再激活感染。CMV IgG 阳性孕妇产后 4 ~ 6 周时，95% 以上乳汁 CMV DNA 阳性[28]，因此，母乳喂养将使新生儿/婴儿暴露于病毒。但是对足月儿和≥ 32 周或≥ 1500g 的早产儿，母乳喂养后，并不引起发病，即仅引起隐性感染，不发生疾病。研究显示，我国人群的原发 CMV 感染，绝大多数发生在大部分婴儿在 1 ~ 3.5 月龄，但无临床表现，也不影响生长发育[29]。

目前对 CMV 无有效疫苗，高价 CMV 免疫球蛋白预防胎儿感染，仍在研究中。

三、母亲 CMV 感染与母乳喂养

CMV IgG 阳性孕妇产后 4 ~ 6 周 95% 以上乳汁 CMV DNA 阳性，母乳喂养是新生儿/婴儿感染 CMV 的主要途径之一，但对足月儿、≥ 32 周或≥ 1500g 的早产儿，母乳喂养仅引起感染，但无临床表现，也不影响生长发育，因此，无须停止母乳喂养，而应该鼓励母乳喂养。

对新生儿出生体重 < 1500g 或 < 32 孕周的早产儿，母乳喂养后 CMV 可能引起早产儿发病，但也有报道似乎不引起明显病变，是否可以直接哺乳尚未定论[30]。但结合母乳喂养对早产儿更为重要，乳汁经过处理后能灭活 CMV，几乎不再发生感染这些研究结果，因此，强烈建议对母乳进行处理后进行母乳喂养。吸出或挤出母乳后，可通过以下任何一种处理：①低于 -10℃冻存 24 ~ 48 小时，38 ~ 42℃融化；②巴氏消毒法（pasteurization）：60 ~ 65℃，30 分钟；③微波炉煮沸或常规加热煮沸。有条件者，尽可能采取前 2 种方法，因为对营养成分和活性成分破坏少；如果没有条件，可采取第 3 种方法，但喂养时需注意母乳温度，避免发生烫伤，详见本章附（家庭母乳消毒）。

在国外有捐赠母乳库的部分地区，对低体重的早产儿母亲又是 CMV 感染的情况，对早产儿先给予捐赠的母乳，同时鼓励母亲挤出乳汁进行冷冻处理，以灭活乳汁中的 CMV。3 天之后，冷冻的母乳就可以供给自己的早产儿。冷冻本身并不能灭活 CMV，母乳本身具有抑制 CMV 感染的活性，但只能抑制母乳中游离的病毒，但母乳中含有大量的白细胞，CMV 可存在于白细胞中，母乳对细胞中的病毒无抑制作用，通过冷冻母乳，再融化后，细胞裂解，释放出游离病毒，母乳则发挥抑制作用，从而使新生儿或婴儿母乳喂养后免受感染或仅引起感染，但不发生疾病。

母乳经过上述方法消毒后，病毒已经被灭活或感染性受到明显抑制，而病毒核酸 CMV DNA 依然存在，此时 CMV DNA 并不表明存在病毒，因此，消毒后的母乳无须检测 CMV DNA。

第七节　疱疹病毒和水痘—带状疱疹病毒感染

一、诊断依据

单纯疱疹病毒（herpes simplex virus, HSV）分 1 型和 2 型，特点是潜伏感染和反复发作。1 型病毒人群感染率几乎 100%，2 型病毒感染大多数由不洁性生活引起。可根据临床表现诊断，局部疱疹，如嘴角、口腔溃疡等，主要为 1 型病毒感染，如果在外阴或泌尿生殖道出现疱疹，多数为 2 型病毒感染，通常伴有明显疼痛、烧灼感等局部症状，分型确诊需依赖特异性血清学检测。

水痘—带状疱疹病毒（varicella-zoster virus, VZV）首次感染时，表现为水痘，主要通过临床表现诊断。通常有传染源接触史，起病急，多有发热、畏寒、乏力等全身毒血症状，1～2天后出现皮疹，多见于身体躯干，然后脸部、四肢。皮疹初为红色斑疹，数小时后变为丘疹，进一步发展出现水疱，大小3～5mm，常有瘙痒感。1～2天后从疱疹中心开始结痂，1周左右结痂愈合脱离，不留瘢痕。水痘皮疹的特点是在发病数日内可分批出现，因此可见斑疹、斑丘疹、新发水疱、结痂水疱等各种时期的皮疹。

带状疱疹是水痘—带状疱疹病毒感染后的远期后遗症，是长期潜伏在神经末梢的后果。既往无水痘感染史者，不发生带状疱疹，但宫内感染的先天性感染水痘除外。带状疱疹的诊断主要根据临床表现，局部剧烈疼痛，针刺样或烧灼感，难以忍受，局部疱疹多见于肋间神经末梢，故呈带状，但也可见于全身各个部位。

二、母亲疱疹病毒感染和母乳喂养

单纯疱疹病毒主要通过接触传播。如果乳房无疱疹，可直接哺乳，乳汁无须特殊处理。如果乳房出现疱疹，在疱疹没有完全结痂痊愈前，不能直接哺乳，但可以吸出或挤出乳汁后再哺乳；如果疱疹在乳头或乳头附近，乳汁需经巴氏消毒或煮沸后再哺乳。注意乳汁消毒后的温度，避免烫伤。

孕期水痘，如果分娩前水疱已经完全结痂，此时无传染性，可以直接哺乳。如果分娩时水痘尚未结痂，或者在产后哺乳期发生水痘，新生儿最好注射普通的人免疫球蛋白（含有水痘病毒抗体）预防母婴传播。水痘通常可在胸部出现，因此，需避免直接哺乳，最好母婴暂时隔离；乳汁吸出或挤出后，需经巴氏消毒或煮沸后再哺乳。

带状疱疹，如果不在胸部或乳房，可直接哺乳；如果在胸部，注意新生儿/婴儿不能与疱疹直接接触，必要时将乳汁吸出或挤出后，不经处理即可哺乳；如果在乳房或乳房周围，不能直接哺乳，乳汁吸出或挤出后，需经巴氏消毒或煮沸后再哺乳。

第八节　流感病毒感染

一、诊断流感病毒感染的主要依据

流感病毒（influenza virus）可分甲、乙、丙3型，甲型多见，易引起流行，少部分病情重，其感染主要通过临床表现诊断。可无明确的接触史，起病急，多有发热、畏寒、乏力、全身酸痛等毒血症状，可有或不伴有流涕、咽痛、咳嗽、咳痰；通常症状较重，而体征较轻；外周血白细胞正常或偏低。根据病情轻重，可分轻型、普通型和重型。重型又称肺炎型，不及时治疗，预后差。病原学确诊依赖于检测痰液或咽拭子流感病毒RNA。

研究显示，出现畏寒、发热的普通感冒，80%左右由甲型流感病毒引起。普通型和轻型流感，预后好。出现重型流感（肺炎型），预后差，甚至引起死亡，必须立即住院治疗。

二、流感病毒母婴传播与预防

流感病毒通常不引起宫内传播。如果临分娩前或哺乳期母亲发生流感，因密切接触，容易通过呼吸道传给子女。

目前对流感病毒具有疫苗，即流感疫苗，但因流感病毒变异快，疫苗仅有一定的保护效果，且保护期限短。不建议 6 月龄以下的婴儿接种。孕期接种流感疫苗对胎儿 / 新生儿的安全性尚未确定，是否增加对胎儿 / 新生儿的不良事件有待进一步研究[31]。

孕期和哺乳期减少外出，合理的营养和休息，提高人体的非特异性免疫力，适当保暖，避免受凉、熬夜、过劳等诱因，可明显减少感染。

三、流感病毒感染与母乳喂养

可以母乳喂养，但需注意适当防护。

流感病毒一般不通过乳汁传播，且母乳喂养可减少新生儿 / 婴儿的呼吸道感染，因此，感染流感病毒的母亲可以母乳喂养其子女。但因直接哺乳时，因近距离的密切接触，母亲的病毒容易通过呼吸道传染给子女，因此需要注意防护。

流感发病的最初 2 ~ 3 天传染性强，母亲释放病毒，并不是通过呼出气体恒定排出，而是在打喷嚏、咳嗽时大量排出病毒。因此，明显喷嚏、咳嗽的母亲，暂时避免母婴同处一室，经常开窗等保持室内外空气流通。如果母亲无明显喷嚏、咳嗽等，哺乳前母亲做好自身清洁，如洗脸、戴口罩等，可以直接哺乳；如果母亲存在明显喷嚏、咳嗽等症状，也可以将乳汁吸出或挤出进行人工喂养，乳汁无须特别处理。

第九节 肺 结 核

一、诊断肺结核的主要依据

根据临床表现，结合相应的实验室检查结果进行诊断。肺结核（pulmonary tuberculosis）的临床表现与普通结核相似，如晚上或夜间发热、盗汗、长期咳嗽（> 2 周）、咯血、消瘦，普通抗生素治疗无效。结核菌素试验对胎儿无明显不良影响，强阳性有助于诊断。痰液（至少连续 3 次）或其他样本（支气管镜检查刷洗液等），进行抗酸杆菌染色找结核菌，阳性可确定诊断。痰液或其他样本进行结核菌传统培养或快速培养，阳性可确诊。妊娠期因担心 X 光对胎儿的影响，孕早期尽可能避免，孕中期和孕晚期可以考虑胸部 X 光摄片，但需要注意保护胎儿；一般情况下，孕妇避免进行 CT 检查，一般在不得已的情况下，才考虑进行。高度怀疑结核，但无明确的证据，可考虑诊断性治疗；因目前存在多重耐药结核，对诊断性治疗效果不佳者，不能排除结核的诊断。

二、结核母婴传播与预防

结核可发生母婴传播，多发生在分娩过程和 / 或产后，尤其是孕期诊断结核但未经正规治疗者；宫内感染较少见，但一旦发生，预后差，未经治疗者，病死率高达 50% 以上，即使治疗，病死率仍高达 20% 以上。未经正规治疗的活动性结核孕妇必须与其子女隔离，但经正规治疗 2 周后，或者痰结核菌阴性，无须隔离，或隔离可解除。

卡介苗可以一定程度预防结核，或者可以减轻病情，但对预防结核母婴传播效果不确切。接种卡介苗可导致结核菌素试验阳性，因此，对孕期确诊结核孕妇的子女，最好暂时不接种卡介苗，这有利于利用结核菌素试验诊断有无母婴感染。

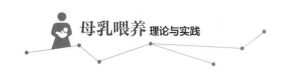

预防结核母婴传播的关键是积极治疗孕妇或母亲，临床有相关表现，高度怀疑结核，排除其他疾患，即可开始抗结核治疗，而无须等待抗酸杆菌染色或结核杆菌培养结果。除母婴传播外，孕期活动性结核，还对母体和胎儿都产生不良影响。因此，应该尽快开始抗结核治疗，尽管抗结核药物存在一定不良反应，但其利明显大于弊[32]。

异烟肼、利福平、吡嗪酰胺和乙胺丁醇无致畸作用，通常为孕期抗结核治疗的一线药物；因链霉素等氨基糖甙类药物可能引起胎儿听力损害，尽可能避免使用，但如果必须使用，可选用链霉素。一旦开始治疗，务必持续使用药物，不能间断治疗。治疗期间注意肝脏毒性。哺乳期间可以使用绝大多数抗结核药物，乳汁中相应药物浓度很低，如果婴儿确诊结核，必须给予药物治疗，而不能试图通过乳汁中的药物治疗。

所有孕期确诊活动性结核孕妇的子女，不管孕期是否进行正规治疗，都必须在6周龄、3月和6月龄进行相应检查，如生长发育指标、结核菌素试验、X光胸片等，以明确是否发生母婴传播。

活动性结核孕妇，未经正规治疗，或者正规治疗未满2周即分娩者，如果新生儿没有先天性结核或母婴传播的证据，也需要单用异烟肼（每天5mg/kg）进行预防性治疗至6周龄，然后根据检查结果再决定是否继续治疗；如果有结核证据，需多种药物联合使用[33,34]。

三、母亲结核与母乳喂养

大多数情况下，母亲患结核时仍可母乳喂养。乳汁中通常无结核杆菌，只有当患乳腺结核时例外。活动性结核，正规治疗 ≥ 2 周，痰结核菌阴性，即可直接哺乳。以下情况时，不能直接哺乳，因为直接哺乳，密切接触孩子，容易发生传播。①孕期确诊结核，分娩时尚未开始治疗者；②未经治疗的活动性结核，痰结核菌阳性；③合并 HIV 感染；④乳腺结核；⑤乳头或乳房损害，但愈合后可以哺乳。但这些情况，可以根据情况采取间接哺乳：第 1 和第 2 种情况，可将母乳吸出或挤出至奶瓶，然后再喂养；第 3 种情况，参考本章第五节；第 4 和第 5 种情况，可将乳汁吸出或挤出后，经巴氏消毒后再喂养，具体参照本章第五节。

此外，因母亲抗结核治疗疗程长，可能担心药物通过乳汁而对新生儿 / 婴儿产生不良影响。但哺乳期间使用的抗结核药物，乳汁中相应药物浓度很低，异烟肼大约为 20%，其他药物浓度更低，因此，罕见因母亲服药，通过乳汁而引起新生儿 / 婴儿不良反应的报道。如果新生儿 / 婴儿自身也进行抗结核治疗，则需要考虑乳汁中药物的影响。使用异烟肼治疗，需补充维生素 B_6，可减少可能的不良作用。

第十节　梅　毒

一、梅毒的主要诊断依据

根据病史、结合临床表现以及实验室检查结果进行诊断。通常有多个性伴侣或者丈夫有不洁性生活史，原发梅毒（syphilis）可有皮肤黏膜损害等。诊断主要依赖实验室检测，首次感染后的一期梅毒可从皮肤黏膜损害处取渗出物，暗视野显微镜观察，如发现梅毒螺旋体（treponema pallidum）即可确诊。

妊娠合并梅毒以潜伏感染多见，诊断主要根据血清学方法检测血清中的梅毒螺旋体IgG抗体，检测方法有非螺旋体试验和螺旋体试验。非螺旋体试验的原理是利用梅毒螺旋体抗体能与牛心磷脂、卵磷脂及胆固醇抗原进行交叉反应，主要包括快速血浆反应素试验（rapid plasma reagin, RPR）和性病研究实验室玻片试验（venereal disease research laboratory, VDRL）；螺旋体试验是利用梅毒螺旋体抗原抗体的特异性反应，主要有螺旋体明胶凝集试验（treponema pallidum particle agglutination, TPPA）和荧光螺旋体抗体吸附试验（fluorescent treponemal antibody-absorbed, FTA-ABS）。

感染梅毒螺旋体后，其特异性IgG抗体可长期存在，阳性不一定说明存在梅毒感染，可能为既往感染，现症感染通常存在较高滴度抗体。因此，必须根据抗体滴度高低，结合治疗情况进行综合分析。RPR或VDRL检测结果≤1∶2阳性，表明低滴度阳性，通常是假阳性或者既往感染经治疗后已经恢复；血清1∶4阳性，重复检测仍为1∶4，可能为现症感染；≥1∶8阳性，感染可能性大；确诊试验依赖TPPA或FTA-ABS。如果既往经过2~3个正规疗程治疗，体内的梅毒螺旋体已经被杀灭，其抗体可低滴度长期存在，但与牛心磷脂抗原的交叉反应性下降，甚至转阴，因此，RPR或VDRL检测的滴度下降，可考核治疗效果。

二、梅毒母婴传播与预防

母亲孕期或哺乳期梅毒现症感染，可将梅毒螺旋体传给其子女，可发生在宫内（先天梅毒）、分娩时和分娩后。

目前无疫苗可以预防梅毒。保持健康的生活习惯，夫妇双方无性乱史，几乎不会发生感染，是预防梅毒的关键。预防母婴传播的关键是对确诊或高度可疑的孕妇进行抗梅毒治疗，一方面可以治疗孕产妇，另一方面可以预防先天性梅毒或减轻病情。正规治疗后，母婴传播发生率小于1%。

孕产妇梅毒治疗与普通梅毒治疗方案相似，夫妇或性伴侣需同时治疗。一期、二期梅毒或病程不足1年者，使用苄星青霉素240万单位，肌注，每周1次，连用2周；或普鲁卡因青霉素80万单位，肌内注射，每日一次，连用10~14日。病程≥1年或病程不明者、梅毒瘤、梅毒树胶肿及心血管梅毒，疗程需要延长一周。对青霉素过敏者，可选用头孢类抗生素或红霉素治疗，孕妇禁用四环素治疗。

抗梅毒治疗需要注意吉—海反应，这是因为大量梅毒螺旋体被杀死，释放大量梅毒螺旋体蛋白引起机体的过敏反应，表现为在治疗后数小时（最长6小时）出现寒战、高热、头痛、肌肉骨骼疼痛、子宫收缩、胎动减少等。对高滴度RPR阳性（≥1∶32），可在治疗前1日开始口服泼尼松5mg，每日4次，连续3~4日，预防吉—海反应；一旦发生，可使用氢化可的松200~400mg，静脉滴注。因此，抗体滴度高的患者，最好住院治疗，或者首次用药后，门诊观察数小时[35]。

对所有梅毒孕妇的子女都必须评估和随访，以明确是否感染梅毒。孕期正规治疗者，感染机会极低（<1%)。如果新生儿/婴儿确诊或高度怀疑梅毒，需进行治疗；对感染机会低或几乎不可能感染的新生儿，可选择随访或按体重一次性注射苄星青霉素5万单位/公斤体重[35]。

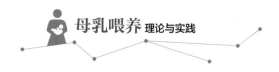
三、母亲梅毒与母乳喂养

明确孕期梅毒，但分娩前已接受规范治疗者，不管孕妇抗体滴度高低，均可以母乳喂养；如果分娩前未规范治疗者，或临分娩前 1～2 周才确诊者，暂缓直接乳房喂养，但可以间接哺乳，将乳汁吸出或挤出，经过巴氏消毒或煮沸后，再盛入奶瓶中哺乳，同时尽快开始治疗，疗程结束后，再开始直接乳房喂养。合并 HIV 感染者，采用完全人工喂养。

第十一节　弓形虫感染

一、诊断弓形虫感染的主要依据

弓形虫病（toxoplasmosis）是经消化道传播的动物源性传染病。孕妇感染通常无症状，猫狗等宠物接触史、生食肉类制品、下河、饲养动物等病史，有助于诊断；无这些感染高危因素，极少发生感染。诊断需根据特异性抗体检测，感染后一般在 1～2 周内产生特异性 IgM 抗体，2～3 周达到高峰后逐渐下降，2～3 月消失；特异性 IgG 抗体常在 IgM 产生后 1 周内产生（而不是 IgM 抗体消失后），6～8 周达到高峰，病原体清除后，抗体滴度下降至低水平，可持续数年至数十年，甚至终身。因弓形虫 IgM 检测容易出现假阳性，需同时依赖弓形虫 IgM 和 IgG。弓形虫 IgG 和 IgM 同时阳性，提示近期感染或再激活或再感染；单纯弓形虫 IgG 阳性，提示既往感染；而单纯弓形虫 IgM 阳性，IgG 阴性，很可能为假阳性或者感染的早期，1 周后复查，如果弓形虫 IgG 仍阴性，确认是假阳性，如果弓形虫 IgG 转为阳性，确认弓形虫感染[36]。

二、弓形虫母婴传播与预防

孕前母体感染弓形虫，胎儿感染约 1%；孕早期、中期和晚期母体感染，胎儿感染率分别达 10%～25%、30%～55% 和 60%～65%，因此，对有上述感染高危因素的孕妇，必要时孕期需多次筛查。胎儿感染后可出现失明、失聪、神经发育迟缓、肝脾肿大等，甚至死亡。

目前对弓形虫无有效疫苗，避免上述感染高危因素，是预防的关键。母婴传播的预防，主要依赖对母体的治疗。只有孕期确诊弓形虫感染，才开始用药治疗；可疑病例不进行治疗，但需密切随访或进一步检查，明确诊断；必要时中孕期羊水穿刺，PCR 检测弓形体 DNA。

孕期抗弓形虫治疗，如果孕 16 周前确诊，先单用螺旋霉素（该药不能通过胎盘，仅对母体的病原体有效），孕 16 周后联合使用乙胺嘧啶和磺胺嘧啶，持续 4 周；16 周前使用乙胺嘧啶或磺胺嘧啶，对胎儿可能有不良影响。如果孕 16 周后确诊，直接联合使用乙胺嘧啶和磺胺嘧啶，持续 6 周；磺胺过敏时，联合使用乙胺嘧啶和克林霉素，可加用阿奇霉素。补充甲酰四氢叶酸，可减少副作用。

如果是产后哺乳期确诊母亲弓形虫感染，可单用螺旋霉素治疗，但同时需要确认新生儿／婴儿有无感染，如果确认感染，也使用螺旋霉素治疗。

三、母亲弓形虫感染与母乳喂养

至今尚无因母乳喂养而引起婴儿弓形虫感染的报道，但理论上存在可能，因为各种动物乳汁中可分离到弓形虫。曾发生 24 名家庭成员因食用生羊奶，10 人发生弓形体感染[37]。

确诊弓形虫感染的孕妇，分娩前经正规治疗，能直接哺乳；如果分娩前尚未经治疗，或者疗程未结束，不能直接哺乳，但可以吸出或挤出乳汁，经巴氏消毒或煮沸后再哺乳。哺乳期确诊弓形虫感染，尽快开始治疗，首选螺旋霉素，疗程未结束时，不能直接哺乳，但乳汁可经巴氏消毒或煮沸后再哺乳。

第十二节　母乳喂养和预防接种

一、哺乳期产妇的疫苗接种

产妇不存在免疫抑制状况，如果哺乳期产妇需要接种疫苗，可视产妇为普通人群进行免疫接种。

哺乳期妇女母乳喂养其子女时，接种所有的灭活疫苗（inactivated vaccine），即死疫苗，对孩子均没有不良影响，可以正常哺乳。接种减毒疫苗（attenuated vaccine），即活疫苗，其中黄热病疫苗，可通过哺乳将活病毒传给新生儿 / 婴儿，引起脑膜脑炎等，其他活疫苗，不会将活病毒传给子女。因此，产妇哺乳期母乳喂养时，不能接种黄热病疫苗；如果哺乳期必须接种黄热病疫苗，必须停止哺乳。产妇哺乳期均可接种其他减毒活疫苗。

二、新生儿疫苗接种和母乳喂养

母亲乳汁中存在各种抗体，母乳喂养的新生儿 / 婴儿可通过母乳喂养获得母源性抗体，从而影响机体对某些疫苗的抗体应答（antibody response）[38]。然而，目前用于新生儿 / 婴儿预防接种的所有疫苗，其接种的时间安排，已经考虑了母源性抗体对疫苗效果的影响，因此，无须担心哺乳而影响疫苗效果。换言之，新生儿 / 婴儿接种任何疫苗，包括轮状病毒疫苗，均可接受母乳喂养。

部分婴幼儿在接种疫苗后可在局部发生红肿，全身出现低热或中度发热、精神稍差、烦躁或哭闹、食欲轻度减退等，这是接种疫苗后的正常反应。这种反应与母乳喂养无关，一般持续 1 ~ 3 天，不会逐渐加重，1 ~ 2 天后即逐渐减轻。如果接种疫苗后出现寒战、高热等，或上述病情 2 ~ 3 日后逐渐加重，必须尽快就医。

此外，研究显示，在免疫接种时，给孩子一边哺乳，一边接种疫苗，可减轻注射引起的疼痛，减少因疼痛相关的哭闹、烦躁，而且哺乳可减少免疫接种引起的发热反应[39,40]。

第十三节　母乳喂养对感染母亲身体的影响

前述内容着重于感染母亲哺乳能否引起新生儿 / 婴儿感染。与此同时，也必须考虑这些母亲的身体状况。哺乳对母亲来说，尤其在中国传统文化的影响下，母亲通常需要摄取比普通人多的高热量、高脂肪、高蛋白以及富含各种其他营养成分的食物，消化、吸收这些营养成分，明显增加合成代谢。另外，通常夜间也需要哺乳数次，这对于存在感染和患相关疾病的母亲可能是一个挑战。

对身体健康的母亲，能完全适应母乳喂养对以往生活所带来的改变。对身体状况不佳的母亲，如慢性 HBV 感染或急性肝炎，如急性戊型肝炎，需要考虑母乳喂养对母亲的身体损害。如果母亲肝功能轻度或中度异常，母乳喂养同时，需要注意母亲的病情，并动态观察肝功能的恢复情况，每周复查 1 次；如果肝功能恢复良好，可正常哺乳，包括夜间哺乳；如果肝功能恢复不佳，甚至加重，可采取白天哺乳，夜间暂停母乳喂养，保证充足的休息。如果母亲肝功能严重异常，甚至出现黄疸或胆红素升高，最好住院治疗，暂停母乳喂养，观察肝功能恢复情况，再决定是否恢复哺乳。如果孕妇产后出现重症肝炎倾向，甚至重症肝炎，必须立即住院，停止母乳喂养，积极治疗。暂停母乳喂养或者停止母乳喂养，需团队合作，为母亲制定适合她的方案，根据母亲的产奶情况，婴儿的喂养情况，制定挤奶，喂养和离乳方案，确保母亲和婴儿在这个过程中的顺利过渡。

日常生活中，当母亲感染时，经常听到"为了安全，就不要母乳喂养，采用人工喂养"等类似建议，实际上，这些建议仅是臆想性推测。总结本章内容（表 14-6），我们可以看出，从感染的角度出发，母乳喂养几乎没有绝对禁忌证；采取适当策略，常见感染几乎都可以母乳喂养；对 HIV 感染母亲，有条件者，最好采取完全人工喂养；无条件者，纯母乳喂养 6 个月，禁忌混合喂养。

表 14-6 常见母亲感染与母乳喂养

感染类型	母乳喂养	备 注 *
乙型肝炎	能	HBeAg 阳性、乳头皲裂、出血等也可母乳喂养
丙型肝炎	能	乳头皲裂、出血时暂停母乳喂养
甲型或戊型肝炎	能	如果分娩时病情重，暂停母乳；病情减轻后，母乳喂养
艾滋病	个体化；最好完全人工喂养	母亲需抗病毒治疗；无条件人工喂养者，前 6 个月完全母乳喂养，最好经巴氏消毒或煮沸后喂养；禁忌混合喂养
巨细胞病毒	能	< 32 周或 < 1500g 早产儿，母乳经消毒后可喂养
单纯疱疹或带状疱疹	能	如乳房或乳头有病变，不能直接哺乳，但母乳经消毒可喂养；其他部位感染，均可直接哺乳
水痘	能	同"单纯疱疹病毒"，新生儿注射普通免疫球蛋白
流感	能	注意个人卫生、戴口罩；或挤出乳汁后直接喂养
肺结核	正规治疗 14 日后，痰结核菌阴性者，能	不能直接哺乳：未经治疗的活动性结核，痰结核菌阳性；合并 HIV 感染。乳腺结核、乳头或乳房损害，愈合前乳汁经消毒后可母乳喂养，愈合后可以哺乳

续表

感染类型	母乳喂养	备　注*
梅毒	正规治疗后，能	未规范治疗者，暂缓直接哺乳；乳汁经消毒后可母乳喂养；需尽快治疗
弓形虫	正规治疗后，能	同梅毒

* 母乳消毒：巴氏消毒、微波炉或加热煮沸，注意乳汁温度，避免烫伤；巨细胞病毒感染，巴氏消毒、微波炉或加热煮沸外，也可将母乳冷冻数小时后，38～42℃融化后再哺乳

第十四节　家庭母乳消毒

本节内容着重于家庭内母乳消毒，提供可操作的实用方法，而不是复杂的产业化乳制品的消毒方法。

一般情况下，直接乳房哺乳即可，无须进行母乳消毒。本节的母乳消毒法仅用于母亲感染时乳汁需要消毒的情况。

一、冷藏或冷冻母乳加热方法

1. **温奶器加热**　有条件者，使用温奶器，将温奶器温度设置在38～42℃，开启电源，加热期间间断摇动奶瓶，以使乳汁受热均匀。

2. **简易方法**　将大致等量自来水和开水混合，如一杯自来水（温度20℃）加一杯开水（最高温度100℃，冬天开水可以略多），此时水温不超过60℃。将奶瓶浸泡在热水中一定时间，用手感觉奶温，也可以滴一两滴乳汁在手背虎口皮肤，感觉到温热但不烫手即可；如果乳汁仍不够热，可将原先的热水弃去，按上述方法重新准备热水。不超过60℃的热水温奶，几乎不会破坏乳汁中的各种成分。

无论何种加热方法（包括以下加热消毒），在给孩子喂奶前，务必确保乳汁温度适当，具体方法是，用手背虎口皮肤感受奶瓶或乳汁温度，以不烫为宜；也不要温度过低，温度过低，容易引起胃肠不适。

二、母乳消毒的适应证

1. 即使母亲患感染性疾病，也无须每种疾病都要进行母乳消毒。需要母乳消毒后再进行喂奶的母亲感染性疾病有：

（1）CMV IgG 阳性母亲，而且新生儿为孕龄小于32周或出生体重小于1500g的早产儿；出生后随着生长发育，体重超过1500g，且无明显疾患时，母乳可不再消毒。

（2）艾滋病患者或HIV感染者，包括合并其他感染的HIV感染者。

（3）乳房或乳头有未结痂水疱的水痘患者、有疱疹的单纯疱疹或带状疱疹患者。

（4）活动性肺结核，未经过正规治疗者。

（5）确诊梅毒现症感染，未经过正规治疗者。

（6）确诊弓形虫感染，未经过正规治疗者。

（7）某些新发感染病，如寨卡（Zika）病毒，在尚未明确是否通过母乳传播前，暂时

按能通过母乳传播处理，需要进行母乳消毒。

2. 不需要进行母乳消毒的母亲感染性疾病有：

（1）各种病毒性肝炎，包括甲型肝炎、乙型肝炎、丙型肝炎和戊型肝炎，可以直接乳房哺乳。

（2）流感病毒感染，挤出母乳后再由他人喂奶，避免孩子与母亲直接接触。

（3）乳房或乳头无水疱的水痘患者，挤出母乳后再由他人喂奶，避免孩子与母亲直接接触。

（4）乳房或乳头无疱疹的单纯疱疹或带状疱疹患者，可以直接乳房哺乳。

（5）经正规治疗的梅毒患者、弓形虫病。

（6）经正规治疗 2 周的肺结核患者。

三、母乳消毒方法

只有符合上述适应证的母亲感染时，才需要进行母乳消毒，其目的是杀灭乳汁中存在的病原微生物。母乳中存在许多对热敏感的活性成分，因此，在杀灭微生物的同时，尽可能不破坏或少破坏乳汁中的各种成分。

1. **巴氏消毒法（pasteurization）** 是法国科学家巴斯德（Pastuer）于 19 世纪 60 年代发明的一种加热杀灭微生物的方法，最初用于杀灭葡萄酒中的微生物，现广泛用于多种食品（包括乳制品）的消毒。将食品加热至 60～65℃，并维持 30 分钟左右，这既可以杀灭绝大多数微生物，又可以最少程度破坏食品中的有效成分，是一种最佳的消毒方法。随着温奶器（也称暖奶器）的普及，一般家庭也可进行巴氏消毒。

具体操作：将母乳挤出，存入奶瓶，放入温奶器中，温奶器中加适量自来水，设置温度 60～65℃，开启电源加热。加热过程中间断摇动奶瓶，使乳汁受热均匀。待温度到达设置温度后，开始计时，约 30 分钟后切断电源，取出奶瓶，温度降至不烫手背虎口皮肤时，可给孩子喂奶。注意，在温奶器中不要加热水，特别不要加开水，因为加热水后，温奶器的温度与乳汁温度不一致，很难确定乳汁在 60～65℃的时间长短，巴氏消毒需要 30 分钟。

母乳经巴氏消毒后，可杀灭 99% 左右的细菌和其他病原微生物，但仍可残留一些细菌，如果不及时给孩子喂养，需要 4℃保存，有效时间为 3～5 日，但如果给孩子喂奶后残余的母乳，4℃保存不超过 12 小时。也可以冷冻（-10℃以下）保存，可以保存 1～2 个月。再次给孩子喂奶时，无须再次消毒，只需要按上述方法加热至 38～42℃即可。注意避免母乳多次冻融，通常不要超过 3 次。因为反复冻融，能破坏母乳的活性成分，如果母乳量较大，可以适量盛放在多个容器中。

温奶器生产厂家很多，质量参差不一，选用较大厂家、价格 200～300 元的产品，基本可满足要求。如果温奶器无温度显示标识，到达设置温度后，电源自动断电，计时可从电源首次自动断电开始。

2. **冷冻—融化消毒法（freeze-melt disinfection）** 将母乳储存低于-10℃冰箱冷冻，1～3 天后经 38～42℃融化，本方法仅适用于消毒 CMV。低温本身并不能杀灭微生物，但该方法可灭活母乳中的 CMV，因此仅适用于母亲为 CMV IgG 阳性的早产儿（小于 32 周或体重低于 1500g）。母乳具有抑制 CMV 感染的活性，但只能抑制母乳中游离的病毒，母乳中还含有大量白细胞，CMV 可存在于白细胞中，母乳对细胞中的病毒无抑制作用，通过冷冻—融化，细胞裂解，释放出游离病毒，母乳再发挥抑制作用，从而使新生儿或婴儿母乳喂养后免受感染或仅引起感染，但不发生疾病。该方法几乎不影响乳汁的各种成分。

需要注意的是，母乳融化后，若喂奶后有剩余，不要再次冷冻，可以4℃保存数小时，下次加热后再给孩子喂奶。母乳反复冻融，能破坏母乳的活性成分，如果母乳量较大，可以适量盛放在多个容器中。

3. **煮沸消毒法（boiling disinfection）**　即常规煮沸，将母乳放在容器中，在火上加热。加热过程中，需间断摇动容器，使母乳受热均匀；一旦充分煮沸，立即关火，不要长时间煮沸。加热时，温度从低到高，在煮沸到100℃前，乳汁温度已经有一段时间在80℃以上，再到100℃，这一过程足以杀灭99%左右的微生物，因此不要担心不能杀灭微生物而延长煮沸时间，以免破坏母乳中的活性成分。

母乳煮沸消毒后，可自然冷却，也可将容器放入冷水中快速冷却至38～42℃，然后给孩子喂奶。如果有剩余，可4℃冷藏12小时；如果12小时内仍有剩余，可冷冻。冷藏或冷冻后，再次喂奶前，加热至38～42℃即可，不必再次消毒。

4. **微波炉消毒法（microwave disinfection）**　通常情况下，不建议使用微波炉加热母乳或其他动物乳汁，原因是微波炉加热不均匀，局部温度很高，容易引起婴儿口腔、食道、甚至胃部烫伤，也容易破坏乳汁中的活性成分。但因家庭微波炉普及、使用方便，加热速度快，在无其他条件时，也可采用微波炉杀灭病原微生物。使用微波炉加热时，在乳汁沸腾前，需要戴厚棉手套或用毛巾，握住奶瓶快速摇动，使母乳受热均匀，充分沸腾后，可自然冷却，也可将容器放入冷水中快速冷却至38～42℃，然后给孩子喂奶。如果有剩余，可4℃冷藏12小时；如果12小时内仍有剩余，可冷冻。冷藏或冷冻后，再次喂奶前，加热至38～42℃即可，不必再次消毒。

【案例】
案例1：乙肝"大三阳"携带者妈妈的宝宝，行舌系带手术后能否母乳喂养？
妈妈的来信：

本人是xxx市的一位乙肝"大三阳"携带者妈妈，病毒8次方，肝功能正常，孕期没有服用抗病毒药，宝宝一个月大。

宝宝出生时化验了脐带血，第1、2、4项阴性（HBsAg、抗-HBs和抗-HBe阴性），但第3、5项阳性（HBeAg、抗-HBc）。宝宝出生时立即注射了200 IU的乙肝免疫球蛋白，出生24小时内接种了第1针乙肝疫苗，计划按0、1和6月方案进行免疫预防。

由于孕前做了一些咨询，了解到"大三阳"妈妈也是能正常哺乳的。出生第3天就开始哺乳，由于本人乳头内陷，宝宝用力吮吸，第5天乳头出过一次血。宝宝从第8天开始嘴角长奶泡至满月，满月当天做了唇舌系带手术，口腔内有伤口。

经历了以上这些情况，本人开始担心母婴阻断的效果，担心的问题如下：

（1）一针200 IU的乙肝免疫球蛋白，能确保宝宝多长时间内不受乙肝病毒感染，乙肝免疫球蛋白的功效会不会因为这一个月连续暴露在病毒环境中而降低浓度，以至于提早消耗而消失？

（2）乙肝疫苗按0、1和6月方案接种，会不会存在免疫球蛋白消耗，而自身抗体又没有产生这种情况，两者之间有没有时间差？

（3）当免疫球蛋白代谢消失后，喂奶是不是会增加感染概率？

（4）在唇舌系带手术后，因为口腔内有伤口，是否增加感染？因为当地医生建议停止母乳喂养，改用人工喂养。

医生回信说明：

（1）宝宝化验脐血，第3、5项阳性（HBeAg、抗-HBc），这实际上没有意义。第3项HBeAg，本身不是乙肝病毒的成分，而是体内乙肝病毒繁殖时产生的一种副产品蛋白质，能通过胎盘进入胎儿。母亲HBeAg阳性时，90%左右的新生儿HBeAg也阳性，阳性不是感染的证据。第5项抗-HBc阳性，这是妈妈体内的抗-HBc进入胎儿的结果，因为妈妈体内的IgG抗体，都能通过胎盘。因此这2项阳性，都不是宝宝感染乙肝病毒的证据。

（2）你宝宝出生后接受了乙肝免疫球蛋白和疫苗，是正规母婴传播阻断措施，这很好。因为是"乙肝大三阳"，母婴传播的几率仅5%～10%，因此，不必过于担心宝宝感染，毕竟感染率很低。如果是"小三阳"，正规预防后几乎不会感染。

（3）你宝宝出生后注射了200 IU的乙肝免疫球蛋白，其中的有效成分是乙肝表面抗体IgG，有效期至少是3个IgG抗体的半衰期，即21天×3＝63天，通常会更长。因为出生后24小时内已经接种第1针乙肝疫苗，其成分是高纯度的重组乙肝表面抗原，能刺激宝宝自己产生乙肝表面抗体，只要在出生后30天左右按时接种第2针疫苗，接种后1周左右就可自己产生抗体，也就是宝宝在40天之前自己就可以产生抗体。因此，不要担心上述第2个问题，即免疫球蛋白消耗完，而自己没有产生抗体这种情况。实际上，出生后注射100 IU的乙肝免疫球蛋白也足够了，因此，国家目前对乙肝母亲的宝宝，免费提供一针100 IU的乙肝免疫球蛋白，有效期至少是2个半衰期，即21天×2＝42天，实际有效时间更长。

（4）乙肝母亲的母乳中确实存在病毒，但母乳喂养，病毒仅进入消化道，而乙肝免疫球蛋白在血液中，因此不会因为一个月连续暴露在病毒环境中而降低浓度，以至于提早消耗消失。重要的是，乙肝病毒不经过消化道传播，而且母乳中有成分能与乙肝病毒结合，可能抑制病毒的感染性。因此不必担心上述第1个问题，不会因为一个月连续消化道暴露于病毒，以至于提早消耗乙肝免疫球蛋白的功效。

（5）对上述第3个担心，即乙肝免疫球蛋白因代谢而消失，喂奶是不是会增加感染概率。上述回复第2点已经明确，乙肝免疫球蛋白因代谢而消失前，宝宝自己已经能产生抗体，因此不存在这种情况。

（6）舌系带手术后，口腔内有伤口，母乳中也存在病毒，这看起来好像能增加感染机会，但实际上不会。理由是：①母乳中的病毒量很低，要比血液中的病毒低1000～10 000倍；②能通过伤口进入宝宝体内的病毒量极少，而宝宝体内有抗体，能中和病毒；③母乳中有物质能与乙肝病毒结合，可能抑制病毒的感染性。因此，当地医生建议停止母乳喂养，改用人工喂养，仅仅是一种担心，这没有科学根据，因此不必放弃母乳喂养。

（7）另外，信中提到的"由于乳头内陷，宝宝用力吮吸，第5天乳头出过一次血。宝宝从第8天开始嘴角长奶泡至满月"，这都不是问题，因为宝宝出生后立即注射了乙肝免疫球蛋白，大约30分钟后血液中就有表面抗体，有抵抗力。如果万一感染，与这些都没有关系，而是与分娩过程中宝宝暴露于含有大量病毒的母亲血液有关，毕竟正规预防后，仍有 5%～10% 的感染率。

因此，目前不要担心孩子感染的问题，按正常宝宝母乳喂养，按时接种第 2 针和第 3 针乙肝疫苗。在 7～12 月龄给宝宝检查一次，最好是 7 月龄，也就是在接种第 3 针疫苗后 1 个月左右；当然，在 12 月龄后检查也可以。

妈妈的再次来信：

我是 xxx 市的一位妈妈，以前曾得到您的详细解释，非常感谢，不知道您还记得么。宝宝打完第 3 针疫苗一个月后我带他去医院做两对半检查，孩子血管细，手、脚、脖子都找不到血管抽血，没办法，医生让孩子没抽血取样就回家了。现在孩子九个月了，我想大点再去医院查。如果还是不能顺利抽血，是否有其他的检测方式，我在网上看到有抗原试纸检测，方法比较简单，不知道准确率怎么样，您能给我点建议么？

医生回信说明：

乙肝表面抗原试纸条，相对灵敏度和特异性都不如采血检测，但优点是方便，不用采静脉血，但大致是可靠的。采血时，采孩子的足跟血，很方便。

你可以到儿童医院或者大医院的儿科检查，儿童医院的护士采血经验好，最好是用静脉血检测，因为这不仅可以检测乙肝表面抗原，还可以检测乙肝表面抗体，知道孩子有无抵抗力。

这位妈妈的最后来信：

太幸运了，宝宝检查结果出来了：单二阳，抗体 462mIU/ml！我真的好开心，从此可以毫无愧疚的面对孩子了！

孩子母乳了十个月，身体抵抗力也棒棒的。在此由衷感谢您这样的正义天使站出来捍卫高病毒携带者妈妈的宝宝母乳的权利，让我们的孩子在出生就享受公平的待遇。

最后，再次真心感谢周医生，祝您及家人平安快乐！

医生回信：

祝贺这位妈妈，孩子没有感染，而且有抵抗力，今后孩子几乎不会再感染乙肝了。现在的免疫预防对乙肝病毒的母婴传播预防效果非常好，"乙肝大三阳"母亲的孩子，发生母婴传播的几率仅 5%～10%，如果是"小三阳"，发生的几率为 0～0.1%，也就是几乎不再发生母婴传播。关键是对宝宝出生后及时迅速注射乙肝免疫球蛋白和接种第 1 针乙肝疫苗，并按时接种第 2 针和第 3 针疫苗。你的宝宝没有感染乙肝，而且有抵抗力，这不仅仅是幸运，更是科学进步的结果。这也是我们的工作，既让宝宝得到正规的预防，又不对宝宝进行不合理的过度干预，国内确实普遍存在因为过度恐慌而采取的种种不合理手段。再次祝贺你！

案例 2：乳汁巨细胞病毒（CMV）DNA 阳性，是否可以母乳喂养？

36 岁女性，平时月经不规则，曾结婚后多年不孕，经检查确诊为子宫内膜疤痕，通过多种方法综合治疗后怀孕。妊娠期间，因胎儿发育落后于胎龄，怀疑"胎儿宫内生长受限"，于孕37周，顺产一女婴，出生体重2260g，母乳喂养。因怀疑"胎儿宫内生长受限"和低出生体重，该母亲及其新生儿每月随访，新生儿生长发育基本正常，产后3个月第3次随访时，结合孕期胎儿B超结果校正孕龄，确定该女婴实际上为早产，排除"胎儿宫内生长受限"诊断。但当地医院医生根据母亲产后2个月时母乳CMV DNA阳性，建议停止母乳喂养，故该母亲咨询究竟是否需要停止母乳喂养。

相关专家通过询问病史，确定该母亲在孕期曾进行CMV抗体检测，结果是CMV IgG阳性，IgM阴性。同时根据该女婴出生后一直母乳喂养，生长发育正常，平常没有特别哭闹，未发生明显疾病，明确告知不要停止母乳喂养，完全可以继续母乳喂养，并说明了理由。该母亲接受了相关专家的建议，继续母乳喂养，该女婴在1岁随访时，生长发育正常，无任何健康的不良表现。

点评： CMV IgG阳性产妇，产后乳腺CMV的再激活感染率可达到95%以上，产后3~7天开始，2~4周达到高峰，因此乳汁中CMV DNA阳性，存在病毒，但这并不是放弃母乳喂养的证据。当地医生建议停止母乳喂养时已经产后3个月，实际上，该女婴出生后一直母乳喂养，已经持续暴露于病毒近3个月，这期间很可能已经感染了CMV，但生长发育正常，平常没有特别哭闹（提示身体无明显不适），说明感染对孩子没有不良影响，因此，没有必要因为乳汁CMV DNA阳性而停止母乳喂养。此外，该女婴是顺产，大约10%~20%左右的新生儿经过产道时，可通过暴露于产道分泌物中的病毒而感染CMV，更进一步说明在3个月时停止母乳喂养，没有任何益处，反而因停止母乳喂养，容易发生各种感染性疾病和发热性疾病。

实际上，针对CMV的母婴传播，国际上有统一的共识：对足月儿、孕周大于32周或出生体重大于1500g的早产儿，可以正常母乳喂养，不必担心因母乳喂养而感染CMV，因为这些感染几乎为隐性感染，不引起疾病。其机理可能与新生儿体内存在母源性CMV IgG，能中和CMV的感染力和/或减轻病毒的致病力有关。对孕周小于32周或出生体重小于1500g的早产儿，最好母乳消毒后再喂奶，具体方法请参见本章节相关内容。

（周乙华）

参考文献

1　Artym J, Zimecki M. Milk-derived proteins and peptides in clinical trials. Postepy Hig Med Dosw (Online), 2013,67:800-816.

2　Lonnerdal B. Infant formula and infant nutrition: bioactive proteins of human milk and implications for composition of infant formulas. Am J Clin Nutr, 2014,99(3):712S-717S.

3　Turin CG, Ochoa TJ. The role of maternal breast milk in preventing infantile diarrhea in the developing World. Curr Trop Med Rep, 2014,1(2):97-105.

4　Redwan EM, Uversky VN, El-Fakharany EM, et al. Potential lactoferrin activity against pathogenic viruses. C R Biol,2014,337(10):581-595.

5　Trend S, Strunk T, Hibbert J, et al. Antimicrobial protein and Peptide concentrations and activity in human breast milk consumed by preterm infants at risk of late-onset neonatal sepsis. PLoS One,

2015,10(2):e0117038.

6　Pammi M, Weisman LE. Late-onset sepsis in preterm infants: update on strategies for therapy and prevention. Expert Rev Anti Infect Ther, 2015,13(4):487-504.

7　Ladomenou F, Moschandreas J, Kafatos A, et al. Protective effect of exclusive breastfeeding against infections during infancy: a prospective study. Arch Dis Child, 2010,95(12):1004-1008.

8　Duijts L, Jaddoe VW, Hofman A, et al. Prolonged and exclusive breastfeeding reduces the risk of infectious diseases in infancy. Pediatrics,2010,126(1):e18-25.

9　Silvers KM, Frampton CM, Wickens K, et al. Breastfeeding protects against current asthma up to 6 years of age. J Pediatr,2012,160(6):991-996.

10　Dekker HT, Sonnenschein, Voort AM, et al. Breastfeeding and asthma outcomes at the age of 6 years: The Generation R Study. Pediatr Allergy Immunol, 2016,27(5):486-492.

11　中华医学会妇产科学分会产科学组 . 乙型肝炎病毒母婴传播预防临床指南 (第 1 版). 中华妇产科杂志 ,2013,48(2):151-154.

12　周乙华 , 胡娅莉 . 我国预防乙型肝炎病毒母婴传播的成就和挑战 . 中华医学杂志 ,2015,95(1):15-18.

13　Beasley RP, Stevens CE, Shiao IS, et al. Evidence against breast-feeding as a mechanism for vertical transmission of hepatitis B. Lancet,1975,2: 740–741.

14　冯静 , 周乙华 , 胡娅莉 . 母乳喂养与慢性病毒性肝炎母婴传播 . 中华围产医学杂志 ,2015,18(5): 383-386.

15　刘景丽 , 冯静 , 林晓倩 , 等 . 母乳与乙型肝炎表面抗原的结合特性 . 中华围产医学杂志 ,2016,19(2):114-118.

16　周乙华 , 胡娅莉 . 乙型肝炎病毒感染孕妇是否需要抗病毒预防母婴传播 . 中华妇产科杂志 ,2016.

17　Liao Y, El-Fakkarany E, Lönnerdal B, et al. Inhibitory effects of native and recombinant full-length camel lactoferrin and its N and C lobes on hepatitis C virus infection of Huh7.5 cells. J Med Microbiol,2012, 61(3):375-383.

18　Picard-Jean F, Bouchard S, Larivée G, et al. The intracellular inhibition of HCV replication represents a novel mechanism of action by the innate immune Lactoferrin protein. Antiviral Res,2014,111:13-22.

19　Pfaender S, Heyden J, Friesland M, et al. Inactivation of hepatitis C virus infectivity by human breast milk. J Infect Dis,2013,208(12):1943-1952.

20　Daudi N, Shouval D, Stein-Zamir C, et al. Breastmilk hepatitis A virus RNA in nursing mothers with acute hepatitis A virus infection. Breastfeed Med, 2012,7:313-315.

21　Rivero-Juarez A, Frias M, Rodriguez-Cano D, et al. Isolation of hepatitis E virus from breast milk during acute infection. Clin Infect Dis,2016,62(11):1464.

22　Gu G, Huang H, Zhang L, et al. Hepatitis E virus seroprevalence in pregnant women in Jiangsu, China, and postpartum evolution during six years. BMC Infect Dis,2015,15(1):560.

23　Nduati R, John G, Mbori-Ngacha D, et al. Effect of breastfeeding and formula feeding on transmission of HIV-1: a randomized clinical trial. JAMA,2000, 283(9):1167-1174.

24　姜佩佩 , 周乙华 , 胡娅莉 . HIV 感染孕妇抗逆转录病毒治疗预防母婴传播的效果和不良影响 . 中国产前诊断杂志 (电子版), 2015,7(1):21-25.

25　Mthembu Y, Lotz Z, Tyler M, et al. Purified human breast milk MUC1 and MUC4 inhibit human

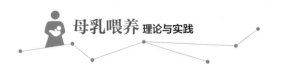

immunodeficiency virus. Neonatology,2014,105(3):211-217.

26　WHO Guidelines on HIV and infant feeding 2010. Principles and recommendations for infant feeding in the context of HIV and a summary of evidence. http://whqlibdoc.who.int/publications/2010/9789241599535_eng.pdf

27　林晓倩 , 王景美 , 刘景丽 , 等 . 巨细胞病毒宫内感染与胎儿严重畸形的相关性研究 . 中华围产医学杂志 ,2015,18(11):818-822.

28　Hamprecht K, Maschmann J, Vochem M, et al. Epidemiology of transmission of cytomegalovirus from mother to preterm infant by breastfeeding. Lancet, 2001,357(9255):513-518.

29　武巧珍 , 陈洁 , 林德熙 , 等 . 足月新生儿出生至 2 岁巨细胞病毒抗体的动态变化 . 东南大学学报 (医学版), 2012,31(6):688-692.

30　Luck S, Sharland M. Postnatal cytomegalovirus: innocent bystander or hidden problem? Arch Dis Child Fetal Neonatal Ed,2009,94(1): 58-64.

31　Chambers CD, Johnson DL, Xu R, et al. Safety of the 2010-11, 2011-12, 2012-13, and 2013-14 seasonal influenza vaccines in pregnancy: Birth defects, spontaneous abortion, preterm delivery, and small for gestational age infants, a study from the cohort arm of VAMPSS. Vaccine, 2016,34(37):4443-4449.

32　Efferen LS. Tuberculosis and pregnancy. Curr Opin Pulm Med ,2007,13(3):205-211.

33　Loto OM, Awowole I. Tuberculosis in pregnancy: a review. J Pregnancy 2012,2012:379271.

34　Aquilina S, Winkelman T. Tuberculosis: a breast-feeding challenge. J Perinat Neonatal Nurs,2008,22(3):205-213.

35　樊尚荣 , 张甜甜 . 妊娠合并梅毒的处理 . 中华围产医学杂志 ,2015,18(11): 808-811.

36　周乙华 , 胡娅莉 . 重视围产感染的合理诊治和预防 . 中华围产医学杂志 , 2015,18(11): 801-804.

37　Sacks JJ, Roberto RR, Brooks NF. Toxoplasmosis infection associated with raw goat's milk. JAMA, 1982,248(14):1728-1732.

38　武巧珍 , 胡娅莉 , 周乙华 . 新生儿母源性抗体的免疫保护以及对疫苗接种的影响 . 中国产前诊断杂志 (电子版),2015,7(1):48-52.

39　Shah V, Taddio A, McMurtry CM, et al. Pharmacological and combined interventions to reduce vaccine injection pain in children and adults: systematic review and Meta-analysis. Clin J Pain,2015,31(10 Suppl):S38-63.

40　Pisacane A, Continisio P, Palma O, et al. Breastfeeding and risk for fever after immunization. Pediatrics,2010,125(6):e1448-1452.

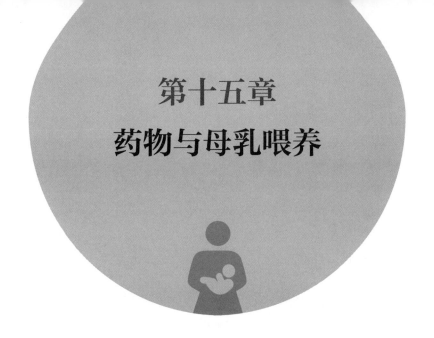

第十五章
药物与母乳喂养

哺乳期母亲也有患病可能，而生病之后的药物使用，不仅要考虑母亲的病情，还要顾及母乳喂养的实际情况，母亲们经常被迫在自己的健康和孩子的安全间做出决定[1]。据美国儿科学会统计，医师建议停止哺乳最常见的一个理由就是用药[2]。接受药物治疗还是停止哺乳，这是母亲们常面临的艰难选择。因此，作为给予母亲母乳喂养指导的人员，具备关于母乳喂养的药理学知识尤为重要。

第一节　药物进入母乳的途径

多数药物都会进入到乳汁中，不同药物进入乳汁的量和持续时间各不相同。衡量药物在母乳中含量很重要的一个指标是药物在乳汁和血浆中的比值，即乳汁血浆比值（milk/plasma, M/P），1∶1 表示药物在乳汁和血浆中的含量相等，大于 1 表示药物在乳汁中富集，小于 1 表示药物在血浆中富集。因此，理论上哺乳期推荐使用 M/P 值小于 1 的药物会相对安全[3]。

一般来讲，哺乳期使用的药物经过被动扩散和主动转运两种方式进入乳腺组织。其中被动扩散为最常见的运输方式[4]，即药物分子从浓度较高的组织（通常是血液）扩散至周围浓度较低的组织（乳腺细胞和乳汁）。乳腺中的被动扩散路径有两条，一条为药物分子通过乳腺上皮细胞间隙经血管直接进入到乳汁；另一条为药物分子跨越细胞膜，穿过乳腺上皮细胞，从靠近血管的方向进入，再从靠近乳汁导管的方向出来，最后进入到乳汁中。产妇分娩后的最初几天，也就是初乳阶段，乳腺上皮细胞很小而组织间隙较大，药物、淋巴细胞、免疫球蛋白等物质极易进入乳汁。因此，在这个阶段，乳汁中的药物浓度相对要高。但初乳量少，所以新生儿通过初乳获得药量很低。这个阶段以后，乳汁大量产生，乳腺细胞逐渐变大而组织间隙逐渐变窄，药物只能通过乳腺细胞进入乳汁，减低了药物被动扩散的效率[5,6]。

由于细胞膜是选择性半透膜，药物分子量、极性、蛋白结合率等理化性质决定被动扩散效率。对于那些分子量大、极性强或不能依赖于浓度梯度跨越细胞膜的药物，则通过主动转运的方式进行，这些药物可以被细胞膜表面的蛋白（受体）识别和结合，通过细胞膜上的通道或者转运蛋白转运至细胞内。主动运输可以逆浓度梯度运输，把药物由低浓度组织向高浓度组织运输，从而达到富集的效果[5]。

第二节　影响药物进入乳汁的因素

一般来讲，影响药物进入母乳的因素主要有 3 个方面，即母亲因素、婴儿因素和药物性质[7,8]。

1. 母亲因素　药物进入母乳的量与产后乳腺生理变化有关。这一内容请见本章第 1 节药物进入母乳途径的描述。简而言之，分娩初期和后期的乳腺生理变化不同导致药物进入乳汁的含量不同。另外，药物进入乳汁的含量还与哺乳期母亲肝、肾功能相关。如果母亲肝、肾功能异常，药物在母体内代谢、消除减慢，药物血浆浓度增高，将会间接导致婴儿暴露在药物中的时间延长[3]。

2. 婴儿因素　婴儿的因素主要表现为不同月龄肝肾功能发育程度对药物代谢的影响。表 15-1 为不同月龄婴儿与成人相比对药物的清除率数值[9]，即随着月龄的增加，婴儿对药物的清除能力逐渐增加，17 月龄以上婴儿对药物清除能力与成人一致。还有学者根据婴儿的月龄将婴儿暴露于药物的程度分为低风险（6～18 个月及以上）、中等程度风险（小于 6 个月）和高风险（新生儿、早产儿以及肾功能不全的婴儿）[10]，风险程度越低，代表婴儿受母亲药物影响越小。

表 15-1　不同月龄婴儿对药物的清除率

年龄	与成人相比药物清除率
6～7 个月	5%
7～8.5 个月	10%
8.5～10 个月	33%
10～11 个月	50%
11～17 个月	66%
>17 个月	100%

3. 药物性质[2-5,11,12]

（1）分子量：药物分子量（molecular weight, MW）是影响药物进入母乳的重要因素。如果不同药物除分子量相同外其他化学性质相近，那么分子量越低的药物越容易透过乳腺上皮细胞膜。通常情况下，分子量大于 500～800 道尔顿（Da）的分子跨越细胞膜的效率很低，超过 1000 Da 的药物分子不会在乳汁中达到有效浓度。常见蛋白质类药物如胰岛素、肝素、干扰素、球蛋白等，分子量都在 5000 Da 以上，很难进入到乳汁中去，而乙醇等小分子物质则很容易通过被动转运透过毛细血管上皮细胞和乳腺细胞进入到乳汁中。

（2）脂溶性：一方面，细胞膜是磷脂双分子层，脂溶性（liposolubility）药物能更好地穿越细胞膜。脂溶性药物还可以溶解在脂质体（adiposome）中，通过脂质体膜和细胞膜的融合进入到细胞中；另一方面，与血浆相比，乳汁具有更高的脂肪浓度，因此，与水溶性药物相比，脂溶性药物更容易分泌入乳汁。

（3）表观分布容积：表观分布容积（volume of distribution, Vd）指药物吸收达到平衡或稳态时，按照血药浓度推算体内药物总量在理论上应占有的体积容积。Vd 值越大，表示药物在组织中分布越多，反之，则在血浆中分布多。目前研究认为，Vd 值在 1 ~ 20L/kg 的药物大多分布在血浆和细胞外液，在组织中分布浓度小，因此这类药物乳汁中含量相对会比较低，在哺乳期使用认为是安全的。

（4）血浆蛋白结合：血浆蛋白结合（plasma protein bound, PB）是药物的蛋白质结合性，这里指的不是药物和受体的结合性，而是泛指药物和血液中游离蛋白（主要为白蛋白）的结合。大分子物质如蛋白很难穿过细胞膜，那么如果一种药物和血浆中的蛋白结合力很强，即便该药物本身分子量很小，但由于结合了一个大的蛋白，该药物还是不能自由地穿过细胞膜，因而在乳汁中的浓度也很低。通常情况下，血浆蛋白结合率为 90% 及以上的药物在母乳中分泌量很低，可以安全哺乳，如用于抗凝治疗的华法林，其血浆蛋白结合率高达 99%，因此哺乳期使用华法林的患者一般情况下不需要停止哺乳[13,14]。

（5）酸碱度：当酸碱度（pH）值不同的两个水相被一层亲脂膜隔开时，化合物有向电离作用较强一侧富集的趋势，而非离子态药物必须有足够穿透细胞膜的亲脂性[15]。人体血浆 pH 值为 7.4，乳汁 pH 值为 7.2，因此，与血浆相比，乳汁呈酸性。当药物具有较高 pH 值时，在母乳中呈解离状态，故在乳汁中的浓度高于血浆浓度。反之，低 pH 值的药物在血浆中解离多于乳汁，故在血浆中浓度高于乳汁中浓度。衡量极性分子在水中的浓度参数是 pKa，当药物 pKa > 7.2 时，乳汁中为离子型，所以在乳汁中可以达到相对更高的浓度，故临床选药时应偏向于选择 pKa < 7.2 的药物。因此，偏酸性的药物在血液中可以达到相对更高的浓度，而偏碱性的药物分子，一旦进入到乳汁中，就可以维持比血液中相对更高的浓度，而不会因为浓度梯度的关系，扩散回血液中去。这一现象，被称之为离子陷阱。

（6）半衰期：大约经过 5 个半衰期（half-life, $t_{1/2}$）后，约 97% 的药物从乳汁中消除。半衰期短的药物可以减少婴儿暴露于药物的时间并且缩短药物达峰间隔，而对于那些半衰期较长如 12 ~ 24h 的药物则很容易在乳汁中积聚。这些信息的掌握有利于帮助哺乳期母亲合理安排哺乳时间，尽量在药物浓度最低时哺乳。

（7）相对婴儿剂量：相对婴儿剂量（relative infant dose, RID）指将婴儿理论上通过母乳获得药物的体重校正剂量（mg/kg/ 天）占母亲服用药物后的体重校正剂量 [mg/（kg·d）] 百分比。RID 能够很好地评估婴儿从母乳中摄入的药量。一般情况下，RID < 10% 的药物可以安全的在母乳喂养期间使用。例如，某哺乳期妇女，体重 50kg，其子 1 个月 7 天，体重 5kg。该患者因乳腺炎需口服阿莫西林胶囊 500mg, tid，计算其婴儿的 RID。①计算该母亲服用阿莫西林后获得的体重校正剂量，每日阿莫西林摄入总剂量为每天 1500mg/50kg=30mg/kg；②计算婴儿从母乳获得药物后的体重校正剂量，查 Lactmed 数据库[16]，得到婴儿从乳汁中最大摄入量为每天 0.1mg/kg；③计算该婴儿 RID=0.1[mg/（kg·d）]/30[mg/（kg·d）]=0.3%；④结论：本例中 RID 为 0.3%，小于 10%，因此母亲服用阿莫西林 500mg, tid 对婴儿是安全的，治疗期间可以正常哺乳。一般情况下 RID 可

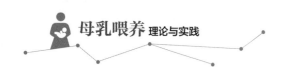

以从数据库中搜索得到，对医务工作者来说，只需知道 RID 的简单计算方法和含义即可。但是这里必须要指出，RID > 20% 的药物未必不能用，如抗真菌药物氟康唑 RID 很高，但是有研究表明氟康唑对婴儿影响小[17]，因此服用后依然可以安全哺乳。

（8）生物利用度：生物利用度（bioavailability, BA）是指药物经血管外途径给药后吸收进入全身血液循环的相对量。不同给药途径对生物利用度的影响不同。如表 15-2 所示，静脉途径给药的生物利用度为 100%，而选择外用和经阴道给药途径的生物利用度则较低。不仅如此，药物在胃肠道的吸收度（如制霉菌素片、万古霉素口服给药不被胃肠道吸收）等因素也对生物利用度有影响。某些外用药如抗菌药、皮质类固醇类药物和类维生素 A 局部擦拭，因皮肤接触面积较小，在母亲体内很难测到其血浆浓度，因此对哺乳期婴儿也是安全的[7]。所以，在可选择的情况下，母乳喂养期间应尽可能推荐那些生物利用度低甚至不易被吸收入血的给药途径用药。

表 15-2　不同给药途径的药物生物利用度

用药途径	药物的生物利用度
静脉注射	100%
肌肉注射	90%
经皮给药	50% ~ 60%
皮下注射	> 30%
阴道给药	0 ~ 30%
口服	0 ~ 100%
外用	< 5%

表 15-3 总结了药物本身性质对母乳喂养婴儿产生影响较小的因素，但表中列出的因素都不是绝对的，在实际应用中，哺乳期母亲的身体状况、婴儿健康状况等因素也会对最终的结果有影响，要综合起来考虑。

表 15-3　药物性质对母乳喂养婴儿影响较小的因素

药物因素	较小影响 / 婴儿	药物因素	较小影响 / 婴儿
分子量	> 800Da	pKa	< 7.0
脂溶性	小	$T_{1/2}$	尽量短
表观分布容积（Vd）	1 ~ 20L/kg（但不绝对）	RID	< 10%（但不绝对）
血浆蛋白结合率	≥ 90%	生物利用度	低

第三节 哺乳期药物安全性分类和特殊药品使用说明

（一）哺乳期药物安全性分类[5]

关于哺乳期药物安全性分类有很多种，如美国儿科学会将哺乳期用药分为 6 大类[7]。本书介绍分类法为 Medications and Mothers'Milk 一书中使用，也是目前国内引用较多的一种分类，即根据哺乳期用药安全性（哺乳风险指数）将药物分成 L1～L5 五类。L1 类药物最安全（safest），有大量的临床数据证明母亲在哺乳期间使用该类药物对婴儿没有影响。L2 类药物为安全（safer），有一定数量的临床证据表明母亲在哺乳期间使用该药物，对婴儿没有影响。L3 类药物需要中度安全考量（moderately safe），该类药物对婴儿有潜在影响，但没有严重的毒副作用，使用该类药物前要权衡利弊，只有在对母亲的好处大于对婴儿可能产生的潜在坏处时才可以使用。L4 类药物是可能有害的药物（possibly hazardous），有临床证据表明该药物对婴儿或泌乳有坏处。L5 类是禁忌药物（contraindicated），该类药物被证明对婴儿或泌乳会产生危害，无论任何情况都不能使用。

（二）特殊药品使用说明

（1）哺乳期抗菌药物治疗选择：通常情况下，青霉素类、头孢菌素类和大环内酯类药物哺乳期用药相对安全，虽然理论上可能会影响婴儿的肠道菌群或产生过敏[18]，但是这种反应极其轻微。氨基糖苷类抗菌药哺乳期使用的研究较少，数据还不充分。例如庆大霉素全身用药，2002 年 WHO 关于哺乳期安全用药的推荐为可以使用[14]，美国医学图书馆哺乳期用药数据库 Lactmed 中认为庆大霉素很难分泌入母乳中，尤其对于大于 1 个月的婴儿吸收更少[19]，但 medscape 数据库认为庆大霉素可以分泌入乳汁，哺乳期应谨慎使用[20]。我国庆大霉素说明书和 2015 年抗菌药物临床应用指导原则[21] 中指出氨基糖苷类抗菌药可能导致婴儿听力减退，需避免使用。因此，综合各检索结果，原则上哺乳期不推荐使用氨基糖苷类抗菌药，但如果临床必须使用，建议用药期间监测婴儿是否有鹅口疮、腹泻、血便等抗菌药物引起的菌群失调的临床表现。对于含有庆大霉素的滴眼液或滴耳液因其全身血药浓度较低，哺乳期则可以安全使用。

对于四环素类、喹诺酮类、克林霉素、磺胺类药物，我国 2015 年抗菌药物临床应用指导原则[21] 中指出哺乳期尽可能避免使用。但是根据目前国内外数据库和相关文献的研究，对这些分类中某些药品哺乳期使用的安全性尚无定论。比如四环素类抗菌药可导致色素沉积于牙釉质，引起"四环素牙"，但对于多西环素，有研究表明哺乳期内短期使用（如使用 1 次）仍可正常哺乳，使用期间注意监测婴儿有无皮疹、腹泻、鹅口疮、尿布疹等反应[22]。喹诺酮类抗菌药对婴幼儿的软骨发育有影响，因此一般情况下哺乳期禁用。Medscape、Micromedex 2.0 和 2002 年 WHO 哺乳期用药目录中本类药品在哺乳期均避免使用。但是从药学理化性质角度分析，母乳中的钙离子可与喹诺酮类药物相结合发生螯合作用，进而减少药物吸收，在 Lactmed 数据库中提到环丙沙星[23]、左氧氟沙星[24] 和莫西沙星[25] 在必需的情况下哺乳期也可以使用。综上所述，鉴于喹诺酮类药物对婴幼儿骨骼发育的影响，如非必要，仍建议避免使用，含有环丙沙星或左氧氟沙星的滴眼液或滴耳液因其进入血液循环的浓度极低，哺乳期可以安全使用。对于磺胺类药品，磺胺嘧啶银可能造成婴儿核黄疸，因此 Medscape、2002 年 WHO 哺乳期用药目录以及 Micromedex 2.0 都将它列为禁用，但对于复方新诺明（磺胺甲恶唑 / 甲氧苄啶），各数据库认为大于 1 个月的健康婴儿可以正常哺乳，但需监测婴儿是否有黄疸、贫血等症状，同时禁用于遗传性葡萄糖-6-磷酸脱氢酶（G-6-PD）缺失的儿童[26,27]。因此，具体药物应个体化分析，在实际临床治疗过程中，经医生综合评估，充分权衡利弊，在对哺乳期母亲疾病治疗利大于弊的情况下，对上述种类中某些品种的药物可以短期安全使用，但必须密切观察婴儿可能出现的不良反应，一经发现，立刻停药。

甲硝唑（metronidazole）在哺乳期能否使用目前尚存在争议。临床上，甲硝唑常用于抗厌氧菌、阿米巴原虫、阴道滴虫感染等治疗。有学者认为哺乳期使用甲硝唑是安全的。Einarson A 等[28]认为虽然甲硝唑 RID 为 36%，远超过 10%，但很少有看到哺乳期使用甲硝唑后出现不良反应的报道。Passmore 等人研究表明[29]，12 位母亲接受甲硝唑 400mg，tid 治疗后，接受母乳喂养的婴儿未观察到不良反应，虽有研究表明甲硝唑有致癌性[30,31]，导致小鼠淋巴癌细胞突变，但作用很微弱，并且相关数据并未公布，因此目前对于甲硝唑导致人类癌变的数据并不充分[32]。另有一方认为哺乳期应禁用甲硝唑。Micromedex2.0 中提出对于哺乳期使用甲硝唑对婴儿的毒性不能排除[33]。Lactmed 中对于甲硝唑哺乳期的使用描述认为，母亲口服或静脉使用甲硝唑都很容易导致婴儿口腔或直肠定植念珠菌，有引起婴儿念珠性感染和腹泻的报道，对于局部或经阴道使用甲硝唑亦不推荐[34,35]。由于目前为止甲硝唑哺乳期用药的安全性尚无更多的新研究，参考哺乳期用药相关的主要数据库后，建议哺乳期应避免使用甲硝唑，可针对相应的抗菌谱，换用阿莫西林克拉维酸钾或头霉素类头孢。如必须使用，并且母亲在用药期间停止哺乳，为了确保治疗结束后恢复哺乳，建议仍按照正常哺乳时间用手挤奶或吸奶器等方法将乳汁吸出并弃去，停药后经过 5~7 个药物半衰期后，药物消除达 97% 以上即可恢复哺乳。

表 15-4 列出的为哺乳期常用抗菌药物的使用推荐，我国 2015 年抗菌药物临床应用指导原则中提到，哺乳期患者应用任何抗菌药物时，均宜暂停哺乳。但通过国内外权威数据库的查询，哺乳期母亲服用某些抗菌药物时仍可以安全哺乳。由于哺乳期的特殊性，至今为止，仍缺乏高质量的安全用药数据。因此，在临床实际应用中，医师应充分考虑患者病情，利大于弊的情况下可以参考权威数据进行药物选择，使哺乳期母亲和婴儿得到最大获益。

表 15-4　常用抗菌药物哺乳期使用推荐

药物名称	哺乳期使用推荐 *	特殊说明
β 内酰胺类（beta-Lactams）：青霉素类（penicillins）、头孢菌素类（cephalosporins）、碳青霉烯类（carbapenems）	可以推荐	需监测婴儿是否有皮疹、胃肠道反应（腹泻、呕吐等），如果出现可停止哺乳或使用替代药品
大环内酯类（macrolides）：如红霉素（erythrocin）、阿奇霉素（azithromycin）等	可以推荐	需监测婴儿是否有鹅口疮、胃肠道反应（腹泻、呕吐等），如果出现可停止哺乳或使用替代药品

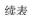

续表

药物名称	哺乳期 使用推荐 *	特殊说明
氟喹诺酮类（fluoroquinolones）：如环丙沙星（ciprofloxacin）、左氧氟沙星（levofloxacin）、莫西沙星（moxifloxacin）等	避免推荐	影响婴儿关节发育。含有环丙沙星或左氧氟沙星的滴眼液或滴耳液哺乳期可以推荐使用
氨基糖苷类（aminoglycosides）：如庆大霉素（gentamicin）、阿米卡星（amikacin）等	避免推荐	含有庆大霉素的滴眼液或滴耳液哺乳期可推荐使用
四环素类（tetracyclines）：四环素（tetracycline）、多西环素（doxycycline）、米诺环素（minocycline）	避免推荐	尽量不用，但若利大于弊，多西环素和米诺环素可以推荐短期使用
磺胺类（sulfanilamide）：磺胺嘧啶（sulfadiazine）、复方新诺明（cotrimoxazole）	避免推荐	复方新诺明可推荐用于大于 1 个月的健康婴儿哺乳，需监测婴儿是否有黄疸、贫血等症状，禁用于 G-6-PD 缺失的儿童
甲硝唑（metronidazole）	如果可以避免推荐	目前存在争议。单次给予 2g 甲硝唑 12h 内应暂停哺乳
氟康唑（fluconazole）	可以推荐	
制霉菌素（nysfungin）	可以推荐	
阿昔洛韦（acyclovir）	可以推荐	

* 数据来源：WHO 哺乳期安全用药 -2002、Medscape、Lactmed 和 Micromedex 2.0

（2）哺乳期疼痛和发热治疗选择：非甾体消炎药（non-steroidal anti-inflammatory drugs, NSAIDs）中，对乙酰氨基酚是目前公认的哺乳期退热和镇痛的最佳选择，不良反应罕有报道。同类药品布洛芬哺乳期使用则存在争议，Medscape 和 Micromedex 2.0 中认为布洛芬可以进入乳汁，所以应谨慎使用，但美国儿科学会（AAP）和 Lactmed 数据库认为该药也可以是哺乳期退热首选。基于以上检索结果，药师建议哺乳期发热可首选对乙酰氨基酚治疗。除上述提到的对乙酰氨基酚和布洛芬外，选择性 Cox-2 抑制剂塞来昔布可作为哺乳期镇痛治疗的选择，酮洛芬、萘普生和双氯芬酸钠等因可能会引起出血、肾或胃肠道功能紊乱等严重不良反应，因此被归为哺乳期中等程度的安全用药[36]。

对于麻醉类药品，通常情况下哺乳期不推荐使用，如果必须使用，芬太尼透皮贴、吗啡、曲马多和可待因[7]是比较好的镇痛治疗选择，但即便如此，还存在争议，如曲马多，Medscape 和 Micromedex 2.0 建议避免使用，而 AAP 和 Lactmed 中则可以推荐使用，因此使用前需经医生权衡利弊，如必须使用，建议监测婴儿有无嗜睡、吸乳困难、呼吸困难、乏力等症状，如果出现应立刻停药并就医。

（3）哺乳期抗抑郁症药物选择：目前的研究表明，三环类抗抑郁药对哺乳期婴儿影响较小[6,37]，故通常作为哺乳期抗抑郁症治疗首选。舍曲林和帕罗西汀在母乳中的分泌量最低，氟西汀、文拉法辛、西酞普兰等在乳汁中浓度高，因此舍曲林和帕罗西汀常作为抑郁症一线治疗推荐。氟西汀（fluoxetine）作为新的选择越来越被用于哺乳期抑郁症治疗，但是它的安全性尚有争议。目前研究发现，母乳中氟西汀药物浓度高于其他选择性5—羟色胺再摄取抑制剂（selective serotonin reuptake inhibitor, SSRIs），氟西汀半衰期长（4~6天），不仅在哺乳2个月后能在乳汁中检测出活性代谢产物诺氟西汀，在以后的数月中依然有一定量的分泌。氟西汀哺乳后对婴儿常见的副作用有急腹痛、易激、嗜睡等，但是这些反应在婴儿大于1岁后未观察到有进展或有其他副作用的存在，因此对于那些在妊娠期已使用氟西汀控制抑郁症或经其他药物治疗无效者可选用本药品治疗，使用期间不建议停止哺乳，但须密切监护婴儿有无异常反应。由于母乳中药物的浓度与给药剂量相关，因此，哺乳期抗抑郁药物治疗应从最低剂量开始，缓慢增加剂量至起效。更多哺乳期抗抑郁药的选择和详细说明请参考 up-to-date 数据库[38]。

【咨询案例】

患者，女性，哺乳期，因乳腺炎就诊，体温最高 39.5℃。其女，1 个月 19 天，1 周前曾因腹泻就诊。门诊治疗时发现患者对三种头孢类抗菌药物皮试均呈阳性，因此欲换用克林霉素磷酸酯注射液，每 12 小时静滴 600mg。问：需要停止哺乳吗，如果要停止哺乳，应选用何种药物治疗？

药师查询： ①说明书和马丁代尔查询克林霉素药代动力学参数：MW 505g/mol, Vd ~ 2L/kg, $t_{1/2}$ 3.2~4h, Tmax（iv）3h，血浆蛋白结合率 > 90%，pKa 7.7；②查询 Lactmed：克林霉素在乳汁中有分泌，一般情况下不建议选用，但如果已经使用，仍可以继续哺乳，需要监测婴儿有无胃肠道反应如腹泻、鹅口疮、尿布疹、血便等副反应；③查询 Medscape、Micromedex 和 2002 年 WHO 哺乳期用药目录：均不推荐使用；④查 2004 年 AAP 推荐：可以哺乳。

药师推荐： 综合查询结果，从其 Vd、分子量、血浆蛋白结合率和 Pka 值来综合分析，克林霉素磷酸酯易进入乳汁，这与临床实际研究结果一致。由于克林霉素常见不良反应为腹泻、肠道菌群失调等胃肠道反应，考虑到婴儿之前曾出现过腹泻，若其母亲服用克林霉素治疗，该婴儿再次发生腹泻的几率较大，因此不推荐使用克林霉素做下一步治疗。调整用药做如下推荐①换用阿莫西林克拉维酸钾口服治疗；②换用万古霉素静脉治疗，因万古霉素口服不吸收，因此对婴儿来说药物不会经乳汁进入其血液循环，但需监测肠道反应[37]。

第四节　哺乳期药物使用中的母乳喂养支持

关于药物使用的问题，首先要做的就是尽可能多的收集信息，如药物的名称（包括通用名），使用的剂量和频率，母婴的年龄的健康状况，用药原因，了解医师意见和建议，和母亲的偏好和心愿。

在这些信息的基础上对使用的药物进行研究，分析药物的类别，比如抗生素类、消炎类等；进一步了解该药物的 M/P 值、半衰期（包括在小儿体内的半衰期）、pH、电离度、生物利用度、血药峰浓度、药物吸收的状况、药物代谢的途径等。进而进一步了解药物的兼容性等级，对婴儿的影响，对其他药物的作用和相互作用，对母乳喂养的影响，最终对使用该药物的风险/效益比有一个全面的评判。

然后，使用该药物的风险／效益比和其他信息，与哺乳母亲（或者医生、药师）进行深入的讨论，如实地报告信息和相关事实，并根据需要解释术语，获知母亲疾病的情况，医生的处方和建议，给母亲提供母乳喂养方面的支持，包括服药期间的母乳喂养，必要时的挤奶，以及如何安全地离乳。在母乳喂养指导中，最忌讳的就是轻易地断言某种药物是"安全"的，除有处方权的专业人员外，其他人员也不可给母亲推荐处方和非处方药物。常见哺乳期安全用药查询网站见表 15-5。

表 15-5 常见哺乳期安全用药查询网站

网站名称	链接
Lactmed（有 APP）	https://toxnet.nlm.nih.gov/newtoxnet/lactmed.htm
Medscape	www.medscape.com
Drugs	https://www.drugs.com/drug-safety-breastfeeding.html
Micromedex 2.0（收费）	
Up-to-date（收费）	

（顾红燕）

参考文献

1　Mothers' milk. Nature,2016, 533(7602):145.

2　Sofia C, Angela G, Alessia DA,et al. Medications, "Natural" Products, and Pharmacovigilance during Breastfeeding: A Mixed-Methods Study on Women's Opinions. Journal of Human Lactation,2016, 32(2): 324–332.

3　Nice FJ, Luo AC. Medications and breast-feeding: Current concepts,2012, 52(1):86-94.

4　Burkey BW, Holmes AP. Evaluating medication use in pregnancy and lactation: what every pharmacist should know. JPediatr Pharmacol Ther, 2013, 18(3): 247-258.

5　Thomas WH. Medications and Mothers' Milk. 2014.

6　Jeanne PS, Luis SG, Donna JB. Medications in the Breast-Feeding Mother. American Family Physician, 2001, 64(1) :119-126.

7　Roberto GC, Joel AL. Breastfeeding and maternal medications. Jornal de Pediatria,2004 , 80(5): S189-198.

8　http://www.breastfeeding.nes.scot.nhs.uk/topic5/pharmacology2.html#text.

9　http://www.medsafe.govt.nz/profs/puarticles/June2015/June2015Lactation.htm.

10　Hale TW. Drug therapy and breastfeeding: pharmacokinetics, risk factors, and effects on milk production. Neoreviews,2004, 5: e164.

11　Hotham N, Hotham E. Drugs in breastfeeding. Aust Prescr,2015, 38(5):156-159.

12　Atkinson HC, Begg EJ,Darlow BA. Drugs in Human Milk Clinical Pharmacokinetic Considerations. Clinical Pharmacokinetics,1988, 14: 217-240.

13　http://reference.medscape.com/drug/coumadin-jantoven-warfarin-342182#10.

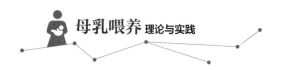
14　World Health Organization. Breastfeeding and maternal medication: Recommendation for drugs in the eleventh WHO model list of essential drugs. 2002. www.who.int/maternal_ child_ adolescent /documents /55732/en/.

15　陈东生，黄璞，主译. 临床药代动力学和药效动力学. 人民卫生出版社 .2012.

16　https://toxnet.nlm.nih.gov/cgi-bin/sis/search2/f?./temp/~P9zDEc:1:stud.

17　Kaplan YC, Koren G, Ito S, Bozzo P. Fluconazole use during breastfeeding. Can Fam Physician, 2015, 61(10):875-876.

18　http://www.medsafe.govt.nz/profs/puarticles/lactation.htm.

19　https://toxnet.nlm.nih.gov/cgi-bin/sis/search2/f?./temp/~4z9rpO:1:FULL

20　http://reference.medscape.com/drug/gentak-garamycin-gentamicin-342517#6

21　钟南山 . 抗菌药物临床应用指导原则 . 2015.

22　https://toxnet.nlm.nih.gov/cgi-bin/sis/search2/r?dbs+lactmed:@term+@na++Doxycycline.

23　https://toxnet.nlm.nih.gov/cgi-bin/sis/search2/f?./temp/~GxAJbf:1:FULL.

24　https://toxnet.nlm.nih.gov/cgi-bin/sis/search2/f?./temp/~Z5DWMZ:1:FULL.

25　https://toxnet.nlm.nih.gov/cgi-bin/sis/search2/f?./temp/~19SrgH:1:FULL.

26　https://toxnet.nlm.nih.gov/cgi-bin/sis/search2/f?./temp/~TUwWeV:1:FULL.

27　http://202.204.190.38:8000/rwt/MICROMEDEX/http/P75YPLUNNFSYE55NMWTGK8DUN7XHK7DJN 7YHGLUDN7XB/micromedex2/librarian/CS/A322B2/ND_PR/evidencexpert/ND_P/evidencexpert/ DUPLICATIONSHIELDSYNC/D2073C/ND_PG/evidencexpert/ND_B/evidencexpert/ND_AppProduct/ evidencexpert/ND_T/evidencexpert/PFActionId/evidencexpert.IntermediateToDocumentLink?docId=62744 7&contentSetId=100&title=Sulfamethoxazole%2FTrimethoprim&servicesTitle=Sulfamethoxazole%2FTri methoprim#，WHO.

28　Einarson A, Ho E, Koren G. Can we use metronidazole during pregnancy and breastfeeding? Putting an end to the controversy.Can Fam Physician, 2000 , 46: 1053-1054.

29　Passmore CM, McElnay JC, Rainey EA,et al. Metronidazole excretion in human milk and its effect on the suckling neonate. Br. J. clin. Pharmac,1988, 26(1): 45-51.

30　Dobias L, Cerna M, Rossner P, et al. Genotoxicity and carcinogenicity of metronidazole. Mutat Res,1994, 317(3):177-194.

31　Bendesky A, Menendez D, Ostrosky-Wegman P. Is metronidazole carcinogenic? Mutat Res,2002, 511:133-144.

32　Bendesky A, Menéndez D, Ostrosky-Wegman P. Is metronidazole carcinogenic? Mutat Res,2002, 511(2):133-144.

33　http://202.204.190.38:8000/rwt/MICROMEDEX/http/P75YPLUNNFSYE55NMWTGK8D UN 7XHK7DJN7YHGLUDN7XB/micromedex2/librarian/CS/944058/ND_PR/evidencexpert /N D_P/ evidencexpert/DUPLICATIONSHIELDSYNC/2681E6/ND_PG/evidencexpert/ND_B /evidencexpert/ND_ AppProduct/evidencexpert/ND_T/evidencexpert/PFActionId/evidencexpert.DoIntegratedSearch?SearchTer m=Metronidazole&UserSearchTerm=Metronidazole&SearchFilter=filterNone&navitem=searchALL#htt ps:/toxnet.nlm.nih.gov/cgi-bin/sis/search2/f?./ temp/~RUqxw V:1: FULL.

34　American Academy of Pediatrics Committee on Drugs. The transfer of drugs and other chemicals into human milk. Pediatrics,2001, 108:776-789.

35　Becky Spencer. Medications and Breastfeeding for Mothers With Chronic Illness. Journal of Obstetric, Gynecologic & Neonatal Nursing.2015, 44:543-552.

36　Ressel G. AAP updates statement for transfer of drugs and other chemicals into breast milk. American Academy of Pediatrics. Am Fam Physician, 2002, 65(5):979-980.

37　http://eresources.library.mssm.edu:2226/contents/safety-of-infant-exposure-to-antidepressants -and-benzodiazepines-through-breastfeeding?source=search_result&search= antidepressents+ in+ breastfeeding &selectedTitle=1%7E150.

38　https://toxnet.nlm.nih.gov/cgi-bin/sis/search2/f?./temp/~ugirI8:1:FULL.

第十六章

患病母亲的母乳喂养支持

育龄期女性患病并非罕见事件，有些疾病尽管属于女性特有，却不单纯是育龄女性的疾病，例如多囊卵巢综合征（polycystic ovarian syndrome, PCOS），其病理生理改变可能从围青春期，甚至是胎儿期就开始发展，影响女性的一生[1]。而有一些疾病例如系统性红斑狼疮（systemic lupus erythematosus, SLE），主要发病人群是处于生育年龄阶段的女性[2]。子宫肌瘤在育龄期女性也较为常见，40岁后到发病高峰期，有研究发现50岁女性中总患病率高达70%~80%[3]，子宫内膜异位症（endometriosis）（内异症）也是生育女性的多发病[4]。还有一些疾病是女性妊娠特有的，例如妊娠期糖尿病。因此，女性在妊娠前、妊娠期、分娩中以及分娩后患各种疾病时，会存在对母乳喂养的顾虑和疑问，这时需要各种专业人员对她们进行母乳喂养的支持，以帮助她们实现母乳喂养的目标，并且促进母婴双方健康。

疾病影响母亲的健康，甚至影响女性怀孕，但到了产后，没有证据表明母乳喂养本身会加重母亲的疾病，母乳喂养对大多数患病母亲来说都不是绝对禁忌。对于某一些患病母亲，母乳喂养反而是保护作用，例如子宫肌瘤（hysteromyoma）与子宫内膜异位症。母乳喂养期间，婴儿的吸吮启动神经内分泌循环，抑制了卵巢功能，母亲体内促使肌瘤生长的雌激素水平也较低，闭经阶段可以延续妊娠对子宫内膜异位症状的保护，其他疾病也有类似情况，本章在后续内容中详细阐述。

因此，患病的母亲在通常情况下，可以和健康母亲一样正常母乳喂养她们的婴儿。对于病情稳定并且有哺乳意愿的患病母亲，应和普通母亲一样有正常的母乳喂养支持，比如产前母乳喂养宣教，产后即刻的皮肤对皮肤接触，母婴同室等。如母亲因病暂时需要和婴儿分离，也需指导她们挤奶以避免乳房肿胀和维持泌乳。当母亲没有哺乳意愿，或者因病情而不母乳喂养时，也应尊重她们的决定，协助她们安全舒适地离乳。

对于患急慢性疾病的母亲而言，此时需考虑以下几大因素：

（1）母亲目前的健康状况以及疾病的病程，转归及预后。

（2）母亲因疾病所服用的药物。

（3）婴儿的年龄，目前喂养情况及健康状况。

（4）母亲的意愿。

（5）可获得的支持系统。

母亲在患病及服用药物期间，如果突然终止哺乳，乳房会经历乳涨不适，可能引起乳房和全身的症状。婴儿也会突然需要接受新的喂养方式。这对母婴都是不小的挑战。因此，医护人员和其他专业人士需团队合作，共同制定出对母婴影响最小的治疗和母乳喂养方案。

第一节　内分泌系统疾病

当患有内分泌系统疾病时，如果影响到与泌乳相关的激素水平，则可能会影响到母亲乳汁分泌的状态。有内分泌系统疾病或者代谢功能障碍的哺乳母亲，需要由专科医师对其进行内分泌水平的检查，结合诊断结果和所使用药物，来综合评估其内分泌水平是否对泌乳产生影响；同时，结合婴儿生长发育状况评估母亲当前喂养状态下的效果，必要时，也需儿科医生对婴儿进行定期的内分泌检查。

一、糖尿病

（一）糖尿病对母婴的影响

糖尿病（diabetes）是一组由多病因引起的以慢性高血糖为特征的终身性代谢性疾病，据世界卫生组织统计，2014 年全球估计有 4.22 亿成人患有糖尿病。这意味着每 11 个人里就有 1 个是糖尿病患者，1/7 的新生儿的母亲患有妊娠期糖尿病[5]。

妊娠合并糖尿病包括孕前糖尿病（pregestational diabetes mellitus, PGDM）和妊娠期糖尿病（gestational diabetes mellitus, GDM）[6]。据 2015 年国际糖尿病联盟（international diabetes federation, IDF）地图估计，全球约有 2090 万的女性存在妊娠合并糖尿病，其中 85.1% 为 GDM[7]。

糖尿病在围产期对母亲的影响主要包括子痫前期、早产和羊水过多。孕前及孕早期高血糖将会影响胚胎的正常发育，易导致胎儿畸形，严重者可致流产。同时，妊娠期高血糖会导致胎儿生长受限或巨大儿、新生儿低血糖、高胰岛素血症等发生率也相应增加。从远期来看，母亲如果患妊娠期糖尿病，产后患糖尿病的风险显著增加，而且妊娠合并糖尿病还可能增加子代肥胖和 2 型糖尿病（type 2 diabetes mellitus, T2DM）的发病风险[8]。妊娠合并糖尿病的危害性大，孕前、孕期以及产后进行严格管理，可以显著改善母婴结局。

（二）糖尿病母亲哺乳的意义

对于患有妊娠期糖尿病的女性，母乳喂养能增强胰岛 β 细胞的功能和改善葡萄糖代谢过程，若从分娩后就坚持纯母乳或者基本纯母乳喂养至少两个月，两年内患 2 型糖尿病的风险就会减半[9]，哺乳时间越长，2 型糖尿病的发生率越低，长期的母乳喂养对母亲患 2 型糖尿病是一种保护[10]，女性每增加一年的哺乳，在以后的生活中，她会降低百分之十五的患糖尿病的风险[11]。还有很多的研究表明，在母乳喂养的婴儿当中，患 1 型、2 型糖尿病的几率是显著降低的[12]。

母乳喂养为这些女性带来的好处是她们对身体感觉更敏锐，并能认识到饮食的重要性，这有助于使母亲感到满足，这是另一个值得鼓励母乳喂养的原因。2014 年，在瑞典和澳大利亚的一项研究中发现，糖尿病妈妈获得支持和恰当的照顾，会很好地鼓励她们更有信心地开始并持续进行母乳喂养。其中，来自医疗卫生专业人士和家庭成员的支持至关

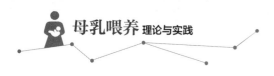

重要^[13]。

然而，有研究发现，无论是孕前糖尿病还是妊娠期糖尿病，母乳喂养率都比一般人群要低，而在这三种情况中，又以 1 型糖尿病的母乳喂养率最低^[14]，1 型糖尿病是由于胰腺的 β 细胞胰岛素产生不足导致的严重自身免疫性疾病，又称为胰岛素依赖性糖尿病（insulin dependent diabetes mellitus, IDDM），多发生于青少年。上个世纪初，在 IDDM 的女性当中，由于孕期血糖控制较差以及很高的母亲和胎儿死亡率，因此产科医生和助产士通常强烈地建议母亲避免母乳喂养，甚至有一些产科教科书认为，糖尿病病人禁止母乳喂养。有人发现这些母亲的泌乳在产后早期会受到抑制，同时由于多年沿用的产科常规，即产后长时间的母婴分离，让很多糖尿病母亲放弃了哺乳的想法。随着时间推移，血糖的检测和控制在孕期被管理得越来越好，母婴的结局有了很大的提升，也使得 IDDM 母亲的母乳喂养率慢慢地向正常人群接近。

糖尿病合并妊娠的女性从医护人员或者其他健康教育者当中得到的关于哺乳的知识可能不足，糖尿病女性分娩时剖宫产率较高，同时婴儿的并发症相对更多，母婴分离以及由于内分泌原因可能导致泌乳 II 期延迟，产后面临的各种干预增加了母乳喂养成功建立的难度。这提示我们，孕前的母乳喂养教育和孕期的持续加强，以及产后支持政策的跟进，对促进糖尿病女性顺利进行母乳喂养非常重要。

（三）糖尿病母亲的哺乳支持

由于 1 型糖尿病和妊娠期糖尿病均是造成泌乳 II 期延迟的风险因素，除了在孕期需要科学的血糖管理、哺乳知识储备外，糖尿病母亲的婴儿在喂养方面需要额外的支持和关注。产后早期，除了频繁哺乳之外，母亲需要充足的水分和合理的饮食，根据需要正确的使用胰岛素，由于糖尿病母亲的婴儿低血糖风险较高，婴儿需要进行血糖监测。初乳本身有助于稳定婴儿的血糖，一项对于妊娠期糖尿病母亲的研究中发现，母乳喂养的婴儿和奶瓶喂养的婴儿相比，会较少出现低血糖和补充能量的需要^[15]。因此，遵循爱婴医院成功促进母乳喂养十个步骤，同样适用于糖尿病母亲并更为重要。

应根据每一对母婴的特定情况，确定哺乳方案。当新生儿需要进行补充喂养，建议首选母亲额外挤出的乳汁进行补充，考虑到配方奶在早期添加的风险，在有条件的地区，可以使用捐赠母乳库的乳汁。如果有其他的特殊情况造成母婴分离，应该鼓励母亲及早或在她觉得适当的时候挤出或者吸出母乳。

有研究建议 1 型糖尿病或者妊娠期糖尿病的母亲产前收集初乳，以备产后泌乳 II 期延迟造成乳汁不足时使用，从而保持纯母乳喂养，但是其安全性和有效性并未有足够的证据支持。因此在获得足够的证据之前，并不常规鼓励母亲这么做^[16]。

一般认为母乳喂养会进一步降低胰岛素的需求量，增加了低血糖的风险，但这样的看法并未被一致接受，一些研究者认为，无论是否哺乳，胰岛素的使用均会在产后 3 ~ 6 周恢复到孕前的剂量^[17]。因此，在母乳喂养的过程当中，需要专科医生来根据母亲的具体情况评估胰岛素的需求量和低血糖的风险。通常使用的药物胰岛素是大分子蛋白，不能通过乳腺细胞，因此不进入乳汁。所以，使用胰岛素控制血糖的母亲不仅可以，还应该被鼓励母乳喂养。

妊娠期糖尿病的母亲产后恢复正常饮食，也要及时进行血糖监测，血糖控制不佳仍旧需要调整胰岛素剂量，一般剂量较妊娠期明显减少。妊娠期无须胰岛素治疗的 GDM 孕妇，产后恢复正常饮食也应避免高糖以及高脂肪饮食。

出院后，母亲可以在家监测血糖，早年有研究发现，糖尿病母亲在哺乳期间空腹血糖水平比停止哺乳或从未哺乳的 1 型糖尿病患者的血糖水平显著降低，甚至有明显的高热量摄入的乳母也有此表现[18]。母亲需要在哺乳前进食，避免血糖因哺乳而下降太低。同时也需在容易拿到的地方准备一些食物，告诉母亲如感到饥饿，可以少量进食。

口服降糖药（oral antidiabetic drug, OAD）当中的二甲双胍和格列本脲，除了被国际妇产科联盟关于妊娠期糖尿病的建议所推荐，作为必要情况下替代胰岛素的 GDM 治疗方案之外，两者在产后的使用也逐渐增多。二甲双胍在乳汁中的含量很低，婴儿摄入的药量约为母亲体重调整后剂量的 0.02% ~ 0.65%，母亲使用二甲双胍并没有发现对婴儿的不利影响[19]，但在母乳喂养新生儿、早产儿以及肾功能损伤的婴儿时，应密切观察婴儿状态。

有限的研究认为格列本脲在乳汁当中的药物水平几乎可以忽略不计，母亲哺乳期使用格列本脲作为治疗措施，建议密切监测婴儿血糖[20]。

对健康女性来说，乳腺炎的发生率较低，但合并糖尿病、其他慢性疾病、AIDS 或者免疫系统受损的母亲，对乳腺炎有较高的易感性[21]，也会增加念珠菌感染的风险。糖尿病母亲应在孕期以及产后早期学会如何识别乳腺炎、念珠菌感染的症状，为预防这些问题的发生，要谨慎控制血糖，哺乳后保持乳头干燥，注意到问题的出现并及时找医生诊断和治疗，同时继续母乳喂养。

当这些母亲开始离乳，需要根据医嘱来调整饮食的摄入量和胰岛素的用量。如果这个过程是渐进的，则调整的时间可以更长，问题会更少出现。

二、甲状腺疾病

（一）甲状腺疾病对母婴的影响

甲状腺控制人体的新陈代谢，促进中枢神经系统的正常发育。它主要分泌三种激素：甲状腺氨酸/甲状腺素（T4）、三碘甲状腺原氨酸（T3）、降钙素。T3 与 T4 化学性质相似，被称为甲状腺激素（thyroid hormones）。甲状腺功能异常是常见的，尤其在育龄女性中，妊娠期甲状腺疾病不断增加，对妊娠、产后的影响受到越来越多的重视。由于甲状腺疾病涉及范围广泛，与妊娠以及产后哺乳最密切的是甲状腺功能异常，例如甲状腺功能减退（hypothyroidism）或者甲状腺功能亢进（hyperthyroidism），本节仅就此范围进行讨论。

妊娠期临床甲减发生率约为 0.2% ~ 1%，亚临床甲减发生率约为 2% ~ 5%。可能损害婴儿神经系统认知功能的发育，还可能增加子痫前期、早产、低出生体重和流产甚至胎儿死亡等风险。妊娠期甲亢发生率大约 0.2%，其中约 95% 为毒性弥漫性甲状腺肿（Graves病），亚临床甲亢的发生率约为 1.7%。妊娠期甲亢如未得到有效治疗，会增加妊娠妇女重度子痫、心脏衰竭等疾病的发生风险；同时会显著提高胎儿早产、低出生体重、流产等不良结果的风险；而亚临床甲亢目前认为与不良妊娠结果无明显关系[22]。产后出现甲状腺功能减退表现为甲状腺肿大或结节（甲状腺肿），不耐冷，干性皮肤，头发变薄，食欲不振、极度疲劳和抑郁。哺乳期甲亢未经治疗，产后可表现为突眼，食欲增加，体重下降，易激动，烦躁失眠，心悸，乏力怕热，多汗和休息时脉搏加速等，严重影响生活，同样也不利于母乳喂养。

产后，由于甲状腺激素对乳汁生成起重要作用，如在产前没有很好地治疗甲状腺功能减退，则很可能会导致泌乳 II 期的延迟以及产奶量减少。产后女性还可能面临的甲状腺问题是产后甲状腺炎（postpartum thyroiditis, PPT），这是自身免疫性甲状腺炎的一个类型，一般在产后发病，病程持续 6 ~ 12 个月，患病率为 8.1%（1.1% ~ 16.7%）[23]。患有其他代谢和免疫系统疾病的妇女会增加 PPT 的风险。比如，有 Graves 病史的女性出现 PPT 的几率高达 44%，1 型糖尿病发生 PPT 的几率是 25%，系统性红斑狼疮为 14%，慢性病毒性肝炎为 25%[24]。妊娠初期甲状腺过氧化物酶抗体 TPOAb 阳性的女性，产后 30% ~ 50% 发生 PPT[25]。产后甲状腺炎的典型病例临床经历 3 期，甲状腺毒症期、甲减期和恢复期，非典型病例可能仅表现为甲状腺毒症期或者甲减期，部分女性可能进展为永久性甲减。母亲需要随访甲状腺功能，根据不同的临床表现进行相应的治疗，在治疗基础上结合自身状态进行哺乳。

（二）甲状腺疾病母亲的哺乳支持

尽管甲状腺功能异常在孕期会影响母亲和胎儿，产后可能会影响母亲泌乳，例如甲减。大多数情况下此类疾病都可以通过治疗获得稳定正常的激素水平，合理药物治疗的情况下，大多母亲都可以持续母乳喂养。

对于孕期就出现甲状腺功能减退的女性，使用人工合成四碘甲状腺原氨酸钠盐，即左甲状腺素钠（levothyroxine sodium, L-T4）进行治疗，将血清促甲状腺激素（thyroid stimulating hormone, TSH）水平达到相应孕期水平，并在产后根据甲状腺功能进行剂量调整，母亲获得稳定正常的激素水平，基本都能持续进行母乳喂养。

当甲状腺素缺乏而又未确诊时，母亲表现出来的症状往往被归因于产后激素水平的变化，或者是生活方式的变化，有时被认为是因为对婴儿持续照顾的不适应，甚至会被误认为是产后抑郁。因此，很多女性症状持续但并未被明确诊断。当婴儿的生长发育出现问题，例如体重增长不理想，在询问母婴双方喂养状况，病史等情况下，可能会发现甲减的问题。在遇到产后奶量不足且疲惫不堪的疑似"产后抑郁"的母亲时，应排除甲状腺功能减退的原因。

使用左甲状腺素治疗后，甲减症状的缓解和母乳量的增加会很显著。Thoms W. Hale 所著《药物与母乳喂养》一书将 L-T4 划分为哺乳期安全等级 L1，同时根据 Lactmed 数据，甲状腺素是乳汁中的正常成分，合理的补充剂量不会对婴儿造成不利影响，因此不必在服药后等几个小时再哺乳，也不必将服药之后的乳汁丢掉。食物和其他药物会影响 L-T4 的吸收，尤其是食物中的钙、铁、镁等矿物质。为了尽可能避免食物的影响，建议饭前半小时到一小时或者晚饭后四小时空腹服用。最好固定每天在同一个时间服用，保证稳定的药物浓度。母亲要遵医嘱定期监测其甲状腺素水平，由医生根据检查结果来调整药物剂量，避免出现不良反应。

值得注意的是，如果婴儿有甲状腺功能低下，则需单独服药，不可通过母亲服药来经由乳汁给予。美国儿科学会推荐的甲状腺功能低下的新生儿初始治疗剂量是服用左甲状腺素 10 ~ 15μg/kg[26]，随年龄增加剂量有所调整。而乳汁中的药物剂量远达不到临床治疗水平[27]。

产后出现甲状腺功能亢进的哺乳母亲，需要根据症状和实验室诊断结果，进行相应的治疗。患有甲亢的哺乳期母亲经过合理治疗后，其哺乳和照看婴儿的能力可能并不受影响。目前常用的抗甲状腺药物（antithyroid drug, ATD）有两种，丙硫氧嘧啶（propylthiouracilum,

PTU)（哺乳期安全等级 L2）和甲巯咪唑（methimazole, MMI）（哺乳期安全等级 L2）。

目前哺乳期抗甲状腺药物首选甲巯咪唑 MMI，剂量在 20～30mg/d 以下，对于母婴都是安全的[28]。但每日超过此剂量目前缺乏足够的哺乳期安全使用资料。使用甲巯咪唑时临床需要监测的是一些少见的特异性反应，例如粒细胞缺乏症。

由于肝脏毒性原因，丙硫氧嘧啶作为哺乳期二线药物，哺乳后可分次服用，并监测婴儿甲状腺功能[24]。现有资料显示，只有少量丙硫氧嘧啶分泌到乳汁中，婴儿吸收量非常低，因而不会产生毒副作用。一般建议丙硫氧嘧啶服用的剂量为每日 450mg 以下[29]，也有的研究发现，哺乳期母亲服用剂量高达每日 750mg 时，也没有对哺乳婴儿甲状腺功能造成负面影响[30]。

2011 年美国甲状腺协会建议，对母乳喂养的婴儿进行常规的甲状腺激素 T4 和促甲状腺激素 TSH 监测。然而，近年另有研究认为，目前并没有婴儿发现因摄入乳汁内丙硫氧嘧啶或者甲巯咪唑而发生甲状腺功能改变的报道，因此常规监测可能是不必要的[26]。

产后甲状腺炎甲状腺毒症期症状一般较温和，对哺乳期母亲来说，使用最小剂量和尽量短疗程的 β 受体阻断剂（例如普萘洛尔）可减轻症状[25]。美国儿科医师学会（AAP）推荐普萘洛尔可在哺乳期使用[31]。产后甲状腺炎甲减期同样需使用 L-T4 治疗，但哺乳母亲甲状腺功能需要根据不同疾病状况进行随访监测，及时调整用药剂量[25]。

如无必要，哺乳期母亲应尽量避免放射性核素（例如放射性碘）扫描甲状腺，建议选择其他方式替代。如必须使用，则常常需要暂停哺乳。哺乳期使用的半衰期最短的同位素是 ^{99m}锝（Tc-99m），半衰期大约 6.02 个小时，且放射活性释放很弱。

碘会选择性地聚集在甲状腺、乳房（占总量的 17%）和乳汁中，高剂量的碘有导致婴儿患甲状腺癌的潜在危险。^{131}I 和 ^{125}I 的放射性半衰期很长，并对甲状腺组织有亲和力，危险性比较大，如母亲使用了 ^{131}I 则需要中断哺乳。而 ^{123}I 半衰期短得多，短暂清除就可以消除大部分危险，建议使用 ^{123}I，根据使用剂量中断哺乳 12～24 小时。同时，由于放射性以恒定速度消减，乳汁储存在冰箱内至少 8～10 个半衰期，放射活性消失，可以喂给婴儿[32]。对于哺乳期使用甲状腺相关放射性核素时哺乳中断的建议见表 16-1。

表 16-1　甲状腺相关放射性核素检查和哺乳中断问题[33]

诊断步骤	放射性药物	剂量范围 (mCi)	注释
甲状腺扫描	高锝酸盐（99mTc）	1～2	若 30mCi 需中断 24 小时 若 12mCi 需中断 12 小时
甲状旁腺减影扫描	高锝酸盐（99mTc）	16～30	< 30mCi 无需中断
甲状腺诊断成像	高锝酸钠	5	需中断 6～12 小时
甲状腺功能亢进治疗/甲状腺切除术后诊断成像/甲状腺扫描	^{131}I 钠	1～10/< 30	完全停止哺乳或者直到记数达到本底
甲状腺摄取和扫描	^{123}I 钠	< 0.35	无需中断

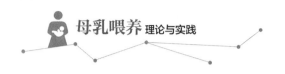
如必须使用放射性药物，需密切和医生配合，并给予母亲母乳喂养方面的指导，包括暂停哺乳期间的维持产奶，或者离乳的方法。

哺乳期使用放射性核素进行其他检查，是否需要暂时中断哺乳的问题，可参阅美国核管理委员会（nuclear regulatory commission, NRC）放射性核素的医疗诊断指南的相关资料[34]。

三、垂体功能障碍

脑垂体位于大脑基底部，蝶鞍下方的垂体窝内，分为前叶（腺垂体）和后叶（神经垂体），是一个非常复杂的腺体，被称为"控制腺体"，分泌出多种激素来调节身体内其他腺体的活动。而脑垂体又是被下丘脑控制的，下丘脑是调节内脏活动和内分泌活动的较高级神经中枢所在，接收环境和身体内其他部分传递的各种激素信号。

脑垂体前叶分泌的激素包括促甲状腺激素 TSH（thyroid stimulating hormone）、促肾上腺皮质激素 ACTH（adrenocorticotropic hormone）、生长激素 GH（growth hormone）、促性腺激素（即黄体生成素，luteinizing hormone，LH）和卵泡刺激素（serum follicle-stimulating hormone, FSH）以及泌乳素 PRL（prolactin）等。脑垂体后叶不含腺体细胞，与后叶相连的下丘脑分泌神经元产生的神经垂体激素，包括抗利尿激素 ADH（antidiuretic hormone）和催产素 OT（oxytocin），运输到脑垂体后叶储存和再分泌。泌乳素和催产素是泌乳过程中重要的激素，下丘脑的损伤或者疾病会影响催产素，脑垂体功能障碍会影响泌乳素，也会导致非常广泛的临床症状。这需要内分泌科专科医生进行诊断，并根据具体情况做出相应的治疗方案。一般情况下，如果没有影响到泌乳，母亲仍可以进行母乳喂养。

（一）泌乳素分泌过多与哺乳

脑垂体前叶正常分泌泌乳素，是产后哺乳开启的重要条件，正常育龄期女性血清泌乳素水平一般低于 30ng/ml（即 1.36nmol/L）[35]。

由各种原因导致的血清泌乳素水平持续升高的状态称为高泌乳素血症。高泌乳素血症（hyperprolactinemia）是一种病理生理状态，而非一种疾病，原因复杂，可为生理、药理以及病理原因导致。妊娠期，泌乳素水平会持续上升超过 200ng/ml，到临产时短暂下降，产后 2 小时又上升到一个高峰，不哺乳的女性大约 3 ～ 4 周体内泌乳素水平会恢复到孕前状态，哺乳母亲由于婴儿吸吮乳头，刺激促使泌乳素出现跳跃式的分泌高峰，产后十天泌乳素的基线水平高达 90ng/ml，此后缓慢降低，但在 180 天内保持高水平（大约 44.3ng/ml）[36]。泌乳素水平通常在产后 6 ～ 12 个月恢复正常水平，延长哺乳时间则高泌乳素状态相应延长，这是正常生理现象，并不是因为垂体功能障碍引起的。哺乳期的母亲会出现闭经和泌乳，也是正常表现，这都不妨碍正常母乳喂养。

有一些药物例如多巴胺受体拮抗剂、多巴胺转化抑制剂以及单胺氧化酶抑制剂和雌激素、孕激素等的使用，也可能造成泌乳素水平的升高，哺乳母亲如需要在医生指导下服用以上相关药物，一般并不影响乳汁分泌，但需要密切随访。病理原因导致的泌乳素分泌过多的情况比较复杂，哺乳母亲如有造成泌乳素分泌过多的疾病被确诊，则需权衡哺乳与疾病治疗的需求，针对性进行处理。

泌乳素腺瘤（prolactinomas）是育龄女性当中最常见的垂体腺瘤，有可能并不影响母乳喂养本身。但由于抑制其他激素的分泌，对母亲来说，可能会出现骨质疏松的并发症，如果泌乳素腺瘤很小，没有其他症状，不影响生活，可以定期进行影像学复查，待哺乳期结束后进一步治疗。如果腺瘤非常大，压迫到周围的脑神经，包括眼神经，甚至导致头痛，视力模糊、减退等，出现这些情况，应及时就医。目前并没有证据提示哺乳会刺激肿瘤的生长，孕前或者妊娠期有泌乳素腺瘤的女性分娩后仍然可以持续哺乳，有研究发现，泌乳素腺瘤母亲停止哺乳 6 个月后复查，仍有 70% ~ 90% 的女性有高泌乳素血症以及闭经、泌乳的症状，但是影像学复查垂体，并没有出现加重 [37]。

高泌乳素血症与垂体泌乳素腺瘤通常选用多巴胺受体激动剂治疗，常用的有溴隐亭、α- 二氢麦角隐亭以及卡麦角林。由于副作用较大，增加母亲心脑血管疾病、中风、癫痫甚至死亡的风险，FDA 已经撤销溴隐亭用于哺乳期抑制泌乳素的适应证，有研究使用卡麦角林治疗哺乳期时复发的高泌乳素血症，认为母乳喂养并不增加垂体泌乳素瘤的复发率，也不使瘤体增大 [38]。

（二）泌乳素分泌不足与哺乳

脑垂体功能减退可能导致泌乳素分泌的降低，同时还可能有其他一种或者多种垂体激素分泌的下降。造成脑垂体功能减退的原因较多，包括脑垂体瘤的切除手术，放射性治疗，严重的产后出血和低血压等。

席汉氏综合征（Sheehan's syndrome, SS）是由产后大出血导致的脑垂体严重缺血坏死，表现为一系列不同程度的垂体前叶功能障碍 [39]。同时，有案例报道，席汉氏综合征时，脑垂体后叶的功能也受到一定程度的影响，出现全垂体功能减退，因此催产素释放可能有障碍 [40]。因此，垂体功能减退可能会出现泌乳素和催产素的缺失，而导致泌乳失败。通常在这个情况下这个母亲的病情严重，主要考虑拯救生命为先。但有报道一个患 SS 的母亲，在下一次顺利分娩时成功母乳喂养的个案。

尽管泌乳素对于乳汁生成是个很重要的条件，但是当泌乳过程建立起来之后，从内分泌转向自分泌阶段，泌乳素的水平与乳汁产量并不存在必然的因果关系，Decoopman 报道了一个案例，这个女性进行了垂体瘤的切除术，术后实现了全母乳喂养三个月，因此乳汁从乳房当中的移出量相对于产量来说可能更为重要 [41]。但值得注意的是，由于产后大出血，母亲的哺乳可能面临一系列风险，出血量越大，母亲越可能需要急救。泌乳的延迟，因为身体原因和婴儿的分离，产后身体的疲劳和恢复更为缓慢等，这些因素都可能导致母乳喂养的开启和维持纯母乳喂养面临困难 [42]。这样的女性需要更多的产后持续支持，尤其是在早期给她们足够的帮助让婴儿尽快尽可能多地吸吮乳房，以及帮助她们维持泌乳量。

四、多囊卵巢综合征

（一）多囊卵巢综合征与哺乳

多囊卵巢综合征（polycystic ovarian syndrome, PCOS）是卵巢中的多发性囊肿干扰了卵巢功能，而引起的内分泌代谢紊乱综合征。影响了大约 5% ~ 10% 的育龄期女性。其特点被描述为不育、痤疮、闭经和过度的毛发生长、肥胖，并有乳腺发育异常等症状，并增加了进展为 2 型糖尿病的风险 [43]。

目前关于多囊卵巢综合征与哺乳的关系研究并不多，而且研究结果也各异。有案例表明多囊卵巢综合征的母亲会有较低的乳汁产量 [44]。研究者认为，是由于 PCOS 使促进乳腺组织发育的激素受到了干扰，乳腺组织发育不全，腺体实质异常 [45]，PCOS 致雄激素水平增高，干扰了整个哺乳过程中所需的激素分泌。然而，研究同样发现，有的患 PCOS 的母亲产出了过多的乳汁 [44]。对胰岛素的研究结果认为，患 PCOS 与未患 PCOS 的女性在哺乳方面并无差异 [46]。但如果孕期乳房尺寸无增加，母亲似乎更难进行母乳喂养 [47]。最近的观察研究表明，高的体质指数（body mass index, BMI）对母乳喂养有负面影响，去除这个因素后，PCOS 的母亲在母乳喂养的起始率和纯母乳喂养率上并没有明显差异 [48]。

PCOS 的母亲可能会并发 2 型糖尿病，这样的母亲的婴儿也增加了进展为 2 型糖尿病的风险，由于母乳喂养对母婴的保护，PCOS 的母亲进行母乳喂养很重要。当一位母亲出现泌乳延迟，且曾因为不育而经由辅助生殖受孕，则需要进一步检查，排除是否有 PCOS 的可能。

（二）多囊卵巢综合征母亲的哺乳支持

尽管 PCOS 的母亲可能存在泌乳 II 期延迟的风险，但在一些自然怀孕的母亲当中，并不是必然出现，常规的母乳喂养促进措施对母亲产后获得充足的奶量相当重要，例如产后即刻皮肤接触和不设限制地哺乳，母婴同室等，PCOS 的母亲实现纯母乳喂养并非不可能。产后的母乳喂养评估需要特别注意，重点关注婴儿的生长情况，比如大小便和体重增长等。如果直接哺乳无法满足婴儿需求，需及时给予婴儿适当的补充，同时母亲可以尝试使用医院级别双边吸奶器增加刺激，提升泌乳量，曾有建议 PCOS 的母亲使用甲氧氯普胺（胃复安）或者多潘立酮，或者草药催奶剂等增加奶量 [49]，但是这通常是建立在完整的母乳喂养评估之后，次要的考虑选项，并且安全性及有效性有待进一步确认。

第二节　心血管系统疾病

一、心血管疾病

（一）心血管疾病与哺乳

心血管疾病（cardiovascular diseases, CVDs）是一组累及心脏和血管的疾患，根据世界卫生组织的定义，包括：冠心病、高血压、周围末梢动脉血管疾病、风湿性心脏病、结构性心脏病、深静脉血栓和肺栓塞等。

心血管疾病是全球首要的死因，众所周知，很多方法都可以预防心血管疾病，例如饮食，锻炼，避免吸烟，控制血压等，对于女性来说，还有一个得天独厚的降低自身心血管疾病风险，同时也降低婴儿未来罹患心血管疾病风险的好方法，那就是母乳喂养。相当多的研究证实母乳喂养有着短期和长期的保护效应 [50]。曾哺乳的女性与未曾哺乳的女性相比，其冠状动脉硬化、颈动脉硬化、大动脉硬化、以及高血脂的比例显著降低，剂量效应关系显著 [51]。来自英国牛津大学的一项最新研究显示，母乳喂养可以改善早产儿成人后心脏的结构和功能，剂量效应关系依然存在 [52]。有心血管疾病的母亲分泌乳汁的能力可能和一般人并无区别，但是由于疾病本身对女性身体的影响，必须要纳入到专业人员的考虑当中。

（二）心血管疾病母亲的哺乳支持

患有心血管病的女性能否怀孕，可依据心脏病妇女妊娠风险分级（表 16-2）进行选择，一旦妊娠，孕妇心功能的判断尤其重要，目前临床上，孕妇心功能的判断以纽约心脏病协会（New York heart disease association, NYHA）的分级为标准，依据心脏病患者对一般体力活动的耐受情况，将心功能分为 4 级（表 16-3）。

表 16-2　心脏病妇女妊娠风险分级 [53]

妊娠风险分级	描述
Ⅰ 级	孕妇死亡率未增加，母婴并发症未增加或者轻度增加
Ⅱ 级	孕妇死亡率轻度增加，母婴并发症中度增加
Ⅲ 级	孕妇死亡率中度增加，母婴并发症重度增加
Ⅳ 级	孕妇死亡率明显增加，母婴并发症重度增加；如需妊娠，须告知风险，需产科和心脏科专家在孕期、分娩期和产褥期严密监测
Ⅴ 级	孕妇死亡率和严重母婴并发症极高，属妊娠禁忌

表 16-3　纽约心脏病协会 (NYHA) 心功能分级 [54]

心功能分级	心脏状态	临床表现
Ⅰ 级	心脏具有完全代偿能力	几乎与正常人没有区别，完全能正常地工作、学习及生活，甚至能胜任较重的劳动或体育活动
Ⅱ 级	心脏代偿能力已经开始减退	在较重活动 (如快走步、上楼或提重物) 时，即会出现气急、水肿或心绞痛，但休息后即可缓解。属轻度心衰
Ⅲ 级	心脏代偿能力已减退	轻度活动，如上厕所、打扫室内卫生、洗澡等时也会引起气急等症状，属中度心衰
Ⅳ 级	心脏代偿能力已严重减退	休息时仍有气急等症状。在床上不能平卧，生活不能自理，而且常伴有水肿、营养不良等症状。属重度心力衰竭，不仅完全丧失了劳动力，还有生命危险

　　妊娠合并心血管病是一个复杂的医学问题，需要多学科协作进行管理。根据中华医学会妇产科学分会产科学组 2016 年制定的妊娠合并心脏病的诊治专家共识，建议心脏病妊娠风险分级在 Ⅰ～Ⅱ 级，且心功能 Ⅰ 级的母亲可以哺乳。考虑到哺乳的高代谢需求以及可能存在缺乏休息的状况，对于患有严重心脏病的母亲，即使心功能 Ⅰ 级，也建议人工喂养。

　　对于每个个体，情况都不同，可以根据母亲的哺乳意愿，结合医生对症状控制、药物使用、心功能、血压等监测的评估，采取最适宜的喂养方式。持续哺乳的母亲更需要家庭帮助其承担更多的家务以及照顾婴儿的工作，保证足够的休息时间，尤其是夜间喂养，在满足自身状态的前提下再考虑哺乳问题；同时确保摄入足够的营养和水分，饮食均衡，在

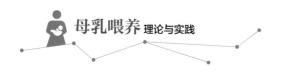

医生指导下正确服用药物，根据自身身体状况对哺乳管理方案进行合理调整。

二、高血压

（一）高血压与哺乳

母乳喂养对女性高血压（hypertension）患病风险的影响机制尚不明确，越来越多的研究表明，神经肽催产素在血压调节中发挥着重要作用。在对近年中国北京地区的人群进行的横断面研究中发现，无母乳喂养史的女性高血压患病风险比有母乳喂养史的女性增加1.18倍，且母乳喂养时间 0～6 个月、6～12 个月和超过 12 个月的女性与没有母乳喂养的女性相比，高血压的患病风险分别为 0.87、0.83 和 0.79 [55]。有研究显示，在母乳喂养期间，母亲体内产生大量催产素，使母亲血压降低，且产后体内催产素的增加会导致与应激相关的血管紧张素和去甲肾上腺素减少。在进行高血压患病风险评估时，是否进行过母乳喂养是非常重要的因素 [56]，应鼓励女性母乳喂养。高血压不是母乳喂养的禁忌，但是母乳喂养的母亲需要严密地控制血压，尤其是患有妊娠期高血压甚至子痫的母亲，并与医生讨论自身状态、血压控制的情况及抗高血压药物对母乳喂养的影响，选用最恰当的治疗方案，在严密监测下哺乳。

（二）抗高血压药物的评价

目前并没有针对抗高血压药物与母乳喂养兼容性关系的大规模临床研究，换言之，母亲服用抗高血压药物对婴儿影响的研究并没有大规模地开展。有一些研究提供了特定药物在乳汁中的含量以及使用情况 [57]（表 16-4）。

表 16-4　常见抗高血压药物在哺乳期使用的安全性评估

药名	研究者	剂量（/日）	乳汁血浆比	相对婴儿剂量	对婴儿的影响	其他药物评价
中枢性降压药（central blood pressure medicine）						
甲基多巴（methyldopa）	White, et al. 1985 Hauser et al.1985	500～1000mg	0.22	0.11%	未发现对婴儿不利的临床作用，可以进入乳汁，但可能并不会伤害婴儿	L2，AAP 认为适用于哺乳期
β- 受体阻滞剂（Beta-adrenergic blocking agents）						
拉贝洛尔	Lunell, et al.1985	600～1200mg	1.5	0.57%	乳汁血浆比不稳定，婴儿血浆浓度可测量，但分泌量少	L2，AAP 认为适用于哺乳期
普萘洛尔	Taylor, et al. 1981 Smith, et al.1983 Bauer, et al.1979 Thorley, et al.1983	40～160mg	0.24～0.69	0.2%～0.4%	评估婴儿的心率没有变化，未显示任何临床表现	L2，AAP 认为适用于哺乳期

续表

药名	研究者	剂量（/日）	乳汁血浆比	相对婴儿剂量	对婴儿的影响	其他药物评价
阿替洛尔	White, et al. 1984 Liedholm, et al.1981 Thorley, et al.1983 Kulas, et al. 1984 Schimmel, et al.1989	50 ~ 100mg	1.3 ~ 3.6	0.66%	婴儿血浆浓度无法检测，无心动过缓和嗜睡	L3，曾有一例报道心动过缓以及发绀、低体温入院
美托洛尔（metoprolol）	Kulas, et al.1984	100mg	2.83	1.4%	乳汁血浆比值较高，但母体血浆浓度低，婴儿剂量低	L3，AAP 认为适用于哺乳期
钙拮抗剂 / 钙通道阻滞剂（calcium antagonist）						
硝苯地平（nifedipine）	Manninen, et al.1991 Penny, et al.1989	20 ~ 30mg	0.34 ~ 1.07	1.8%	进入乳汁量非常小	L2，AAP 认为适用于哺乳期
维拉帕米（verapamil）	Anderson, et al.1987	240mg	0.6	0.15% ~ 0.98%	无法在婴儿血浆中检测	L2，AAP 认为适用于哺乳期，有罕见的过敏反应
血管紧张素转换酶抑制剂（angiotensin converting enzyme inhibitor, ACEI）						
依那普利（enalapril）	Redman, et al.1990	20mg	0.014	0.17%	当首选用药无效或者不可使用时，在监测婴儿状态下可使用	有研究发现母亲泌乳素水平降低，但泌乳成熟以后，并不影响乳汁产量
卡托普利（captopril）	Devlin, et al. 1981	300mg	0.02	0.02%	无婴儿资料，数据显示乳房选择性地限制了进入乳汁的量	L2，AAP 认为适用于哺乳期，生产商建议避免哺乳
血管平滑肌扩张药						
肼苯哒嗪（hydralazine）	Liedholm, et l.1982	150mg	0.5 ~ 1.4	1.2%	婴儿通过乳汁摄入的量低于儿科常用剂量为 0.75 ~ 1mg/（kg·d）	L2，AAP 认为适用于哺乳期，出现于乳汁中，但不被认为有害

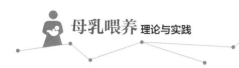

续表

药名	研究者	剂量（/日）	乳汁血浆比	相对婴儿剂量	对婴儿的影响	其他药物评价
利尿剂（diuretics）						
氢氯噻嗪（hydrochlorothiazide）	Miller, et al.1982	50mg	0.43	无数据	无法检测到，婴儿电解质正常	L2，AAP认为适用于哺乳期，但可能有乳汁减少的风险
氯噻酮	Mulley, et al.1978	50mg	0.06	15.5%	剂量太小不会造成伤害	L3，AAP认为适用于哺乳期，但可能有乳汁减少的风险
氯噻嗪（warduzide）	Werthmann, et al.1972	500mg	无数据	无数据	无婴儿数据	L3，AAP认为适用于哺乳期，但可能有乳汁减少的风险

尽管目前关于抗高血压药物和母乳喂养的兼容性的证据，尤其是临床研究结果很少，如果母亲在进行抗高血压治疗，除了尽量避免使用利尿剂，使用以下抗高血压药物并没有显示对接受母乳喂养的婴儿有副作用：拉贝洛尔、硝苯地平、依那普利、卡托普利、阿替洛尔、美托洛尔。对于接受母乳喂养的婴儿，血管紧张素受体拮抗剂、氨氯地平、除了依那普利和卡托普利之外的其他血管紧张素转换酶抑制剂这些药物的安全性还缺乏足够的证据，需要密切关注母婴儿状态。

（三）高血压母亲的哺乳支持

产前患有高血压的母亲可能因各种原因无法建立成功的母乳喂养。例如，在产程当中使用硫酸镁静脉滴注，婴儿可能出现肌张力降低，阿普加评分降低，进而会影响婴儿吸吮的能力，造成第一次哺乳时间延长，婴儿吸吮减少，同时由于静脉输液，产后母亲的乳房水肿风险较高，对母乳喂养的开启造成困难[58]。但需注意的是，硫酸镁进入乳汁的量非常少，且口服生物利用度差，因此可以安全地用于哺乳期（哺乳期安全等级L1）。由此可见，产后第一时间进行皮肤接触，并维持尽可能长的时间，对于促进乳房吸吮有重要意义，保持早期频繁不设限制进行喂养，必要情况下教授母亲使用手挤奶，避免奶嘴干扰，同时保持正确含乳，也是避免乳房问题的关键。

在对患高血压的母亲进行哺乳管理时，需要根据个体情况采取差异化的措施，产后支持尤其重要，同时要科学评估婴儿的乳汁摄入和体重增长情况。

第三节　免疫系统疾病

一、系统性红斑狼疮

（一）系统性红斑狼疮与哺乳

系统性红斑狼疮（systemic lupus erythematosus, SLE）是发生于结缔组织之间的免疫性疾病，主要影响育龄期女性，红斑狼疮的临床症状有显著的不同，包括头疼痛，关节系统炎症、红肿及关节腔膨胀，及面颊、鼻翼的蝶形红斑。患有狼疮的女性具有较高的流产率及早产率，雷诺氏现象发生率近 30%[36]，由于性激素在 SLE 发病当中的作用，妊娠期的女性会出现病情复发或者加重，甚至危及胎儿及孕妇的安全，因为疾病而剖宫产终止妊娠的比例大约有 1/3，超过 1/3 的婴儿早产[59]，而这两者都可能会影响早期的母乳喂养。如果母亲出现感觉疲劳，甚至出现慢性疲劳综合征和纤维肌痛症，也会影响到母亲哺乳。

许多研究认为，泌乳素可通过刺激体细胞免疫应答与体液免疫应答，进而直接或者间接地参与 SLE 的发病过程。而产后的母亲处于高泌乳素状态，担心母乳喂养的母亲病情加重而主动选择不哺乳是常见问题。尽管 SLE 患者血清泌乳素水平增高且与疾病活动确有关系，产后泌乳素水平高是否导致症状加重在每个个体当中并不相同。Noviani 等人的研究认为，系统性红斑狼疮的母亲是否哺乳较少受到社会经济因素的影响，病情稳定、足月分娩，孕期就计划哺乳的女性与产后的母乳喂养显著相关[60]。

（二）系统性红斑狼疮母亲的哺乳支持

母乳喂养有利于母婴双方，因此患有系统性红斑狼疮的女性也应鼓励哺乳，但母亲产后需要进行持续检查，如果各项检查指标不稳定，或者有病情反复，症状波动严重的情况，可能需要结合自身状态权衡是否哺乳。因此，密切观察狼疮信号十分重要，同时需要根据临床症状使用相应的药物，例如非甾体类抗炎药、类固醇激素类、抗疟药和免疫抑制剂，并评估药物的安全性[61]。研究认为，虽然最常见的断奶原因是因为使用药物，但是，通过给予母亲更多的哺乳相关知识，母乳喂养的持续时间会得到显著的改善[62]。

综合目前的药物研究，常用药物转运至乳汁的量非常有限，可以持续进行哺乳[63]。例如口服泼尼松（龙）或者甲泼尼松龙，羟氯喹、非甾体类抗炎药、阿司匹林、华法林以及肝素均被认为可以正常哺乳。甲氨蝶呤和硫唑嘌呤等的使用有一定争议，研究结果并不一致[60]。表 16-5 列出了哺乳期由于系统性红斑狼疮、类风湿性关节炎、强直性脊柱炎等疾病使用的部分抗风湿病药物的评价。

二、类风湿关节炎

（一）类风湿关节炎与哺乳

类风湿关节炎（rheumatoid arthritis, RA）是一种慢性炎性疾病，被认为是由遗传影响的自身免疫反应引起。症状主要包括关节肿痛，运动时疼痛及疲劳等。

怀孕对于类风湿关节炎的有益作用已被熟知多年，以往认为，哺乳与泌乳素是类风湿关节炎发生、加剧、以及复发的预测因子，在基因易感的女性当中，母乳喂养与类风湿关节炎的风险增加相关，尤其是在第一次怀孕以后，之后再怀孕症状会减轻[64]。有研究表明，哺乳超过一年要比从未哺乳的女性，风险降低一半，哺乳两年或更长时间发展为 RA

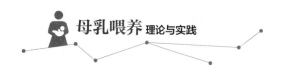

的风险更低[65]。既往研究对于两者的关系结论很不一致，但最新对于两者关系研究的Meta分析表明，无论母乳喂养是否长于12个月，母乳喂养与较低的类风湿关节炎风险相关[66]。

（二）类风湿关节炎母亲的哺乳支持

当前对于类风湿关节炎的药物，都不能完全控制关节破坏，只能减缓疼痛，减轻或者延缓炎症的发展，由于需要长期用药，母亲需要与医生评估母亲自身状态以及讨论药物的影响。由于关节的炎症，如果母亲的手及手指僵硬，与操作复杂的人工喂养相比，母乳喂养更加容易。母亲因为关节的病变，有可能会在哺乳时感觉疲劳。协助母亲找到她舒适的姿势哺乳至关重要。

在类风湿关节炎的母亲当中，抑郁是常见的精神症状，母亲害怕或者担心残疾，生活和经济的压力以及照顾婴儿的疲劳，都是需要关注的重点所在，有很多研究表明，抑郁常常与类风湿关节炎同时发生，但抑郁常常被忽视。同时，没有心理治疗，类风湿性关节炎的治疗通常效果不佳[67]。

在对患有类风湿关节炎的母亲进行母乳喂养支持时，需要保持全方位的关注，尤其是心理方面，并且及时进行转介。抗风湿病药物的使用相关评价见表16-5。

表 16-5　抗风湿病药物的使用相关评价

药物	评价
泼尼松（prednisone）/ 甲泼尼龙	小于 20～30mg/d 相对安全，超过量需要在清晨服用之后 4 小时内避免同样剂量类固醇，可以继续哺乳
华法林（warfarin）	哺乳期安全等级 L2，进入乳汁量极少，取决于剂量，美国儿科学会（AAP）认为通常适用于哺乳期
阿司匹林（aspirin）	哺乳期安全等级 L3，进入乳汁量极少，AAP 认为有明显副作用，应慎用于哺乳期。由于布洛芬可做替代治疗的选择，因此建议避免选用阿司匹林
肝素（heparin）	哺乳期安全等级 L1，大分子蛋白（分子量大约 4 万道尔顿），且母亲和婴儿口服均不吸收
羟氯喹（hydroxychloroquine）	哺乳期安全等级 L2，哺乳期可用，可以继续哺乳
氯喹（chloroquine）	哺乳期安全等级 L3，需密切观察婴儿腹泻，胃肠不适及低血压，美国儿科学会认为可以推荐继续哺乳，由于乳汁中药物浓度较低，应注意不能通过母乳喂养预防疟疾
甲氨蝶呤（methotrexate）	哺乳期安全等级 L3，滞留于人体组织中（尤其是新生儿的胃肠细胞和卵巢细胞中）很长时间，由于其毒性，需要丢弃最短 4 天的乳汁，美国儿科学会认为应禁用于哺乳期

续表

药物	评价
柳氮磺砒啶（salazosulfapyridine, SASP）	进入乳汁量少，健康足月婴儿的哺乳母亲可用，母亲需同时补充叶酸 5mg/d
环孢霉素（cyclosporine）	哺乳期安全等级 L3，可能影响婴儿细胞代谢，哺乳期可用，但研究资料较少
硫唑嘌呤（azathioprine）	哺乳期安全等级 L3，乳汁分泌量小，哺乳期可用
环磷酰胺（cyclophosphamide）	哺乳期安全等级 L5，抗肿瘤药物，哺乳期不可用
霉酚酸酯（mycophenolate mofetil）	有研究对器官移植之后的母亲使用霉酚酸酯后哺乳进行观察，婴儿没有出现不良反应[68]，但因资料很少，不建议哺乳期使用
他克莫司（tacrolimus）	哺乳期安全等级 L3，口服生物利用度低，低于婴儿口服剂量，哺乳期可用，但研究资料较少

英国风湿病学会（British society for rheumatology, BSR）和英国风湿病卫生专业人员协会（British health professionals in rheumatology, BHPR）2016 年发布的妊娠期和哺乳期抗风湿药及其他改善症状药物指南里还提到了肿瘤坏死因子 -α（tumor necrosis factor-α, TNF-α）拮抗剂以及其他生物制剂。英夫利西单抗、依那西普、阿达木单抗、赛妥珠单抗分子量非常大，几乎无法进入乳汁，均可使用于哺乳期，但研究资料较少；戈利木单抗以及其他生物制剂例如利妥昔单抗、托珠单抗、阿那白滞素、阿巴西普、贝利木单抗均无哺乳期研究资料[69]。

第四节　其他常见疾病

一、产后抑郁症

（一）产后抑郁症对母婴的影响

80% 分娩后的女性可能经历一个短暂的情绪变化期，通常产后两三天开始，持续几天到 2 周，包括情绪波动、焦虑、悲伤、易怒、感觉不知所措、哭泣、注意力涣散、食欲减退、睡眠问题等[70]，常被称为"产后忧郁"（baby blues）。这种情况对母婴的影响相对较小，母亲仍然能够较好地照顾婴儿，但需要注意更多休息，从家人或者朋友那里获取帮助，扩大自己的交际圈，和其他新手母亲一起交流，放松，学会照顾自己，通过家庭支持，心理咨询等方式，情绪状态可有较大改善。

产后抑郁症（postpartum depression, PPD）与产后忧郁不同，持续时间更长（至少 2 周），症状更加严重，通常在分娩后两周到一个月之间开始，可能出现例如每天大部分时间情绪低落、悲伤、过度哭泣、意气消沉、不足感、内疚、感觉无助、绝望、自杀意念、极度疲劳、食欲下降、失眠和焦虑等症状。研究显示 PPD 大约影响了 10%～15% 的产后女性[71]，如果不加以治疗，症状可能持续数月至一年时间[72]。

产后抑郁症对母婴双方有很多不良后果，例如会严重影响母亲照顾婴儿和应对日常生活的能力，损害母亲的社交和工作能力，影响母婴之间的联结形成，减少母乳喂养，导致婴儿发育、认知和情绪行为发展受损，家庭成员关系尤其是父亲也会受到影响，严重的甚至导致母婴的生命危险。在美国，产后抑郁症是造成 1 岁以下儿童死亡的主要原因之一，每 10 万人中有 8 人死亡 [73]。因此，对产后母亲进行系统全面的筛查以便早期发现和治疗产后抑郁非常重要 [72]。

被研究最多的筛检方法是爱丁堡产后抑郁量表（Edinburgh postnatal depression scale, EPDS），该量表同样适用于孕期女性。PPD 的原因尚不清楚，产后激素水平的变化可能是原因之一；但危险因素有很多，例如抑郁症病史或者家族史、近来有应激性生活事件、缺乏社会家庭支持、经济问题、吸烟、饮酒、配方奶喂养等 [74]。

产后精神病（postpartum psychosis）则是另一种产后罕见而极端的精神障碍，一般在产后很快发生（甚至产后几小时内到几周内）。发生率在分娩后每千名女性当中约有 1 ~ 2 名。母亲可能有烦躁不安、情绪快速变化、妄想、幻觉等表现，可能威胁要自杀或者伤害孩子，患有产后精神病的女性对于她自己和孩子是一种危险，需要立即进行治疗 [71]。

（二）产后抑郁症与哺乳

目前，并没有一致的证据表明，母亲的年龄，生育婴儿次数和个数，或孕期和分娩期间的并发症与抑郁症的出现有关。从母乳喂养和产后抑郁症相关研究中的发现也是喜忧参半，有的研究认为母乳喂养降低产后抑郁的风险，也有研究认为增加风险，还有研究证实两者并不相关。一项系统回顾表明 [75]，母乳喂养的时长与产后的抑郁两者互为预测因子，即产后抑郁症的母亲有更短的母乳喂养持续时间，母乳喂养持续时间短的母亲更易遭遇产后抑郁。母乳喂养受到产前抑郁的负面影响，但坚持母乳可以减少产后抑郁，产后抑郁同时也跟母乳喂养的困难相关，使用爱丁堡产后抑郁量表在孕期筛查可以帮助识别那些在早期就有可能中断母乳喂养的女性，支持她们进行纯母乳喂养可以降低产后三个月内的抑郁症状。但是，由于纳入的研究方法各样，对母乳喂养的准确定义、母乳喂养的持续时间长短、以及产后抑郁症的诊断都有很多不同之处，结论并不十分明确，需要进一步的研究证实其相互关系，与其说是母乳喂养才导致了产后抑郁，不如说是，产后抑郁更多地影响着母乳喂养 [76]。

（三）产后抑郁症母亲的哺乳支持和干预

基于产后抑郁对母婴影响重大，目前国际上建议对产后母亲进行系统全面的筛查，早期发现和治疗非常重要 [73]。目前国内尚未大规模对产妇进行抑郁症的筛查，母亲和家庭也可能会抗拒"抑郁症"这个词语。因此与产妇密切接触的人们关注其情绪变化至关重要。当感觉到母亲的异常表现，经过家庭支持和心理辅导仍无法改善母亲情绪，甚至出现自杀倾向，这就需要及时让母亲就诊。

产后抑郁无法依靠简单地"观察"做出诊断，也不能仅仅凭借测查工具进行心理测量而定，这需要经过培训的专业人士进行诊断。一旦被诊断为产后抑郁症，母亲应由专业的精神科医师和心理咨询师进行治疗和随访。研究显示，心理治疗和药物治疗对产后抑郁症均有效 [77]。其中，心理治疗应对轻度产后抑郁症尤为重要，因为对于担心药物对婴儿影响的母亲和家人来说，非药物治疗更容易被接受。

母婴应在产后即刻开始皮肤接触并获得母乳喂养支持，母乳喂养促进母婴之间的联结，能够改善母亲的情绪和增强自信。母婴分离以及早期随意地代乳品添加增加了母乳喂养的困难。母乳喂养的困难可能与产后抑郁症状伴随出现，因此哺乳管理方案的讨论应成为治疗的一部分。如果亲自哺乳很困难，应寻找原因，例如是否存在含乳姿势问题，予以及时地提供恰当的解决方案。复杂的方案可能不适用于情绪不佳的母亲，例如乳旁加奶合并使用乳头保护罩等方法。对于存在睡眠障碍的母亲，可指导母亲采用舒适的哺乳姿势，积极地休息，避免过多探视，关闭手机和电视。有时，暂时地挤出乳汁喂养可以维持泌乳并缓解亲喂不顺利的焦虑和压力。家人和其他照顾者在夜间可使用挤出的乳汁喂养婴儿，也可帮助母亲安抚婴儿。对于需要挤奶的母亲，也可以让母亲在白天较频繁地挤奶，适当延长夜间挤奶间隔，使母亲有较完整的睡眠时间。

母亲获得持续家庭和社会的支持非常重要。父亲至关重要，他可以成为母亲最大的支持者。除了家人，母亲的朋友、邻居，或者志愿者都可以提供帮助。如果母亲愿意阅读，推荐她阅读相关书籍也或许有积极的意义。鼓励母亲进行适宜的运动，也会有所帮助。产后抑郁症母亲的干预方案见表 16-6。

表 16-6 产后抑郁症母亲的干预方案

如果母亲有以下状况	干预措施
抑郁症的既往史	由于抑郁症可能复发，需耐心聆听妈妈描述她的感受，并持续随访
产后一周以后出现：过度哭泣、情绪波动、失败的感觉、失眠和疲劳，对孩子不感兴趣或者过度紧张	需要保持支持性和无偏见的态度，保护母亲的隐私，让她哭泣并抒发情绪，如有可能，对母亲和婴儿协助提供社会支持和物质帮助，家人安抚陪伴、负责家务、照顾婴儿并鼓励母亲休息。检查婴儿的喂养状态、一般情况以及体重增加。如果症状加重或者持续无好转超过 2 周，或者母亲出现严重焦虑和自杀的念头，需及时转介至医生处
母亲服用抗抑郁药物并希望继续母乳喂养	提供药物对母乳喂养婴儿影响的信息，在医生指导下，与母亲共同制定哺乳管理方案

（四）哺乳期抗抑郁药物使用评价

如果心理治疗等非药物治疗无效或者无法实施，母亲应在医生建议下进行药物治疗。抗抑郁药物作用于中枢神经系统，大部分都是高脂溶性的，会进入乳汁当中。婴儿的肝肾功能和血脑屏障尚未健全，神经系统发育未成熟，易受到药物的潜在影响。但抗抑郁药在母乳当中的量很少，并且没有明确的证据显示，少量通过母乳的抗抑郁药会对婴儿产生有害影响[78-80]，包括第一代三环类抗抑郁药物和选择性五羟色胺再摄取抑制剂类药物[81,82]。此外，如果母亲孕期使用抗抑郁药物，哺乳期继续使用是相对安全的，婴儿从乳汁当中接受的药物量要小于胎儿期通过胎盘从母体中获得的药物量[77]。总体来讲，产后哺乳期短期服药的风险要小于产后长期患抑郁症对婴儿带来危害的风险。如果母亲长期服药，建议持续监测婴儿的生长和神经系统发育，必要时权衡利弊进行调整，而且一定在专业医生的指导下决定是否用药。

部分抗抑郁药物在哺乳期使用的评价如下[83]：

（1）选择性五羟色胺再摄取抑制剂（selective serotonin reuptake inhibitors, SSRIs）：包括氟西汀、氟伏沙明、帕罗西汀、舍曲林、西酞普兰、艾司西酞普兰等，是最常用和研究最多的抗抑郁药物类型[84]。所有的 SSRIs 类药物均可在乳汁当中检测到[85]。但婴儿通过乳汁摄入舍曲林、帕罗西汀和氟伏沙明的量几乎无法在血浆中检测到。舍曲林可使用于孕期，近年研究证实没有对婴儿神经发育结局产生负面影响[86]。但服用氟西汀和西酞普兰的哺乳母亲，在一些婴儿的血浆当中能检测到药物浓度，婴儿不良反应的报道包括嗜睡、肠绞痛、易激惹、喂养不佳等。FDA 建议氟西汀不使用于哺乳期女性[87]，迄今为止还没有关于艾司西酞普兰安全的报道。

（2）五羟色胺（hydroxyptamine, HT）和去甲肾上腺素再摄取抑制剂（serotonin-norepinephrine reuptake inhibitor, SNRI）：包括文拉法辛、去甲文拉法辛、度洛西汀等。文拉法辛及其代谢产物会出现在乳汁中，哺乳婴儿血浆可检测到代谢物，但尚没有证实有药物相关副作用，如果母亲服用上述药物，需监测婴儿嗜睡及体重增长等情况[88]。

（3）去甲肾上腺素能和特异性 5- 羟色胺再摄取抑制剂（selective seralonin re-uptake inhibitor, SSRIs）：米氮平，目前有限的数据没有报道对婴儿有负面影响[89]。

（4）中度去甲肾上腺素和相对弱的多巴胺再摄取抑制剂（NDRIs）：安非他酮，有报道婴儿血浆水平无法检测到，但也有报道易激惹和癫痫不良反应的案例[90]。如果可能，建议选择其他药物替代。

（5）三环类抗抑郁药物（tricyclic antidepressants, TCAs）以及其他杂环类抗抑郁药[91]：包括阿米替林、去甲阿米替林、阿莫沙平、氯米帕明、多塞平等，仅有去甲阿米替林有较多在哺乳期的使用案例报道，在婴儿血浆中几乎无法检测，尚无副作用报告。有一个案例报道母亲服多塞平，哺乳婴儿出现镇静、呕吐、肌张力减退的情况，停药后症状消失[92]。此类药物已逐渐被 SSRIs 等新型药物所取代。

（6）植物提取药物：例如圣约翰草，又称贯叶连翘，是金丝桃属类植物，主要成分是金丝桃素，其进入乳汁量极少。在欧洲已用作轻度到中度抑郁的药物治疗多年。但对圣约翰草治疗的抑郁症住院患者进行大规模、多中心随机对照试验显示，植物提取药物并不比安慰剂更有效[93]。仅仅依靠植物提取药物治疗患有严重抑郁症的哺乳期母亲是不够的。

对于服用抗抑郁药物的母亲，母乳喂养管理需要根据母亲的精神状态，哺乳意愿，以及评估相应的药物影响，权衡利弊之后进行选择。如果母亲需要住院持续观察，就面临母婴分离的问题，需有专业人员帮助母亲维持泌乳或者逐渐减少乳汁分泌，并预防乳房问题的发生。对于有产后抑郁症的母亲，她哺乳意愿也应受到保护，因为这有可能是她抑郁情绪好转并康复的契机，这个决定需要全方位地综合考量，并提供持续的随访，直到症状平稳或者疾病治愈。

事实上，由于担心药物对婴儿的影响，产后服用抗抑郁药的很多母亲会停止母乳喂养。因此，在早期对母亲和家人进行支持和教育，尤其是有哺乳意愿的母亲，非常重要。可以建议在母乳喂养后和婴儿入睡前立即服用抗抑郁药，以尽量减少接触药物浓度峰值；推荐儿科医生参与，制定婴儿不良反应常规临床监测，如镇静、睡眠或喂养变化以及烦躁等情况[73]。此外，即使服用抗抑郁药物，仍然可以考虑同时进行心理治疗，以提高疗效。

一些国际组织可提供对母亲的心理支持，例如国际产后支持组织（PSI, www.

postpartum.net），产后抑郁在线支持小组（www.ppdsupportpage.com）等。我国目前还缺乏这类的社会组织。如果母亲有情绪问题，未能得到家人的支持，则也很难得到社会力量的支持。在产后抑郁筛查，治疗和支持体系尚未建立之前，应在孕妇教育中对孕妇及家人进行相关宣教，这有助于帮助大众提高对产后抑郁的认识，使母亲尽可能地获得家庭支持。

二、癫痫

（一）癫痫

癫痫（epilepsy）是神经系统常见的慢性疾病，这并不是单一的疾病实体，而是一种有着不同病因、临床表现各异，但以反复癫痫发作为共同特征的慢性脑部疾病状态[94]。癫痫发作或者服用抗癫痫药物（anti-epileptic drugs, AEDs）会对女性的月经周期、生育、母乳喂养和避孕产生影响。

目前所使用的 AEDs 几乎都能通过胎盘，妊娠期服用 AEDs 可能会增加胎儿发生各类先天畸形的风险，尤其是多种药物联合治疗的情况下[95]。但到了产后，与透过胎盘屏障的药物浓度相比，常用抗癫痫发作的药物例如：左乙拉西坦、苯妥英钠、卡马西平、扑米酮、苯巴比妥、奥卡西平、拉莫三嗪、丙戊酸、托吡酯等，在乳汁当中分泌量少，绝大部分抗癫痫药物的乳汁血浆比值小于 1，被认为在哺乳期安全或者中等安全，也并未被证实对哺乳婴儿的认知结局有负面影响[96]，在哺乳中密切观察婴儿的状态仍然很重要。对于婴儿来说，母乳喂养能够降低儿童期癫痫的发生，并有剂量效应关系[97]。在癫痫发作情况下，母乳喂养时遗弃或伤害婴儿的可能性更小。在对婴儿进行密切关注的情况下，哺乳期的母亲使用抗癫痫药物进行治疗的同时，应被鼓励哺乳[98]。

（二）癫痫母亲的哺乳支持

鼓励服用抗癫痫药物的母亲母乳喂养，并监测药物副作用，并将药物剂量调整到既能应对母亲症状，又能减少婴儿摄入量，这是对哺乳母亲最重要的支持。

尽管抗癫痫药物并不构成母乳喂养的禁忌，其中一些药物的使用需要特别留心相关副作用，例如苯巴比妥可导致新生儿觉醒程度降低和嗜睡，丙戊酸可能与新生儿易激惹相关，拉莫三嗪可能会诱发新生儿皮疹。大部分患癫痫的母亲在医生指导和观察下可以成功进行母乳喂养。如婴儿出现镇静、喂养不佳、体重增长不良等情况，需要再次综合进行评估并调整哺乳管理方案。

在患有癫痫的母亲中，可以提供以下安全防范措施的信息来帮助母亲和婴儿：

（1）遵医嘱按时、足量服用药物，避免因服药不当或者盲目停药、减量引起癫痫的反复发作。

（2）在房间里确保有安全区域，当癫痫发作时，身边又无其他人在场时，母亲或者家人可迅速将婴儿放入安全区域，避免婴儿受伤。

（3）将家中或者室内哺乳常用的椅子，或者常用于哺乳的位置，例如床上铺上枕头、垫子或者其他柔软物体，预防母亲癫痫发作而突然倒地受伤。

（4）在婴儿推车以及婴儿背带、物品背包或者衣服口袋等地方标记母亲有癫痫的疾病以及其他的相关信息。

（5）向家人进行癫痫发作时常用急救知识的宣教，例如保护母亲避免受伤、记录癫痫

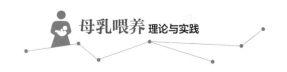

发作时间供医生参考、发作停止后检查生命体征，如有呼吸停止即刻心肺复苏，并拨打急救电话。

三、贫血

（一）缺铁性贫血与哺乳

世界卫生组织资料显示，发展中国家妊娠妇女贫血的发病率为 52%，亚洲国家妊娠妇女贫血的比例最高，即使在发达国家大部分妊娠妇女也都存在不同程度的铁缺乏（iron deficiency, ID）[102]。

铁缺乏导致的缺铁性贫血（iron deficiency anemia, IDA）影响到了很多哺乳期的母亲，尤其是在孕期就有贫血的女性。产程中出血和不合理的饮食摄入是导致产后贫血的其中两大原因。但贫血并非一日形成，铁摄入量降低一段时间之后，铁储备耗尽，血红蛋白才会下降，在诊断出贫血之前，母亲可能已经经历了一段时间的能量摄入减少、身体活动量减少，疲劳，易怒，注意力下降等情况，而这些很可能被误解为只是处在产后阶段的正常情绪变化。

母亲的健康与营养状况与她们的孩子密切相关，营养的影响甚至始于孕前。在孕期，良好而均衡的营养促进胎儿子宫内的生长发育，身体和精神发展一直到产后哺乳，并且影响深远直到成人期[99]。由贫血导致的免疫功能的下降会使哺乳母亲产生一系列的问题，包括乳腺管的堵塞，乳腺炎，鹅口疮以及乳头创伤恢复缓慢等，所有这些都可能影响到婴儿。当母亲体内铁渐渐缺乏时，由于身体内泌乳调节机制，"掠夺"母亲的铁储备进入乳汁，优先满足婴儿的需求，因此母亲受到的影响会先于婴儿。仅仅在极端的情况下，母亲的贫血会导致婴儿出现贫血。一项来自巴西的研究表明，与喂养方式相比，母亲的贫血对出生后 6 个月内婴儿的血红蛋白水平影响更大，因此在受孕前，孕期，以及整个哺乳期，防治母亲的贫血非常重要[100]。早期对母亲进行营养的干预并随访母亲的身体健康状态，这能更好地支持母亲哺乳。

当母亲缺铁时或者轻中度贫血时，哺乳本身可能不受影响，但需要口服铁剂治疗，并改善饮食结构，进食富含铁的食物，包括强化铁的谷物，牛肉，肝脏，绿叶蔬菜等。服用维生素 C 促进食物当中铁的吸收也很有帮助。重度贫血可能在服用铁剂的同时需要注射铁剂治疗，甚至少量多次输注浓缩红细胞，在血红蛋白恢复正常后，疗程可能继续 3～6 个月[101]。对于重度贫血的母亲，也需要监测其婴儿的生长发育情况，并和儿科医生一起制定合适的喂养方案。

（二）地中海贫血与哺乳

地中海贫血（thalassemia）又称为珠蛋白生成障碍性贫血，是由于基因缺陷导致血红蛋白中一种或者一种以上珠蛋白链合成缺乏或者不足导致的贫血或者病理状态。地中海贫血以 β 和 α 地中海贫血较为常见。地中海贫血的症状差异较大，轻型可能并无症状，重型可能危及生命。

地中海贫血的女性在孕期可能面临很多并发症，例如心力衰竭、病毒感染、血栓形成、内分泌和骨骼的问题等，需要在孕期进行特殊管理，密切监测母亲和胎儿的状况，必要时进行各种治疗。产后母亲可能还需尽快使用低分子肝素、铁螯合剂等，母乳喂养本身对母亲是安全的，母亲如果想要哺乳应受到鼓励[102]，但最终母乳喂养是否能实现取决于对母亲状态的综合评估，包括母亲哺乳意愿，身体情况，并发症治疗，还需考虑药物影响。例如产后使用的铁螯合剂去铁胺虽然可能进入乳汁当中，但口服不吸收，因此不会对新生儿有伤害，其他的螯合剂安全使用的数据较为缺乏。

四、哮喘

（一）哮喘与哺乳

哮喘（asthma）为一种以慢性气道炎症为特点的异质性疾病。主要特点包括多变的呼吸道症状（如喘息、气急、胸闷及咳嗽）和可变的呼气气流受限[103]。

患有哮喘的母亲，视不同的临床表现，对哺乳的能力的影响并不相同。如果母亲处于哮喘急性发作期，呼气流量降低，肺功能恶化，喘息、气急、咳嗽和胸闷等症状突然发生或者原有症状加重，或者处于每周均有不同频度，或者不同程度地出现上述呼吸道症状的慢性持续期，都需要进行治疗，可能有母婴分离的情况，哺乳管理需要视情况而定。如果患有哮喘的母亲能够达成良好的症状控制，保持正常活动水平，同时将未来哮喘发作、固定气流受限的发生风险以及治疗的不良反应降至最低，那么，处于临床缓解期的哮喘是不影响母亲哺乳的。

（二）哮喘母亲的母乳喂养支持

尽管在当前的研究中，母乳喂养降低婴儿哮喘的风险还不具备非常有说服力的证据，但鉴于母乳喂养的其他优势与益处，患哮喘的女性应当被鼓励母乳喂养，在合理添加固体食物的基础上持续哺乳，同样可以发挥母乳喂养保护的剂量效应关系。

妊娠期的哮喘不仅影响孕妇，还影响胎儿，未经控制的妊娠期哮喘可能导致子痫，增加早产率和低体重儿的发生率，母亲需要进行哮喘监测，管理呼吸道感染[104]。分娩期间可能会因为过度通气导致气管痉挛，从而使用短效 β_2-受体激动剂（SABA），常用的药物如沙丁胺醇和特布他林等，母亲使用高剂量 SABA 的新生儿（尤其是早产儿）是低血糖的高风险人群，需监测血糖水平[105]，早期的不当添加可能影响哺乳，产后母乳喂养评估和促进措施显得尤其重要。如果母亲因为哮喘急性发作而早产，需视母亲身体状况提供必要的帮助。

当产后哺乳期的母亲处于急性发作期或者慢性持续期需要进行住院治疗时，要根据母亲的治疗状况制定不同的哺乳方案，同时帮助母亲维持泌乳量，解决因母婴分离可能导致的乳头混淆、乳房肿胀等问题。

母亲使用药物治疗哮喘所产生的影响也是主要的关注点。哮喘在哺乳期应继续治疗，通常不需要更改原来孕期的治疗方案。治疗哮喘的药物分为控制药物和缓解药物，控制药物需要每天使用，并长时间维持一定的剂量，通过抗炎作用使哮喘维持良好的症状控制，包括吸入性糖皮质激素、全身性激素、白三烯调节剂、长效 β_2-受体激动剂、缓释茶碱、色甘酸钠、抗 IgE 单克隆抗体以及其他药物。缓解药物适用于急救，在有症状时按需使用，通过迅速解除支气管痉挛从而缓解哮喘症状，包括速效吸入和短效口服 β_2-受体激动剂、全身性激素、吸入性抗胆碱能药物、短效茶碱等[105]。许多哮喘药物可以由定量吸入器规定用量，避免过量的药物进入肺引起的全身系统反应。吸入性的药物产生可选择性的局部效应，减少了进入乳汁的数量，大多数适用于哮喘的药物在哺乳期是安全的，或者能够找到更为安全的替代药物。患有哮喘的母亲需要在医生的指导下用药，评估药物的影响，选用最合适的药物，一旦确定药物使用，就要坚持规范用药，不要擅自减量和停药，以免症状反复发作，影响自身身体状况，也影响照顾婴儿的能力。

（王玥菲　顾红燕　李　琳　马　宁　阳洪波　梁月竹）

参考文献

1　Fauser BC, Tarlatzis BC, Rebar RW,et al. Consensus on women's health aspects of polycystic ovary syndrome (PCOS): the Amsterdam ESHRE/ASRM-Sponsored 3rd PCOS Consensus Workshop Group. Fertil Steril, 2012,97(1):28-38.

2　中国系统性红斑狼疮研究协作组专家组, 国家风湿病数据中心. 中国系统性红斑狼疮患者围产期管理建议. 中华医学杂志,2015,95(14):1056-1060.

3　Vilos GA, Allaire C, Laberge PY,et al. The management of uterine leiomyomas. J Obstet Gynaecol Can, 2015,37(2):157-178.

4　中华医学会妇产科学分会子宫内膜异位症协作组. 子宫内膜异位症的诊治指南. 中华妇产科杂志, 2015,(3):161-169.

5　世界卫生组织. 全球糖尿病报告.2016.

6　Kahn CR，Weir GC，King GL，et al. Joslin 糖尿病学. 潘长玉，陈家伟，陈名道，等，译.14 版. 北京：人民卫生出版社，2007:1-20.

7　Miriam ET. IDF Atlas: About 415 Million Adults Worldwide Have Diabetes. http://www. medscape. com/ viewarticle/855296, 2015-12-02.

8　Dabelea D, Hanson RL, Lindsay RS, et al. Intrauterine exposure to diabetes conveys risks for type 2 diabetes and obesity: a study of discordant sibships. Diabetes,2000, 49(12): 2208-2211.

9　Erica PG, Shanta RH, Xian N, et al. Lactation and Progression to Type 2 Diabetes Mellitus After Gestational Diabetes Mellitus: A Prospective Cohort Study. Annals of Internal Medicine, 2015,24:111.

10　The Lancet Breastfeeding Series Group. Breastfeeding in the 21st century: epidemiology, mechanisms, and lifelong effect. Lancet,2016, 387: 475–490.

11　Stuebe AM. Duration of lactation and incidence of type 2 diabetes. JAMA,2005,294:2601–2610.

12　American Academy of Pediatrics. Breastfeeding and the Use of Human Milk. Section on breastfeeding,2012, 129 (3):11.

13　Rasmussen B, Skouteris H, Berg M, et al. Breastfeeding practices in women with type 1 diabetes: a discussion of the psychosocial factors and policies in Sweden and Australia. Women Birth,2015,28(1): 71-75.

14　Finkelstein SA, Keely E, Feig DS, et al. Breastfeeding in women with diabetes: lower rates despite greater rewards. A population-based study. Diabetic Medicine,2013,30(9):1094-1101.

15　Taylor JS. A systematic review of the literature associating breastfeeding with type 2 diabetes and gestational diabetes. J Amer Coll Nutr,2005,24:320–326.

16　Della AF, Dip AS, Bhealth S, et al. Diabetes and antenatal milk expressing: A pilot project to inform the development of a randomised controlled trial. Midwifery, 2011,27(2):209-214.

17　Achong N , Duncan EL , McIntyre HD , et al. Peripartum management of glycemia in women with type 1 diabetes. Diabetes Care,2014, 37(2):364-371.

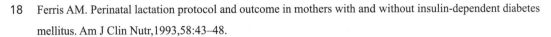

18 Ferris AM. Perinatal lactation protocol and outcome in mothers with and without insulin-dependent diabetes mellitus. Am J Clin Nutr,1993,58:43–48.

19 Eyal S, Easterling TR, Carr D,et al. Pharmacokinetics of metformin during pregnancy. Drug Metab Dispos,2010,38:833-840.

20 Feig DS, Briggs GG, Kraemer JM,et al. Transfer of glyburide and glipizide into breast milk. Diabetes Care,2005,28:1851-1855.

21 Gagne MP, Leff EW, Jefferis SC. The breast-feeding experience of women with type I diabetes. Health Care Women Int,1992,13(3):249-260.

22 American College of Obstetricians and Gynecologists. Practice Bulletin No. 148 Thyroid disease in pregnancy. Obstet Gynecol,2015,125(4):996-1005.

23 Nicholson WK, Robinson KA. Smallridge RC, el al. Prevalence of postpartum thyroid dysfunction: a quantitative review.Thyroid,2006, 16:573-582.

24 Tagami T, Hagiwara H, Kimurs T, et al. The incidence of gestational hyperthyroidism and postpartum thyroiditis in treated patients with Graves' disease. Thyroid,2007,17:767-772.

25 中华医学会内分泌学分会 , 中华医学会围产医学分会 . 妊娠和产后甲状腺疾病诊治指南 . 中华内分泌代谢杂志，2012，28（5）：354-371.

26 American Academy of Pediatrics, Section on Endocrinology and Committee on Genetics, American Thyroid Association, et al. Update of newborn screening and therapy for congenital hypothyroidism. Pediatri cs,2006,117(6):2290-2303.

27 Varma SK, Collins M, Row A, et al. Thyroxine, tri-iodothyronine, and reverse tri-iodothyronine concentrations in human milk. J Pediatr,1978,93:803-806.

28 Marino M, Latrofa F, Menconi F, et al. An update on the medical treatment of Graves' hyperthyroidism. J Endocrinol Invest,2014,37:1041-1048.

29 Alexander EK, Pearce EN, Brent GA, et al. 2016 Guidelines of the American Thyroid Association for the Diagnosis and Management of Thyroid Disease during Pregnancy and the Postpartum. Thyroid,2017, 27(3):315-389.

30 Momotani N, Yamashita R, Makino F, et al. Thyroid function in wholly breast-feeding infants whose mothers take high doses of propylthiouracil. Clin Endocrinol (Oxf),2000,53(2):177-181.

31 American Academy of Pediatrics Committee on Drugs. Transfer of drugs and other chemicals into human milk. American Pharmacy, 1983, 23(11):29-36.

32 Thomas WH, Hilrary ER. Medications and mothers' milk. Hale Publishing,16th Revised edition,2006: 1079-1087.

33 U.S. Nuclear Regulatory Commission. REGULATORY GUIDE 8.39: RELEASE OF PATIENTS ADMINISTERED RADIOACTIVE MATERIALS.

34 https://www.nrc.gov/materials/miau/miau-reg-initiatives/guide_2002.pdf.

35 Melmed S, Casanueva FF, Hoffman AR, et al. Diagnosis and treatment of hyperprolactinemia: an Endocrine Society Clinical Practice Guideline. J Clin Endocrinol Metab, 2011, 96(2):273-288.

36 Jan R,Karen W. Breastfeeding and Human Lactation. Massachusetts: Jones and Bartlett Publishers, 2010:79-116.

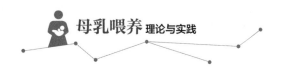

37　Holmgren U, Hagenfeldt K, Werner S. Women with prolactinomas: effect of pregnancy and lactation on serum prolactin and on tumour growth. Acta Endocrinol (Copenh),1986,111:452-459.

38　Auriemma RS, Perone Y, Di SA, et al. Results of a single-center observational 10-year survey study on recurrence of hyperprolactinemia after pregnancy and lactation. J Clin Endocrinol Metab,2013,98:372-379.

39　Rath W，Hackethal A，Bohlmann MK. Second-line treatment of postpartum haemorrhage（PH）. Arch Gynecol Obstet,2012,286(3):549-561.

40　Boulanger E, Pagniez D, Roueff S, et al. Sheehan syndrome presenting as early post-partum hyponatraemia. Nehprol Dial Transplant, 1999,14(11):2714-2715.

41　DeCoopman J. Breastfeeding after pituitary resection: support for a theory of autocrine control of milk supply? J Hum Lact,1993,9:35–40.

42　Jane FT, Laura JH, Christine LR, et al. Women's breastfeeding experiences following a significant primary postpartum haemorrhage: A multicentre cohort study. Int Breastfeed J,2010,27(5):5.

43　Shannon M, Wang Y.Polycystic ovary syndrome: a common but often unrecognized condition. J Midwifery Womens Health, 2012,57(3):221-230.

44　Marasco L, Marmet C, Shell E.Polycystic ovary syndrome: a connection to insufficient milk supply? J Hum Lact, 2000,16(2):143-148.

45　Nesmith H. 2006 (November).Polycystic Ovarian Syndrome (PCOS) and Lactation. Topics In Breastfeeding Set XVIII, Lactation Resource Centre.

46　Maliqueo M. Resumption of ovarian function during lactational amenorrheoea in breastfeeding women with polycystic ovarian syndrome: metabolic aspects. Hum Reprod,2001,16:1598–1602.

47　Vanky E1, Nordskar JJ, Leithe H, et al. Breast size increment during pregnancy and breastfeeding in mothers with polycystic ovary syndrome: a follow-up study of a randomised controlled trial on metformin versus placebo. BJOG,2012 ,119(11):1403-1409.

48　Joham AE,Nanayakkara N,Ranasinha S, et al. Obesity, polycystic ovary syndrome and breastfeeding: an observational study. Acta Obstet Gynecol Scand,2016,95(4):458-466.

49　ABM Clinical Protocol #9: Use of Galactogogues in Initiating or Augmenting the Rate of Maternal Milk Secretion. Breastfeeding Medcine, 2011.

50　Riaz M. The effects of maternal magnesium sulfate treatment on newborns: a prospective controlled study. J Perinatol,1998,18:449-454.

51　Aguilar CJ, Madrid BN, Baena GL, et al. Breastfeeding as a method to prevent cardiovascular diseases in the mother and the child. Nutr Hosp,2015,31(5):1936-1946.

52　Jacqui W. Breast feeding premature babies improves their heart function as adults, study shows. BMJ, 2016:353.

53　中华医学会妇产科学分会产科学组. 妊娠合并心脏病的诊治专家共识. 中华妇产科杂志，2016,51(6): 13.

54　Hurst JW. The value of using the entire New York Heart Association's classification of heart and vascular disease. Clin Cardiol, 2006, 29(9):415-417.

55　Zhang BZ, Zhang HY, Liu HH, et al. Breastfeeding and maternal hypertension and diabetes: a population-based cross-sectional study. Breastfeed Med,2015,10(3):163-167.

56 Lupton SJ, Chiu CL, Lujic S, et al. Association between parity and breastfeeding with maternal high blood pressure. Am J Obstet Gynecol,2013,208(6):e1-7.

57 National Collaborating Centre for Women's and Children's Health (UK). Hypertension in Pregnancy: The Management of Hypertensive Disorders During Pregnancy. NICE Clinical Guidelines, No. 107. London: RCOG Press; 2010.

58 Riaz M. The effects of maternal magnesium sulfate treatment on newborns: a prospective controlled study. J Perinatol,1998,18:449-454.

59 Clowse EM. Lupus activity in pregnancy. Rheum Dis Clin North Am,2007,33(2):237-252.

60 Noviani M, Wasserman S, Clowse ME. Breastfeeding in mothers with systemic lupus erythematosus. Lupus,2016,25(9):973-979.

61 Clowse MEB, Jamison MG, Myers E, James AH. National study of medical complications in SLE pregnancies. Arthritis Rheum,2006,54(9 supplement):S263.

62 Hari CS, COMMITTEE ON DRUGS. The Transfer of Drugs and Therapeutics Into Human Breast Milk: An Update on Selected Topics . Pediatrics,2013,132(3):789.

63 Acevedo M, Pretini J, Micelli M, et al. Breastfeeding in Systemic Lupus Erythematosus. Ann Rheum Dis,2016,75:557-558.

64 Joya SR, Partha PD, Anindita D. SLE in Pregnancy. BSMMU J, 2010,3(1): 54-59.

65 Hampl JS, Papa DJ. Breastfeeding-related onset, flare, and relapse of rheumatoid arthritis. Nutr Rev,2001, 59(8 Pt 1):264-268.

66 Chen H, Wang J, Zhou W, et al. Breastfeeding and Risk of Rheumatoid Arthritis: A Systematic Review and Meta analysis. J Rheumatol,2015,42(9):1563-1569.

67 Makol A, Wright K, Amin S. Rheumatoid arthritis and pregnancy: safety considerations in pharmacological management. Drugs,2011,71(15):1973-1987.

68 Constantinescu S, Pai A, Coscia LA, et al. Breast-feeding after transplantation. Best Pract Res Clin Obstet Gynaecol,2014,28:1163-1173.

69 Flint J, Panchal S, Hurrell A,et al. BSR and BHPR guideline on prescribing drugs in pregnancy and breastfeeding-Part I: standard and biologic disease modifying anti-rheumatic drugs and corticosteroids. Rheumatology (Oxford),2016, 55(9):1693-1697.

70 Earls MF,Committee on Psychosocial Aspects of Child and Family Health American Academy of Pediatrics. Incorporating recognition and management of perinatal and postpartum depression into pediatric practice. Pediatrics,2010,126: 1032–1039.

71 Gaynes B, Meltzer-Brody S, Lohr KN, et al. Perinatal depression: prevalence, screening accuracy, and screening outcomes. Summary, Evidence Report/Technology Assessment,2005.

72 Gjerdingen DK, Yawn BP. Postpartum depression screening: Importance, methods, barriers, and recommendations for practice. J Am Board Fam Med, 2007,20: 280–288.

73 Pearlstein. Postpartum depression, American journal of obstetrics and gynecology, 2009,200(4):357-364.

74 Oppo A, Mauri M, Ramacciotti D, et al. Risk factors for postpartum depression: The role of the Postpartum Depression Predictors Inventory-Revised (PDPI-R). Results from the Perinatal Depression-Research and Screening Unit (PNDReScU) study. Arch Womens Ment Health, 2009,12: 239–249.

75 Dias CC, Figueiredo B. Breastfeeding and depression: a systematic review of the literature. J Affect Disord,2015,171:142-154.

76 Cesar GV. Breastfeeding in the 21st century: epidemiology, mechanisms, and lifelong effect. The lancet, 387:475–490.

77 ABM Clinical Protocol #18: Use of Antidepressants in Breastfeeding Mothers. Breastfeed Med,2015, 10(6):290-299.

78 Hale TW. Medications and Mother's Milk 2012: A Manual of Lactational Pharmacology. 15th ed. Amarillo, TX: Hale Publishing LP; 2012.

79 Lanza di, Scalea T, Wisner KL. Antidepressant medication use during breastfeeding. Clin Obstet Gynecol, 2009,52(3):483-497.

80 Lawrence RA, Lawrence RM. Breastfeeding: A Guide for the Medical Profession. 7th ed. St. Louis, MO: Saunders; 2011.

81 Burt VK, Suri R, Altshuler L, et al. The use of psychotropic medications during breast-feeding. Am J Psychiatry, 2001,158:1001–1009.

82 Eberhard-Gran M, Eskild A, Opjordsmoen S.Use of psychotropic medications in treating mood disorders during lactation: practical recommendations. CNS Drugs, 2006,20:187–198.

83 ABM Clinical Protocol #18: Use of Antidepressants in Breastfeeding Mothers. Breastfeed Med,2015,10(6):290-299.

84 Lanza D, Scalea T, Wisner KL. Antidepressant medication use during breastfeeding.Clin Obstet Gynecol,2009,52(3): 483-497.

85 Misery S, Kim J, Riggs KW, et al. Protein levels in postpartum depressed women, breast milk, and infant serum. J Clin Psychiatry, 2000,61:828–832.

86 Olivier JD, Akerud H, Kaihola H, et al. The effects of maternal depression and maternal selective serotonin reuptake inhibitor exposure on offspring. Front Cell Neurosci, 2013,7:73.

87 Nightingale SL. Fluoxetine labeling revised to identify phenytoin interaction and to recommend against use in nursing mothers. JAMA, 1994,271:106.

88 Rampono J, Teoh S, Hackett LP, et al. Estimation of desvenlafaxine transfer into milk and infant exposure during its use in lactating women with postnatal depression. Arch Womens Ment Health, 2011,14:49–53.

89 Aichhorn WMD, Whitworth ABM, Weiss UMD, et al. Mirtazapine and breast-feeding. Am J Psychiatry, 2004,161: 2325.

90 Neuman G, Colantonio D, Delaney S, et al. Bupropion and escitalopram during lactation. Ann Pharmacother, 2014,48: 928–931.

91 Weissman AM, Levy BT, Hartz AJ, et al. Pooled analysis of antidepressant levels in lactating mothers, breast milk, and nursing infants. Am J Psychiatry, 2004,161:1066–1078.

92 Frey OR, Scheidt P, von Brenndorff AI. Adverse effects in a newborn infant breast-fed by a mother treated with doxepin. Ann Pharmacother, 1999,33:690–693.

93 Shelton RC. Effectiveness of St. John's Wort in major depression: a randomized controlled trial. JAMA,2001,285:1978–1986.

94 中国抗癫痫协会 . 临床诊疗指南 癫痫病分册 (2015 修订版). 北京：人民卫生出版社，2015.

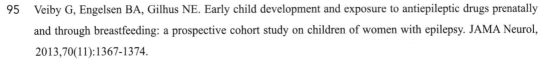

95 Veiby G, Engelsen BA, Gilhus NE. Early child development and exposure to antiepileptic drugs prenatally and through breastfeeding: a prospective cohort study on children of women with epilepsy. JAMA Neurol, 2013,70(11):1367-1374.

96 Meador KJ, Baker GA, Browning N, et al. Breastfeeding in children of women taking antiepileptic drugs: cognitive outcomes at age 6 years. JAMA Pediatr,2014,168(8):729-736.

97 Steven K, Alison P. Seizure medications, pregnancy, and breastfeeding . Neurology, 2010 ,75 (22): e90-e92.

98 Veiby G, Bjørk M, Engelsen BA, et al. Epilepsy and recommendations for breastfeeding. Seizure,2015, 28:57-65.

99 World Health Organization. Iron deficiency anaemim assessment, prevention and control, a guide for programme managers. http: //www. who. int/nutrition/publications/micronutrients/anaemia_iron_deficiency/ WHO_NHD_01. 3/en/index. html, 2001-01-01/2014-12-12.

100 Maria LP, Pedro IC, Sonia BC, et al. Influence of breastfeeding type and maternal anemia on hemoglobin concentration in 6-month-old infants. J Pediatr (Rio J),2010,86(1):65-72.

101 妊娠期铁缺乏和缺铁性贫血诊治指南 . 中华围产医学杂志 , 2014, 14(7): 451-454.

102 Green-top Guideline No. 66: Management of Beta Thalassaemia in Pregnancy. Obstetrician & Gynaecologist, 2014, 16(2):148.

103 Global strategy for asthma management and prevention. Updated 2017，The GINA reports are available on www.ginasthma.org.

104 中华医学会呼吸病学分会哮喘学组 . 支气管哮喘防治指南（2016 年版）. 中华结核和呼吸杂志 ,2016, 39(9):151.

105 Nancy W，Kathleen AM. ABM Clinical Protocol #1: Guidelines for Blood Glucose Monitoring and Treatment of Hypoglycemia in Term and Late-Preterm Neonates, Revised 2014. Breastfeed Med, 2014,9(4): 173–179.

第十七章
哺乳辅助工具和技术的使用

对于健康的母婴，如果能够进行正常的母乳喂养，则不需要也不应使用其他替代喂养方法。当有医疗指征表明需补充喂养时，应针对不同个体选用合适的辅助工具和技术，并应帮助母婴尽快脱离这些辅助工具。应尽可能选择那些可提供直接哺乳体验的工具，如乳头保护罩或乳旁加奶哺乳辅助器。由于婴儿出生时的胎龄、病情等原因，比如早产儿的口腔结构异常，或由于母亲服用了哺乳期禁忌药物，或乳头乳晕严重感染等原因，暂时不能直接哺乳，则需要考虑采用一定措施，使母亲保持泌乳。还需考虑替代喂养的频率和持续时间，以期能最终过渡到直接哺乳。如果选择替代喂养，所采用的技术应考虑婴儿的体验，并遵循母乳喂养的自然过程[1]。比如，使用奶嘴或者杯子，都应先轻轻触碰婴儿双唇，引出觅食反射，让婴儿自行张嘴，伸出舌头，婴儿可以自己来含接奶嘴或用舌头舔食杯中乳汁，而非在婴儿未准备好之前，将奶嘴强行塞入嘴中或者用杯子倾倒乳汁；选择低流速奶嘴，允许婴儿能调节乳汁流速；还应提供尽可能多的母婴皮肤接触等。

第一节 替代喂养方法

一、乳旁加奶哺乳辅助装置

（一）概念

乳旁加奶哺乳辅助装置（supplemental feeding tube device, SFTD）是哺乳时向婴儿提供补充营养的装置，该装置包括装有母乳或配方奶的容器和附着在容器上的细管（饲管）。容器可以挂在母亲脖子上或用手拿着，细管被粘贴在乳房上，尖端稍微延伸出乳头。哺乳时，婴儿同时获得乳房和细管流出的乳汁。最常使用的哺乳辅助装置有三种：乳旁加奶器、接在注射器上或放在奶瓶里的饲管等。乳旁加奶器由容器和饲管组成，通过饲管粗细和调节器来控制流速；接在注射器的饲管通过注射器推力控制流速；放在奶瓶里的饲管通过调节容器高低改变重力的原理来控制流速。

SFTD被推荐帮助那些无法建立或维持足够泌乳供应的母亲，以及对维持泌乳和婴儿体重增长缺乏信心的母亲，如母亲确实泌乳不足；乳房发育不良；乳房手术史；乳头问题；收养婴儿母亲诱导泌乳；重新泌乳等。在婴儿方面，则帮助那些吸吮力弱、流速依赖、吸吮功能不全等不能有效转移母乳的婴儿。SFTD 优点在于提供母亲哺乳的机会，完成母乳喂养目标。辅助装置的使用能够延长母乳喂养持续的时间，使婴儿获得更多的母乳，满足婴儿营养需求，并促进母婴联结。缺点是可能母亲觉得使用不方便，需要掌握奶量控制方法；婴儿则需要正确含接乳房，流速依赖等。

SFTD 的使用目标是建立或维持母乳供应，为婴儿提供足够或额外的营养，建立有效的吸吮模式。一般来说，SFTD 是用于建立，重建或补充喂养的临时装置。然而，在诱导泌乳、乳房缩小手术和真实泌乳不足，以及婴儿发生的某些遗传缺陷，解剖或神经系统问题影响母乳喂养的情况下，SFTD 可能需要长期使用。多数情况下，母亲相信自己母乳供应足够时或婴儿体重增加良好时会停用 SFTD；少部分情况是母亲根据自己对 SFTD 的使用感觉或婴儿的反应停用 SFTD。

（二）使用方法

将吸出的母乳或配方奶装入储奶器，放在需要的高度上；将饲管贴在乳房上，尾端固定在乳头边缘，可以从婴儿口角或下唇中间进入婴儿口腔；确保婴儿含住乳头、乳晕和饲管尾端，饲管尾端最好在乳头下方，婴儿舌头中线的上方，这有利于形成理想的不对称含接；根据婴儿的吸吮吞咽呼吸的提示，调节流速。

（三）注意事项

1. **开放时机**　哺乳开始前，将饲管固定好，观察婴儿的吸吮与吞咽的比例，当婴儿表现出多次吸吮再吞咽，提示母乳流量不足时，开放饲管。对于喜欢含接乳房之后马上能获得乳汁的婴儿，可以在含接之后立即开放。对于耐力不足的婴儿，可以全程开放。

2. **流速控制**　对于健康婴儿，合适的流速应保证大多数吸吮后出现吞咽，且每次吸吮是深吸吮（营养吸吮）模式，而不是快频率的非营养吸吮方式或咀嚼。需密切注意流速过快对婴儿的影响。一般情况下，吸吮吞咽呼吸次序应协调进行。当婴儿表现出屏住呼吸、有压力表现、呛咳等情况出现，提示流速对婴儿来说太快，应减慢流速。对于早产或患有先天性心脏病的婴儿，由于吸吮吞咽呼吸协调不成熟，选择粗管低流速喂养，婴儿应表现出 3～4 次吸吮后吞咽 1 次的比例。如果流速异常减慢，应注意排除饲管堵塞。

3. **应严密监测婴儿体重增长**　如婴儿吸吮和体重增长良好，哺乳时间缩短，显示婴儿从母亲乳房里乳汁转移的增加，应逐渐减少额外补给，直至撤离饲管。

4. 对于吸吮力差，转移乳汁不良，吸吮时间短的婴儿，母亲应在哺乳后吸奶，维持必要的泌乳量。

二、杯喂、勺喂和手指喂养

杯喂、勺喂和手指喂养作为母乳喂养的替代喂养方法，可以避免奶瓶喂养引起的乳头偏好，从而受到推荐。

（一）杯喂和勺喂

1. **杯喂（cup feeding）**　是指用小杯子喂养婴儿的一种方法。勺喂（spoon feeding）所用工具有茶匙、汤匙、有把手的药匙，以及其他能够买到的类似形状的物品。它用于喂养暂时无法直接吸吮乳房的婴儿[2]。勺喂适合初乳阶段，因为初乳量少，可以直接挤初乳至勺中然后喂给婴儿。喂养时用杯口或勺前缘刺激婴儿下嘴唇，引出婴儿伸舌舔舐乳汁以

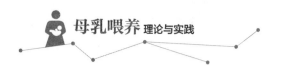
获得食物[3]。

2. **使用指征** 任何原因引起婴儿无法含接乳房，或母亲无法亲喂时；当医疗原因需要额外添加但父母或医护人员希望避免奶瓶喂养时。

3. **不适合杯喂或勺喂的时机** 婴儿刚刚拔出气管导管，可能存在声带损伤时；婴儿呕吐反射较弱时；婴儿表现出昏睡时；婴儿存在神经功能损伤时；早产儿存在呼吸功能不稳定时。

4. **方法** 将婴儿竖抱起来；温柔地控制婴儿的手臂和双手，以避免杯子或勺子打翻；在婴儿下巴下方放置口水巾；将奶杯或勺的边缘靠在婴儿的下嘴唇上，但不要用力压；慢慢将奶杯倾斜，但速度不要快，保证婴儿将舌头伸出可以舔舐到乳汁；喂养过程中注意使婴儿能够有停顿以确保呼吸。

5. **局限** 婴儿没有吸吮，也不能学习吸吮；需要很大的耐心配合好婴儿的节奏，有时喂养者会过快地倾倒乳汁而使婴儿呛咳；容易泼洒，造成浪费。2008 年 Cochrane Library 的临床荟萃分析中，比较了当母亲不能给予婴儿完全母乳喂养时，作为替代方式的杯喂与传统的瓶喂和管饲对新生儿的影响。作者的结论是：基于现在的研究证据，杯喂不会影响婴儿出院后的母乳喂养情况，但由于住院时间延长可能导致不可接受的结果，不推荐在婴儿住院期间替代瓶喂。因此，杯喂作为短期替代喂养方式较长期使用更值得推荐[4]。

（二）手指喂养

手指喂养（finger feeding）的方法是将乳旁饲管装置的尾部与家人或医护人员的拇指一同放入婴儿的口中，刺激婴儿产生吸吮动作，获得乳旁饲管装置中的乳汁。当母婴分离时，婴儿含接困难时均可使用此方法。并没有证据表明手指喂养能够充分模仿直接从乳房吸吮。因为手指较硬，婴儿有可能喜欢手指硬实的感觉而难以接受母亲柔软的乳头。但是一些母乳喂养顾问表示手指喂养可以提供关于婴儿的舌头如何运动的信息，从而能更准确地评估婴儿吸吮的有效性[5]。

第二节 辅助工具和技术

一、乳头保护罩

（一）概念

乳头保护罩（nipple shield）（简称乳盾护罩）是一种硅胶制成的模拟乳头形状的罩子，它利用硅胶柔软有弹性的特点，达到保护乳头的作用。目前多使用超薄硅胶护罩，相比于传统的橡皮护罩，其材质更薄，更柔软，更贴合乳房。研究表明，超薄硅胶护罩对婴儿从乳房转移乳汁的影响远低于传统橡皮护罩，能较好地保护母乳喂养关系[6]。女性乳头圆柱状部分直径一般为 0.8～1.5cm，高出乳晕平面 1.5～2cm。而护罩的大小不同厂家也有不同的选择，直径通常为 1.57～2.54cm；凸起部分高度为 1.9～2.2cm。护罩大小选择的原则是母亲感觉舒适的最小型号[7]。

（二）使用指征

1. **乳头问题** 由于乳头凹陷，哺乳时不能刺激到婴儿引起吸吮反射的硬软腭交界部位，会导致母乳喂养失败。半躺式婴儿主导的哺乳姿势对此可能有帮助，因为婴儿可以较深地含住乳晕部分，在口腔里形成一个新的"奶嘴"。对于尝试直接含乳失败的，有时护罩可以帮助婴儿含接和有效吸吮。同时，含接后的有力吸吮所产生的负压也使乳头突出，纠正乳头凹陷。母亲若有乳头疼痛、破裂，也可以尝试使用护罩来保护乳头，但仍需注意婴儿是否正确含乳。若是婴儿含乳不正确引起的乳头疼痛和破裂，则首先要协助母婴纠正哺乳姿势和含乳方法。一旦婴儿能正确含乳，疼痛减轻，损伤也会很快修复[8]。

2. 早产儿　早产儿由于发育不完全，在吸吮能力或喂养持续时间上表现较弱。护罩的使用可以帮助早产儿含接，减少在吸吮暂停后呼吸期从母亲乳房上脱离的几率。这对早产儿有重要意义，因为如果需要再次含接，会消耗其有限的体力。研究证实早产儿使用护罩能够有效增加乳汁排出，早产儿使用护罩时，一次哺乳可排出乳汁 18.9ml，而不使用时则为 3.9ml，该组早产儿的平均母乳喂养时间达到了 169.4 天，该研究证实了护罩在促进早产儿母乳喂养方面的积极作用[9]。

3. 舌系带短　舌系带是位于口底前方舌尖下面正中的黏膜皱襞。当新生儿舌系带前部附着点接近牙槽嵴顶，舌不能正常自由前伸，出现舌系带短，婴儿无法正常含接乳房，导致乳头无法达到软腭与硬腭的交界处刺激吸吮。在有手术条件的情况下，应及时施行舌系带手术，可很快改善婴儿舌体运动。如暂时没有手术条件，可尝试使用护罩，因其前端可达软硬腭交界，婴儿即使无法正常含接，还是可以得到适当刺激，产生吸吮动作。应选用直径最大"乳头"护罩，这是由于舌系带的限制，舌不能杯状卷曲，小"乳头"不利于含接。

（三）使用方法

1. 每次使用前消毒护罩，消毒方式遵从产品说明。

2. 将护罩翻转过来，以便乳头能够更接近护罩的前端，使乳头部分保持原状。

3. 用温水湿润护罩边缘可以使其更加贴紧乳房。

4. 弹出护罩的乳头部分。

5. 使用过程中，母亲可以适当挤压乳房，以帮助乳汁排出。

6. 必要时，可采用乳旁饲管装置与护罩共同辅助喂养，其优点是婴儿可立刻获得乳汁，从而鼓励婴儿吸吮。同时，良好的吸吮也可帮助乳房转移乳汁，从而刺激乳房泌乳；增加的乳汁，也可促进婴儿的吸吮和吞咽，同时提供额外的补充，有助于婴儿体重增长。

（四）注意事项

1. 根据婴儿的大小及母亲的乳头情况等，选择长短合适的"护罩"。哺乳时的含接方式与正常的哺乳方式相同，为不对称含接。注意尽可能多地含接住护罩的基地部分，也就是贴着乳晕的部分，婴儿下巴抵住母亲的乳房。婴儿吸吮时，"乳头"在婴儿的嘴中，一般情况下，护罩的边缘不会干扰到婴儿的呼吸。但需注意不要让护罩的边缘翻卷遮住婴儿的鼻子。如果婴儿反复移动护罩，则应在上侧边缘用胶布固定，或者在护罩内侧湿润一下以达到更好的贴合。

2. 需评估护罩的使用是否对婴儿从母亲乳房里转移乳汁有帮助。可观察喂养时的吞咽情况、每日的大小便排出量和体重增长等情况。必要时，需要使用精确的体重计测量婴儿摄入的乳汁量。

3. 如果使用护罩后，婴儿吸吮有改善，但大小便和体重情况却未达理想状态，提示婴儿从母亲乳房里转移乳汁的能力尚未达到良好状态，此时在短期内，仍需要结合哺乳后吸奶来转移乳汁，从而促进母亲的泌乳，并采用其他替代喂养法，比如结合使用乳旁加奶，直至婴儿的吸吮改进，体重增长良好，再渐渐停止吸奶。如果护罩无效，则需要尝试其他办法。

4. 护罩可能会起到不良作用。比如当舌内缩严重时，下牙床暴露在"乳头"下，被触碰后，会引出婴儿咬合反射，这会增加母亲乳头疼痛。一些婴儿软腭较敏感，呕吐反射活跃，护罩也容易增强其反射，此时可以尝试挤些乳汁充满在护罩内，这样有利于婴儿含接吸吮后立刻有乳汁流出，引起吞咽从而减少呕吐反射。

5. 在有些情况下，需要较长时间地依赖护罩，可达几个月。通常在母亲和婴儿的自信心和母乳喂养能力增强时，可以尝试放弃护罩。可以试着在婴儿已经吃饱开始渐渐入睡但仍在吸吮时移开护罩；或是在一次喂奶过程的中间移走护罩。这需要耐心并多次尝试。

二、手挤奶和吸奶器

（一）概念

1. **手挤奶**　在婴儿无法吸吮时，人类的双手早于任何其他工具被用于挤出乳汁。手挤奶（hand expression）的优势在于没有成本，方便，易学，不损伤乳头。正确的手挤奶方法通常可用于绝大多数需要转移乳汁的情况。

2. **吸奶器**　吸奶器（breast pump）的类型有很多，包括手动或者电动，单边或双边，消费级或者医院级等。选择吸奶器的要求是安全、省时、高效，并且不引起疼痛，适合母亲的乳头尺寸，符合母亲的消费能力。医院级别的双边吸奶器的工作效率和使用舒适度都远高于消费级吸奶器，但价格昂贵，也不适合携带，通常适用于处于医疗情况下的母婴分离时[10]。

最适合的挤奶方法取决于母亲产后时间，挤奶的目的及其个体情况。手挤奶是最有效的挤出初乳的方法。大型电动吸奶器对建立乳汁供应有益，并能有效提高乳汁获得量。当乳汁供应建立后，经济型吸奶器同样能获得需要的乳汁量。大型电动吸奶器在提高乳汁获得量同时，一些营养素的质量可能会下降。吸奶器使用时，给予按摩和手挤，是增加早产儿母亲泌乳量的有效措施[11]。

（二）使用指征

1. **维持母亲泌乳量**　如早产儿母婴分离；婴儿由于吸吮力不足、舌系带短等原因导致的乳汁转移不良时；母亲上班需背奶时。

2. **减缓流速**　如母亲奶涨婴儿不能有效含接时；流速过快婴儿无法协调吸吮—吞咽—呼吸时。可以在喂前适当挤掉些乳汁以减缓流速。

3. 一些乳头凹陷的情形，可使用吸奶器吸出乳头，然后让婴儿含接。

（三）方法

1. **手挤奶**

（1）准备合适的乳汁收集容器，以及清洁手部。

（2）身体放松，可先用手轻轻抚摸乳房，指腹温和刺激乳头使乳头直立，如图 17-1 和图 17-2 所示。然后将拇指和其他四个手指分开，呈一个大写的"C"字形，如图 17-3 所示，放在距离乳头根部大约 2cm 的位置，即乳管汇集的部位。由于每个母亲乳晕大小不同，不需要严格强调手指相对于乳晕的位置。注意避免手形成握杯状，如图 17-4 所示为错误姿势，也不要从乳房根部用力挤压乳腺组织，按压点在乳晕周围乳腺管的汇集处，才能有效挤出乳汁。

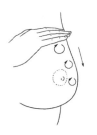

图 17-1　手指
轻抚乳房

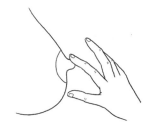

图 17-2　指尖温和刺激乳头

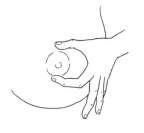

图 17-3　手指放置的
正确位置

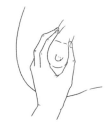

图 17-4　手指放置
的错误位置

（3）呈"C"字形的两端手指首先向胸壁方向轻压，继两侧指腹向中间对合用力，如图 17-5。手指不要向前滑动，避免挤压乳头根部，如图 17-6，无法顺利挤出乳汁。如乳房较大且下垂，可先上抬乳房，再往胸壁推。需要注意的是，拇指和食指以及中指一定是朝胸壁方向按压，避免揪住乳头向上牵拉。

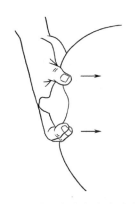

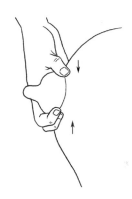

图 17-5　挤压方向朝向胸壁方向　　图 17-6　单纯挤压乳头根部无法顺利挤出乳汁

（4）手指放松，但不要离开乳房。有节律地重复动作，可挤出乳汁。

（5）轮流将拇指及手指摆在不同的位置，以利于不同象限的乳汁挤出。同一侧的乳房可交替利用左右手来挤奶。图 17-7 和图 17-8 示为交替利用左右手挤奶，手指在乳房上的位置图。

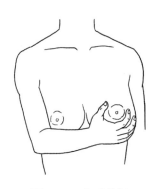

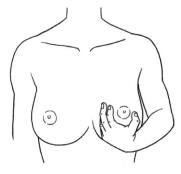

图 17-7　右手挤奶　　　　图 17-8　左手挤奶

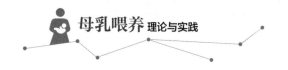
手挤奶时应避免以下的动作：双手挤压乳房根部、拉扯乳房和乳头、手指在乳房皮肤上滑动摩擦如图 17-9、图 17-10、图 17-11。手挤奶时，母亲不应该感到疼痛。

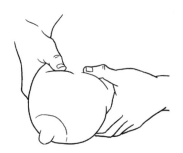

图 17-9　避免双手挤压乳房根部

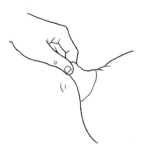

图 17-10　避免拉扯乳头

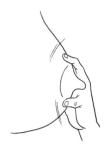

图 17-11　避免手指在皮肤上滑动摩擦

2. 使用吸奶器

（1）清洗双手，清洗乳房：按照产品说明书安装吸奶器配件，保证密闭性，对接触乳汁部分要清洗和消毒。

（2）选择合适的吸奶器喇叭罩：尺寸不合适的喇叭罩会导致乳头肿胀，乳汁吸出少。合适的喇叭罩则表现为，吸奶时乳头在管子中央伸缩自如，乳晕只会被稍稍拉动；吸奶后乳头会变大些，但不会肿胀，颜色也不会变深，乳头感觉舒服，乳汁也会吸出更多。图 17-12 的 3 张图分别表示不同喇叭罩尺寸的合适程度。

（3）正确的吸力：足月宝宝口腔负压在 -170 ～ -60mmHg，吸力过大可造成乳头疼痛。吸奶时应采用"最大舒适吸力"，从最小吸力开始逐渐增加至感觉稍有不适时减低一档，这时的吸奶过程最为舒适和高效。

（4）正确的手势：乳导管分布在皮下浅表位置，吸奶时用手掌托住乳房和吸奶喇叭罩，保持密封，避免用力压迫乳房，影响乳汁流出。

（5）刺激喷乳反射：喷乳反射俗称"奶阵"。第一次乳汁释放开始后，几分钟会退去。继续吸，几分钟后可能看到第二次乳汁释放。

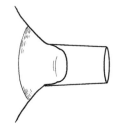

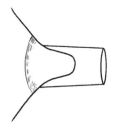

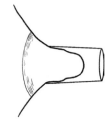

图 17-12　不同喇叭罩尺寸

左图：乳头太大，无法充分进入喇叭罩口内，需更换尺寸更大喇叭罩

中图：乳头可以在喇叭罩口内自由移动

右图：除了乳头，一部分乳晕进入喇叭罩口内，需更换尺寸更小喇叭罩

（四）注意事项

1. **注意清洁**　手挤奶前洗净双手、吸奶器及其配件，参照说明书进行清洗和消毒，可以煮沸消毒或微波炉消毒等。

2. **可以在肩膀披上衣服保暖**　手挤奶或吸奶前，让自己放松，放松肩膀，深呼吸；吸奶时热敷和按摩乳房可帮助乳汁流出。

3. **根据不同需要决定采用挤奶或吸奶器吸奶**　比如仅是缓解奶涨，则挤出或吸出少量乳汁，软化乳晕部分即可。如是想通过增加乳房乳汁转移来提高泌乳量，则可每侧吸奶器吸奶 15 分钟左右，到乳房变松，乳汁很难吸出时停止，吸奶后，花一分钟再用手挤一下，可以更好地增加泌乳。

4. **正确的手挤奶和吸奶过程是不痛的**　如果疼痛，是方法不对，应给予解决。

三、精密体重磅秤

（一）概念

精密体重磅秤（infant scale）是指能够精确到 2g 以内的电子秤，它能够通过喂养前后婴儿体重的差别来准确测量出每次的母乳摄入量，从而评价母亲的泌乳状况以及婴儿转移乳汁的能力[12]。

（二）使用指征

当婴儿体重增长不良时，可以通过精密体重磅秤来严密监测每次喂养的效果。对于住院早产儿来讲，使用精密体重磅秤得到的数据可以用来决定婴儿是否可以出院。有研究表明，早产儿妈妈使用精密体重磅秤监测婴儿体重，能够给予妈妈信心，使得妈妈们相信婴儿得到了充足的乳汁。当婴儿吸吮状态良好，大小便正常，并且乳汁转移良好时，可以不用在每次喂养前后都测量体重。过多的测量可能会导致母亲焦虑，从而影响母乳喂养的正常进行。

（三）使用方法

1. 将磅秤放在水平的平面上，保证磅秤的水平气泡居中。

2. 若磅秤要给多个婴儿使用，开始使用前应用消毒液擦拭。

3. 若用于测量同一个婴儿喂养前后体重的变化，需将所有变量包含在内，包括穿同样的衣服，用同一块尿布，若佩戴医疗设备，两次测量均需佩戴同样的设备。取下所有可以取下的导管，若不能取下，则应明确标记，以便两次测量均佩戴同样的导管。

4. 喂养前称体重，为避免误差，需测量两次。

5. 进行喂养。

6. 在每次一侧乳房喂养完成后，或两侧乳房均喂养完毕时测量喂养后的体重。为避免误差，需测量两次。

7. 计算出一次喂养增加的体重。

（四）注意事项

定期用砝码检查磅秤的准确性。称重时，尽量减少不需要的衣服和毯子；喂养时，避免母亲乳汁滴在婴儿的衣服上，从而影响测量的准确性。

（赵敏慧）

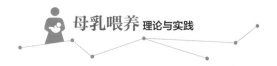
参考文献

1　Dowling DA, Thanattherakul W. Nipple confusion, alternative feeding methods, and breast-feeding supplementation: state of the science. Newborn and infant nursing reviews,2001,1(4):217-223.

2　Flint A1, New K, Davies MW. Cup feeding versus other forms of supplemental enteral feeding for newborn infants unable to fully breastfeed. Cochrane Database Syst Rev,2016,31(8):CD005092.

3　van den Engel-Hoek L, van Hulst KC, van Gerven MH, et al. Development of oral motor behavior related to the skill assisted spoon feeding. Infant Behav Dev,2014,37(2):187-191.

4　Flint A, New K, Davies MW. Cup feeding versus other forms of supplemental enteral feeding for newborn infants unable to fully breastfeed. Evid.-Based Child Health,2008,3: 642-664.

5　Oddy WH, Glenn K. Implementing the Baby Friendly Hospital Initiative: the role of finger feeding. Breastfeed Rev,2003,11(1):5-10.

6　Chow S, Chow R, Popovic M, et al. The use of nipple shields: a review. Front Public Health,2015,16(3):236.

7　Chertok IR. Reexamination of ultra-thin nipple shield use, infant growth and maternal satisfaction.Journal of Clinical Nursing, 2009,18:2949-2955.

8　Hanna S, Wilson M, Norwood S.A description of breast-feeding outcomes among U.S. mothers using nipple shields.Midwifery,2013, 29:616-621.

9　Meier PP, Brown LP, Hurst NM, et al. Nipple shields for preterm infants: effect on milk transfer and duration of breastfeeding.J Hum Lact, 2000, 16(2):106-114.

10　Meier PP, Engstrom JL, Janes JE, et al. Breast pump suction patterns that mimic the human infant during breastfeeding: Greater milk output in less time spent pumping for breast pump-dependent mothers with premature infants.Journal of Perinatology, 2012, 32: 103-110.

11　Becker GE, Smith HA, Cooney F. Methods of milk expression for lactating women. Cochrane Database of Systematic Reviews, 2016, 9:157.

12　Hurst NM, Meier PP, Engstrom JL, et al. Mothers performing in home measurement of milk intake during breastfeeding of their preterm infants: maternal reactions and feeding outcomes. Journal of Human Lactation, 2004, 20(2):178–187.

第十八章

母乳喂养与生活事件

中国正在经历生育政策的改革，严格执行了几十年的"独生子女"政策改变为"二孩"政策。这项政策的改变也影响着中国家庭对产后避孕方式的选择，原来的长效或是永久的避孕方式可能更迭为短期的避孕方式，甚至不选择任何避孕方法，顺其自然地迎接下一个孩子的来临。很有可能再次怀孕时，母亲还处于哺乳期，怀孕与母乳喂养的关系就会是母亲们关心的问题。哺乳期母亲意外怀孕之后，如果选择人工流产，她也会担心流产对哺乳的影响。因此，哺乳期避孕，怀孕，终止妊娠等，比非哺乳期女性需考虑的问题会更多。

从胎盘娩出至产妇全身各器官（除乳腺外）恢复至正常未孕状态所需的一段时间，称为产褥期，通常为 6 周。建议母亲在产后 6 周以后开始性生活。会阴部有损伤的母亲，伤口的疼痛也会让有些母亲不愿和伴侣亲密。新生命的到来，会使家庭生活发生变化。在伦敦的一项研究发现，403 例初产妇有 62% 在出生后的前 3 个月发生性交疼痛[1]。产后的低雌激素水平会使阴道黏膜干燥，可能会导致性交痛。女性低雌激素水平可能持续整个哺乳期[2]，这从人口生育学角度来讲是有益的，也可以被认为是一种自然的避孕。对于有此问题的女性，使用润滑剂会有帮助。

一、母乳喂养与自然避孕

婴儿吸吮触发母亲体内一系列神经内分泌活动，使女性的生殖能力与非哺乳期有所区别。一般认为母乳喂养可以影响自然生育间隔。在没有现代避孕药物和措施的年代里，或者因为宗教原因不采取避孕措施的女性中，上一次怀孕和下一次怀孕之间会有一定的间隔。生育间隔是总生育率的主要决定因素，与母乳喂养密切相关。在没有母乳喂养的情况下，巴西会增加 1%～4% 的出生人口，而在非洲国家布基纳法索，这一数字是 50%[3]。

目前对哺乳期不孕的神经内分泌机制认识并不全面，通常认为，哺乳期间乳头频繁刺激会导致下丘脑神经抑制，垂体促性腺激素分泌较少，排卵和月经受到抑制。产后排卵和月经恢复的时间在不同研究中体现的时间并不相同。母乳喂养的持续时间与闭经时间长短呈正相关，但同时受到许多因素的影响，例如具体喂养方式（婴儿吸吮乳房的时间和频率），一项纳入 200 例产后女性的观察性研究 [4] 发现，较少进行母乳喂养的女性比纯母乳喂养女性更快恢复排卵。另一项纳入 101 例母乳喂养女性的研究 [5] 显示，在产后 6 个月内，所有闭经女性中的 10% 出现了排卵，而其中纯母乳喂养闭经女性中仅 1%～5% 出现了排卵。另外，母亲的种族，居住地区，生活水平，产次，母亲 BMI 值等 [6] 也影响母亲闭经时间长短。如母亲产后很快恢复月经，可能前几次月经还未排卵，如母亲闭经时间很长，很有可能在月经恢复之前就已经排卵。排卵和月经恢复的先后顺序在每个女性中并无特定规律。

母乳喂养本身即存在避孕效果，可预防 98% 的妊娠 [7-9]，称为哺乳期闭经避孕法（lactational amenorrhea method, LAM），由于其经济有效，方便实用，被世卫组织推广使用于许多发展中国家。哺乳期闭经避孕法需满足以下三个条件：①母亲闭经（产后 56 天内出血可以忽略）；②母亲是纯母乳喂养或绝大部分母乳喂养（不给婴儿提供食物或其他液体或者仅极少额外添加且并不影响婴儿正常吸吮频率和时间）；③产后 6 个月内。

如果母亲的月经已经恢复，或是她的婴儿超过 6 个月大，或是婴儿已经开始进食其他食物，上述 3 种情况有其一时，母亲就应该使用其他的计划生育的方法来避孕。

需注意的是，这里指的纯母乳喂养是指母亲亲喂。挤出乳汁来喂养婴儿，即使婴儿所摄入的乳汁全部来自于母亲，也可能会降低母亲 LAM 的避孕效果，有研究发现职场母亲使用挤出乳汁喂养六个月内累计怀孕率为 5.2% [10]，母亲如果并非完全亲喂婴儿而又不希望怀孕时，最好加用其他避孕法。

二、几种常见的哺乳期人工避孕方法

哺乳期避孕方法的选择，旨在母亲不必停止哺乳，母亲和她的伴侣满意，并且符合家庭的生育计划。目前哺乳期避孕方法有以下选择：

1. **屏障避孕和杀精剂** 屏障避孕（barrier methods）（如避孕套，宫颈帽）和杀精剂（spermicidal methods）。杀精剂有润滑效果，如果母亲正在经历雌激素低下导致的阴道症状，使用杀精剂可以明显缓解该症状。产后 6 周内不宜使用避孕隔膜和宫颈帽，因为生殖道尚未恢复，置入会有困难，这两种方法在我国使用并不普及。避孕套是一种很好的屏障避孕方式，目前也是对哺乳母亲推荐比较多的避孕方式，因为没有激素的干扰，使用避孕套联合润滑剂使用，既能安全避孕，也能缓解女性阴道干涩症状，但使用前需仔细阅读说明书，避免使用会对避孕套材质造成影响的润滑剂。

2. **安全期避孕** 不推荐使用安全期避孕（safe period contraception）。女性在排卵期会有一系列的生理特征，如基础体温上升，阴道分泌物的色、性状的改变，乳房胀痛等，但是此法避孕的有效性不高。恢复月经的哺乳期母亲，月经可能很不规律，同时又可能因注重照顾自己的孩子，忽视自己身体的变化，因此用安全期避孕可能更容易失败。

3. **宫内节育器** 含铜的宫内节育器（intrauterine contraceptive devices, IUD）已被证明对哺乳期没有影响，在胎盘娩出后立即放置，脱落率较低，是一种安全有效的避孕方法，产后四周以后放置也是推荐的 [11]。产后 4 周内使用释放左炔诺孕酮（levonorgestrel）的 IUD 理论上存在使新生儿暴露于甾体类激素的危险，除非其他方法不能提供或不被接受，一般不推荐使用此种方法。对于宫内节育器，从全球来看，中国属于使用高的国家，而美国则相对较低。这可能和国家的生育和产假政策，以及文化等因素有关。随着中国生育政策的改变，可能很多有意愿再次生育的家庭，IUD 将不再是首选的避孕措施，他们更希望选择短效的，临时的避孕方式。

4. **短效激素避孕方法**　所有产后女性开始联合激素避孕（hormonal contraceptive methods）的时间不应早于分娩后 21 日。含有雌激素的避孕方法不是哺乳期母亲的首选，有报道认为雌激素会减少泌乳量，如果要使用至少推迟到产后 6 个月以后，或停止哺乳以后[12]。只含孕激素的避孕药（包括药粒、针剂或者皮下埋植剂）被认为是哺乳期女性安全可行的避孕方法，但产后六周内使用是否会减少乳汁分泌和质量，以及是否对婴儿产生不良影响还没有足够的循证医学证据，理论上存在外源性激素暴露的风险，因此限制产后 6 周内使用[13]。在这期间可以使用 LAM 和屏障避孕。

对于哺乳母亲而言，任何药物的服用都会引起顾虑。激素类的避孕药对于产后 6 周甚至 6 个月以上的母亲都不是容易接受的方法，我国育龄期女性使用口服避孕药进行避孕的比率非常低[14]，哺乳期更是如此。美国的产假仅有 6 周，因此母亲在产后早期就需重返工作，频繁亲喂的可能性低，因此产科医生会在产后早期推荐小剂量的孕激素的避孕药。我国的产假有数月，产假期间哺乳母亲可以实现频繁亲喂，LAM 的避孕效果可以体现。因此对于无月经恢复，母乳喂养良好的母亲推荐孕激素类避孕药没有优势，反而可能产生负面影响。

5. **绝育术**　女性如果没有再次生育的需要，可以在阴道分娩或剖宫产分娩及流产后进行绝育术（sterilization）。理想情况下，应在分娩后立即或分娩后 24 小时内实施产后绝育术[15]。我国实行二孩政策后，一些第二次进行剖宫产的母亲可能会选择在剖宫产后进行绝育手术。尽管有经验的医生实施绝育手术时间很短，但需考虑是否影响婴儿娩出后与母亲接触的时间。有时，也可以给男性实施绝育术，输精管结扎术是安全有效的，对哺乳没有影响。但是输精管结扎后，男性生殖道内的精子在射精约 20 次后才会清除干净。所以夫妻俩需要在此期间使用另一种避孕方法。输精管结扎术如果是在女性怀孕时或女性产后的头几个月内进行，哺乳母亲可采用 LAM 法避孕而无须其他任何方法。

对于产后哺乳母亲的避孕方法，应纳入对母亲宣教或者咨询中。避孕方法的选择不但要考虑到其效力，而且也要尊重母亲的哺乳意愿，生育意愿和其家庭的习惯。

第二节　再　怀　孕

如上所述，即使在哺乳期，女性也有可能怀孕。由于二孩政策的放开，越来越多的母亲可能在哺乳期怀孕。可以确定的是，正常怀孕的健康哺乳期女性，在其整个孕期都可以哺乳，甚至在孩子出生后，可以同时母乳喂养两个孩子，这也被称为手足哺乳（tandem nursing）。无论是母亲及其胎儿，还是正在哺乳的婴幼儿，他们在孕期哺乳都会遇到一系列挑战。

一、孕期哺乳对于母亲

1. **乳头或乳房的疼痛**　因为母亲体内激素的改变，乳头敏感度增加，母亲哺乳时可能感到疼痛，这种疼痛通常与含乳姿势无必然的联系。

2. **母亲疲倦嗜睡**　母亲疲倦和嗜睡是孕早期常见现象，并非母乳喂养导致。随着孕

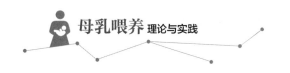

期的进展，母亲的疲倦嗜睡状况会消失。孕早期母亲应该注意休息。

3. 乳汁量、喂养频率下降　大约 70% 的母亲会发现自己怀孕之后，乳汁量下降，喂养频率也不如从前频繁。有些婴幼儿会出现不满足或者吃奶时间延长等表现，甚至部分婴幼儿会在此期间离乳。母亲需要关注婴幼儿此时的摄入状况。

4. 乳汁的味道改变　由泌乳生理可知，孕期的乳汁与产后大量分泌的成熟乳不同，味道有所改变，一些孩子会觉察到这样的改变，有些会因此而离乳。

5. 担忧哺乳引起宫缩　乳头刺激诱导脑垂体后叶释放催产素，这可能让母亲担忧。事实上，正常频率及时长的乳头吸吮并不会使催产素激增至引起宫缩的水平[16]，许多母亲在孕期哺乳时也并没有感到子宫收缩。对于突然频繁长时间的哺乳（比如婴儿生病时频繁吸吮乳房）是否会引起宫缩还有待研究。

6. 是否离乳　怀孕之后，母亲可以根据母婴双方的情况决定是否持续哺乳，如母亲有早产史或者流产史，需要特别小心。决定持续哺乳的母亲需要保持自身营养状况良好。

二、孕期哺乳对于婴幼儿

在孕期，母亲乳汁的味道和量会有所改变。但其营养和免疫性成分对婴幼儿的好处是毋庸置疑的。研究显示，突然离乳会导致婴儿腹泻，生长发育迟缓，生病等不良后果[17]，也会让母亲变得焦虑[18]。如果正在哺乳的孩子只有几个月大，持续母乳喂养对孩子显然有很大的益处。一岁甚至两岁以后的幼儿，母乳喂养提供免疫保护和心理安全感。孕期有哺乳意愿的母亲应得到支持。

因孕期的乳汁量有可能发生变化，无论母亲是否决定离乳，都需要根据婴幼儿的年龄大小，逐渐引导其从固体食物中获得足够的营养，并注意保持对婴幼儿心理需求的关注。

分娩后，母亲需要优先保证新生儿的营养。出生头几天的初乳对新生儿尤其重要并且不可替代，需先频繁喂养新生儿，确保其得到足够乳汁，再给大孩子哺乳[19]。

三、孕期哺乳对于胎儿

目前并没有证据证明，在健康女性的正常孕期中持续哺乳会增加流产或者早产的风险，也没有证据证明母亲在孕期持续哺乳会影响胎儿的营养摄入。但如果母亲在孕期哺乳中感到不适，或者她有早产流产的高风险因素存在，则需权衡利弊再做决定。

在我国，孕期持续哺乳或是分娩后同时喂养两个孩子的现象在独生子女的年代是不为人所知的。近几年随着国家政策的改变和国外资讯的传播，这些现象逐渐出现，并可能会受到来自于家庭和社会的质疑与反对。专业人员需及时更新知识，并且把信息提供给母亲。

第三节　母乳喂养与流产

如果母亲由于种种因素决定终止妊娠，她将会面临人工流产。人工流产在世界上很多国家包括中国都是合法的。全球 26% 的妊娠（不包括自然流产和死产）以人工流产为结局[20]。全世界每 5 个怀孕者中，就有 1 人以人工流产告终[21]。2008 年我国人工流产率大约是 29‰[22]，近年来这个数字还在上升。

哺乳期的女性由于月经周期不规律或采取的避孕措施不当，往往不知不觉中已受孕。如果是剖宫产术后再次妊娠，发生切口妊娠率高达 7%，在临床工作中，给哺乳期妊娠女性实施人工流产术，难度大，并发症多。这也说明哺乳期女性采取合理避孕措施的重要性。

一、常见终止妊娠的方法

（一）药物流产

对于孕龄不超 49 日的女性，使用米非司酮和米索前列醇进行药物流产（medical abortion）的疗效已得到确定。在某些特定情况下，使用米非司酮 / 米索前列醇流产可用于最长达 91 日孕龄的妊娠 [23]。

米非司酮是能竞争性地结合黄体酮受体的抗孕药，其应用之一是终止妊娠。药物在体内血浆浓度的高峰期是 1 ~ 3 小时，清除半衰期是 20 ~ 34 小时。2010 年 Sääv I 等人收集了 12 位使用 200mg 或 600mg 米非司酮的妇女的乳汁并检测母乳中米非司酮浓度，结果表明，200mg 药物在母乳中的浓度极低，因此 200mg 以下剂量的米非司酮在哺乳期使用时可以继续哺乳 [24]。而美国药学专业网站处方网（Rxlist）和 Medscape 都提出米非司酮在哺乳期使用可能会对婴儿造成严重的副作用，因此哺乳期使用本品时应中断哺乳或权衡利弊后再考虑是否使用 [25,26]。Hale 在《药物与母乳喂养》一书中将该药物的母乳喂养安全等级判为 L3 级。因此哺乳期使用本品时一方面考虑使用剂量不超过 200mg，并尽量短期使用，另一方面需监测婴儿有无不适反应，如果出现应立刻停药。

米索前列醇是前列腺素 E1 复合物，经口吸收，可迅速被代谢。完整的药物在血浆中监测不到，很快被代谢为具有生物活性的米索前列醇酸。理论上其活性代谢产物可能进入乳汁，并可能导致新生儿腹泻，但还没有相关报道。Lactmed 网站认为前列腺素 E1 和其他前列腺素类物质本身在人体乳汁中就有分泌，是生理组成的一部分，另外服用米索前列醇后分泌入乳汁的量极低，因此几乎不会对婴儿造成不好的后果，Hale 将该药物的母乳喂养安全等级判为 L2 级，需监测婴儿有无不适，权衡利弊使用。

（二）手术清宫与吸宫术

采取吸宫术进行清宫一般不超过 14 孕周。孕龄更大的妊娠通常需要先进行吸宫术，再使用清宫钳。接受此术的哺乳期妇女需注意手术时间，术前安排，术后药物使用以及哺乳安排。如果涉及相关的麻醉药，抗生素，激素类药物，可见本书相关章节，或参考相关文献。

（三）无痛人流

人工流产术会让母亲感到疼痛，紧张，焦虑。但是并没有证据表明手术操作会影响母亲乳汁的成分，进而影响到婴儿的健康。如今无痛人流日益普及，需了解无痛人流所使用的麻醉（anesthesia）药物。

（1）局部麻醉药：局部麻醉（如宫颈旁阻滞或子宫骶骨阻滞）加或不加静脉镇静对大多数早期妊娠的流产而言是足够的。宫颈旁阻滞是指在 12 点、4 点和 8 点钟方向注射总剂量为 10 ~ 20ml 的麻醉剂（如 1% 的利多卡因或 0.25% 的丁哌卡因），Hale 将利多卡因和丁哌卡因的母乳喂养安全等级判为 L2 级。这些局部麻醉药物口服不易吸收，且分子量大不易进入乳汁，可用于母乳喂养 [27]。美国儿科医学会认为利多卡因和丁哌卡因均适用

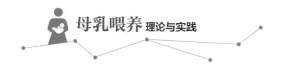

于哺乳期。我国在人工流产中很少采用这种方法。

（2）非甾体类抗炎药：如布洛芬 600～800mg，可减轻术中和术后不适。一项随机试验显示，布洛芬对于早期妊娠手术流产的镇痛效果优于曲马朵[28]。布洛芬是哺乳期女性的安全用药已被广泛证明。

（3）芬太尼：芬太尼为超短效阿片类麻醉药，血浆半衰期为 20min，消除迅速。芬太尼的母乳喂养安全等级判为 L2 级。美国儿科医学会认为芬太尼适用于哺乳期女性。

（4）异丙酚：丙泊酚又叫异丙酚，是目前国内比较常用的麻醉药品。从药物理化性质上分析，丙泊酚表观分布容积（Vd）值为 2～10 L/kg，属于脂溶性很强的药物，因此在组织中分布广泛，但是它能迅速从人体消除（总体消除率 15～2L/min）[29]，同时本品蛋白结合率高，达 97%～99%[30]，从这些性质上来分析，可以说明的是丙泊酚在乳汁中含量不会很高[31]。结合临床应用数据来分析，Nitsun M[32] 等人收集了 5 位使用丙泊酚麻醉后哺乳期妇女的血液和乳汁并进行了药物浓度检测，结果表明乳汁中的浓度是血液中的 0.004%～0.082%。结合以上分析和权威数据库检索，丙泊酚在乳汁中含量很低，很难对婴儿产生镇静等不良反应，因此当母亲麻醉苏醒后即可开始哺乳[33,34]。Hale 将丙泊酚的母乳喂养安全等级判为 L2 级[35]。但是值得注意的是，目前关于丙泊酚哺乳期安全使用等相关信息在药物说明书上得不到相应支持。使用丙泊酚麻醉后有使乳汁变绿色的可能[36]。

目前国内常用于无痛人流的药物为异丙酚。也有采用异丙酚复合阿片类药物如芬太尼，舒芬太尼或瑞芬太尼的情况。

采用无痛人流的母亲需注意好自己的手术时间，可以选择在手术前哺乳，术后只要母亲清醒，即可哺乳。如果手术时间比较长超过哺乳间隔，可以帮助母亲在手术前挤奶，母亲手术期间采用其他方式（如杯子，勺等）喂养。

二、流产对哺乳期母亲及母乳喂养的影响

哺乳期终止计划外妊娠可以采取药物流产或手术流产的方式。药物流产可能导致恶心呕吐、下腹痛、乏力等不适，流产后出血时间长，出血量过多也是常见并发症。黄爱民[37] 等的研究显示，使用药物流产，哺乳期流完全流产率为 85.7%，与非哺乳期药流相比，完全流产率低、阴道流血量多、持续时间也延长、盆腔感染率高，再加上目前常用于流产的药物还缺乏与哺乳相关的有力证据，还有资料显示药物流产后继续妊娠可能增加致畸风险[38]。因此根据药物半衰期，临床会建议选择药物流产的母亲停止母乳喂养 72 小时以上，有些甚至要求母亲断奶。

对于选择手术流产的母亲来说，尽管完全流产率是 100%，但由于哺乳期子宫较软，行清宫 / 吸宫术时更易发生人工流产综合征、术中出血、感染、甚至子宫穿孔等并发症，风险更大，属于高危人工流产。流产以及重复流产除了对母亲身体造成伤害，还有可能导致女性心理上的后遗症。流产后最常见的情绪反应是解脱、短暂罪恶感、悲痛和失落感[39]。对于一个正在哺乳的女性，除了可能有以上的生理心理特征，她还会关心所选择的流产方式会不会影响到她的乳汁，以及对正在哺乳的孩子所产生的影响。

因此，专业人员需帮助母亲及其伴侣选择恰当的避孕方式，达到应有的避孕效果，尽量降低非计划妊娠的发生率，确保哺乳期的正常持续，提高女性生殖健康水平。同时在需要的时候提供流产方式和流产后关爱的相关信息。

第四节 重返职场

一、长期母乳喂养的重要性

母乳喂养在预防和治疗儿童疾病方面起到了必不可少的作用，这种作用常被低估。世界卫生组织提出，母乳喂养率略有增长便可预防高达 10% 的 5 岁以下儿童死亡[40]，6 个月纯母乳喂养之后，持续母乳喂养至少一年[41] 或者两年[42]，并根据母婴双方的意愿持续更久，是目前公认的推荐。长期母乳喂养对母婴的健康都有显著益处，没有证据证明超过两年以上的哺乳有心理上或者生长发育上的危害。

母乳不仅是智能化的食物，也是母婴情感联结的重要纽带，母乳的成分随着婴幼儿生长发育进行变化与调整，当婴儿添加固体食物之后，母乳中的免疫因子持续增加，产后第二年的人乳含有较高浓度的总蛋白，乳铁蛋白，溶菌酶和免疫球蛋白 A[43]，脂肪含量也在增加[44]，还提供了大量的维生素[45]，对婴幼儿的饮食很重要。2 岁以前离乳增加了疾病的风险[46]，母亲返回职场持续哺乳对婴儿的益处不言而喻，同时也可以给自身带来馈赠，例如母亲闭经期的延长，乳腺癌和卵巢癌的发病率降低，预防 2 型糖尿病的发生等[47]。

二、我国的产假和哺乳期劳动保护制度

从全球情况来看，欧洲国家例如捷克波兰等有超过 100 周的产假，德国、丹麦等国也有 50 多周的产假，我国的带薪假期并不算长，但是相比于美国（6 周），我国基础产假期为 98 天，也达到了 14 周，符合 2000 年国际劳工组织有关保护女性生育公约的要求。卫生计生法明确规定，对于符合法律、法规生育子女的夫妻，可以获得延长生育假的奖励或者其他福利待遇。落实到地方，各地新修订的计生条例中都对产假天数有所延长。2015 年 12 月 27 日，全国人大常委会审议通过修订后的《人口与计划生育法》，各地相继开始修订地方计生条例，各省份产假从 128 天至 188 天不等（18～26 周）。

有研究表明，产后 2～6 个月的母亲放弃母乳喂养有很大程度被归咎于工作[48]，例如美国的带薪产假仅有 6 周，调查发现全职工作对母乳喂养的持续有负面影响，全职母亲哺乳至 6 个月的可能性比全职工作的母亲高出两倍还要多[49]。纯母乳喂养的女性要比早期添加配方奶的女性哺乳时间更长[50]。换言之，促进早期纯母乳喂养，对长期母乳喂养的持续十分重要。同时，许多职场女性感受到来自工作与母乳喂养过程的双重压力，可能存在一些心理上的挑战，例如愧疚，是否放弃的焦虑[51]。研究表明，如果职场有幼儿托管、长时间的产假、有弹性的工作时间、哺乳室等支持的环境，这些环境会促进母亲在职场继续母乳喂养[52,53]。

根据 2012 年颁布实施的《女职工劳动保护特别规定》，我国对哺乳期女性的工作环境以及哺乳假有所规定，例如，对哺乳未满 1 周岁婴儿的女职工，用人单位不得延长劳动时间或者安排夜班劳动。用人单位应当在每天的劳动时间内为哺乳期女职工安排 1 小时哺乳时间；女职工生育多胞胎的，每多哺乳 1 个婴儿每天增加 1 小时哺乳时间。同时，女职工比较多的用人单位应当根据女职工的需要，建立哺乳室等设施，妥善解决女职工在哺乳方面的困难。

哺乳期的女职工，用人单位不得降其工资、予以辞退、与其解除劳动或者聘用合同，

对已经参加生育保险的，按照用人单位上年度职工月平均工资的标准由生育保险基金支付；对未参加生育保险的，按照女职工产假前工资的标准由用人单位支付。这些措施都保证了女性在哺乳期有正常收入来源，最大限度地保护了女性不因为经济压力而放弃母乳喂养。

另外，法律还规定，女职工在哺乳期禁忌从事的劳动范围包括：

（1）作业场所空气中铅及其化合物、汞及其化合物、苯、镉、铍、砷、氰化物、氮氧化物、一氧化碳、二硫化碳、氯、己内酰胺、氯丁二烯、氯乙烯、环氧乙烷、苯胺、甲醛等有毒物质浓度超过国家职业卫生标准的作业。

（2）非密封源放射性物质的操作，核事故与放射事故的应急处置。

（3）体力劳动强度分级标准中规定的第三级、第四级体力劳动强度的作业。

（4）作业场所空气中锰、氟、溴、甲醇、有机磷化合物、有机氯化合物等有毒物质浓度超过国家职业卫生标准的作业。

目前产假和哺乳假的执行情况：尽管在当前环境下，产假在每个地区有所不同，并非每一个哺乳的职场女性都能有足够长的产假以及弹性工作时间，但绝大部分企事业单位都能执行法定的哺乳假，尤其在医院等女职工比较集中的地区，也能保证女性医护人员的产假和哺乳假。一些从农村地区进城务工的女性可能较难获得保障。少数用人单位可以实现职场幼儿托管，哺乳室的建立随着政策的改变也有所增加，生活在一线城市中的女性，可能每天一小时的哺乳假会消耗在长时间的通勤路上，但对于每一位母亲来说，根据自己的情况和返回职场时婴儿的月龄，合理规划，寻求支持，是可以实现持续母乳喂养的意愿的。

三、指导母亲学会手挤奶或使用吸奶器

见第十七章第二节相关内容。

四、乳汁的储存与使用

1. **储存容器选择** 乳汁吸出储存，总是会损失一些营养成分，研究发现，用玻璃瓶，聚乙烯（PE）、聚丙烯（PP）或者聚醚砜（PES）瓶或者储奶袋储存时，脂肪百分比显著降低，总蛋白和碳水化合物浓度增加[54]；玻璃和聚丙烯（PP）瓶两种容器储存乳汁时，其容器壁黏附脂溶性营养物质、免疫球蛋白A以及各种白细胞的量较为相似[55]；使用钢制容器时，细胞计数和细胞存活率有显著下降，但钢制容器使用较少，而聚碳酸酯塑料（PC）被认为含有双酚A，不应使用来储存乳汁。储存乳汁的容器都需要坚固（不易破损），密封性良好，可以耐受储存的温度。

2. **储存乳汁的温度**

（1）家庭中使用母亲自己的乳汁，其储存要求与母乳库、早产儿乳汁的储存和使用稍有不同，总的来讲，保持储存相关器具清洁，及时冷藏和尽早使用，是基本原则。

（2）新鲜挤出来的乳汁可以在室温（10~29℃）下安全储存一段时间。室温范围为27~32℃，4小时可能是合理的极限[56]。挤出环境非常干净的乳汁，细菌计数非常低，6~8小时在较低的室温下可能是合理的[57]，但最好尽快冷藏或者冷冻。

（3）冰袋的温度如果是15℃以下，存储24小时是安全的[58]。

（4）研究表明，乳汁在4℃时，48～72小时后杀菌能力降低，换言之，储存这个时间是安全的。同时，如果乳汁挤出环境细菌较少，储存72小时甚至在4～8天后，细菌水平仍然是很低的[59]。乳汁在冷藏期间成分变化的研究较少，有研究发现，冰箱中的乳汁脂质组成和脂肪酶活性在96小时内保持稳定[60]。乳铁蛋白水平可以稳定4～5天[61]。初乳中的许多免疫因子，如IgA，细胞因子和生长因子等，冷藏48小时后并不会减少[62]。

（5）冷冻乳汁在（-20～-4℃）已被证明可安全储存至少3个月。有证据表明在-20℃储存六个月的母乳解冻之后，菌群的多样性和活性和新鲜挤出来的乳汁一致[63]。

（6）与新鲜人乳相比，冷冻90天后，乳汁中的脂肪，蛋白质和卡路里减少[64]。冷冻人乳的酸度在3个月内显著增加，这可能是由于持续的脂肪酶活性，游离脂肪酸增加的缘故[65]。基于少量样品的研究发现，冷冻乳汁中维生素E持续稳定，但维生素C水平在储存1～5个月后降低[66]。-20℃冷冻3个月的人乳中乳铁蛋白水平和生物活性显著降低[62]。然而，初乳中的几种细胞因子，IgA和生长因子会稳定至少6个月[55]。也有研究发现冷冻9个月的乳汁pH值和细菌数量逐渐下降，非酯化脂肪酸增加，其他大量营养素，渗透压和免疫球蛋白保持不变[67]。

家庭中的乳汁储存建议见表18-1。

表18-1　家庭当中使用的乳汁储存建议[68]

存储位置	温度	推荐最长存储时间
室内	16～29℃	4小时最佳，非常干净的条件下6～8小时可接受
冰袋	<15℃	24小时安全
冷藏室	4℃	4天最佳，非常干净的条件下5～8天可接受
冷冻室	-18	6个月最佳，12个月内可接受

3. 乳汁储存（milk storage）的其他注意事项

（1）如有条件，选择单独的冷柜，家用冰箱使用单独一层储存乳汁，避免污染。冷冻乳汁应储存在冰箱后部，避免冷冻门频繁打开而变暖，应远离自动除霜冷冻室的加热器。储存乳汁的容器应密封，避免污染。

（2）由于脂肪酶介导的甘油三酯分解释放出脂肪酸，脂肪酸氧化会导致冷藏或者冷冻的乳汁可能具有与新鲜乳汁不同的气味，脂肪分解过程具有抗微生物效果，防止乳汁中微生物的生长[69]。没有证据表明婴儿会因为气味本身拒绝乳汁，人类的许多食物，如鸡蛋，奶酪和鱼都可能有不愉快的味道，而并不影响口味。所以也并不建议把挤出来的乳汁加热到40℃以上消除脂肪酶，因为这会破坏乳汁当中很多免疫活性成分。

（3）储存乳汁的时候要考虑到冷冻时的膨胀，避免乳汁装满容器。一次喂养量在60～120ml是比较合理的[69]，对哺乳母亲来说，少量储存可以避免浪费。

（4）不建议将新鲜挤出的乳汁加入冷藏或者冷冻的乳汁中，要避免之前储存的乳汁被加热。但可以将新鲜挤出的乳汁降温后再装入同一个容器。

4. 使用储存的乳汁　尽管乳汁在冷藏和冷冻后，营养和免疫成分有所损失，但对于

返回职场后的母亲来说，其中的活性物质仍然是代用品不可比拟的，储存乳汁需要正确解冻和加热。有许多方法可以解冻乳汁，例如将冷冻乳汁放到冷藏室一段时间、将储存容器放到温水中轻晃、放在装着热水的容器中，或者使用温奶器。冷冻乳汁放在冷藏室化开比直接使用热水化开导致的脂肪损失更少。

婴儿对乳汁的温度喜好各不相同，绝大部分婴儿喜欢凉一些的乳汁，或者室温、温热的，温度不必过高。加热乳汁最好使用不超过40℃的温热水持续加热超过20分钟。乳汁加热超过37℃会比乳汁在4℃时更容易黏附于容器壁，从而降低脂肪浓度[69]。同时，如果放乳汁的容器被放置于超过80℃的热水中，可能因为局部高温，乳汁中生物活性蛋白变性和失活，脂肪的含量也会降低。不建议使用微波炉加热乳汁，因为温度难以控制，乳汁局部高温可能会降低免疫因子的活性，也可能烫到婴儿。

一旦乳汁温度恢复到室温，抑制细菌生长的能力减弱，建议已经解冻后的乳汁持续冷藏不超过24小时，加热后的乳汁2小时内需要喝掉或者丢弃。完全解冻后的乳汁不建议再次冷冻。

五、上班前的准备

母亲需要提前计划安排好返回职场后婴儿的照料者，并就喂养方式和生活习惯达成共识，同时适当调整婴儿作息和喂养节奏，以适应返回职场后挤奶与喂养方式的变化。返回职场之后，母亲需挤出乳汁带回家，常被称为"背奶"。在我国，如果母亲能够享受新的产假政策，在家庭环境中可实现6个月的纯母乳喂养，那么返回职场之后，婴儿开始添加辅食，白天的挤奶/吸奶压力会相应减小。大多数返回职场的母亲，婴儿大约3~4个月大，在母亲产假期间，母乳喂养的次数和量不受限制，但母亲返回职场后，照料者瓶喂就可能有规律性的间隔，固定的次数和喂养量。母亲可根据自己和家庭情况，将婴儿进食的时间间隔适当拉长，匹配返回职场后的挤奶/吸奶时间，也方便照料者喂养，但这个时间间隔需要结合婴儿的状态，不需严格规定。母亲也要提前安排好工作和挤/吸奶的间隔，例如婴儿3小时左右喂养一次，则母亲在七小时上班（有哺乳假的女性减少一小时工作时间）以及上下班通勤时间内，至少要有3次挤/吸奶。每次双侧乳房挤/吸奶量大约在60~120ml，一般能够满足婴儿需求，有些母亲单次挤出的奶量可能超出许多，需要根据情况进行调节。如果母婴双方都能接受，回家亲喂的次数和量可以不受限制，这样的安排，可以减轻母亲白天对吸奶量的压力。

许多母亲希望在上班前提前储存一些乳汁以备不时之需，就要在返回职场前提前挤/吸奶，这个提前的时间每个母亲根据自己的情况安排，并无统一推荐。刚开始由于手挤奶技巧或者吸奶器使用还不太熟练，母亲可能发现婴儿正常喂养之后，无法挤/吸出多余的乳汁，这很常见，可以喂一边挤/吸另一边，或者喂完30~40分钟后再挤/吸，同时增加喂养的频率，每一天的不同时段奶量也有一些差异，一开始的挤/吸奶效果不佳也无须太焦虑，这是人为让乳房超出婴儿需求的"额外"产奶，自然要给身体一些时间，坚持一段时间奶量产出也会有所提升，但需注意，返回职场之后，婴儿直接移除减少了，要相应调整挤/吸奶次数，避免乳汁淤积。

有一些完全亲喂的婴儿可能不接受奶瓶喂养，可能对新的照料者不适应，这都需要时间进行过渡，母亲和家人要理解婴儿需求，采用多种方法尝试，例如使用勺喂，杯喂母乳等，避免强迫喂养的状况出现。绝大多数的婴儿都能够在一段时间之后逐渐接受新的喂养方式，这需要母亲和家庭更多的耐心和陪伴。

如果母亲需要出差，则需要准备足够的储存容器、包装材料以及制冷设备，了解飞机、火车以及自驾等交通工具上保存和运送乳汁的相关知识，采取合适的包装原则，将乳汁保存和带回家。如无法将乳汁带回家，则可以挤奶丢弃，可保持泌乳同时避免乳房问题出现。

六、职场背奶的一些问题

1. **乳汁淤积或者乳头受伤**　一些母亲发现，一开始使用手挤奶或者吸奶器挤奶并不如亲喂使乳房的排空程度高，反而是下班回到家亲喂，乳房才能够彻底柔软下来。还有一些职场女性工作忙碌，压力较大，水分摄入严重不足，甚至没有预留出足够的挤奶时间，乳汁滞留太多，如果挤奶间隔再延长，很容易出现乳汁淤积。错误的吸奶方式会导致乳头受伤，这些问题需要引起重视，除了掌握正确的挤奶方法和使用合适的吸奶器，及时挤奶和保持亲喂，还要注意多摄入水分，缓解压力保持良好心情。

2. **挤奶量降低**　对奶量的担忧一直是哺乳母亲关注的话题，如果发现挤出的奶量减少，首先要排除影响乳汁移除的原因。其次，返回职场以后的母亲夜间如不哺乳，奶量减产很快。如果只是短期挤奶量浮动，母亲需要积极调整心态，增加移出频率。同时提醒家人，合理安排婴儿进食，白天的瓶喂需要适量，避免过度喂养增加挤奶压力，下班回家以后，以及夜间喂养次数的增加可以弥补白天挤奶量的"减少"，使婴儿摄入不受影响。母亲和家庭可能会遵循一些"奶量推荐"的建议，如果发现挤奶量无法达到这样的推荐，便会认为母乳不足，这是一个常见的误区，母乳喂养婴儿并不适用于按照体重计算配方奶量得出的标准，关注婴儿生长发育，合理添加固体食物，按需哺乳，就不需要严格规定单次的具体喂养量。6个月后婴儿随月龄增加奶量逐渐减少是正常的。

3. **大月龄婴儿的夜奶问题**　目前并无证据表明某个月龄婴儿必须停止夜间进食母乳，具体到每一对母婴，夜间喂养何时停止也并没有统一规定。当母亲返回职场，许多婴儿会在夜间频繁醒来，除了满足进食需求，还有很多可能性，需要针对原因进行调整。婴儿可能由于母亲离开而出现"分离焦虑"，除了表现出婴儿离开母亲后大哭，焦虑、不安或不愉快的情绪反应，也表现在夜间频繁寻求哺乳这样的行为上。母亲和家人都需要理解，这并不是母乳喂养本身带来的坏结果，相反，母亲关注婴儿的表现，适时提供乳房，与婴儿互动，会减缓婴儿的焦虑情绪，有利于婴儿的心理成长。一些建议认为白天让婴儿进食更多，晚上就会睡得更久，然而研究发现，夜间喂养需求减少并不减少夜间醒来的次数[70]。如果母亲可接受，夜间哺乳是安抚婴儿入睡的有效的方式，比其他安抚方式更方便易得。一些家庭选择让婴儿和除了母亲之外的其他家人入睡，母亲希望持续母乳喂养，则需要保持挤奶。对职场母亲来说，保持在家时的亲喂以及夜间哺乳，有利于乳量的维持，但夜间哺乳也可能影响到母亲休息和白天工作状态，需要根据自身的状态来平衡两方面，做出最适合自己的喂养选择。

4. **停止挤奶的时机**　如果婴儿在整个白天已经能够从家庭食物中获取足够的营养来源，并获得正常的生长发育，母亲就可以停止白天挤奶，仅保留回家之后以及夜间的喂养，这并无统一时间规定。母亲可根据婴儿的月龄和固体食物进食状态，安排和培养白天

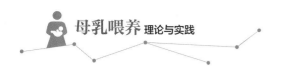

的进食习惯，结合乳房泌乳状态，调整乳汁提供和决定停止白天挤奶的时间。白天停止挤奶并不意味着完全离乳，其他时间只要母婴在一起，协调好正常饮食，母乳喂养可以持续，如母亲决定离乳，具体方法见第七章第五节。

（王　婧　顾红燕　杨　健）

参考文献

1　Barrett G. Women's sexual health after child birth. BJOG,2000,107(2):186–195.

2　Jan R, Karen W. Breastfeeding and Human Lactation. Fourth edition.

3　Becker S. Estimation of births averted due to breastfeeding and increases in levels of contraception needed to substitute for breast-feeding. BiosocSci,2003,35:559–574.

4　Perez A, Vela P, Masnick GS, et al. First ovulation after childbirth: the effect of breast-feeding. Am J Obstet Gynecol, 1972,114:1041.

5　Gray RH, Campbell OM, Apelo R, et al. Risk of ovulation during lactation. Lancet, 1990,335:25.

6　Dwivedi LK, Dixit P. Relationship Between Breastfeeding and Postpartum Amenorrhea among Indian Women: An Epidemiological Appraisal. African Journal of Basic & Applied Sciences, 2012,4 (2): 30-37.

7　Curtis KM, Tepper NK, Jatlaoui TC, et al. U.S. Medical Eligibility Criteria for Contraceptive Use, 2016. MMWR Recomm Rep, 2016,65:1.

8　Kennedy KI, Rivera R, McNeilly AS. Consensus statement on the use of breastfeeding as a family planning method. Contraception, 1989,39:477.

9　The World Health Organization multinational study of breast-feeding and lactational amenorrhea. III. Pregnancy during breast-feeding. World Health Organization Task Force on Methods for the Natural Regulation of Fertility. Fertil Steril, 1999,72:431.

10　Valdés V, Labbok MH, Pugin E, et al. The efficacy of the lactational amenorrhea method (LAM) among working women. Contraception, 2000, 62(5):217-219.

11　金力 . 合并基础疾病妇女避孕方法的选择——世界卫生组织《避孕方法选用的医学标准》重点解读 . 国际生殖健康 / 计划生育杂志 ,2013,32(2):143-148.

12　Berens P, Labbok M. ABM Clinical Protocol #13: Contraception During Breastfeeding, Revised 2015. Breastfeeding Medicine the Official Journal of the Academy of Breastfeeding Medicine, 2015.

13　Brownell EA, Fernandez ID, Howard CR, et al. A Systematic Review of Early Postpartum Medroxyprogesterone Receipt and Early Breastfeeding Cessation: Evaluating the Methodological Rigor of the Evidence. Breastfeeding Medicine the Official Journal of the Academy of Breastfeeding Medicine, 2012, 7(1):10.

14　Wang C. Trends in contraceptive use and determinants of choice in China: 1980-2010. Contraception,2012, 85(6):570-579.

15　Green LR, Laros RK. Postpartum sterilization. ClinObstetGynecol,1980,23:647.

16　Ishii H. Does bresstfeeding induce spontaneous abortion?. ObsetGynaecol Res, 2009.

17　Kelleher SL, Lonnerdal B. Immunological activities associated with milk.AdvNutr Res,2001,10:39-65.

18　Farshim P , Walton G , Chakrabarti B. Maternal Weaning Modulates Emotional Behavior and Regulates the Gut-Brain Axis. Nutrition,2016,32 (1):101-107.

19　Bohler E, Bergstorm S. Child growth during weaning depends on whether mother is pregnant again. Trop

Pediatr,1996,42:104.

20　Henshaw SK, Singh S, Haas T. The incidence of abortion worldwide. International Family Planning Perspectives & Digest, 1999, 25(Suppl):S30.

21　Sedgh G, Singh S, Shah IH, et al. Induced abortion: incidence and trends worldwide from 1995 to 2008. Lancet, 2012, 379(9816):625.

22　Sedgh G, Singh S, Henshaw SK, et al. Legal abortion worldwide in 2008: levels and recent trends. International Perspectives on Sexual & Reproductive Health, 2011, 37(2):84.

23　Hamoda H, Ashok PW, Flett GM, et al. Medical abortion at 64 to 91 days of gestation: a review of 483 consecutive cases. Am ObstetGynecol,2003; 188:1315.

24　Sääv I, Fiala C, Hämäläinen JM, et al. Medical abortion in lactating women—low levels of mifepristone in breast milk. Acta Obstet Gynecol Scand,2010,89(5):618-622.

25　https://reference.medscape.com/drug/mifeprex-korlym-mifepristone-343130#6.

26　https://www.rxlist.com/korlym-drug.htm#warnings_precautions.

27　Dalal PG, Bosak J, Berlin C. Safety of the breast-feeding infant after maternal anesthesia. Paediatr Anaesth, 2014,24: 359–371.

28　Romero I, Turok D, Gilliam M. A randomized trial of tramadol versus ibuprofen as an adjunct to pain control during vacuum aspiration abortion. Contraception,2008,77:56.

29　http://www.univadis.cn/external/clinical-drug-reference?proceed&r=1&bu=http% 3A%2F%2Fwww. univadis.cn%2F.

30　https://reference.medscape.com/drug/diprivan-propofol-343100#10.

31　Mothers' milk. Nature,2016, 533(7602):930.

32　Nitsun M1, Szokol JW, Saleh HJ, et al. Pharmacokinetics of midazolam, propofol, and fentanyl transfer to human breastmilk. Clin Pharmacol Ther,2006,79(6):549-557.

33　https://toxnet.nlm.nih.gov/cgi-bin/sis/search2/f?./temp/~tsNpB5:1.

34　https://www-uptodate-com.rpa.skh.org.tw/contents/overview-of-procedural-sedation-for-gastrointestinal-endoscopy?search=Propofol%20and%20breastfeeding&sectionRank=1 &usage_type=default&anchor=H15 &source=machineLearning&selectedTitle=1~150&display_rank=1#H15.

35　Thomas WHale,Hilary E. Rowe. Medicatios mothers' milk.2017:930.

36　https://www-uptodate-com.rpa.skh.org.tw/contents/propofol-drug-information?source= see _link#F20619295.

37　黄爱民，雷志英 . 哺乳期药物流产的可行性探讨 . 中国现代医学杂志 ,2008,18(3):1922-1924.

38　Orioli IM, Castilla EE. Epidemiological assessment of misoprostol teratogenicity. Bjog An International Journal of Obstetrics & Gynaecology, 2000, 107(4):519.

39　Stotland NL. The myth of the abortion trauma syndrome. Journal of the American Medical Association, 1992;268:2078.

40　Levels and trends in child mortality, Report 2010. WHO/UNICEF/UNDP/World Bank, 2010.

41　Johnston M, Landers S, Noble L, et al. Breastfeeding and the use of human milk. Pediatrics,2012, 115(2): 496-506.

42　WHO. Infant and young child nutrition. Global strategy on infant and young child feeding. Geneva, Switzerland.2002.

43　Perrin MT, Fogleman AD, Newburg DS, et al. A longitudinal study of human milk composition in the second year postpartum: implications for human milk banking. Matern Child Nutr,2016.

44　Mandel D, Lubetzky R, Dollberg S,et al. Fat and Energy Contents of Expressed Human Breast Milk in Prolonged Lactation. Pediatrics,2005,116(3): e432-e435.

45　Dewey KG. Nutrition, Growth, and Complementary Feeding of the Breastfed Infant. Pediatric Clinics of North American,2001,48(1):159.

46　Hauk L. AAFP Releases Position Paper on Breastfeeding. American Family Physician, 2015, 91(1):56-57.

47　Renfrew MJ. Breastfeeding in the 21st century. Lancet, 2016, 387(10033):2089.

48　Ong G, Yap M, Li FL, et al. Impact of working status on breastfeeding in Singapore: evidence from the National Breastfeeding Survey 2001. European Journal of Public Health, 2005, 15(4):424.

49　Ryan AS, Zhou W, Arensberg MB. The effect of employment status on breastfeeding in the United States. Womens Health Issues, 2006, 16(5):243-251.

50　Whaley SE, Meehan K, Lange L, et al. Predictors of breastfeeding duration for employees of the Special Supplemental Nutrition Program for Women, Infants, and Children (WIC). Journal of the American Dietetic Association, 2002, 102(9):1290-1293.

51　Rojjanasrirat W. Working Women's Breastfeeding Experiences. MCN, 2004, 29(4):222-227.

52　Ortiz. Duration of breast milk expression among working mothers enrolled in an employer-sponsored lactation program. Pediatr Nurs,2004,30:111–119.

53　Balkam JAJ, Cadwell K, Fein SB. Effect of Components of a Workplace Lactation Program on Breastfeeding Duration Among Employees of a Public-Sector Employer. Maternal & Child Health Journal, 2011, 15(5):677-683.

54　Chang Y-C, Chen C-H, Lin M-C. The macronutrients in human milk change after storage in various containers. Pediatr Neonatol, 2012,53:205–209.

55　Garza C, Johnson C, Harrist R, et al. Effects of methods of collection and storage on nutrients in human milk. Early Hum Dev, 1982,6:295–303.

56　Eteng M, Ebong P, Eyong E, et al. Storage beyond three hours at ambient temperature alters the biochemical and nutritional qualities of breastmilk. Afr J Reprod Health, 2001,5:130–134.

57　Igumbor E, Mukura R, Makandiramba B, et al. Storage of breast milk: Effect of temperature and storage duration on microbial growth. Cent Afr J Med, 2000,46:247–251.

58　Hamosh M, Ellis L, Pollock D, et al. Breastfeeding and the working mother: Effect of time and temperature of short-term storage on proteolysis, lipolysis, and bacterial growth in milk. Pediatrics, 1996,97: 492–498.

59　Martı́nez-Costa C, Silvestre M, Ló́pez M, et al. Effects of refrigeration on the bactericidal activity of human milk: A preliminary study. J Pediatr Gastroenterol Nutr ,2007,45: 275–277.

60　Bertino E, Giribaldi M, Baro C, et al. Effect of prolonged refrigeration on the lipid profile, lipase activity, and oxidative status of human milk. J Pediatr Gastroenterol Nutr, 2013,56:390–396.

61　Raoof NA, Adamkin DH, Radmacher PG, et al. Comparison of lactoferrin activity in fresh and stored human milk. J Perinatol, 2016,36:207–209.

62　Ramı́rez-Santana C, Pe´rez-Cano FJ, Audı́ C, et al. Effects of cooling and freezing storage on the stability of bioactive factors in human colostrum. J Dairy Sci,2012,95: 2319–2325.

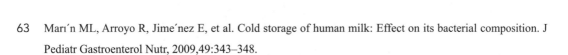

63　Marı́n ML, Arroyo R, Jime´nez E, et al. Cold storage of human milk: Effect on its bacterial composition. J Pediatr Gastroenterol Nutr, 2009,49:343–348.

64　Garcı́a-Lara NR, Escuder-Vieco D, Garcı́a-Algar O, et al. Effect of freezing time on macronutrients and energy content of breastmilk. Breastfeed Med, 2012,7:295–301.

65　Va´zquez-Roma´n S, Escuder-Vieco D, Garcı́a-Lara NR, et al. Impact of freezing time on dornic acidity in three types of milk: Raw donor milk, mother's own milk, and pasteurized donor milk. Breastfeed Med, 2016,11:91–93.

66　Romeu-Nadal M, Castellote A, Lopez-Sabater M. Effect of cold storage on vitamins C and E and fatty acids in human milk. Food Chem,2008,106: 65–70.

67　Ahrabi A, Handa D, Codipilly C, et al. Effects of extended freezer storage on the integrity of human milk. J Pediatr, 2016,177:140–143.

68　Eglash A, Simon L. ABM Clinical Protocol #8: Human Milk Storage Information for Home Use for Full-Term Infants, Revised 2017. Breastfeeding Medicine, 2017.

69　Handa D, Ahrabi AF, Codipilly CN, et al. Do thawing and warming affect the integrity of human milk? J Perinatol, 2014, 34:863–866.

70　Brown A, Harries V. Infant sleep and night feeding patterns during later infancy: association with breastfeeding frequency, daytime complementary food intake, and infant weight. Breastfeeding Medicine the Official Journal of the Academy of Breastfeeding Medicine, 2015, 10(5):246-252.

第十九章

哺乳顾问的工作职责及社会角色

哺乳顾问（lactation consultant）是以促进母婴健康为根本目的，采用咨询和指导的方式向母婴及其家人提供哺乳相关知识和技能、帮助解决哺乳相关问题的人员。可以是产科、儿科、护理、营养、口腔、心理等专业领域的专业人员，也可以是社区卫生工作者和有经验的个人。以个人身份提供婴幼儿母乳喂养咨询指导的人员在我国逐渐增多，已具备了新兴行业的雏形，这一社会现象反映出社会对母乳喂养咨询和指导日益增加的需求，考虑到其服务性质，本书亦将其称为哺乳顾问。哺乳咨询和指导开始于围产期、贯穿整个哺育过程、延伸到哺乳期结束之时。

本章将探讨哺乳顾问的职责、工作内容和社会角色等，为明确和规范母乳喂养咨询指导行业提出建议，供读者借鉴，抛砖引玉。

第一节 社会需求与哺乳顾问发展

一、现代社会的需求

人类的繁衍离不开哺乳活动，特别是在人类还没有使用母乳替代品时，更是人类生存不可或缺的一环。人类的哺乳经验是代代言传身教沉淀下来的师法自然的结晶，在这历史的传承中家庭的女性长辈就扮演了哺乳顾问的角色。

随着社会的科技进步和经济发展，现在人们很容易生产制造出母乳的替代品，加之商品社会广告的冲击效应、女性自我价值观的改变、生活节奏的加快等诸多社会因素，使得母亲们很容易接受和认可母乳替代品。母乳喂养的观念和实践在这些因素的冲击下逐渐被削弱。这一现象引起了社会的关注和担忧。

为此，各国政府和社会各界采取各种措施以促进母乳喂养，包括母乳代用品销售和市场的严格管理、爱婴医院行动、生育保护、社区卫生服务、母亲同伴支持等。世界卫生组织和联合国儿童基金会在《促进成功母乳喂养十项措施》中指出所有母亲应该得到母乳喂养指导，强调分娩出院后医院与社区支持组织的转介。

国际社会和我国将提高母乳喂养率的目标一致确定为"0~5月龄婴儿的纯母乳喂养

率达到 50%"。目前全球水平为 38%，2008 年有数据显示我国六个月内婴儿的纯母乳喂养率为 27.6%，而 2013 年我国的地区监测数据显示仅为 20.8%[1,2]，皆与目标差距较大，迫切需要加强群众和专业人员关于哺乳的科学教育和科学思维，同时多方面采取措施正确指导和解决哺乳中遇到的困惑及问题、合理管理育儿焦虑、坚决制止和纠正伤害母婴的错误行为。

通常，哺乳的信心建立和技能掌握存在个体差异，而且深深依赖哺乳实践。然而，随着社会观念的变化及出生率下降和少子化趋势的发展，育儿技能和经验的自然传承大幅度减少，特别是哺乳行为尤甚。因此，倡导母乳喂养，科学有效地解决各种哺乳问题，提供有针对性的知识和技能支持，不仅对于母亲，并且对丈夫和家人都有裨益。

咨询指导是支持母乳喂养的重要途径，哺乳顾问是母乳喂养咨询指导的重要力量。哺乳顾问向母婴及其家人提供专业、针对性、个体化的信息、知识和技能；促进、保护和支持适宜的婴儿喂养方式。哺乳顾问可以来自医护人员、接受过专业培训的非医学人员、具有成功哺乳经验的母亲，提供全方位的哺乳支持。哺乳顾问在我国尚属新生事物，及早其规范执业行为对整合医疗保健、社区和社会力量保护母婴健康具有重要意义。

二、哺乳顾问的行业化发展

1. 哺乳顾问的产生和发展　20 世纪 50 年代晚期，美国出现母亲之间的母乳喂养互助组织。到 20 世纪 80 年代，支持母乳喂养的女性们想要获得更专业培训和认可，1985 年 IBLCE 国际哺乳顾问考试委员会成立。从第一次考试至今，在全世界有约 30 000 名国际认证哺乳顾问。这些哺乳顾问的协会为 ILCA 国际哺乳顾问协会。

哺乳顾问经历了从早期的母亲间分享经验的相互支持到目前的以循证实践为基础的专业咨询这个转变。必须清晰地看到，循证需要证据，证据来自有质量的科学研究。

1993 年美国加州的两位医生，推动成立了医生支持母乳喂养的组织，即后来定名为母乳喂养医学会（academy of breastfeeding medicine, ABM），成为一个由许多国际专业医生组成的医疗支持母乳喂养组织。到目前为止，有来自 58 个国家的 600 多名成员。ABM 只吸收医生成为会员，他们积极开发和分享有关临床泌乳管理的循证指南，并积极在国际上交流母乳喂养方面的科研进展。

除此之外，世界各国与新生儿，儿科，产科及营养相关的专业组织对母乳喂养的研究和支持也提供了很好的依据，WHO、UNICF、AAP、CDC 等都会定期更新相关的指南。

由此可见，哺乳顾问的发展离不开对母乳喂养的认识和研究。从经验转到循证，是过去 30 年所经之路。

2. 行业发展面临的挑战　在我国，围绕在母婴身边的各类人员为数不少。母婴在产前、产时和产后早期接受医护人员的宣教和医学干预，家庭成员参与生育和养育，从改革开放至今，在社会上还有育婴师、催乳师、月嫂、婴儿按摩师等各种类型的社会服务人员。社会人员多以其经验和按摩为主。

哺乳本是一个正常的自然行为，但也需要社会、各行各业去支持、保护。目前，在母乳咨询领域，国内还处于相对混乱的状态，也出现了众多哺乳误区，比如"坐月子"的各种禁忌、"前三天没奶""奶需要按摩才能有，乳腺需要疏通才能出奶"等。

2013 年，国内自引进第一套培训哺乳顾问的课程，就此开始出现了第一批经过系统

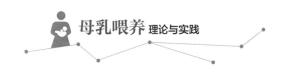

培训的人员。她们中有医护人员，也有没有医学背景的社会人员。随着生育政策的改变和社会对母乳喂养的关注，哺乳顾问这个领域急需从指导技术、循证知识上规范化、制度化，建立起医院—医护—社会—家庭的支持系统网。

第二节　哺乳顾问的职业准则

母乳喂养咨询在我国尚属新兴事物，建立配套的行业制度对于规范哺乳顾问的行为必不可缺，而且迫在眉睫。一方面继续完善"培训—资质认证—继续教育"体系，以保证哺乳顾问的执业水平和能力；另一方面，建立"执业监管"机制，对道德、执业规范进行约束，后者尤为重要。

一、基本职业原则

哺乳顾问需遵守我国相关的法律法规，如《刑法》《侵权责任法》《执业医师法》《医疗机构管理条例》等法律规范中关于医疗行为与非医疗行为界限，以及造成人身伤害需承担的相关法律责任等的规定。同时遵守《国际母乳代用品销售守则》和世界卫生大会相关决议，遵守避免利益冲突的公认原则。母乳代用品、奶瓶或奶嘴、吸奶器及其相关产品的生产和销售者与母乳喂养存在不可避免的利益冲突，受其雇佣提供所谓"母婴健康服务"的人员不属于哺乳顾问。

哺乳顾问应严格遵照相关的国际准则和国内法律法规，基于保护母婴健康与安全的根本前提下提供泌乳与母乳喂养的知识与协助。

哺乳顾问认可和遵守普世的道德、伦理、行为准则，如《联合国人权宪章》《联合国消除对妇女一切形式歧视的公约》《医学专科协会（council of medical specialty societies）与商业公司交流的守则》《国际母乳代用品销售守则》和世界卫生大会相关决议；严格遵守国家法律法规，避免带给母亲和婴儿不必要的损害。我国《侵权责任法》中规定了侵权行为给受害人造成损害的，需承担损害赔偿责任。同时，《刑法》《执业医师法》等法律规范中也对医疗行为定性，非卫生技术人员从事医疗行为需承担的刑事和行政责任进行了相关规定。

为保护母亲的利益及证明公众对哺乳顾问的信任，参照《国际认证哺乳顾问之专业行为准则》，制定我国哺乳顾问的道德与法律基本原则，具体如下：

1. **尽职尽责、言行谨慎**　每个专业哺乳顾问都应在职责范围内工作，同时与医疗团队中的其他成员密切合作以提供一致且完整的指导。为个人的行为与操作负责并记录。不干涉医疗、尊重家庭选择。

2. **避免利益冲突**　避免任何可能影响专业判断的商业因素的介入。如果无法避免，应该公开声明，比如接受相关商品生产和销售者，或服务提供者的资助，包括物质、名誉和人际关系的获益。

3. **维护客户利益、保护隐私**　不向第三方透露任何通过咨询获得的母婴个人和健康信息，母亲已授权许可的医护人员或机构除外。为母婴拍照、摄影或录音，必须首先获得母亲的书面同意。未经母亲授权，不得在公开场合展示母亲或宝宝照片、录音和视频等影像资料。若发现可能损害母婴健康、安全或权利的情况，及时通知母婴及其家人以及适当的人员或机构。

4. **保持良好的个人品质和与时俱进的职业技能**　遵守普世的道德规范做到诚实、正直、公平、守信，遵守所有国内适用的法律，尊重知识产权。平等对待所有母亲。不因为年龄、国籍、婚姻状态、受教育程度，宗教信仰等有所歧视。

5. **坚持继续教育**　通过定期的、持续的继续教育，包括自学，小组学习最新文献，或参加各种有质量的培训，不断更新与完善哺乳顾问的知识与技能，以便更好地帮助妈妈解决哺乳问题。

二、认可以下情形为违反道德与法律基本准则

1. 故意隐瞒或提供虚假信息给接受咨询指导者。
2. 无视接受咨询指导者的知情同意权，实施不必要的干涉。
3. 行为超出咨询指导的工作范围，给接受者的生活造成不必要干扰。
4. 不具备医疗从业资质的人员实施医疗行为。
5. 具备医疗从业资质人员的医疗行为因严重不负责任给接受者造成人身伤害。
6. 其他有违伦理要求与法律规定的行为。

第三节　工作内容与方法

一、哺乳顾问的工作场所

哺乳顾问可以在母婴家中、个人工作室、医院或诊所里工作，也可以电话咨询、线上咨询。电话和线上咨询难以解决的问题，往往需进行面对面指导，比如因为含接不良造成乳头疼痛，经电话指导而无好转，则需现场对母婴进行指导。

指导场所的环境要整洁、干净、安静、温馨，若在医院和诊所里，有些物品要求使用一次性的或经严格消毒，同时具备简单的测量体重的设备，调节哺乳体位的床或座椅，一定数量的靠垫、脚垫以及哺乳枕等，有条件的话可以配备各种量表工具以及哺乳指导手册、指导视频和相关课程，还要有完整的哺乳指导记录，记录哺乳指导的全过程，以及回访、随访情况，并进行严密而严格的管理。

二、哺乳顾问的工作内容

哺乳顾问的工作在个人、家庭、医院、社区、社会等多个层面展开，提供哺乳相关的信息、知识、技能和解决问题的方法，直接和间接影响母亲的喂养决定和行为，保护母亲母乳喂养的信心、支持母乳喂养的行为。

1. **向母亲个人提供哺乳相关的信息、知识、技能和陪伴**　哺乳顾问在面对咨询时，提供科学的，有循证证据支持的知识，包括婴儿正常表现，母乳喂养的自然过程，以及特殊情况下的资讯，如对哺乳期使用药物的母亲提供相关药物信息。培养母亲各种母乳喂养管理技能，包括哺乳姿势的调整，婴儿含接的评估，以及特殊情况下辅助工具的使用等。可在网络或现实中提供给母亲和其家庭在工作范畴内的支持陪伴。

2. **动员家庭支持母亲的哺乳决定**　哺乳顾问向婴儿家庭传播科学的婴幼儿喂养知识

和技能，尊重母亲对孩子喂养的方式的决定。哺乳顾问应该帮助母亲的配偶及其他家庭成员理解母乳喂养和替代喂养的后果，支持和帮助母亲实现育儿目标，消除母亲育儿焦虑、给予情感支持和实际的帮助。

3. **资料记录与保存** 哺乳顾问及时记录咨询指导经过，不得隐匿、伪造或者销毁相关资料。哺乳顾问应在咨询工作中（包括网上活动）努力保护个人的职业声誉和记录的完整性。

三、哺乳顾问的工作方法

为使哺乳顾问能够在其工作的任何场所提供安全、称职且具循证学基础的指导，展现哺乳顾问的专业技能，保护其接受服务母亲的权利，特参照国际认证哺乳顾问考试委员会（IBLCE）所制定的相关规范以及我国相关法律规定，确定我国哺乳顾问的工作职责，涉及的具体法律规范名称已在前有所提及，此处不再一一列举。

1. **咨询** 利用恰当、有效的咨询、沟通技巧，应用以家庭为中心的咨询与指导原则，与母亲维持相互合作及支持的关系，支持及鼓励母亲，促进其顺利达成哺育的目标。咨询不涉及医疗上的诊断和治疗。

2. **评估** 评估的目的在于帮助母亲确定母乳喂养目标，提供相应策略以开展并维持母乳喂养。通过科学、有效、全面地评估，了解母婴生理和心理的状况，以便实施适宜的、个性化的泌乳指导。评估包括以下内容：

（1）评估母亲对所提供的信息和教育的理解水平，在母亲可以理解的水平上提供资讯。

（2）获得母亲疾病史、生产史及泌乳经历，包括孕前、孕期、产前、产时、产后有可能影响母乳喂养的事件。

（3）评估母亲乳房、身体、精神和心理状态，了解其泌乳、哺乳功能。

（4）评估乳汁转移情况及母婴配合状态。

（5）评估宝宝乳汁的摄入是否充足。

（6）评估宝宝口腔解剖及相应的神经反应和反射。

（7）评估母乳喂养婴儿的生长状况，使用世界卫生组织或者我国的儿童生长发育参考标准。

（8）评估潜在的或现有的可能影响母亲实现母乳喂养目标的挑战和因素。

（9）评估其可得到的社会支持和可能面临的挑战；以及其他相关方面。

3. **明确哺乳目标** 哺乳顾问需对正常婴儿的行为、准备吃奶的迹象和预期的喂养方式提供循证学资讯，整合文化、社会心理及营养方面的信息，帮助母亲制定具有可操作性的个性化的哺喂计划，确定母亲的母乳喂养目标。

4. **提供有帮助的资讯** 根据母婴的具体情况，提供给母亲及其家庭以最新研究为依据的信息，包括：

（1）正常母乳喂养的开始及持续，帮助母亲和其家庭了解母乳喂养正常过程，包括泌乳生理，婴儿生长发育等资讯。

（2）在哺乳期间使用的药物、饮酒、吸烟和药物滥用对乳汁分泌及宝宝影响的资讯。

（3）在哺乳期间使用辅助方法对乳汁产生及对宝宝影响的资讯。

（4）纯母乳喂养对母亲和宝宝健康的重要性和母乳代用品（配方奶）的风险。

（5）避孕方法的信息，包括哺乳期无月经法（LAM）以及各种避孕法对泌乳的影响。

（6）提供适合宝宝的家庭食物的信息。

（7）适当断奶时间、方式及注意事项，在必要时，一对一宣教包括安全的准备、储存和处理婴儿配方奶粉和使用代乳品。

5. 掌握技能

（1）促进新生婴儿与母亲持续的皮肤对皮肤接触。

（2）确认新生儿喂养提示和行为状态。

（3）确认正确的含乳。

（4）帮助母亲和儿童找到舒适的母乳喂养姿势。

（5）教授母亲如何手挤奶。

（6）帮助母亲预防和解决乳头疼痛及损伤的问题。

（7）帮助母亲预防乳胀、导管堵塞和乳腺炎的方法。

（8）针对嗜睡婴儿提供适当的哺喂方法。

（9）帮助和指导母亲评估婴儿的乳汁摄入。

（10）帮助和支持母亲及家庭应对围产期情绪失常（产前抑郁，"宝宝忧郁"，产后抑郁，焦虑和精神错乱），并转介到专业机构。

（11）协助有健康问题宝宝的母乳喂养。

（12）在代乳品不可避免使用时，谨慎选择喂养方法，并采取措施来维持母乳喂养并达成母亲的喂养目标。

（13）评判和评估支持母乳喂养的技术、设备和仪器的适应证、禁忌证，以及使用后对持续母乳喂养的可能害处，为母亲提供循证的信息，包括其他替代喂养方式，以及在特定情况下这些技术和设备、仪器如何被使用才能确保起始、持续母乳喂养。

6. 转介　哺乳顾问提供有关母乳喂养相关资讯，并在需要时提供随访。在母乳喂养咨询中，如果发现母婴的情况超出母乳喂养管理的范畴，需要引起医疗关注，应及时恰当地转介给相关医疗单位。

第四节　社会角色定位

1. 哺乳顾问的社会定位　哺乳顾问为母亲及其家人提供基于母婴健康共识的健康咨询，以及有针对性的循证医学证据。哺乳顾问的职业定位包括：

（1）支持母亲科学喂养婴幼儿：尊重母亲及其家人的意愿，支持母亲在充分知情选择的基础上选择适合自身情况的婴幼儿喂养方式——包括母乳喂养在内的所有喂养方式，帮助和鼓励她们实现自己确定的喂养目标。

（2）积极参与双向转介：对于需医学干预的母婴，哺乳顾问初步评估母婴状况，及时将母婴转介给专业医师；专业医师诊治后，将母婴转介给原哺乳顾问，继续随访和解决喂养问题。

（3）学习和协作：哺乳顾问保持终身学习，不断精进专业技术、更新和完善相关学科的知识储备。团队成员之间和各团队之间相互合作、共同进步，营造母婴友好的社会环

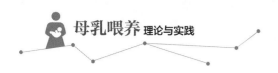

境，推进行业良性发展。

（4）哺乳顾问的服务对象是有哺乳咨询需要的个人及组织，主要服务对象是母婴及其家人。

（5）哺乳顾问既可以个人，也可以团队的方式提供服务。

2. 哺乳顾问与医护人员的职责界限　哺乳顾问不可以越界行使医护人员的职责。哺乳顾问不可以擅自对母乳喂养咨询范畴之外、且相关的健康问题进行医疗诊断和治疗，除非其本人已经具有医疗资质，可以在规定的场所里提供其职责规定内的操作。

医疗行为具有高度专业性和危险性，因此必须由具备执业医师和护士资质的人员实行。具有执业资质的专业卫生技术人员，在注册的执业地点为患者提供医疗服务，患者与医疗机构之间形成法律关系，各自履行和承担相应的权利义务。医疗行为的实施需要对患者进行充分的告知，实施手术、特殊检查和特殊治疗时，还需要取得患者的书面同意。应严守医疗行为与非医疗行为的界限，作为一名不具备医护执业资质的人员，在提供母乳喂养咨询和指导时，严禁从事医疗相关活动，否则将构成非法行医行为，承担严重的法律后果。

医疗活动的具体内容包括疾病的预防、诊治及病因分析等。在母乳喂养领域，包括对于乳汁淤积、乳腺炎、乳腺脓肿、乳房损伤的诊断及治疗，评估各种手术对哺乳的影响，如乳管探查、乳腺穿刺、乳房整形等；乳腺超声检查以及血常规、细菌培养结果的分析与解读；婴儿舌系带问题的评估与处理；哺乳期用药的选择和处方开具等。合格的哺乳顾问要把握好尺度和界限，做到及时转介，让专业人员来帮助哺乳母亲解决相关问题。

需要转介给医生的情况：

（1）母亲存在乳头疼痛破损，乳房肿胀或包块经哺乳顾问的母乳喂养指导，频繁哺乳，冷敷等家庭处理 24 小时后无改善，甚至加重。

（2）婴儿大小便不足，体重增长不良，即使改善哺乳姿势和含乳，频繁喂养后 24～72 小时仍无改善。

（3）各种有创操作。

（4）对母亲或宝宝出现的症状和疾病的诊断和治疗。

（5）母亲或婴儿需要药物治疗。

（6）母亲存在心理问题，尤其是出现自杀倾向或者幻觉。

（7）其他需要引起医疗关注的问题。

为了保持哺乳顾问的专业性，尊重专业医生，哺乳顾问需避免如下行为：

（1）对医学检查结果以及化验结果进行解读和分析。

（2）对临床用药进行评价。

（3）指导哺乳母亲用药。

（4）对医生的诊断和治疗进行评价。

（5）鼓励或支持母亲不就医。

3. 哺乳顾问与哺乳母亲的职责界限　哺乳顾问不能越界替母亲做出哺乳的决定，而是帮助母亲充分知情同意的基础上做出决定。

知情同意（informed consent）体现了人们生命自主的权利意识。知情同意，指的诊疗过程中，必须向患者充分告知有关诊疗的信息，如推荐治疗方案的具体内容、预期目标、

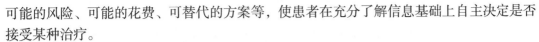

可能的风险、可能的花费、可替代的方案等，使患者在充分了解信息基础上自主决定是否接受某种治疗。

母亲的母乳喂养决定与其成长经历、文化素养、经济状况、对母乳喂养资讯的理解和接受水平、克服困难的态度和能力、以及亲友的支持程度、工作的环境息息相关，同时还受当地文化、传统习俗、宗教信仰等的影响，只有母亲自身才能进行全面的自我评估和分析，做出最适合自己的决定。

哺乳顾问即使拥有循证学证据和丰富的哺乳指导经验，也不能替母亲做决定，哺乳顾问的职责是在母亲决策前提供充分的资讯，帮助母亲找到适合自己的哺育目标，待母亲决策后提供支持。无论母亲的决策是否与哺乳顾问一致，哺乳顾问均需确信母亲的决策是最适合她自己的。

切忌使用不当的语言暗示母亲的不明智，不可以进行言语攻击、伤害、指责和嘲讽，更不可违背母亲的意愿进行自认为明智的哺乳指导。合格的哺乳顾问需要相信哺乳母亲，尊重并支持她。

（任钰雯　高海凤　张淑一　杨　健）

参考文献

1　UNICEF.Infant and Young Child Feeding.2017. https://data.unicef.org/topic/nutrition/infant-and-young-child-feeding/.

2　Zhenyu Y. Breastfeeding Rates in China: A Cross-Sectional Survey and Estimate of Benefits of Improvement. The Lancet, The Lancet-CAMS Health Summit, 2016, 388(Supplement 1): S47.

第二十章
母乳喂养咨询沟通技巧

母乳喂养是一个长期的关系而非单纯的营养摄入。因此，在持续支持母乳喂养的过程中，更多时候是在培育一个家庭，培育一个女性成为自信的母亲，而非只是指导养育婴儿。

长久以来，在医学领域，医生和患者之间微妙的人际关系体现了其魅力和创造力[1]。2002年，Kalamazoo[2]宣言把医患沟通能力列入了医务人员必备的临床技能之一，良好的医患沟通可以有力促进医疗质量的提高。Boulet JR[3]的研究发现医务人员的沟通技巧与其医疗水平之间存在较高的相关性，这可能与良好的医患沟通引发了患者较好依从性有关。

作为给母婴提供母乳喂养咨询工作的专业人员，其语言和行为会影响一个母亲对母乳喂养的感知，会让母亲产生各种解读。正如医患沟通的重要性，良好的沟通会使得母亲获得母乳喂养的自信。因此，有效的沟通是至关重要的。

第一节　倾听是有效沟通的基础

倾听是一种对说话者积极关注的有效行为，通常情况下倾听占据了整个沟通（听、说、读、写）时间的45%[4]，倾听不仅是获取声音和词汇，更需要有意识地去发现和理解说话者隐含的意思，是一种建立有效关系的创造性活动。然而，倾听常常因为繁忙的工作而被忽视，世界卫生组织调查显示，当病人述说症状时，平均19秒就会被医生打断[5]，有研究显示，单纯依靠病史采集完成正确诊断的比例为82.5%，这说明病史采集对于正确诊断的重要性[6]。李燕萍[7]关于护士倾听能力现状的研究发现国内护理人员在倾听态度、信息反馈、有意注意程度方面得分较低，这可能与临床工作量大、人员配置较少有关。护士往往急于把各种事情做完，所以基本按照自己的想法和思路决定患者的一些想法，未认真倾听、也未注意个人行为可能带给患者的负面影响。

大多数母婴并没有明显的、持续的问题，她们只需要得到聆听并认可和鼓励——"你这样抱着孩子很好！""你做得很不错！"。这有助于提升母亲的价值感，并且对于专业人员来说，在提供咨询和解决方案前，能收集到足够的信息和母亲自己的观点是非常重要的。

第二节 双向的交流

让母亲说出自己在喂养过程中存在的忧虑和疑问，并且确认和尊重她们的需要，相较于对母亲单向的灌输更为重要。综合文献报道[8-12]与临床实践经验，总结母亲的需求主要包括以下几个方面。

（一）母亲的价值观、偏好和表达的需求必须得到尊重

了解并尊重母亲的价值观、偏好和表达的需求更有利于相互交流。作为专业人员，长期以来已形成的制度惯例和技术往往会要求母亲被动接受和服从，这可能对她们的自信心以及主动参与的积极性造成负面影响。自信并且愿意积极参与的母亲实际上更容易达成自己的目标，因此，在交流中保护尊重母亲自己的意愿及偏好非常重要。

例如：对于孕期教育，准妈妈们往往已经有了自己的观点和经验，这时以妈妈为中心的交流就很重要。建议以开放式的问题开始，如："你有了解过母乳喂养吗？"其次用自己的语言总结妈妈的顾虑，以表明你理解其观点，最后再给予针对性的教育和帮助。

（二）母亲希望接受的咨询和指导是系统连贯的

在咨询沟通中，母亲及其家人是亲历者，如果他们接受的指导看起来是有效协调且整合连贯的，并且是充分考虑到了他们的个人需求和现状的，那么他们就会对你付诸信任或信心。

例如：有时母亲遇到的哺乳问题，通常需要一个团队或系统给予持续的支持，其中会涉及哺乳顾问、产科医生、儿科医生、乳腺科医生等等，母亲可能面临处理复杂信息，甚至是冲突信息的情况。此时作为与母亲接触更密切、更频繁的哺乳顾问，应该能发挥协调作用，让团队成员共同参与到改善母亲母乳喂养问题的努力中来，以确保母亲的需求及问题得到解决。

（三）提高母亲身体的舒适度

无论用什么标准来判断母亲或婴儿是否存在问题，母亲仍然期望专业人员能改善她们的不适。忽略母亲主诉的不适无法满足她的需要。

例如疼痛，对疼痛的阈值、反应和沟通的个体差异可能难以客观评价，但是母亲有获得疼痛缓解的权利，并且这是一件非常重要的事，必须优先对待并帮助缓解。

（四）给予情感支持 缓解母亲的焦虑

母乳喂养出现问题会给母亲及其家人带来情绪和心理负担，这些负担通常与身体负担同等沉重。当这些需求得到承认和解决时，她会感觉遭受的痛苦越来越少，并且更快地得到痊愈。母亲需要得到真正的关心和支持，获取表达她们自己的感觉和担心的机会。即使看起来前景似乎并不乐观，也应保持幽默、拥抱母亲，并开诚布公地与之交流让其得到准确适当且有效的信息。

（五）母亲更希望有家人和朋友的支持和参与

家庭成员、亲密朋友的支持对母乳喂养母亲产生的影响可能大于任何专业人员。咨询过程需要将她在家的情况纳入考虑范围之内，家庭成员，家庭经济，家务时间，母亲的健康水平，在家和社区内的日常实践等因素对完成事情具有很大影响力。家人和朋友会给予爱和鼓励，甚至他们可以帮助做饭、照顾较大的孩子、清扫房间、采购或承担无数母亲在日常生活中难以兼顾的各种角色和责任，这对母亲的支持无疑是最实际且有效的。

第三节 共同决策

通过沟通交流，专业人员会对现存或潜在的问题有一个判断，并会提供解决方案。如果不考虑母亲的自身原因，她可能无法完成所制定的方案，共同决策要充分考虑母亲在决策中的价值观和偏好，并将其置于整个决策的中心。尤其当干预行为的有益和伤害证据相似或不确定时，母亲的价值观和偏好对于下一步干预措施的形成尤为重要。需要谨记的是：专业人员的目的是倾听以及建立母亲们的自信，给予其鼓励而不是代替她们做决定。

最后，作为医疗机构或部门的管理者，也必须改变管理理念，对母乳喂养咨询工作提供政策上的支持和保障，尤其岗位设置及绩效考核。以笔者所在医院母乳喂养咨询工作为例，在充分调研和实践的基础上，制定了细致的标准工作流程，尤其对各项工作平均时数做了规定，例如访视一对新分娩的母婴，基本耗时 40～60 分钟；随访一对母婴 10～20 分钟；母乳喂养门诊，每半天咨询 8～10 对母婴。如此细化的工作标准从根本上保证了护士与母婴充分沟通交流。当然，这样的工作模式意味着需要更多的人力资源投入，现阶段可能难以全面铺开。但是，无论如何作为一名专业人员，必须重视沟通技巧的培养，这会对未来的人文意识和服务理念带来重大影响。

（王　靖）

参考文献

1　张佳钰，梁景平 . 医患交流技巧的回顾性研究 . 中国医学伦理学，2016,29（1）：129-132.

2　Suzanne MK.Doctor-patient Communication:Principles and practices.Can.J.Neurol Sci,2002,29(suppl 2):23-29.

3　Boulet JR,Mckinley DW,Norcini J,et al.Assessing the comparability of standardized patient and physician evaluations of clinical skills.Advances in Health Sciences Education,2002,7:85-97.

4　张祖英 . 积极倾听——沟通的重要技能 . 中国妇运 ,1999,11:43-44.

5　史从戎 . 医患沟通中的倾听技巧 . 中国社区医师 ,2009,25(369):43.

6　刘本智，滕志香 . 关于医患沟通概念的解析 . 中国医学伦理学，2010,23（6）：83-85.

7　李燕萍 . 临床护理人员有效倾听能力现状分析与对策研究 . 重庆医学，2013,42（10）：1189-1191.

8　Allshouse KD. Treating patients as individuals. In: Through the Patient's Eyes: Understanding and Promoting Patient-Centered Care, Gerteis, M, Edgman-Levitan, S, Daley, J, Delbanco, TL (Eds), Jossey-Bass Publishers, San Francisco.1993.

9　Alison MS.Enabling Women to Achieve Their Breastfeeding Goals. Obstet Gynecol,2014,123:643-652.

10　Edgman-Levitan S. Providing effective emotional support. In: Through the Patient's Eyes: Understanding and Promoting Patient-Centered Care, Gerteis, M, Edgman-Levitan, S, Daley, J, Delbanco, TL (Eds), Jossey-Bass Publishers, San Francisco.1993.

11　Walker JD. Enhancing physical comfort. In: Through the Patient's Eyes: Understanding and Promoting Patient-Centered Care, Gerteis, M, Edgman-Levitan, S, Daley, J, Delbanco, TL (Eds), Jossey-Bass Publishers, San Francisco.1993.

12　Hoffmann TC, Montori VM, Del MC. The connection between evidence-based medicine and shared decision making. JAMA, 2014,312:1295.

第二十一章
国际母乳代用品销售守则
与世界卫生大会相关决议

1981 年世界卫生大会通过 34.22 号决议，重申母乳喂养作为人类自然、最佳的婴儿喂养方式，应该给予足够的重视。该决议的附件即是《国际母乳代用品销售守则》（the international code of marketing of breast-milk substitutes）（简称守则）[1]。守则作为保护、促进和支持母乳喂养的纲领性文件，贯彻到母婴健康相关的政策、项目和活动，例如《促进母乳喂养成功十项措施》（ten steps to successful breastfeeding）、爱婴医院行动（the baby-friendly hospital initiative, BFHI）、《伊诺森蒂宣言》（innocenti declaration）和《全球婴幼儿喂养战略》（the global strategy for Infant and young child feeding）。1981 年之后，世界卫生大会相继通过多项关于母婴健康和婴幼儿营养的决议，解释、澄清和补充守则内容决议具有与守则同等的法律地位，应该将守则和相关决议整体解读、给予尊重和执行[2]。

依据世界卫生组织《组织法》，守则以建议的形式敦促各会员国执行。世界卫生组织的文件体系中，建议（recommendation）[1] 对成员国具有道德约束，只有转化为国家法律法规，而且在完善和有力的监督机制保障才能得到有效执行。守则三十多年的在各国的执行情况证实国家层面转化实施的重要性和难度[3,4]。

守则的核心内容是约束利益冲突（conflict of interest），即母乳代用品及其相关产品销售与保护母乳喂养之间的利益冲突。利益冲突原指在专业服务领域服务提供者涉及多方相互对抗的利益，可能损害委托人或者可能降低专业服务品质。利益不仅仅是经济利益，还包括专业利益、个人声誉等。合理对待利益冲突也是医学伦理的重要内容。

母乳喂养保护与避免利益冲突贯穿守则和相关决议，关系到卫生系统、医务人员、医院管理者、政策制定者的职业操守。医务人员、母婴健康专业机构和专家人士不可避免要面对此类利益冲突。掌握专业知识的医务人员向大众提供婴幼儿喂养相关的医疗保健服务，具有独特的权威性，这一职业优势也有利于宣传母乳代用品。医务人员应该保护和促

---

1 注：世界卫生组织文件体系包括公约、协约、规章、建议。对执行强度逐渐降低。《守则》属于建议，2003 年《烟草控制框架公约》属于公约。

进母乳喂养，如果向母亲推荐母乳代用品、参加产品宣传，接受生产厂家的礼物、赞助或研究经费，就存在利益冲突。因此，守则第六条禁止卫生系统和卫生系统工作人员推销守则范围内的产品，或者借用卫生系统宣传和销售产品。此类利益冲突的经典案例是2013年曝光的国内"第一口奶"事件。如果产科及医务人员在医疗服务中向婴儿家长推销婴儿配方奶粉、接收生产厂家的金钱回报，是违背守则的行为。坚持保护、促进和支持母乳喂养，有关人员需要严格自律，以守则和国家法律法规为底线避免发生可能存在利益冲突的行为。

第一节　《国际母乳代用品销售守则》简介

守则全文包括前言和十一项条款，分别为宗旨、范围、定义、宣传教育、普通群众和母亲、卫生保健系统、卫生工作者、生产单位和销售者的雇员、标签、质量、实施与监督。世界卫生大会提供了包括中文在内六种语言版本，释义以英文版本为准。1981年的守则的主要内容被总结为十条要点。世界卫生组织和联合国儿童基金会《促进成功母乳喂养十项措施》、我国《爱婴医院监督管理指南》（2002）和《爱婴医院复核标准》（2014）皆要求医务人员掌握守则的十条要点，并在医院张贴告知。

《国际母乳代用品销售守则》（1981）的十条要点如下：①禁止对公众进行代乳品、奶瓶或橡皮奶头的广告宣传。②禁止向母亲免费提供代乳品样品。③禁止在卫生保健机构中使用这些产品。④禁止公司向母亲推销这些产品。⑤禁止向卫生保健工作者赠送礼品或样品。⑥禁止以文字或图画等形式宣传人工喂养、包括在产品标签上印婴儿图片。⑦向卫生保健工作者提供的资料必须具有科学性和真实性。⑧有关人工喂养的所有资料，包括产品标签都应该说明母乳喂养的优点及人工喂养的代价与危害。⑨不适当的产品，如加糖炼乳，不应推销给婴儿。⑩所有的食品必须是高质量的，同时要考虑到使用这些食品的国家气候条件及储存条件。

1981年之后，世界卫生大会通过多个相关决议，守则的内容得到进一步补充和澄清。守则和世界卫生大会相关决议的十条要点（IBFAN-ICDC总结）：①目的：通过适宜的销售和分发母乳代用品，保护和促进母乳喂养。②范围：守则适用的母乳代用品，指市场销售或者以其他形式提供的经改制或不经改制适宜于部分或全部代替母乳的食品，包括婴儿配方奶粉、延续奶粉、其他乳制品、儿童果汁和茶、米粉、蔬菜泥等；守则适用于奶瓶和奶嘴。③广告：不得向普通群众做广告宣传或推销所涉及的产品。④样品：不得向母亲、家庭成员或者卫生工作者提供所涉及产品的样品。⑤卫生机构：不得推销产品，比如：产品展示、宣传画、日历，或者分发产品宣传材料。不得使用生产单位付酬的喂养指导护士或类似人员。⑥卫生工作者：不得向卫生工作者提供礼品或者样品。提供给卫生工作者的资料必须是科学的和真实的。⑦样品和捐赠品：不得向卫生保健系统提供免费或者低价的母乳代用品。⑧信息：信息和健康教育材料必须解释母乳喂养的优越性，奶瓶喂养的健康危害，以及婴儿配方奶粉的成本。⑨标签：产品标签必须清楚陈述母乳喂养优越性、需要在卫生工作者指导下使用、标明产品的健康危害警告。不得使用理想化婴儿配方奶粉的婴儿图片、其他图片或者文字。⑩质量：不适婴儿食用的产品，如甜炼乳等，不应该推荐给儿童。所有产品必须符合高质量（食品标准法典委员会的建议标准），并考虑到使用这些食品的国家的气候条件及储存条件。

一、守则的历史背景

经过漫长的自然进化，母乳喂养根植于哺乳动物的生育过程，包括人类。母乳喂养是人类生育过程的一部分。然而，母乳代用品的发展对人类婴儿喂养行为的影响前所未有，母乳喂养成为脆弱的、需要保护的健康行为方式。20世纪60年代和70年代伴随母乳代用品市场迅速扩张，母乳喂养率快速下降、婴幼儿营养不良患病率、死亡率和患病率在全世界范围上升。社会各界注意到母乳代用品的市场销售对母乳喂养、婴儿营养和健康造成的影响，进行了激烈的争论。

世界卫生组织和联合国儿童基金会关注全球范围母乳喂养率下降，于1979年10月举行"婴幼儿喂养"联席会议，与会者包括政府、联合国机构组织、专业机构、非政府组织和婴儿食品工业界的代表，以及在这一领域工作的科学家。联席会议对守则制定达成共识，发表了最终声明：

（1）阐明母乳喂养的社会责任：社会有责任促进母乳喂养和保护母亲避免不良影响。不良的婴儿喂养方式及其后果很大程度上属于人为问题，而且严重阻碍了社会和经济的发展。这一问题不仅发展中国家存在，而且发达国家也存在。

（2）提议制定母乳代用品销售守则：应该制订一个国际守则，针对婴儿乳品和其他用作代乳品的产品的销售。出口和进口国家都应支持这一守则，所有制造商均应加以遵守。

（3）要求世界卫生组织和联合儿童基金会联合起来，组织起草《守则》和推动签订。

联席会议之后，1980年世界卫生大会通过33.22号决议，呼吁拟订国际代乳品销售守则，并且确定编制目的为"帮助向婴幼儿提供安全和充分的营养，促进母乳喂养，并且确保正确使用代乳品，包括选择必要的使用指征和正确操作"。经过18个月4次修改，守则草案最终递交到第34届世界卫生大会，在1981年5月21日作为世界卫生大会34.22号决议的附件通过，118票赞成、1票反对（美国）、3票弃权（阿根廷、日本和韩国）。

二、世界卫生大会相关决议

1981年守则通过之后，婴幼儿健康和营养的科学研究不断充实人们对母乳喂养优越性的理解。另一方面，市场推销手段和方式不断更新，开发新市场、规避守则约束。鉴于守则只有一个版本，世界卫生大会以决议的形式对守则进行补充和解释[2]。

（1）1978年和1980年，31.47号和33.32号决议解释守则的起草精神、含义和目的。

（2）1981年，34.22号决议通过守则，强调采纳和遵守守则是对成员的最低要求，并敦促各会员国将守则转化为国家法律、法规或其他适合的措施。

（3）1982年，35.26号决议认识到母乳代用品的商业销售促进了人工喂养的增多，并号召重新重视守则在国家和国际水平的实施和监测。

（4）1984年，37.30号决议再次请求总干事与会员国一起实施和监督守则，并检查不适合婴幼儿喂养的食物的促销和使用。

---

2 世界卫生大会决议英文和中文的文件在 www.who.int 上可见。

（5）1986年，39.28号决议澄清守则第6.6条款提及的免费和低价供应品。进一步的决议（1990、1992、1994和1996年）强调了这一政策建议；提及延续奶粉[3]是"不必须"的。

（6）1988年，41.11号决议要求总干事为实施守则而起草和实施国家措施提供法律和技术援助。

（7）1990年，43.3号决议再次呼吁采取有效措施取缔"医院和产科内干扰母乳喂养的免费或低成本供应品"。该决议强调世界卫生组织和联合国儿童基金会关于"保护、促进和支持母乳喂养：产科服务的特别作用"的声明，该声明导致了1992年开始的爱婴医院行动。

（8）1992年，45.34号决议再次呼吁，作为《守则》全面实施的一部分，停止免费和低价供应品。该决议还介绍和欢迎爱婴医院行动和《伊诺森蒂宣言》[4]的实施目标。

（9）1994年，47.5号决议将免费和低价供应品的禁令延伸到卫生系统的所有部分，并有效取代《守则》第6.6款。该决议还为紧急状况下的婴幼儿喂养提供了有用的指南。第一次呼吁使用世界卫生组织出版的新的儿童生长发育监测图。

（10）1996年，49.15号决议呼吁各成员国确保：1.辅助食品不能以损害纯母乳喂养和继续母乳喂养的方式进行销售或使用；2.对卫生专业人员的财政支持（比如资助）不能产生利益冲突；3.应该以独立、透明、不受商业利益的方式监督《守则》的实施状况。

（11）2001年，54.2号决议结束了对纯母乳喂养最佳时间的争论，将纯母乳喂养6个月作为全球公共卫生推荐。该决议还呼吁对HIV和婴幼儿喂养进行独立的研究。

（12）2002年，55.25号决议重申纯母乳喂养6个月的优点以及有必要改善辅食添加，并通过了《婴幼儿喂养全球战略》，呼吁政府继续承诺执行《国际母乳代用品销售守则》并保护和促进最佳的婴幼儿喂养。该决议还确定了最佳婴幼儿喂养方式和降低肥胖危险的联系。该决议进一步警告推销微营养素不应该破坏纯母乳喂养。

（13）2005年，58.32号决议再次强调全面实施《婴幼儿喂养全球战略》，呼吁保护、促进和支持六个月的纯母乳喂养，并继续母乳喂养至两年或两年以上。要求会员国：①确保有关营养和健康的断言不被用于促进母乳代用品，除非国家/地区法律允许；②警惕婴儿配方奶粉的固有微生物污染的危险，确保应在包装上传达这一信息；③确保对婴幼儿健康领域的规划和卫生专业人员的财政支持和其他鼓励措施不产生利益冲突。利益冲突也会扩展到规划和研究。

---

3 延续奶粉在国内称为较大婴儿奶粉、幼儿奶粉、成长奶粉。

4 联合国国际发展局和瑞典国际发展局（SIDA）联合资助下，1990年7月30日到8月1日在意大利佛罗伦萨的伊诺森蒂召开WHO/UNICEF决策者会议，主题为"90年代的母乳喂养：全球行动"，通过《伊年诺森蒂宣言》。该宣言体现会议背景、内容和观点。1992年，UNICEF执行委员会和WHA45.34通过了该宣言。2005年11月在UNICEF主导下联合国机构和非政府组织在佛罗伦萨召开婴幼儿喂养会议，报告自1990年第一次《伊诺森蒂宣言》之后的进展，推出第二份《伊诺森蒂宣言》。新的宣言基于在促进、保护和支持母乳喂养行动中已经被证明的干预、工具和经验教训，呼吁政府在婴幼儿喂养领域更大的行动和投入。

（14）2006 年，59.11 号决议参照联合国《艾滋病毒与婴儿喂养优先行动框架》，将实施和加强守则及之后的决议作为政府优先行动领域之一。

（15）2008 年，61.20 号决议督促会员国加大监测守则和执行国家措施的力度，同时牢记卫生大会的相关决议以避免利益冲突；执行世界卫生组织 / 粮农组织关于安全配制、储存和处理婴儿配方粉的准则，以尽量降低细菌感染的危险；安全使用母乳库提供的捐赠乳喂养脆弱婴儿；通过食物安全管制措施，包括管理措施，以减少婴儿配方粉的固有污染。要求世界卫生大会总干事加强对《守则》实施工作的支持，并提供支持安全使用挤出和捐赠的母乳、使母乳更加安全的办法的研究。

（16）2010 年，60.23 号决议督促会员国制定和加强控制母乳代用品市场营销的立法、管制和其他有效措施，以便落实守则及世界卫生大会有关决议；终止婴幼儿食品的不当促销形式，确保不允许对婴幼儿食品做出（具有营养和健康效益）的断言；确保根据严格标准购买和分发紧急状况需要的母乳代用品婴儿食品生产；呼吁婴儿食品生产者和分发者全面遵守守则和世界卫生大会有关决议下的责任。

（17）2012 年，65.60 号决议督促会员国采取妇幼营养综合行动计划，制定或加强立法、监管和（或）其他有效措施控制母乳代用品的营销；建立充分的机制防范营养行动潜在的利益冲突。要求世界卫生组织总干事对 63.23 号决议中列举的婴幼儿食品的不当促销形式提供澄清和指导；制定措施和工具，防范在制定政策和实施营养规划时可能发生的利益冲突。

（18）2016 年，69.9 号决议对世界卫生组织《关于终止婴幼儿食品不当促销形式的指导》表示欢迎。世界卫生大会接受对延续奶粉和成长奶粉属于守则范围产品，应遵守守则和相关决议，不应该交叉促销，即通过促销婴幼儿食品促销母乳代乳品。同时讨论在卫生系统构成利益冲突的行为应禁止。

（19）2018 年，A71/23 号决议呼吁会员国防范营养规划方面的可能利益冲突，采取预防和管理措施。

第二节　守则和决议的解读

守则和世界卫生大会相关决议在内容和文字相互呼应和关联。同一问题会在多份文件中反复强调。

一、条款和内容

（一）目的

守则的基本宗旨是保护母乳喂养，仅在有必要的情况下合理使用母乳代用品，而且确保母乳代用品的销售是适宜的，不损害母乳喂养。选择婴儿喂养方式是母亲的权力，守则尊重妇女的选择，更不会强迫妇女母乳喂养，同样守则并不阻止母乳代用品的销售，而是避免有害的或者可能损伤母乳喂养的市场销售行为，确保妇女接受的婴儿喂养信息客观公正。

（二）范围

根据守则第二条，守则适用于相关产品的销售等活动。守则范围内的产品主要包括三类，即母乳代用品，其他可能代替母乳的乳制品、食品或饮料，奶瓶奶嘴。守则第三条"定义"中给出母乳代用品的定义。母乳代用品以及有关的食品或饮料如果一定程度能够代替母乳，儿童食用后可能减少正常的母乳摄入，则属于守则范围内产品。家庭自制而且不进行销售的食品不在守则范围内。

作为国际性文件，守则的文字是原则性的，而各会员国制定法律法规时必须界定相关产品的适用年龄。守则问世之时市场鲜有针对1岁以上儿童的配方奶粉，因此此类产品没有写入守则。2002年世界卫生组织和联合国儿童基金会发布《全球婴幼儿喂养战略》，推荐母乳喂养持续到两岁或以上，因此母乳喂养的年龄不仅仅局限于出生后最初六个月，而是包括六个月之后继续母乳喂养时期。

针对1981年之后大量出现的延续奶粉（follow-up milk）和成长奶粉（grow-up milk）的问题，1986年世界卫生大会通过39.28号决议，指出延续奶粉对于婴幼儿是不必要的。守则是国家法律法规执行的底线，各国应该六个月的年龄界定基础上扩大年龄范围。49.15号、54.2号和58.32号决议再次敦促各会员国重视辅助食物的销售保护继续母乳喂养。世界上半数以上的国家将相关法律法规的产品适用年龄调整到12个月以上，例如斯瓦纳（3岁）、印度（2岁）、菲律宾（3岁）、坦桑尼亚和津巴布韦（5岁）、蒙古（3岁）。

奶瓶和奶嘴属于守则范围内的产品。奶瓶奶嘴是喂食工具，使用奶瓶奶嘴对母乳喂养造成不利影响。守则第二条明确指出奶瓶奶嘴销售管理参照母乳代用品。婴儿吸吮母亲乳头乳晕吃奶（亲喂）与奶瓶奶嘴喂食不同，要多次吸吮努力才能引起乳房收缩、乳汁排出，而奶瓶奶嘴无须费力吸吮就能吃到乳汁，婴儿会依赖"省力"的奶瓶奶嘴，而拒绝亲喂，引起"乳头错觉"。

近年来吸奶器对母乳喂养的影响引起注意。1981年守则问世时吸奶器尚没有流行。有文献报道使用吸奶器可能引起哺乳时间缩短。由于吸奶器的目标使购买者和使用者是婴幼儿母亲，与母乳代用品的购买人群高度重叠，警惕其销售方式和宣传内容是否会损害母乳喂养，是否会违背守则宗旨。

（三）定义

守则在第三条中给出了13个名词的定义，"母乳代用品""辅助食品""容器""销售者""卫生保健系统""卫生工作者""婴儿配方食品""标签""生产单位""销售""销售人员""样品"和"供应品"。

守则对销售的定义比中文中"销售"的含义广泛，包括市场销售（产品推销、分发、出售），还包括广告宣传、社会联系和信息服务。这也是由卫生领域发起这一"销售"守则，而非经济领域的原因。守则不允许涉及产品的推销，对于正常的销售并无歧视。推销，指诱导原本不必要的购买和使用，包括产品宣传、广告、销售地点的活动、标签等。

（四）宣传与教育

守则第四条为宣传与教育，规定产品及其相关活动所提供的信息内容和形式。

母亲对于婴幼儿喂养的决定，应该基于全面的信息知晓，即了解和理解母乳喂养和非母乳喂养的后果。减少或者停止母乳喂养应该慎重决定，因为重新哺乳通常非常困难而且较少成功。在内容上，任何形式的婴幼儿喂养的宣传教育材料应该包括五个方面的明确信息，即说明母乳喂养的好处，也要说明放弃母乳喂养带来的危害，两方面缺一不可。从形式上讲，政府承担确定和统一关于婴幼儿喂养宣传材料内容的责任，并规范包括生产者和销售者在内的宣传材料使用。

4.3 条款是守则的薄弱点，允许宣传资料使用捐赠公司的名称或标识，但是不能出现守则范围内的产品。现实中，生产者制作的宣传资料往往将母乳喂养渲染为困难的事情，进而美化产品使用。生产者还会将 4.3 条款要求的信息用极小的、肉眼难以识别的字体印刷。理想情况根据利益冲突原则，尽可能避免此类捐赠，并将公司及产品的信息降低到最小。例如加纳、缅甸禁止此类材料出现公司名或者产品名，但是可以表明版权，波斯瓦纳完全禁止此类捐赠。

婴儿配方奶粉在制造过程可能被微生物污染，含有致命病原体，比如坂崎肠杆菌和沙门氏肠杆菌，这些内源性污染对于新生儿和小婴儿引起死亡。2005 年世界卫生大会通过58.32 决议，请求告知卫生工作者并且在标签上给予警示，同时发布了安全制备婴儿配方奶粉的指南。

（五）普通群众与母亲

守则第 5.1 条款规定，禁止守则范围内的产品面向普通群众的广告、宣传、推销活动。禁止相关产品的广告宣传是守则的核心措施，各国基于此条款、根据国情延伸解读。

广告是当今社会产品推售的重要方式。母乳代用品的广告和推销损害母乳喂养，应该禁止。投入巨资制作和投放的婴幼儿奶粉广告，目的显而易见在于促进产品销售。事实证明，如果禁止广告的措施执行不彻底，难以实现保护母乳喂养的效果。

守则第五条明确指出生产者和销售者不得直接或间接接触目标消费者（孕妇、母亲、家庭成员）推销产品，不得在销售地点进行产品推销活动，包括提供样品、赠品、买赠、降价等。这部分是以往守则在市场管理执行的重点，也有很多违规案例曝光。

随着互联网的发展，网络促销、母婴俱乐部等新形式出现，以育儿信息分享的名义吸引母亲和儿童家长，实则宣传生产者和促销产品。2001 年世界卫生大会通过 54.2 号决议，关注日益增加的通过互联网通信方式推销母乳代用品，加强管理包括互联网和手机在内所有渠道的母乳代用品商业推销。

（六）卫生保健系统

守则第 6.3 条款赋予卫生保健系统促进母乳喂养的责任，即向母亲提供相应的教育、咨询、指导，告知母亲使用母乳代用品可能产生的危害。如果卫生保健服务提供的专业帮助不足，母亲很容易听信生产者的产品宣传。以爱婴医院行动为核心的助产机构管理确保卫生系统担负保护、促进和支持母乳喂养的责任。另一方面，卫生系统不应该成为推销母乳代用品的场所，禁止张贴、展示母乳代用品及相关产品的宣传资料和产品，借用卫生机构接触母亲及其家人。医务人员向有需要的母亲提供非母乳喂养咨询，应该回避母乳喂养的母亲，避免信息"溢出"。

守则第 6.6 条款是最有争议的条款，允许向机构或组织提供母乳代用品的低价供应或捐赠。世界卫生大会通过多份决议重新阐述该条款。1985 年世界卫生组织秘书长澄清，机构和组织指孤儿院和社会福利组织，并非医院或产科。1986 年 39.28 号决议指出"确保产科病房和医院中少数需要使用母乳代用品的婴儿通过正常途径获得母乳代用品，而非免费或者有补贴供应。"1990 年 43.3 号决议、1992 年 45.34 号决议、1994 年 47.5 号决议等多次呼吁会员国停止卫生机构的免费或者有补贴的母乳代用品供应。

对于紧急状况下的免费母乳代用品捐赠，应该对是否对这一特殊情况下母乳喂养产生不良影响给予足够警惕。1994 年 47.5 号决议提出守则范围内的产品捐赠应该满足三个条件，即仅提供给不得不使用母乳代用品的婴儿，保证持续供应直至婴儿不再需要，不用作促销。为了最大程度减少在紧急状况下的人工喂养和捐赠品对母乳喂养的不利影响，欧盟下属的紧急状况营养工作网（ENN）制定了《紧急状况下婴幼儿喂养技术指南》，指导母乳代用品捐赠涉及的各个环节的管理，包括数量估计、分发和剩余品的处理。

（七）卫生工作者

根据守则第七条，卫生专业人员需要全面了解婴幼儿营养与喂养的知识，涉及产科、助产士、儿科、营养、护理、医院管理、传统医学等所有卫生专业的人员。守则 7.2 条款明确指出提供给专业人员的信息应该是客观、科学、全面的，事实上提供给卫生专业人士的任何鼓励人工喂养的信息会损伤母乳喂养。

守则赋予卫生工作人员保护和支持母乳喂养的责任，同时也赋予卫生专业人员避免任何可能引起利益冲突的行为的责任，即避免个人受益与保护母乳喂养的职业责任相互冲突。也许有些医务人员认为自己能够忽略资金来源，客观公正对待来自生产者的礼物和赠予，但是在公众看来医生与生产者的合作关系是对厂家及其产品最可信的背书。利益冲突无法忽视，应尽可能避免。世界卫生大会在 49.15 号决议、58.32 号决议中多次敦促会员国确保在婴幼儿健康专业领域的资助或者项目活动应产生利益冲突。

（八）生产单位和经销者的雇员

守则第八条规范产品的过度市场销售。如果销售人员业绩评价系统与销售量挂钩，必然激发其强烈的销售意愿。母乳代用品及其相关产品不是普通的日用品，其需求应该考虑母婴的生理状况和生活情况，在医生科学信息指导下，最终母亲知情选择做出决定，而不应该被市场诱导产生。

守则第 8.2 条款指出，有关产品的销售人员不应该承担孕妇、婴幼儿母亲的健康教育工作。此类人员如果要在卫生系统开展其他工作，应该递交书面申请、获得政府批准之后方可开展。现实中政府极少会批准这样的申请。

（九）标签

标签可能是某些使用者获得产品信息的唯一来源，守则第 9.1 条款说明母乳代用品和相关产品有别于普通食品的之处。世界卫生大会通过 39.28 号决议（1986）、49.15 号决议（1996）、54.2 号决议（2001）、55.25 号决议（2002）补充说明守则第九条，说明标签信息不能损害纯母乳喂养，也不能损害继续母乳喂养。

守则第 9.2 条款明确婴儿配方奶粉的产品标签应该包含支持母乳喂养和谨慎使用产品的四点信息，以及标签上不应该携带美化产品的图片和文字。58.32 号决议（2005）和 61.20 号决议（2008）对标签的信息规定进行补充，敦促会员国确保标签上的健康和营养声明应该符合国家法律法规、清晰明确的警告语说明"由于配方奶粉可能含有致命的微生物应该正确配置"。

守则第 9.3 条款明确相关产品的标签应该提醒使用者母乳代用品的不正确使用会带来健康危害。9.4 条款的内容与通常的食品法规一致，规定标签必须包含成分、储存条件、批号、生产地等信息。

（十）质量

守则第十条关于质量的内容简短，因为《食品法典》规定了大部分的食品质量标准。

（十一）实施和监测

守则第十一条、世界卫生大会 34.22 号决议（1981）和 45.34 号决议（1992）指出，守则应该全面执行，作为国家执行的"底线"。单独的守则没有法律约束力，守则只有转化为国家政策法规，而且得到强有力的执行才能产生效果。世界卫生组织应该向有需求的会员国提供技术和法律支持。

守则第 11.2 条款明确指出多方参与的透明、运转良好的监督机制，包括监督、处罚和随访，保证守则成果不被破坏。之后多份决议重申监督机制的重要，并督促会员国建立。

不论其他社会组织是否涉及守则相关活动，生产者和销售者都无法无视守则规定的责任。非政府组织、社会团体、专业团体、个人和机构对公共卫生和安全的监督作用，是对政府主导的监督起到重要补充。

二、守则对非母乳喂养的儿童的保护

守则和相关的决议保护所有婴幼儿的获得适宜的喂养方式，不仅仅保护母乳喂养的儿童，还保护非母乳喂养的婴儿。守则中诸多条款皆要求会员国确保合理的母乳代用品的信息提供、宣传、销售、使用、产品标签信息，目的在于保护选择非母乳喂养婴儿的母亲及其家人从专业人员那里获得客观和全面的信息，确保母亲在充分了解各种喂养行为的优缺点和注意事项之后做出知情选择，确保正确使用相关产品，确保婴儿的安全和健康。

三、守则和决议与医疗保健服务机构的职责和义务

医疗保健系统是守则相关的利益冲突最容易发生、最频繁发生、最需要规避的领域，因为承担向母亲提供母乳喂养信息和技术的责任的同时，是母乳代用品促销重要的渠道。1990 年，世界卫生组织和联合国儿童基金会在全球发起爱婴医院行动，进一步促进卫生机构执行守则。《促进成功母乳喂养十项措施》是爱婴医院行动的基础，它规范助产机构提供支持母乳喂养的服务，包括在医疗机构内执行按需哺乳、出生后 1 小时早接触、24 小时母婴同室、普及挤奶技术、建立社区支持等措施。

四、守则和决议在紧急状况下的执行

守则第 6.6 条款关于向机构提供免费和低价捐赠品的内容经常引起歧义和争议，世界卫生大会通过多份决议对此进行解释和澄清。在某种意义上，紧急状况下的母乳代用品捐赠和使用管理延伸了这一话题，强调避免将援救捐赠作为生产者或者产品的宣传手段、避免捐赠诱导过度使用产品、避免产品的不安全使用。

五、延续奶粉和成长奶粉的问题

1981 年守则通过之时，市场上主要的母乳代用品是婴儿配方奶粉，延续奶粉、成长奶粉和孕妇奶粉尚未问世。世界卫生组织指出后者在营养上是不必需的，但是具有与同品牌的婴儿配方奶粉相似的外观设计，其广告宣传具有延展性，向消费者宣传生产者、产品系列的形象，促进消费者对同品牌婴儿配方奶粉的购买。因此，守则之后的世界卫生大会通过多份决议强调 6 个月以上的婴幼儿食品销售不应该损害纯母乳喂养和继续母乳喂养。

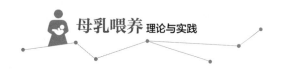
第三节 从守则和决议到国家法律法规和政策的转化

一、常见的转化形式

守则和相关决议只有转化为国家法规才可能生效。守则转化为国家法规有三种常见形式——产生新的法律法规、利用现有的法律、补充法条。虽然各国的法律体系不同，但是有效的法律法规应该具有以下特点。

（1）将守则作为最低标准采纳全部条款，并采纳相关的决议，根据国情进行更加严格的规定。

（2）定义和范围明确，包含母乳代用品和相关产品，产品适用年龄界定在一岁或以上。

（3）明确并禁止可能产生利益冲突的行为。

（4）规定婴幼儿宣传资料所信息全面，包含母乳代用品的危害。

（5）产品标签规定严格。

（6）有效的监督和处罚机制和执行力度。

二、各国情况介绍

根据世界卫生组 2016 年发布的报告，已有 135 个国家将守则转化为国家法律法规，其中 35 个国家全部或者大部分采纳守则和相关决议的内容。有些国家采取了不止一种政策措施，有些国家的法律和政策进行更新。法律政策还需要强有力的执行、监督和随访机制，以及建设配套组织机构、媒体宣传、社会动员、技术指南、舆论监督等措施确保执行。守则在国家层面的执行效果体现在该国的母乳喂养率等指标的改善。此外，女性就业和生育保护措施、文化风俗影响母亲对母乳喂养的决定和行为 [3,4]。

我国和马来西亚是婴儿配方奶粉销售市场最大的国家，促进母乳喂养的挑战巨大。近年来老挝、越南、文莱、孟加拉、日本等周边国家重视母乳喂养和守则执行，采取多种措施加大国家法律法规转化和执行力度，其国内母乳喂养率大幅度提高 [5,6]。

世界卫生大会通过决议多次敦促会员国执行守则，但是作为"建议"，仅能施与道德压力，各国的执行动力和司法环境各异，无论强制或者自愿措施都有可能取得良好的效果。以印度为例，印度于 1992 年颁布《关于母乳代用品、奶瓶、婴幼儿食品生产、供应和分发管理的法案》[the infant milk substitutes, feeding bottles and infant foods (regulation of production, supply and distribution) ACT，IMA]（简称印度母乳法案），分别在 2003 年和 2013 年对该法案进行修订。该法案完全采纳守则和相关决议的内容。自 2003 年修订后，该法案将母乳代用品和婴幼儿食品的适用年龄范围更新到 0～2 岁和 6 个月～2 岁。印度通过配套组织机构建设、技术指南等措施促进法案实施落实，母乳法案实施三十多年母乳喂养率逐步提高，控制母乳代用品市场销售量稳定不增。根据印度母乳喂养促进工作网（BPNI）的报告，印度 2005 年、2008 年和 2012 年的 6 个月纯母乳喂养率为 46.8%、46.4% 和 46.8%，母乳喂养持续时间达到 24 个月以上。

印度的医疗卫生专业组织严格遵守国家法案，确保了母乳喂养政策实施。印度医学协会于 1995 年向全国、所有地区和地方的分支机构发出通知，要求不得接受任何可能违反母乳法案规定的母乳代用品和婴幼儿食品生产商提供的研讨会赞助。印度儿科学会在 1997 年的儿科学会年会上通过决议，该学会和所有成员及分支机构不得接受来自于母乳法案中直接或间接相关的产品企业的任何形式的广告赞助，演讲或会议、研讨会、座谈会或其他形式的赞助。

三、我国《母乳代用品销售管理办法》

我国政府为保护、促进和支持母乳喂养做了大量的工作。1995 年 6 月 13 日由原卫生部、国家工商行政管理局、广播电影电视部、新闻出版署、国内贸易部及中国轻工总会六个部门联合发布《母乳代用品销售管理办法》（简称"办法"），部分采纳了守则条款，将母乳代用品的适用年龄界定 4 ~ 6 个月，禁止母乳代用品广告和不适当的宣传推销行为。该办法已于 2017 年 12 月废止。卫生、工商、广播电视等行政管理机构为主导开展了大量的宣传、市场监督、检查等工作，一定程度上控制了市场和医疗机构内的违规销售和宣传行为。20 世纪 90 年代启动"爱婴医院行动"将遵守守则作为评审标准之一，全国创建 7000 多所"爱婴医院"。2014—2015 年开展全国爱婴医院复核，包括综合医院、妇幼保健院和儿童医院在内的 7036 所医院通过考核。

办法施行至今对国内母乳代用品的销售管理起到了积极的规范作用，但是随着社会的发展，部分条款已不适应当前形势和管理模式的要求，而且随着政府机构改革的深入，所涉及的有关部门职能发生了变化，出现职能交叉或缺失现象，影响了办法的执行。随着市场经济的开放，受经济利益驱动，母乳代用品的违规促销售行为已成为近年来母乳喂养率下降的主要原因之一 [7-11]。此外，社会宣传薄弱，支持系统不健全等因素也制约了相关的法律法规的执行。2003 年阜阳"大头娃娃"事件、2008 年三聚氰胺事件、2013 年"第一口奶"事件暴露出母乳喂养率低、不恰当宣传和过度适用母乳代用品的问题。

第四节　守则和相关决议执行状况的监督

一、监督形式和系统

根据守则第十一条，监督工作可以由政府单独实施，或者通过世界卫生组织共同进行。相关产品的生产和销售者、非政府组织、专业团体和消费团体都应与政府协作。有关非政府组织、专业团体、机构和个人有义务提醒出现违背守则的行为的生产单位和销售者，并通知有关政府当局。2016 年世界卫生组织汇集各国守则监督信息，于 2016 年发布守则执行报告。

国际婴儿食品联盟（IBFAN）的国际守则文献中心（ICDC）在世界范围监测守则执行状和母乳代用品销售行为的改变，定期发布《守则执行状况报告》，其网站提供了多种语言版本的守则违规行为快速报告通道。

我国的原管理办法第四条规定，县以上地方人民政府卫生行政部门是母乳代用品销售、进口的监督管理部门。原国家卫生和计划生育委员会多次组织调研管理办法的实施情况，为修订工作提供依据。中国消费者协会在 2007—2009 年来开展母乳代用品市场销售

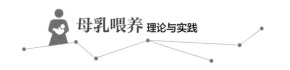

调查，报告了我国婴儿配方奶粉和奶瓶奶嘴的市场管理现状。2013 年中央电视台曝光"第一口奶"事件，是媒体监督的典型案例，由此产生的巨大舆论压力推动卫生保健系统的自查自检。

二、监督方法和信息收集

监督守则执行情况，通常在零售地点、医院、大众媒体等，涉及产品标签、广告、宣传、促销、对医务人员的礼品馈赠等活动。如果发现可疑违规行为，应该详细记录信息并收集证据向世界卫生组织、国际守则证据中心和国家有关机构报告。尽可能详细记录信息，包括可疑行为发现地点；涉及的产品类型、生产厂家和品牌；简要描述可疑违规行为。

（一）零售场所

超市、商店等零售场所是婴儿配方奶粉和相关产品促销的主要地点。助产机构和儿童医院等医疗单位周围通常有大量的母婴用品商店销售相关产品。零售场所常见的违背守则的行为有短期降价销售、卖赠、礼品、堆头展示等。

（二）广告

广告是守则相关产品促销的重要方式，包括电视、期刊、广播、路边灯箱等形式。随着守则和国家法律法规的实施，在我国单独的婴儿配方奶粉广告不允许播出，出现大量 1 岁以上儿童的 2 段奶粉、成长奶粉等产品的广告。

（三）标签

守则第九条规定了相关产品的标签应该包含的信息和不应该提供的信息。常见的违规行为表现为"遗漏"产品可能引起健康危害的警示语、使用美化产品的图片和文字、产品健康和营养声明可能损害母乳喂养。

（四）宣传材料

根据守则第四条，有关婴幼儿营养相关的宣传材料应该经过政府审批，但是现实中很少做到。此类材料不论以何种形式呈现，应该包含守则 4.2 条款规定的信息。常见的违规形式是将规定信息用极小的字体印制、肉眼难以识别，或者遗漏某些规定信息。守则 4.2 条款规定此类材料不得采取理想化产品的图片和文字，针对这一点的违规比较常见。

（五）医院

提供母婴健康服务的医疗机构，特别是产科、儿科、儿童保健科、预防接种门诊不应该出现相关产品的宣传和销售，是爱婴医院管理的重点。如果发现生产厂家对医疗机构、学术团体和医务人员进行不符合国家法律法规的礼品赠送、活动资助等，建议与相关人员沟通了解情况，向有关科室领导和医院领导报告，督促整改。

（六）其他

一方面母乳喂养得到广泛认同，另一方面母乳代用品市场销售手段出现新的形式。利用互联网和新媒体平台宣传、推销产品和接触母亲，在儿童早教中心和母亲活动中心等场所接触孕妇和母亲，在儿童健康相关的专业和社会活动中宣传产品或品牌等行为对守则和国家法律法规的执行带来了新的挑战。

（张淑一）

参考文献

1 WHO. International Code of Marketing of Breast-Milk Substitutes[M]. Geneva: WHO, 1981.http://www.who.int/nutrition/publications/infantfeeding/9241541601/en/

2 Yeong JK, Allain A. Annotated International Code of Marketing of Breastmilk Substitutes and subsequent WHA resolutions. Penang, Malaysia: IBFAN-ICDC, 2008.

3 WHO. Country implementation of the International Code of Marketing of Breast-milk Substitutes. Geneva: WHO, 2011.

4 WHO,UNICEF,IBFAN. Marketing of Breast-milk Substitutes: National Implementation of the International Code. Status Report 2016. Geneva: WHO,2016.

5 Public Health Resource Network, Breastfeeding Promotion Network of India, International Baby Food Action Network(Asia).World Breastfeeding Trends Initiative India Report 2008.

6 National Institute of Public Cooperation and Child Development, Breastfeeding Promotion Network of India.World Breastfeeding Trends Initiative India Report 2012.

7 张淑一，戴耀华，刘吉荣，等 . 六城市国际母乳代用品销售守则执行情况 . 中国生育健康杂志 ,2004, 15(4): 203-205.

8 刘颖，吕荷叶，郝凤莲 . 河北、安徽二省母乳代用品销售管理现状分析 . 中国公共卫生管理 ,2006, 22(3): 242-243.

9 妥佳，吕荷叶，刘颖，等 . 安徽和河北两省《母乳代用品销售管理办法》执行情况的调查 . 中国卫生监督杂志 ,2006, 13(3): 190-191.

10 中国消费者协会 . 中国消费者协会 30 城市母乳代用品市场状况调查报告 .http://www.cca.org.cn/jmxf/detail/24160.html

11 中国消费者协会 . 中国消费者协会：2009 年母乳代用品市场监测报告 .http://www.cca.org.cn/zxsd/detail/4088.html

附　录

国际母乳代用品销售守则

序　言

世界卫生组织各会员国：

确认，每名儿童、孕妇和每个授乳妇女都有权利得到足够的营养，作为达到和保持健康的手段。

认识到，婴儿营养不良是教育缺乏、贫穷和社会不公正这类许多问题的一部分。

认识到，婴幼儿的健康同妇女的健康与营养，同她们的社会经济地位及作为母亲的作用休戚相关。

意识到，母乳喂养是提供理想食物使婴儿健康发育的无可比拟的方法；是母婴健康唯一的生物学和情感的基础；并意识到，母乳的抗感染特性有助于预防婴儿患病，而且母乳喂养同生育间隔之间还存在着一种重要的关系。

认识到，鼓励和保护母乳喂养是促进婴幼儿健康生长和发育所必需的卫生、营养和其他社会措施的一个重要部分；而且母乳喂养也是初级卫生保健的一个重要方面。

考虑到，如果母亲不哺乳，或只是部分哺乳，那么婴儿配方食品和用以配置婴儿配方食品的各种相应成分就有了一个合法的市场；因此所有这些制品应该通过商业或非商业供应系统到达需要者的手里，而且不得以有碍于保护和促进母乳喂养的方式进行销售或分发。

还认识到，不适宜的喂养在各国都会造成婴儿营养不良、患病和死亡，而且母乳代用品和有关制品的不正确的销售能加重这些主要的公共卫生问题。

深信，通常在婴儿达到四到六个月的时候添加辅食非常重要，而且应尽一切努力利用当地能得到的食物；然后深信这类辅助食品不应用作母乳代用品。

认识到，有许多社会和经济因素影响母乳喂养，因此各国政府应该发展各种社会支持系统，来保护、支持和鼓励母乳喂养，同时各国政府应该创造一种环境，来促进母乳喂养，对家庭和社区提供相应的支持，保护母亲免受各种妨碍母乳喂养的因素的影响。

认识到，卫生保健系统及其专业卫生人员和其他卫生人员具有至关重要的作用，他们应为婴儿喂养提供指导，鼓励和促进母乳喂养，并给母亲和家庭提供客观的、前后一致的咨询，说明母乳喂养的优越性，或在必要时说明婴儿配方食品（不论是工厂制造的还是自制的）正确的使用方法。

还认识到，各个教育系统以及其他社会服务机构应该参与保护和促进母乳喂养和合理使用辅助食品方面的工作。

意识到，家庭、社区、妇女组织和其他非政府组织在保护和促进母乳喂养、保证孕妇和婴幼儿的母亲（不论是否哺乳）得到她们所需要的支持方面可以发挥特殊作用。

确认，各国政府、联合国系统的组织、非政府组织、各有关学科的专家、消费者团体和工业界需要在改善母亲和婴幼儿健康和营养的活动中共同合作。

认识到，各国政府应该采取各种卫生、营养和其他方面的社会措施来促进婴幼儿的健康生长和发育，而本守则仅仅关系到这些措施中的一个方面。

考虑到，母乳代用品的生产单位和销售者在婴儿喂养方面，以及在宣传本《守则》的宗旨及其正确执行方面，可以发挥重要的和建设性的作用。

确认，要求各国政府采取适合本国的社会和立法结构及整个发展目标的行动，以便实施本《守则》的原则和目标，包括制定法规、条例或其他适当的措施。

相信，根据以上各项考虑，见于婴儿在出生的最初几个月中的脆弱性以及容易发生由于喂养不当（不必要的和不恰当的使用母乳代用品）所造成的问题，因此对母乳代用品的销售活动需要特殊对待，是通常的销售作法不再适合这些制品。

因此，各会员国就建议作为行动基础的下列各条达成协议。

条　款

第一条　宗旨

本《守则》之宗旨是为婴儿提供安全而充足的营养做贡献，其办法是保护并促进母乳喂养，并在需要使用母乳代用品时，根据充足的资料并通过适宜销售和散发，保证正确地使用这些母乳代用品。

第二条　范围

本《守则》适用于下列制品的销售及与此有关的活动，母乳代用品，包括婴儿配方食品，市场销售或以其他形式提供的经改制或不经改制适宜于部分或全部代替母乳的其他乳制品、食品和饮料，包括瓶饲辅助食品、饲瓶和奶嘴。本守则也适用于上述制品的质量和可用性问题，同时也适用于有关这些制品使用的宣传资料。

第三条　定义

在本《守则》中，下列用词的含义是：

"母乳代用品"指市场销售或通过其他途径提供的，部分或全部的作为母乳代用品的任何食品（不管是否符合该目的）。

"辅助食品"指当母乳或婴儿配方食品不能满足营养需要时，适合作为这两者补充的任何食品，不论是工厂制造的还是当地配制的。这种食品通常也称为"断奶食品"或"母乳补充食品"。

"容器"指作为一个正常零售单位的产品的任何形式的包装（包括包装纸）。

"销售者"指在批发零售一级直接或间接从事本《守则》范围内某一制品的业务销售

人员、公司或任何其他公私部门内的机构。"主要销售者"是生产单位的销售代理人、代表、国家销售者或经纪人。

"卫生保健系统"指直接或间接从事母亲、婴儿和孕妇的卫生保健工作的政府、非政府或私人机构或组织，以及托儿所或儿童保健机构。该系统还包括私人开业的卫生工作者，就本《守则》而言，该系统不包括药房或所设的其它的销售点。

"卫生工作者"指在上述卫生保健系统某个部门工作的人员（不论是专业还是非专业人员），包括志愿的无报酬的工作者。

"婴儿配方食品"指按照适用的食品标准法典的标准，经工业配制的能够满足四到六个月以前婴儿正常营养需要并适合其生理特点的母乳代用品。婴儿配方食品也可家庭自制，此时称之为"家制"婴儿配方食品。

"标签"指书写、印刷、模版印制、标明、浮雕、压印或贴在本《守则》所涉及食品的容器（见前）上的任何标签、商标、标记、图片或其他形式的说明。

"生产单位"指从事生产本《守则》所涉及的某一产品的业务或职能（不论直接从事，还是通过代理商，或者通过由其控制的或与其签署了合同的机构）的公司或其他公私部门的机构。

"销售"指产品的推销、分发、出售、广告宣传、产品的社会联系和情报服务。

"销售人员"指职能涉及销售本《守则》范围内一种或多种产品的任何人员。

"样品"指免费提供的一份或少量产品。

"供应品"指出于社会目的以免费或低价方式长时期提供的包括向所需家庭提供的一定数量的产品。

第四条　宣传与教育

4.1　各国政府有责任保证提供关于婴幼儿喂养方面的客观、连贯性的资料，供各家庭和涉及婴幼儿营养方面的人们使用。该责任应包括宣传资料的计划、提供、设计和散发，或者这些工作的管理。

4.2　论述婴儿喂养并打算分发到孕妇和婴幼儿母亲手里的宣传和教育材料，不论是书面的还是视听的，都应该包括关于下列各点的明确内容：

（1）母乳喂养的益处和优越性。

（2）母乳营养与母乳喂养的准备和坚持。

（3）采用部分瓶饲的做法对母乳喂养的不良影响。

（4）改变不进行母乳喂养决定的困难。

（5）在需要的地方，说明婴儿配方食品（不论是工业制造的还是家庭自制的）的正确用法。

如果这些材料包括婴儿配方食品用法方面的资料，则应包括使用婴儿配方食品的社会和经济影响；不适宜食品或喂养方法不当对健康的危害；特别是不必要的或不适当的使用婴儿配方食品及其他母乳代用品对健康的危害。这类材料不得采用可能使母乳代用品应用理想化的图片或文字说明。

4.3　生产单位或销售者只能按照有关政府机关请求并经过其书面批准或限于政府为此所制定的方针范围内来捐赠宣传或教育设备或材料，这类设备或材料可以带有捐赠公司的名称或标识，但不得涉及本《守则》范围内的、只可通过卫生保健系统分发的专利产品。

第五条　普通群众与母亲

5.1　对于本《守则》范围内产品，不得向普通群众做广告宣传或进行其他形式的推销活动。

5.2　生产单位和销售者不得直接或间接地向孕妇、母亲或其他家庭的其他成员提供本《守则》范围内的产品样品。

5.3　根据本条第 1 和第 2 段规定，对本《守则》范围的产品，不得进行销售点广告宣传、赠送样品，或在零售一级直接劝诱消费者购买的任何其他推销活动，例如特别展览、折扣赠券、奖金、特价出售、亏本出售、搭配出售。本规定不应限制价格政策的制定和确定以低价长期提供产品的做法。

5.4　生产单位和销售者不得向孕妇或婴幼儿母亲赠送宣传采用母乳代用品或瓶饲的物品或用具。

5.5　销售人员不得以其业务身份寻求同孕妇或同婴幼儿母亲保持任何形式的直接或间接的联系。

第六条　卫生保健系统

6.1　会员国的卫生当局应采取适宜的措施鼓励和保护母乳喂养，宣传本《守则》的各项原则，并应给卫生工作者提供有关其义务方面的适宜资料和咨询，包括第 4.2 条所述的资料。

6.2　不得应用卫生保健系统的任何单位推销婴儿配方食品或本《守则》所涉其他产品，但是本《守则》不排除按第 7.2 条规定向卫生专业人员散发资料。

6.3　卫生保健系统的单位不得用来展示本《守则》所涉产品，或张贴关于这类产品的宣传画或广告画，或分发由生产单位或销售者所提供的不属于第 4.3 条所规定的材料。

6.4　卫生保健系统不得使用由生产单位或销售者所提供的或支付报酬的"专业服务代理人"、"喂养指导护士"或类似人员。

6.5　婴儿配方食品（不论是工厂制造的还是家制）的喂养，只可由卫生工作者，或必要时由其他社区工作者作示范；而且只向需要使用这种食品的母亲或家庭成员作示范，所发的资料应清楚地说明使用不当的危险。

6.6　可将婴儿配方食品或本《守则》所涉产品的供应品捐赠，或以低价售给各个机构或组织，供机构内部使用或向机构外部分发。这类供应品只用于或发给不得不用母乳代用品喂养的婴儿。如果这些供应品供机构以外使用，这只能由有关机构或组织来分发。这种捐赠或低价出售不得被生产单位或销售者用作促进销售的手段。

6.7　如果将捐赠的婴儿配方食品或本《守则》所涉其他产品向机构以外分发，则该机构或组织应采取措施保证供应品能按有关婴儿的需要长期不断地提供。捐赠者及有关机构或组织应铭记这一义务。

6.8　除第 4.3 条提到的设备和材料外，向卫生保健系统捐赠的设备和材料可以带有公司的名称和标识，但不得涉及本《守则》所涉的任何专利产品。

第七条 卫生工作者

7.1 卫生工作者应鼓励和保护母乳喂养；特别是同母婴营养有关的卫生工作者应熟悉本《守则》中为其规定的义务，包括4.2条所规定的内容。

7.2 生产单位和销售者向卫生专业人员所提供的关于本《守则》所涉产品的资料，应只限于科学的和真实的内容，这种资料不得暗示或造成相信瓶饲等于或优于母乳喂养的观点。它也应包括第4.2条所指定的内容。

7.3 生产单位和销售者不得向卫生工作者或其家庭成员进行经济或物质引诱，以推销本《守则》所涉产品，卫生工作者或家庭成员也不得接受这些引诱。

7.4 除在机构一级为了专业评价或研究的需要外，不得向卫生工作者提供婴儿配方食品或本《守则》所涉其他产品的样品。或其配置和使用的设备或器具的样品。卫生工作者不得向孕妇、婴幼儿的母亲或其家庭成员提供婴儿配方食品的样品。

7.5 本《守则》所涉产品的生产单位和销售者应向接受捐款的卫生工作者所在机构公布其向该卫生工作者或以其名义提供奖研金、考察、科研拨款、出席专业会议等方面所做的捐款。接受者也应做出同样的公布。

第八条 生产单位和销售者的雇员

8.1 在销售人员的销售奖励制度中，计算奖金时不得包括本《守则》所涉产品的销售量，也不得为这些产品的销售明确的规定定额。这点不得理解为，阻止某家公司按销售其他产品的整个销售量来支付奖金。

8.2 受雇销售本《守则》所涉产品的人员不得将对孕妇或婴幼儿的母亲进行宣传教育作为其工作职责的一部分。这点不得理解为阻止这类人员按照其有关政府的相应当局要求并经过书面批准后由卫生保健系统安排其他工作。

第九条 标签

9.1 标签设计的目的应该是对产品的正确使用提供必要的说明，而不至于对母乳喂养造成影响。

9.2 婴儿配方食品的生产单位和销售者应保证在每个容器上或在不易脱落的标签上用相应的语言印上清楚、醒目、易读、易懂的文字说明，说明应包括以下各点：

（1）"注意事项"或同类词语。

（2）母乳喂养优越性的说明。

（3）根据卫生工作者关于产品使用的需要及其正确使用方法的建议所做的说明。

（4）对适宜配制的说明，并提醒配制不当对健康的危害。

容器或标签不得有婴儿图片或宣传使用婴儿配方食品的图片或文字，但可有容易确定产品是母乳代用品并说明配制方法的图表。不得使用"人乳化"和"母乳化"或类似的术语。包装或零售在不违反以上要求的情况下，可对产品及其正确使用给予附加说明。当标签有对某一产品改制为婴儿配方食品说明时，也应该按上述各点办理。

9.3 售作婴儿喂养的本《守则》所涉食品，如果不符合婴儿配方食品的所有要求，但可经过改制以符合其要求，则应附上有告诫的标签，以说明为经过改制的产品不得作为婴儿营养的唯一来源。因为甜炼乳既不适于婴儿喂养，也不适于用作婴儿配方食品的主要成分，所以其标签不得附有旨在说明如何将其改制和适用于婴儿喂养的字样。

9.4　本《守则》所涉食品的标签还应对如下各点给予说明：

（1）所用的配料。

（2）产品的成分或分析。

（3）必要的贮藏条件。

（4）批号和把有关国家的气候和贮藏条件考虑进去后的产品失效日期。

第十条　质量

10.1　产品的质量是保护婴儿健康的一个基本因素，因此必须符合公认的高标准。

10.2　本《守则》所涉食品在出售或通过其他途径分发时，必须符合食品标准法典委员会建议的相应标准，也要符合婴儿和儿童食品卫生实践规范守则的相应标准。

第十一条　实施与监督

11.1　各国政府应按照其社会和立法体系的方式采取行动来实施本《守则》的各项原则与目标，包括国家制定国家法规、条例或采取其他适宜的措施。为此，各国政府应在必要时寻求同世界卫生组织、联合国儿童基金会和联合国系统其他机构的合作。国家的各项政策和措施，包括为实施本《守则》各项原则与目标所同过的法律和条例，均应公开公布，并应同样适用于本《守则》范围内各产品的生产和销售所涉及的所有单位和人员。

11.2　监督本《守则》的实施工作应由各国政府单独地以及同过世界卫生组织共同地进行（如同本条第6、7两段规定的一样）。本《守则》所涉产品的生产单位和销售者，以及相应的非政府组织、专业团体和消费团体都应同各国政府为此而进行协作。

11.3　除为实施本《守则》所采取的任何其他措施外，本《守则》所涉产品的生产单位和销售者有义务按照本《守则》各项原则和目标监督自己的销售活动，并应采取措施保证其每一级经营都要符合《守则》之原则和目标。

11.4　各有关非政府组织、专业团体、机构和个人有义务提醒生产单位和销售者，注意那些不符合本《守则》各原则和目标的活动，并采取相应的行动。还应将情况通知有关政府当局。

11.5　本《守则》所涉产品的生产单位和主要销售者应该使每个销售人员都要了解《守则》和《守则》为他们规定的义务。

11.6　按照世界卫生组织《组织法》第六十二条的规定，各会员国应每年将为执行本《守则》各原则和目标而采取的行动通知总干事。

11.7　总干事应在偶数年向世界卫生大会报告本《守则》的实施状况，并根据请求为实施和推进本《守则》各项原则和目标而制订国家法规或条例或采取其他相应措施的会员国提供技术支持。

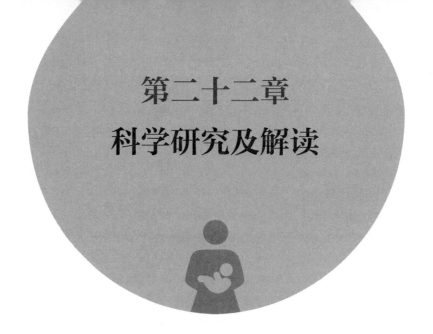

第二十二章
科学研究及解读

第一节 科学研究简介

一、科学研究

研究，起源于古法语，最早见诸文字是在 1577 年，意思是彻底调查。中文"研究"二字中，"研"指审查，细磨；"究"则指穷尽，追根问底。《汉语大词典》给研究的定义是钻研，探索。韦氏词典的定义则是通过细致的观察和学习来寻找并发表关于某一事物的新知识。根据经济合作与发展组织（OCED）发布的弗拉斯卡蒂手册 [为调查研究与发展（R&D）活动所推荐的标准规范]，研究与试验发展是指为了增加知识储量而在系统的基础上进行的创造性工作，包括有关人类、文化和社会的知识，以及利用这些知识储备来设计新的应用 [1]。综合上述不同来源的关于研究的定义，我们不难发现其共通点就是发掘新知识。

科学研究，有别于历史研究和艺术研究，特指有计划的，有方法指导的进行一系列数据采集，分析活动，以证实某一假设，或者回答某一特定问题的研究活动。例如，在母乳喂养领域中的科学研究，就是指有计划有方法的进行研究，来证实例如某种干预是否有效，母乳喂养的一些行为特点，或者母乳的一些特异性等。

二、科学研究的分类

根据其研究目的、研究方法、研究目标等的不同，科学研究可以有不同的分类。了解科学研究的分类可以让研究者做出更好的研究设计，也便于阅读者更好地解读他人的研究成果。但我们在应用的时候不应该教条，现在很多研究，尤其是一些大规模的研究项目，往往是几种不同研究类型的综合，每一阶段或者每一小项都可以被划分为不同的研究类型。

（一）**按照研究目的分类**

可划分为探索性研究，描述性研究和解释性研究。

1. **探索性研究** 对所研究的对象进行初步的认识和了解，从而为进一步深入研究提供基本的理论依据和数据。一般来说，探索性研究（exploratory research）应用于未被研究过的新事物或新现象，如果直接展开全面的精细研究，一则耗时耗力，二来可能无法达成目的。所以研究者先进行小规模的探索性研究，通过调查，文献查阅，访谈等方式，来获得第一手的资料，并为以后的研究方向指明方向和道路。比如某一地区母乳喂养率持续下降，原因未知，研究者首先要开展的就是探索性研究，试图对一些可能影响母乳喂养的因素，比如人口分布、人群基本状况、经济文化要素、医疗环境等进行初步了解和排查。

2. **描述性研究** 对研究对象的特征或规律进行系统性的描述。描述性研究（descriptive research）和探索性研究不同之处在于，对所要研究的对象和所描述的变量有准确的定义。描述性研究通常通过大规模的问卷，采样采集数据，经过统计学分析处理后对研究对象的特征进行准确的描述。继续上面的例子，经过初步的探索性研究，研究者发现在一段时间内，该地区的人口分布，经济文化要素，医疗环境等都没有明显的变化，但是在社区支持上面近期有所变化。这时就要进一步做详细的描述性研究。母乳喂养率历年变化的趋势是怎么样的，社区支持有什么样的变化，母乳喂养率的变化和社区支持有没有相关性（注意，这里不是指因果性）。探索性研究可以告诉我们"某一事物有什么样的特征，是不是可以被测量分析"。描述性研究告诉我们"某一事物的特征是怎样的分布状况；有些怎样的规律"。探索性研究和描述性研究都不回答"某一事物或现象为什么会有这样的特征"的问题，要回答这个问题，要靠解释性研究。

3. **解释性研究** 也可称之为因果性研究，即通过前期或前人的描述性研究，提出进一步的假设来解释这一现象或事物特征的研究工作。相比于前面所讲的两种研究，解释性研究（Interpretive study）更具有针对性，首先要提出合理的假设，然后通过实验设计，分析所得结果来证实假设的正确性。还是上面的例子，研究者通过分析之后，发觉社区支持和母乳喂养率有着显著的正相关性（统计学意义上的显著性，后面会详述），社区支持开展得好而且广泛的，该社区母乳喂养率就高，反之亦然。研究者就提出假设，通过加强对母乳喂养的社区支持，可以有效提高当地的母乳喂养率。为了证实这一假设，研究者就需要设计一组（或多组）实验，选取一个（或多个不同）地区，安排实验组和对照组，在实验组所在社区开展各种对母乳喂养的宣传和教育，派出受过专业培训的母乳喂养指导者进行上门访谈和母乳妈妈互助等措施，观察不同地区，不同组母乳喂养率的变化情况，对之进行统计学分析，并评估当初的假设是否成立，是否解释了最开始想要回答的问题（母乳喂养率为何下降）。

（二）按照研究方法分类

可划分为定性研究和定量研究，这是最广为人知的划分方式，也是本章后续段落要重点讨论的内容。

1. **定性研究（qualitative research）** 顾名思义就是确定事物属性的研究，通俗的来讲就是回答"为什么""怎么样"的问题，如为什么发展中国家的母乳喂养率比发达国家低，怎样才能提高职场女性的母乳喂养率等等。

2. **定量研究（quantitative research）** 更注重事物某一能被测量的变量，来回答"好多少""相差多少""达到何种程度"这类问题。如通过大规模社区母乳喂养宣教活动，新生儿持续母乳喂养率上升多少？和奶粉喂养的新生儿比，母乳喂养的新生儿患肠道过敏的几率要少多少等。

定性和定量研究，虽然目的，方法都不同，但往往在研究同一课题的过程中都会被用到。定性研究往往用在研究的早期阶段，找出潜在的影响因素或机制；然后根据找到的因素或者机制，通过定量研究来探讨这些因素或者机制的影响。以发展中国家和发达国家母乳喂养率差别为例，可以先展开定性研究找出来为什么有差别，是哪些因素导致了这些差别，然后通过定量研究，观察这些因素分别对母乳喂养率有怎样的影响（上升，下降，强影响，弱影响，没有影响，等等）。最终根据研究的结果，制定相关政策，开展一系列的活动，从而提升母乳喂养率。探索性研究往往是定性研究，而描述性研究和解释性研究则大多是定量研究。

（三）按照研究目标分类

分为基础研究和应用研究。

1. 基础研究（basic research） 主要源于人类的好奇心，着眼于知识理论的发展和丰富，不考虑其直接的实际应用问题，例如数学的二进制理论，麦克斯韦的电磁转换，爱因斯坦的相对论。

2. 应用研究（applied research） 追求将理论应用于实际，开出新产品，新技术以促进人类和社会的发展，例如基于上述理论开发出来的电子计算机，无线电技术，核能发电技术。在母乳喂养中，一些对母乳成分的研究可视为基础研究，而基于一些理论而发展出来的应用，比如利用自我效能理论，来设计各种母乳喂养宣教材料，这是应用性研究。

三、科学研究的步骤

一般而言，科学研究有以下 6 大步骤（图 22-1）。对于不同的学科类型或不同研究目的，可能会有所增减，例如社会学、行为学方面的定性研究往往没有实验设计这一步，取而代之的是数据的采集。

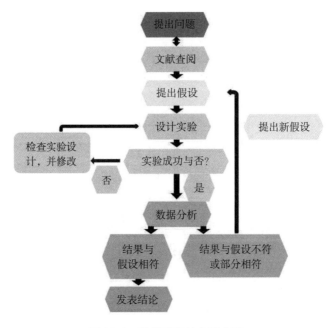

图 22-1 科学研究的主要步骤

1. **提出问题**　即研究对象的选择，"为什么？""怎样？"等。可以起始于最基本的好奇，"外星球有没有生命？"；也可以为解决实际问题，"怎样提高母乳喂养率？"。不管是基础研究，还是应用研究，首先都要确立一个需要得到解答的问题。

2. **文献查阅**　有了问题之后，接下来就要了解这个问题是不是已经有了解答？是不是已经有前人研究过，有无类似或相关的问题？这就需要通过查阅文献，收集相关背景信息。当相关文献比较缺乏的时候，研究者可以通过开展一些先期的探索性研究来获取有用的背景知识。当然，在查阅文献的过程中，研究者可能会发现问题已经得到了解答，那么，研究者可以就原有问题进行修正，或者直接提出新的问题。

3. **提出假设**　当研究者积累了一定的理论知识后，提出合理的假设来回答上面提出的问题，而且该假设要能被检验，比如"多媒体母乳喂养宣教能增加孕妇对母乳喂养的自我效能"。如果提出类似于"外星人比人类智商要高"等按照现在科技手段没法被检验的假设，就不是一个合理的假设。

4. **设计实验**　设计实验以检验所提出的假设，该过程中特别要注意的一点是保持公平和公正，尽量避免人为的或自然的偏差，并根据实验进行的情况，对实验进行修改调整。实验设计最理想的状况是，保持其他条件都不变，只改变其中的一个变量，来检验其对结果的影响。具体在应用过程中的原则是，设计实验的时候要避免已知的、会导致偏差的因素或状况出现。对于自然基础科学例如物理、化学等的研究，这一点比较容易做到，而对于医学、社会科学等研究则比较困难。例如，为了考察吸烟对乳腺癌的影响，研究者可以对吸烟的人和不吸烟的人分别进行跟踪调查，定期检查乳腺癌的发病率。而在这个调查过程中，研究对象的家族遗传史就是一个不得不考虑的因素，因为遗传是乳腺癌的发病因素，要考察吸烟的影响，就要尽量挑选那些没有家族遗传史，或没有乳腺癌相关基因突变的女性。在婴幼儿的营养研究中，导致偏差的因素是很多的，在开展相应研究的时候要特别注意潜在的可能导致偏差的因素。

5. **分析结果**　对获得的数据进行系统性的分析，通过统计学的方法来检验假设的正确性。如果分析结果支持提出的假设，就可以得出结论。如果不支持或者部分支持，就要分析具体原因，提出新假设或修改已有假设进一步研究。比如，数据显示多媒体的宣教比普通宣教对孕妇的母乳喂养自我效能有显著提高，这可以支持提出的假设。如果数据不支持这个假设，那么就要分析原因，是否存在一些混淆因素而导致结果偏差，或者这个假设的确在这个研究中得不到支持的证据。

6. **发表结论**　通过发表文章，参加学术会议等方式让大众知道研究成果，同时也接受其他学者的质疑与探讨。

第二节　科学研究的方法

定性研究和定量研究，不仅研究所采用的方法不同，其理论基础、适用范围也不尽相同（表22-1）。一般而言，定性的方法在探索性研究方面用得比较多，在心理学，社会学等人文科学方面比较普遍，而定量研究则在自然科学方面得到了广泛的应用。定性研究的理论基础来源于近代欧洲的哲学，强调研究者的参与和个人主观体会，认为对于研究对象的描述和解释是基于研究者所采用的方法和研究者本人的归纳。而定量方法的理论基础来自于早期对自然科学的探索，认为研究对象的本质或表象是客观的，不受研究者的影响，只要采用正确的方法并正确地实施，那么就能测量或者观察到一样的结果，不会因为换了一个研究者，获得的结果就不一样了。很多时候，研究者会同时采用两种方法进行互补，但侧重有所不同。

表 22-1　定性研究和定量研究对比 [2]

	定量	定性
研究框架	验证提出的假设 实验方法具有高度结构性（设计好的问卷，所要观察的变量等）	对现象进行深入的探索 实验方法是半结构性的（访谈，观察等）
研究目的	对变化进行量化 描述特征 判别因果关系	对变化进行描述 描述和解释关系和关联 描述个人的体验和经历 描述群体的规范
调查形式	封闭性的问题	开放性的问题
数据形式	量化数据	文本数据
实验设计的灵活性	实验设计通常不会中途变更 实验对象的反应不影响实验数据的采集 通过统计学来检验事先提出的假设	实验设计比较灵活（参与者，访谈的问题会中途有变化） 实验对象的反应会影响实验数据的采集（访谈问题的次序等） 交互性的实验设计（根据先期获得的数据，可能调整后续的实验设计）

一、定性研究方法

定性研究有多种方法，适用于不同的状况。每个定性研究的方法都有一个基本的中心理论，从方法学上支持该方法的正确性和泛用性。在定性研究中常用的主要有四大研究方法：个案调查，扎根理论，现象学和人种志。下面就这些常见定性研究方法及其理论基础、基本步骤、适用范围与优缺点进行讨论。

1. **个案调查**　个案调查（individual survey）的源头可以追溯到 19 世纪中期法国社会学家 Le Play 对工人阶级的家庭状况进行的研究 [3]。现今流行的两种方法分别由 Stake [4] 和 Yin [5] 提出，具体方法的异同，读者可以参考上述两篇文献。他们的基本主张是：对现象、事物的认识是相对的，取决于观察者本身固有的观点和看法。而个案调查，就是通过对某一或一些（少量）个案进行深入的，多角度的探索，以更好地理解在个案的参与者眼中，对于事物（现象）的描述或认识，从而发掘出深层次的可以用来解释该现象的缘由或能更进一步、更好地描述和理解该事物。

个案调查方法涉及以下三个最基本的步骤：

（1）研究者要定义个案：个案（case）可以是人，组织，行为或事件。但个案通常处于特定的背景之中，研究者不能简单机械地脱离所处背景来分析个案。个案可以选取非典型的，不同寻常的，或极端情况下的例子，分析这样的个案往往会导致一些有趣的新发现，其分析过程也更容易。但也有学者认为应选取一些具有代表性的典型例子，这样一方面可以评估已有的理论，挖掘未知的深层次的关联，另一方面也可以此为基础提出新的理论。研究者可以只调查一个个案，也可以调查一系列个案，但通常不超过四或五个。

（2）收集数据：常见的数据（data）来源包括直接观察、访谈、档案查阅、书面文件（信件，新闻报道等）、参与观察（研究者亲自参与到个案中）和实物等。Yin[5]还强调要对收集的数据进行"三角测量"，即，如果同时有三个或以上的来自不同的，互相独立来源的数据都类似，或都指向同一个方向（现象，或对现象的解释），那么这类数据的可信度就比较高。

（3）分析：个案研究（analysis）的分析一般从系统性地整理所收集的数据开始，按照数据间的互相联系，排成层次图，方格表或者其他列表。再根据这些经过初步整理的数据表格，采用多种分析技术加深对个案的理解。最终研究者阐述所研究的个案的意义，也就是通常所说的"从该案例中我们学到了什么？"

个案研究的优点在于由于选取的个案和收集的数据来源于现实，所以个案研究的结果对现实有着直接的意义，可以在不脱离所处背景的情况下对现象进行多方面深入的研究。但个案研究为人诟病的局限也在于此，因为个案大多是特定的非典型的，又是研究者自己选定的，所以有些学者会质疑个案研究的结果很难普遍化和一般化。个案研究在数据收集阶段要收集大量的数据，在分析阶段又要依靠大量人力进行分析，通常耗时耗力，难以开展。定义和选取个案、以及分析个案的过程中都比较容易引入人为的偏差，所以也很依赖研究者本身的经验和能力。

加拿大的 Groleau 等[6]发表的关于爱婴医院对于妈妈坚持母乳喂养的影响就是采用了个案分析的研究方法。

2. 扎根理论 扎根理论（grounded theory）相对于其他定性研究方法来说，属于比较新的方法。20 世纪 60 年代，Glaser 和 Strauss 通过对医院濒死病人的研究，共同发展出了扎根理论[7,8]。扎根理论的基本思想是，理论来自于也只来自于现实资料（理论扎根于现实），研究者要做的是通过系统性地收集资料，同时不断地对资料进行编码和分析比较，从中归纳总结出核心理论。

扎根理论的研究从收集资料开始，主要是访谈（interview），参与访谈的参与者一般为 20 ~ 30 人。研究者通过访谈和随后的编码（coding）（从访谈记录中抽取的有意义的关键字）获得对所研究对象的初步了解，并进行深入的访谈，直至饱和（无法再从访谈中获得新的信息）。

编码贯穿于整个研究过程中，分为三个主要层次。

（1）开放式编码：在这一步研究者采取开放的姿态，即不带个人偏见也没有学术上的先入为主的思想，收集一切能收集的相关资料[9]，做到什么都相信，但也什么都不信[10]。编码按照其属性不同，可以进一步归类到大的类属。

（2）主轴编码：研究者分析所整理出来的编码和其类属，找出主要的核心编码或类属。然后以核心编码/类属为中心，将其他与之相关的类属按相互关系（因果关系，应对所研究的现象而产生的策略，影响策略的背景因素，采用该策略的后果等）交织起来，形

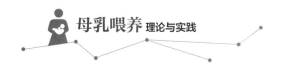

成一个环绕核心现象的类属网络模型。

（3）选择性编码：研究者根据主轴编码产生的模型，编织出一个能将各个类属穿起来的故事线，或能解释各个类属之间关联的假设，归纳出能用来解释所要研究现象的核心理论。更进一步的话，研究者还可以建立一个条件矩阵，直观地刻画出现象和社会，历史，经济人文等因素的互相影响，将小环境（现象和其影响类属）中归纳出来的核心理论扩展到大环境（社区，国家，世界）中[11]。

扎根理论的优点在于它不需要也不建议先有假设，同时也不需要文献检索。因为扎根理论的基本思想就是理论来自于资料，也只来自于资料，要求研究者保持开放接受一切，然后从资料数据中归纳出理论来。这是一种从下而上的归纳总结，在研究的过程中产生假设和理论，然后进行验证。扎根理论的研究过程是将大量的离散的编码通过系统的分类，编织成网络，然后从中归纳出理论来，是一个由繁到简，去芜存菁的过程，所以它产生的理论既有新颖性还有简约性。其次在于其生态效度，就是应用扎根理论产生的理论都是来源于实际生活中收集的资料，那么其必然代表了真实生活也适用于真实生活。

但同时也有学者批评扎根理论所得出的"理论"只是对现象的"状态描述"，不能称之为理论。还有学者质疑研究者不能完全做到不带任何观点的收集和分析资料[12]。

3. 现象学　现象学（phenomenology）是由德国数学家和哲学家胡塞尔（Edmund Husserl）提出的。他认为，现象不是事物作用于人类理性的产物，而是人类理性本身，因为不依赖人类理性的现象并不存在[13,14]。现象学作为一种研究方法，目的不在于发现理论，而是完整而准确地描述和理解人的某一特定感受和体验。与其他研究方法不同，现象学不直接分析事物（研究对象）本身，因为现象学者认为我们对事物的本质无法把握，而是从分析参与者对现象的体验和感受着手，从中发掘出事物的本质。

现象学的研究从研究者感兴趣的一个特定现象开始，研究过程中要避免带入研究者自己对该现象的经验和体会。数据的收集以访谈为主，一般包括 5～25 位对所研究现象有过经历的个人。访谈主要围绕两大问题展开："就你而言，对你经历的这个现象，你有些什么经验体会？"和"什么样的环境，条件，或情形，会影响到你对这个现象的体验？"根据这两个问题所收集到的信息为下一步的分析提供了丰富的素材。研究者反复阅读这些资料，勾画出"显著语句"（一些有明显意义的，能帮助理解参与者的现象体验的话语和主体思想）。以显著语句为基础，还原出参与者现象体验的文字描述，并进一步描述背景因素和情景设置对现象体验的影响。研究者从众多参与者的文字、结构描述里总结出相似的部分进行详细的描述，目的在于展现现象的本质。

现象学对人的体验进行全面而深层次的描述，其研究结果是在研究过程中自然呈现出来的，而不是事先人为假定。对于一些注重理解人的行为体验的研究问题尤其适合，而对这些体验的深入理解又为制定政策、行为干预策略提供了坚实的基础。

现象学研究的缺点在于，极其依赖参与者的体验，如果参与者（由于表达能力或记忆力等）不能准确如实地描述其体验，那么资料的可信度就会受到影响。由于参与者（5～25 位）相对较少，很难说明现象学研究得出的描述是具有代表性的，可以普遍化推广。此外，在实际运用中往往不可避免地会引入研究者本人的偏好。

澳大利亚的研究者对产后恢复工作的妇女母乳喂养应用现象学方法，发现母亲所从事工作的类型并不是坚持母乳喂养的决定性因素，而是母亲本身的意愿和对母乳喂养的热忱决定了纯母乳喂养时期的长短[15]。

4. **人种志** 人种志（ethnography），也称民族志，是一种系统性的研究民族/人种及其文化的研究方法[16]。现代人种志研究将人种概念扩大化，延伸到一个人种或民族内的小群体，该群体共享相同的文化、价值观、语言等（比如北漂，80后等）。

人种志的研究方法，首先要对所要研究的人种群有鲜明的定义，人群可以是长期相处居住的村落，民族，也可以是有相似社会文化背景的边缘群体。其次要界定一个研究主题并选择采用哪一种人种志方法来进行研究，是客观的描述研究主题并进行探讨，还是要就社会现实中的不平等现象发掘原因进行批判。然后研究者通过深入人群进行实地调查，采用参与观察的手段，收集各方面的资料。分析综合收集到的资料，就该人群所独有的或为该人群所共享的文化主题进行整理，最后综合出对相应人群文化主题的详细描述和解释，如有可能还要对所发现的问题提出解决的方案。

人种志适用于对研究社会文化相关的主题研究，同时能通过批判性人种志研究的方法寻找可能的解决社会现实问题的答案。但人种志研究由于要深入人群进行参与观察，通常会比较费时，也很有可能花费了大量的时间后研究者过于深入以至于代入人群，无法保持研究者本身的客观性而最终无法完成研究任务。

针对美国墨西哥裔妇女纯母乳喂养经验的研究就是典型的应用人种志方法的研究[17]，该研究阐明了墨西哥传统文化和在美现实状况对在美国的墨西哥裔妇女进行纯母乳喂养的影响。

5. **其他定性研究的方法** 除了上述四种主要的定性研究方法外（表22-2），还有诸如行为研究，论述分析，叙述性研究，传记研究，对话分析，女权主义研究等等。有兴趣的读者可以进一步阅读相关的书籍或论文。

表 22-2 定性研究方法总结

	个案调查	扎根理论	现象学	人种志
适用研究对象	研究某一事件或行为，而不是个人	研究多人参与的某一过程，行为，或者交互作用	研究有共同体验或经历的多个人	研究共享相近文化的群体
研究目的	对个案进行深入描述和分析	发展扎根于现实数据的理论	理解现象的本质	描述和解释一个共享文化的群体
数据收集	访谈，观察，文件，实物等多种来源	多人访谈	访谈为主	参与观察为主，辅以访谈
数据分析	分析对个案方方面面的描述	通过编码	分析含显著意义的语句，反映事物本质的描述	分析文化群体的描述，文化主题
研究结果	对个案（一个或多个）的详细描述	可以通过图来展示的理论	对现象本质的描述	描述共享文化群体的运作机制

二、定量研究方法

定量研究是自然科学研究所采用的主要方法，通过对变量的测量，以统计学方法为主要分析手段，得出研究结果的研究方法[18]。主要有三种方法（图22-2）。按照实验设计的复杂程度来分类，调查法、相关法和实验法的设计复杂程度是递增的，与此同时，相应研究结果的可信程度也是递增的。实验法可以用来判断因果关系，相关法则只能判断相关关系（筛选潜在的因果关系），而调查法则只是基础的探索性和初步的描述性研究，用于摸清有哪些变量因素在这个研究对象里面。

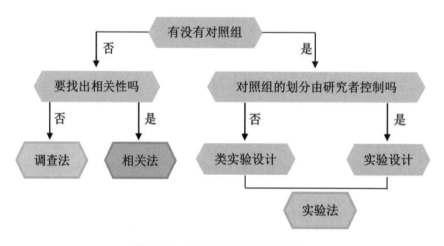

图 22-2 定量研究方法设计思路

1. **调查法** 调查法（survey method）属于探索性研究，也涉及基本的描述性研究，一般用在研究阶段的初期。研究者对某一研究对象感兴趣，但是相关文献比较少，一般会先用调查法对研究对象进行调查。了解有哪一些变量以及是否可以被测量（数字化），这些变量的分布状态如何（平均值，中位数，最大最小值等）。调查法的目的在于因素分离，即，从繁多因素里分离出可被测量的、和研究课题有关联的因素。要进一步探究这些分离出来的因素有些什么样的作用，就要通过相关法进一步筛选。关于应用调查法的研究示例在下文会详细讨论。

2. **相关法** 相关法（correlational method）是在调查法的基础上，将分离出来的可测量的因素，通过统计学的分析方法分析各种因素之间的相互关系。例如，各因素之间有无相关关系；是线性的还是非线性的相关；是正相关，还是负相关。相关法分析出来的相关关系，只能说这些因素之间可能有**潜在**的因果关系，并不能直接作为有因果关系的证据。即便因素之间确实存在因果关系，相关法得出结果的说服力也很弱。但研究者可以通过相关法，对大量因素进行相关性分析，从中找出相关性比较显著的因素，作为潜在的因果关系，通过实验法来验证，从而节省大量的时间和人力物力。研究者通过分析伊朗的一项大型人群研究项目，发现母亲的自我认知程度，道德标准，年龄，家庭条件等都和纯母乳喂养有很强的相关性[19]。

3. **实验法** 实验法（experimental）是通过设置分组实验（实验组和对照组），尽量做到在不同组之间，仅改变其中一个变量，保持其他变量不变，然后观察结果。实验法分为类实验设计和实验设计两种，前者适用于研究者不能完全控制分组的情况。例如要考察新旧数学教材对小学数学成绩的影响，那么研究者只能选择以学校（甚至学区）为单位采用不同的教材来试点，而没法做到随机地按学生来分组，因为不可能实现在同一个班级里同时教两套教材。而当研究者可以完全控制分组时，可以做到随机分组，研究结果的效力也最大。

研究母乳喂养对于婴幼儿智商的影响就是按照类实验设计来进行的[20]。

（一）定量研究的数据收集

定量研究的数据，通常都是一些变量，是可被测量的，不固定于某一个特定数值的因素。变量以可被量度的数字形式来表示（比如长度，重量），或者可被转化成数字形式（例如用 1～10 来表示满意度）。由于很多时候研究者无法做到对所有研究对象进行测量，或是能做到但时间和经济上都不实际（比如测量人类男子的身高），所以数据的采集往往通过抽样（从一个大的群体中选取比较小的一部分样本）来解决。和定性研究不同，定量研究的样本量一般比较大，抽样的过程虽然由研究者设计，但样本被选取与否并不由研究者的主观意志所决定，而是由概率决定（概率抽样）。概率抽样包括最常见的随机抽样，分层抽样，系统抽样等。

1. **简单随机抽样** 适用于研究者对整个群体的变量变化感兴趣。简单随机抽样（simple random sampling）对每一个被研究对象而言，被抽取出来作为样本的几率都一样。例如想要测量 1000 名上海男子的身高，理想的情况是从所有上海男子里面，不论居住地，不论年龄，不论职业，把所有人都编号，然后随机抽取 1000 个号码，而这 1000 个号码所对应的人就是用于研究的样本。

2. **分层抽样** 当群体里面存在明显的小群体，而且小群体大小各异，例如中国人群中有不同的民族，汉族占了大部分，少数民族只占少部分。研究者想要全面了解中国人群体，包括各民族的情况。如果采取简单随机抽样，很有可能就会造成样本中没有或只有个别是来自于少数民族，这些小群体就会在后续的研究中被忽略。这种情况就适用分层抽样（stratified sampling），即，先将群体分成小群体，然后在小群体中分别实施简单随机抽样。上述的例子就可以把中国人群按民族分成多个小组，每个小组里分别随机抽样 100 人，合并起来作为样本。

3. **系统抽样** 当群体没有定义分明的小群体，非离散分布，而是有着一定的顺序（大小，高低，时间前后等），研究者可以采用系统抽样（systematic sampling）的方式，即随机指定一个抽样开始的位置（顺序的任意位置），然后每隔一定位置，抽取一个作为样本。例如超市想要研究顾客的购物习惯，超市平均客流量大约 1000 人，超市想抽取 50 人做调查，那么可以从某一个顾客开始，其后每第 21，41，61……个顾客被选出来，直到选满 50 人。

除了这三种比较常见的抽样方法，还有其他抽样的方法，抽样方法的选择取决于群体的分布状况，基本原则是，抽样后获得的样本保留群体的分布特性，不因数量的缩减引入额外的偏差。

（二）定量研究的分析方法

由于定量分析的数据是量化的来自于样本的数据，是一组离散的数据，定量研究的分析方法以统计学分析为主。对离散数据的描述，一般有平均数，中位数（一半的数据比中位数大，另一半比中位数小），众数（出现次数最多的数据），方差（描述数据的离散程度，越大则数据越分散，越小则数据集中分布）。

如果把离散数据，按照其数值的大小作为 x 轴，而相应数值出现的频率作为 y 轴，可以画出该组数据的分布曲线。最常见的分布是正态分布，其形状是一个左右对称的钟形曲线。正态分布的平均数、中位数和众数相同，同时也是曲线的对称轴。而方差的大小决定了正态分布曲线的形态是高瘦还是矮胖 [如图 22-3 所示，正态分布的平均数（μ）和标准差（σ）决定曲线的形态]。

应用调查法的定量研究，其研究结果一般都是对某些变量的分布进行描述，平均值是多少，极大极小值，方差等等。而对于实验法而言，研究者想要观察的是对照组和实验组之间是否存在差别，就要进一步的运用统计学对数据的分布进行计算。

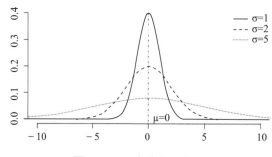

图 22-3 正态分布示意图

注：三组模拟正态分布数据的平均数（μ）都是 0，方差（σ）分别是 1，2 和 5

正态分布曲线（normal distribution curve）在某一区间内的面积，就是测量的数值落于该区间之内的概率。如图 22-4 所示，一个平均数为 0，标准差为 1 的正态分布（标准正态分布），数据出现在 [-1，1] 之间的概率大约是 68%，也就是说大多数（超过 2/3）的数值在平均数 ± 一个标准差之间。而数据出现在 [-2，2] 之间的概率大约是 95%，也就是说只有不到 5% 的数值会比平均数加二个标准差大或者比平均数减二个标准差小。数值在 [-3，3] 之间的概率要大于 99.7%，只有不到 0.3% 的数值是落在 3 倍标准差之外了。

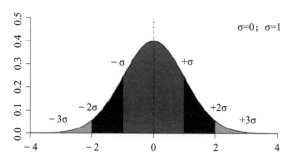

图 22-4 正态分布及其数据分布概率图

统计学分析的理论基础是中心极限定理，中心极限定理说明了在特定条件下（其实是大多数情况下），对某一变量进行反复的抽样测量，即便这个变量本身的分布不是正态分布，其测量样本的平均数，随着样本数的增加，也是趋向于正态分布的。中心极限定理的成立，使得我们在统计分析中可以不用在意变量本身的分布状况，而直接分析样本的平均数。

通过计算对照组和实验组的平均数和方差，并计算 p 值，研究者可以判断两组数据的差异，是真正的差异还是仅仅是由于抽样引起的误差（也就是实验组和对照组实际上并没有差异，都属于同一组数据，观察到的差异是由于两次不同的抽样引起的）。统计学上认为 p 值小于 0.05 就意味着数据有差异，而 p 值小于 0.01 意味着数据有显著性差异（即实验组和对照组观察到的差异是由两次不同抽样引起的可能性小于 0.01）。由此我们不难发现，统计学分析数据有一个基本前提，或者假设，称之为初始假设（H_0），也就是对照组和实验组之间没有差异。那么备选假设（H_1）就是对照组和实验组之间有差异。传统的统计学分析只能判断 H_0 成立的可能性，而无法直接判断 H_1 成立的可能性。因此如果得出的 p 值大于 0.05，统计学上我们称无法否定初始假设，也即对照组和实验组之间没有差异；而 p 值小于 0.05，我们称否定初始假设，也即对照组和实验组之间存在着差异。

但在有些情况下，研究者并不对数据的平均数本身感兴趣，而是对比率感兴趣，如研究疾病的发生率，治愈率，或者出生率，死亡率等等。这个时候通常会提到风险比（risk ratio）和比值比（odds ratio）这两个概念。如表 22-3 所示，假设发病人数是 a，未发病人数是 b，那么风险比较容易理解，也就是比率的意思，等同于发病率，出生率等，是 a/（a+b）。比值是发病人数和未发病人数之比，a/b。那么暴露组和对照组（等同于实验组）的发病率之比就是风险比 [a/（a+b）]/[c（c+d）]；而比值比就是（a/b）/（c/d）。使用风险比更容易让人理解，但比值比在统计学上容易计算，当发病率很小时，比值比和风险比的数值是很接近的。风险比或者比值比是 1 时，说明该因素（暴露组和对照组有区别的变量）对疾病不起作用，大于 1，说明该因素是危险因子，小于 1，则说明该因素是保护因子。对于比率之间的比较，常用的是卡方检验（相对应的分布是卡方分布，而不是正态分布），同上述的比较平均数类似，卡方检验也会计算出一个 p 值。同样的，p 值 > 0.05 就意味着比率没有差异，p 值 < 0.05 就意味着比率有差异，而 p 值 < 0.01 意味着比率有显著性差异。

表 22-3 对照组和暴露组示例

	发病人数	未发病人数	总人数
对照组	a	b	a+b
暴露组	c	d	c+d
	a+c	b+d	

对于相关法研究，研究者注重的是数据之间的相关关系，通过统计学的方法可以计算相关系数（r）。相关系数的值在 −1 到 1 之间，−1 代表完全的负相关（Y= −kX+b，k > 0，X 和 Y 的相关系数就是 −1），1 代表完全的正相关（Y=kX+b，k > 0，X 和 Y 的相关系数就是 1），0 则是没有任何相关性，数值越接近 −1 或者 1，说明数据的相关性越强，

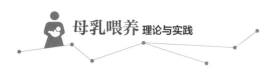

越接近 0，则相关性越弱。

巴西的一项研究表明学龄前儿童（2～4 岁）的肥胖和出生体重，妈妈的 BMI 有正相关（r 值分别是 0.154 和 0.113），而和母乳喂养持续时间及添加代乳品的年龄有负相关（r 值分别是 −0.099 和 −0.112），但和婴儿出生时的 BMI，妈妈的年龄没有相关性[21]。这说明出生时婴儿的体重越重，妈妈的 BMI 越大，该婴儿在 2～4 岁时越容易产生肥胖，而持续母乳喂养的时间越长，添加代乳品越晚，该婴儿在 2～4 岁时则越不容易产生肥胖。

第三节　研究的解读

一、基本原则

对于研究的解读，不同要求、不同目的的读者会有不同的标准和原则。对于一般的读者而言，并不需要以审稿者的角度来解读研究文献，也不需要以"如果我来做这个研究，我会怎么做"的角度出发。出于获取新知识，并应用到相关领域的目的，研究解读的基本原则在于评判研究的可行性，可信度和实用性。对于可行性评判，主要是判断研究者采用的研究方法是否合适，分析方法是否正确，通过该方法，是否能得到想要的结论。而可信度，则是研究者选取的样本，测量的变量，收集的数据是否能满足所采用的研究方法。实用性是指研究所得的结论或者结果对于读者是否有实际应用上的启发和指导意义，是只适用于个例还是能广泛推广。这也是循证实践的一个重要基础。

二、定性研究解读及示例

这篇选取出来作为示例的定性研究的文章发表于 2006 年 Midwifery 杂志，名为《A grounded theory study of Swedish women's experiences of inflammatory symptoms of the breast during breast feeding》（瑞典女性在母乳喂养期间经历乳腺炎的扎根理论研究）[22]。通过对文章开头总结的阅读，读者可以了解该研究的大概，包括研究的目的、设计、使用的方法（扎根理论）、发现、结论和意义。

从以上基本信息可以知道，该研究的对象是瑞典的母乳喂养女性，有过哺乳期乳腺炎症的经历，使用的方法是扎根理论，数据采集通过访谈的方式。对于这种特殊人群（母乳喂养期间的女性）的特殊经历（乳腺炎症），可采用的方法主要是现象学和扎根理论，现象学关注的是了解现象的本质，而扎根理论注重的是从不断的比较中让理论自我展现。作者在前言里面提到了尽管对于哺乳期乳腺炎症的病因，治疗等有关的研究，但对于该人群坚持母乳喂养的理论体系没有建立，因此采用了扎根理论以期待能发现新的理论。研究采用的是经典的扎根理论方法，通过收集数据，编码，归纳出一个围绕某一核心概念的网络模型。从可行性方面来说，是合理的。

从可信度的方面来讲，扎根理论本身的优势保证了一定程度的可信度。因为扎根理论不依赖已有理论，而是通过反复的比较收集的数据来达到核心概念和类别的饱和。但是该研究以访谈为单一的数据来源，没有其他来源的资料作为佐证；而且对象的访谈的时间是乳腺炎症后的 10～12 周，受访对象可能在某些问题上的感受已经模糊，因此在客观性上会有所欠缺。

而关于该研究的实用性，作者在文中指出，由于选取的人群是瑞典哺乳女性（普遍高学历），和其他国家的相应人群在社会文化背景和教育程度等方面都会有差异，可能会影响到该理论的普适性。但该研究的发现，不单单对后续的进一步研究，还是对于母乳指导和医务人员的实践都有一定的指导意义。因为根据扎根理论所发现的核心概念的网络框架结构，哺乳女性在乳腺炎症期间是否能坚持母乳喂养取决于母亲的哺乳意愿。如果有足够强的哺乳意愿，就能够克服困难，坚持母乳喂养。而哺乳意愿是由 5 个其他的概念类别来支撑的，包括"对母乳喂养的看法""个人策略""坚持和调整""外来支持"和"因果框架"。因此加强对孕期女性的母乳喂养宣传，哺乳母亲能得到及时指导和获得家庭的支持，就能对哺乳母亲遇到乳腺炎症后坚持母乳喂养有正面的影响作用。

三、定量研究解读及示例

关于母乳喂养方面的定量研究有很多，这次选取的是一篇发表于 2017 年 Human Nature 杂志的文章，名为《Who supports breastfeeding mothers? An investigation of kin investment in the United States》（谁支持母乳喂养妈妈？美国亲缘投资调查）[23]。根据生命史理论，人生在不同的阶段都面临不同的选择和妥协，因为一个人的精力是有限的，在同一时间段只能专注于一项事物（行为）。所以当有超过两项事物（行为）冲突时，人只能采取妥协手段，从中选取一项[24]。而断奶也是一个重要的决定，由于生理上人类女性可以在分娩后任何时间段断奶，因此环境因素对母亲做出这一决定的影响就很显著了。

作者通过对美国 594 位母亲的调查，试图寻找出支持母亲母乳喂养的因素。这是一个以调查法为主，后期还含有一部分相关法的定量研究。数据收集的方法并不是常见的随机抽样，而是利用社交媒体脸书（facebook），通过母亲们的自发传播，发动其他母亲完成网络问卷调查。这么做的好处显而易见，就是可以在短时间内接触到大量的潜在样本（哺乳母亲们），省时省力无须研究者和母亲们面对面的接触来收集信息。但是这么做的缺点也是很明显的，首先母亲们的性格往往决定了是否会参与／完成问卷，这样就造成了回应问卷的大多是同一类／或类似性格的人群，而这些性格本身也可能对母乳喂养行为产生影响。其次，由于是网络问卷，很难避免有虚假信息，会影响数据的可信度。所以，在阅读的时候，读者要加以甄别。

作者考察了完成问卷的母亲的基本信息，包括年龄，育儿年龄，就职状况，家庭收入，学历，种族，婚姻状况。同时着重考察了可能支持母亲母乳喂养的亲属／非亲属的情况，包括祖父母住处离母亲住处的远近程度，配偶，祖父母，朋友，同事，医生，经国际母乳会（la leche league international，LLLI）培训的志愿者，哺乳顾问，等对于母乳喂养的支持度（情感上的，信息上的，经济上的）。

通过这些信息，作者发现情感上的支持，主要来自配偶，然后是女性亲属和朋友，再后才是其他男性亲属。而信息上的支持，则主要是配偶和外祖母，然后是朋友，再次是其他亲属。经济上则主要是配偶。这些都是很容易理解的，根据亲属／朋友的远近亲疏，亲属能提供更有力的情感方面的支持，而信息方面，配偶和有经验的外祖母是主要提供者，而在美国，独立的子女在经济方面大多依靠自己，而不是像东方人会得到父母的大力支持。

有趣的是研究者发现获得志愿者，祖父对母乳喂养的支持程度能正面影响母乳喂养持续时间，而和医生的交流往往导致母乳喂养时间的缩短。同时专门讨论关于母乳喂养话题要比闲聊时提及母乳喂养，对母乳喂养的支持度更大。

这项研究的结果对于母乳喂养宣教实践是有指导意义的，一方面，可以加强对配偶／亲属的宣教，另一方面可以加强志愿者，哺乳顾问的访问力度，同时还可以针对医务人员进行相关的教育来改善母乳喂养的持续时间。

（姚　军）

参考文献

1　经济合作与发展组织 (OCED). 弗拉斯卡蒂手册：研究与试验发展调查实施标准. 张玉勤，译. 北京：科学技术文献出版社，2010:16.

2　Natasha M, Cynthia W, Kathleen MM,et al. Qualitative research methods: a data collector's field guide. America: Family Health International,2005:3.

3　Sister ME, Healy CS. Le Play's contribution to sociology: his Method. The American Catholic Sociological Review, 1947,8(2):97–110.

4　Robert ES. The art of case study research. America: Sage Publications,1995.

5　Robert KY. Case study research: design and methods. America: Sage Publications,2014.

6　Danielle G, Katherine WP, Luisa M,et al. Empowering women to breastfeed: Does the Baby Friendly Initiative make a difference?. Maternal & Child Nutrition, 2016.

7　Barney GG, Anselm LS.The discovery of grounded theory: strategies for qualitative research. America: Aldine Publish Company,1967.

8　Barney GG, Anselm LS.Awareness of dying. America: Transaction Publishers,1966.

9　Nicholas R, Melanie B,Ysanne C. Contextual positioning: using documents as extant data in grounded theory research.SAGE Open, 2014,4(3):11.

10　Anselm LS.Qualitative analysis for social scientists. America: Cambridge University Press,1987.

11　Anselm LS, Juliet MC. Basics of qualitative research: techniques and procedures for developing grounded theory. America: SAGE Publications,1998.

12　Thomas G,James D. Reinventing grounded theory: some questions about theory, ground and discovery. British Educational Research Journal,2006,32(6):767-795.

13　Max M. Researching lived experience: human science for an action sensitive pedagogy. America:SUNY Press, 1990.

14　Clark M. Phenomenological research methods. America:SAGE Publications,1994.

15　Zaharah S, Pranee L, Lisa HA. The enablers and barriers to continue breast milk feeding in women returning to work.Journal of Advanced Nursing, 2016.

16　John M. Tales of the field: on writing ethnography. America: University of Chicago Press,1988.

17　Karen W, Elaine WD, Sallie PG, et al. Exclusive breastfeeding experiences among Mexican American women. Journal of Human Lactation, 2016,32(1):103-111.

18　Carspecken P, Apple M. Handbook of critical research in education: Critical qualitative research. America: Academic Press,1992:507-554.

19　Mohsen S, Amir HP, Hui C. Factors influencing exclusive breastfeeding among Iranian mothers: A longitudinal

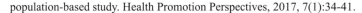

population-based study. Health Promotion Perspectives, 2017, 7(1):34-41.

20 Sandra WJ, Lisa MC, Joseph LJ. Breastfeeding effects on intelligence quotient in 4- and 11-year-old children. Pediatrics,1999,103(5):e71.

21 Viviane GN, Janaina PC, Patricia CF,et al. Maternal breastfeeding, early introduction of non-breast milk, and excess weight in preschoolers.Revista Paulista de Pediatria, 2016, 34(4):454-459.

22 Linda JK, Bodi WL, Marie LH.A grounded theory study of Swedish women's experiences of inflammatory symptoms of the breast during breast feeding. Midwifery,2006,22:137-146.

23 Jayme Cisco. Who supports breastfeeding mothers? An investigation of kin investment in the United States. Human Nature,2017.

24 Ruth Mace. Evolutionary ecology of human life history. Animal Behaviour,2000,59(1):1-10.

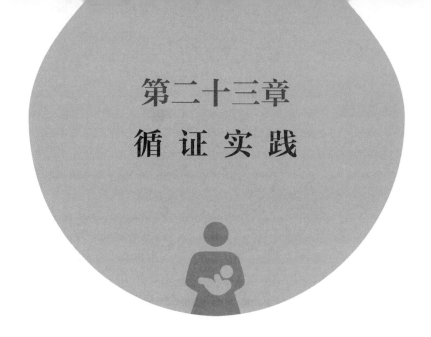

第二十三章
循 证 实 践

1946 年，美国著名的儿科医生 Spock 出版了专著《斯波克育儿经》（The Common Sense Book of Baby and Child Care）[1]。此书被译为 39 种语言，全球销量高达 5500 万册，几十年来一直被称为"全球销量最大、被公认为最可信赖的育儿书"，被《时代》周刊评为影响 20 世纪的 10 本书之一。在最初的几版中，斯波克医生建议"让婴儿趴着睡"，这样既能避免因呕吐物而呛噎，又不会使头部一侧扁平，这听起来似乎非常合理。于是，无论是在家还是医院，父母和医生将让婴儿趴着睡视为标准规范，尽职尽责地执行。到了 1970 年出版的第 4 版中仍然建议"如果婴儿愿意的话，让他一开始就习惯于俯卧位睡眠更可取。之后当他学会翻身了，他就会转过来。"

直到 20 世纪 80 年代，陆续有证据表明趴着睡有害，医生和媒体开始注意到该睡姿的危险，在矫正了睡姿后，婴儿猝死事件开始大幅度下降。2006 年，一篇对 1940—2002 年所有相关的观察性研究的系统评价结果证实：采用俯卧姿势睡觉的婴儿，其发生猝死的风险是正常睡姿婴儿的 6 倍。从 1994 年开始，美国国家儿童健康与发展研究所和儿科学会等机构开始推动"仰卧"运动。美国每年死于婴儿猝死综合征的孩子从 1993 年的 4700 人下降到了 2010 年的 2063 人。还好，《斯波克育儿经》已经根据最新的研究成果进行了更新。在最新的 2013 年出版的第 9 版《斯波克育儿经》中文版中，关于"仰卧还是俯卧？"这个问题的描述是这样的："这个问题曾经引起过激烈的争论。但是现在没有人再争论了。如今的口号是睡觉要仰卧。如果没有什么身体上的原因，所有的婴儿睡觉时都应该采取仰卧的姿势（面朝上）。为什么要做这种改变呢？原因在于，有很多研究已经证明，当婴儿仰卧着睡觉的时候，患婴儿猝死综合征的危险就会减少。而且面朝上睡觉似乎对健康的婴儿没有什么坏处。对大多数婴儿来讲，如果他们还没有适应另一种睡姿，他们就很容易采取仰卧的姿势。侧卧的姿势也不像仰卧那么安全，因为侧卧的婴儿常常会翻过身来趴着睡。"

当年看似正确的建议可能已经导致了成千上万婴儿的死亡。如何才能尽可能地避免这样的悲剧？通常，人们只是遵从专业人士的建议，但对这些建议所产生的效果和副作用是否清楚呢？而专业人士对于自己在实践中的决策又有多少信心呢？有多少专业人士知道自己采用的是"可能已经是过时的旧方法"，不但没有给患者 / 客户带来好处，还可能给他们造成伤害？作为普通大众，面对众多的，甚至是互相矛盾的专家建议和研究证据，应该相信谁呢？如何才能及时、严格地评价专家建议和研究证据，并根据最新最好的研究证据做出最佳的决策呢？

循证医学的发展让我们看到了希望。

第一节　循证的目的和意义

"循证"即遵循证据，循证医学（evidence-based medicine, EBM）即"遵循证据的医学"，其核心思想是任何医疗决策都应建立在客观的科学研究证据基础上 [2]。循证实践（evidence-based practice）的核心思想与循证医学一致。"证"即"证据"，是指各类信息资源，包括教科书、医学专著、医学文献等。全世界的科学家和医生把对疾病的诊断、治疗的研究成果，写成论文和书籍发表出来，就成为广大医生用来治疗疾病的依据。医务人员给患者的建议，对患者的诊断和治疗，以及各种疾病的诊疗指南和医疗政策的制定等，都应建立在现有的最好的研究证据基础上。在母乳喂养方面，也应该依据目前最好的研究证据做出指导。循证医学同时也强调，要重视结合医生个人的临床技能和经验，以及患者的价值观和需求。这非常符合母乳喂养咨询指导的原则，因为指导者有不同的技能和经验，同时也需考虑母亲的价值观和需求。

一、循证医学的发展

人们可能认为循证医学是相对新的临床实践方式，但事实并非如此。历史表明循证的思维方式已存在数个世纪。但是在 20 世纪上半叶，人类对疾病的诊断和治疗往往仍将在动物实验中得到的科学结论直接用于临床，并没有先用于人群观察疗效。二次大战后，医生们对以患者为对象进行临床试验的重视逐渐增加。其中，随机对照研究（RCT）的兴起使流行病学的多项理论和原则用于临床医学。大样本、多中心的 RCT 取代了以前分散个别的观察性研究和临床经验总结。RCT 的出现是临床医学研究新纪元的里程碑，也是循证医学证据的主要来源。

1992 年，Gordon Guyatt 等在 JAMA 上发表第一篇循证医学文章，这标志着循证医学的正式诞生。短短 25 年，循证医学以其独特的视角，科学的方法和跨学科、跨地域合作的创新模式，迅速传到全球 150 多个国家和地区，包括了卫生领域和医学教育的各个方面和多个环节，成为 20 世纪医学领域最具影响力的创新和革命之一 [3]。

生产和转化高质量证据是循证医学学科的重要任务。纳入合格原始研究，经过系统评价后合成的证据是循证医学领域的核心证据基础。1993 年在英国成立的国际 Cochrane 协作网（cochrane collaboration）是国际公认生产高质量系统评价（systematic reviews）的独立非盈利国际组织，在全球循证医学 20 多年发展中起到重要作用。目前，其已成为世界卫生组织和世界各国循证决策与实践的源证据库，也是迄今 SCI 收录的唯一数据库文献，2014 年影响因子达到 6.032，是推动循证医学学科发展非常重要的新模式、平台和典范。

循证医学的应用远远超出临床和医学范畴，甚至用于医学领域之外，从狭义循证临床医学，向循证公共卫生发展，再向更广泛的学科领域拓展。母乳喂养中的循证实践，也正代表着这一方法学运用于母乳喂养的公共推广和促进上，以及对于母亲的个案指导上。

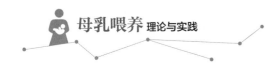
二、循证医学与传统医学的区别

传统医学以个人经验为主，医生根据自己的实践经验、高年资医师和专家教授的指导，以及教科书和医学期刊上零散的研究报告为依据来处理病人。在传统医学的模式下医师详细询问病史、系统做体检，进行各种实验室检查，力求从中找到有用的证据——阳性发现。医师试验性地应用治疗药物，观察病情的变化，药物的各种反应，从而获取评价治疗方法是否有效，是否可行的证据。利用这些证据，临床医师可以评估自己的处理是否恰当。如果效果不理想，则不断修正自己的处理方案。在实践中临床医师从正反两方面的经历中逐渐积累起临床经验，掌握了临床处理各种状况的方法和能力。这种临床实践有一定的价值，但存在很大的局限性。因为它所反映的往往只是个人或少数人的临床活动，很容易造成偏差，出现以偏概全等错误。

这样的例子也有很多[4]，比如放血疗法的流行和退出。放血疗法作为最古老的医术之一曾经盛行超过 2000 年，其理论基础为体液学说，甚至建立起了一整套的复杂规范——根据季节、气候、地点以及病人的年龄、体格等采取不同的放血手段，并将不同位置的静脉与器官联系在一起，比如右手静脉连着肝，左手静脉连着脾之类。病情越重，放血的量就越多。放血的量、放动脉血还是静脉血、放血处与病灶的距离等都因病而异。其信者众多，被认为可以"包治百病"，不但被患者认可，也被当时的医生认可。但实际上放血疗法不但无用甚至有害。1685 年英王查尔斯二世晕厥后，马上放血，越放越晕，才放血 680ml 就死了。1799 年，68 岁的美国第一任总统华盛顿患咽喉炎，因为他本人就是放血疗法的支持者，而且经常给家人和家里的奴隶放血。在医生到来之前，他已经让工头给他放血超过 400ml，医生到了以后继续放血，10 个小时内一共放了 3750ml 血，直到他去世，可以说他是死于大量失血导致的失血性休克。但在当时的人看来，放血疗法是流行了上千年的传统，当然是有效的，一直没有人怀疑其有效性。现代科学渐渐兴起后，越来越多的人开始对放血疗法的效果表示质疑。1816 年，苏格兰军医亚历山大·汉密尔顿（Alexander Hamilton）将 366 名患病的士兵平均分为 3 组。这些士兵所患疾病的严重程度类似，所接受的基本治疗一样，差别在于两组病人不放血，一组病人接受传统放血疗法。结果是，不放血的两组分别有 2 人、4 人死亡，放血疗法组死亡 35 人。1835 年，法国皮埃尔·路易（Pierre Louis）医生发表 7 年临床观察结果，观察 2000 人，证明放血疗法会明显增加死亡率。之后，各种对照研究纷纷出笼，无一例外证明放血疗法给病人的伤害远远大于给病人提供的帮助。证据愈来愈强，等到微生物学和抗菌药物出现，人类找到了更有效的治疗方法，放血疗法才正式退出历史舞台。人们前前后后花费了近百年时间，才逐渐认识到放血疗法不但不能治疗疾病，还有危害。目前，放血疗法已经不再作为一种治疗方式存在于正规的医疗体系中，但在民间，仍有人盲目相信并继续应用。一种疗法，不论历史多悠久，理论多美妙，只要接受循证医学的严苛检验，就一定会显出原形。循证医学仿佛照妖镜，越来越展示其"唯真"的威力。

传统医学依赖的是个人的经验，所以常常会出现两种错误的情况。其一，一些新的药物或治疗方法由于不为临床医师所了解而得不到应用。其二，一些无效或有害的治疗方法，由于长期应用已成习惯，或从理论上、动物实验结果推断可能有效而继续被采用。这两个方面的例子也非常多。比如，二氢吡啶类钙通道阻滞剂目前仍在一些基层医疗单位中用来治疗慢性充血性心力衰竭，因为在理论上该药扩张动脉和静脉的作用，有助于减轻心脏的前后负荷，改善血流动力学状况；临床实践和动物实验也证实，此种作用的确可以产生有益的短期效应。但长期临床研究表明，这类药物会增加病死率，不宜作为慢性心力衰竭的基本治疗药物。理论上可能有效或动物实验中提示有效的治疗方法并不必定也会在临床上产生有益的治疗效果。因此，一种治疗方法的实际疗效，必须经过金标准——双盲随机对照临床试验的验证，仅仅根据个人或少数人的临床经验和证据，是不够的。

传统医学中还经常可看到以标榜名医、神医的神奇医术来抬高其疗效和地位，一般人也宁信其有，而怀疑的人往往会遭受打击。循证医学则相反，对传闻、轶事都宁信其无，越是神奇的说法越不能相信。这种质疑精神乃是科学精神的一部分。

循证医学对整个医学的影响是如此之大，以至于有人把其看成是医学史上的又一场革命。在这场革命面前，许多沿袭已久的观念，尤其医疗方法的有效性，遭到了颠覆。

在母乳喂养指导中，不少人采用的方法还是依据传统习俗。随着母乳喂养方面的研究越来越多，相信一些无效甚至有害的方法也会渐渐退出历史舞台，而有实际效果的措施，将会具有长久的生命力。

第二节　如何进行循证实践

我们在实践中如何做到循证？根据循证医学的核心思想，一个实践要做到循证，有非常重要的五个步骤，这也是一个解决问题的路径。

一、循证实践的五个步骤

循证实践包括以下五个步骤：

1. **搜集、整理需要解决的问题**　专业人员应该在实践中注意搜集、整理问题，包括准确地采集既往史（比如分娩，以往母乳喂养经历），现病史（目前存在的问题）、实验室数据等准确的资料；并且根据自己所学的理论和经验进行分析，找出需要回答的疑难问题。注意，在第一步搜集的不是"证据"，而是问题。

2. **检索相关的科学文献**　带着第一步采集的问题，根据问题的关键词到专业的文献数据库进行检索，搜集相关的文献资料。注意，这个才是"证据"。

3. **严格评价证据**　将搜集到的证据，运用科学的方法进行评价分类，找出最佳证据。

4. **将最佳证据应用于指导决策**　将严格评价后认为真实可靠的证据应用于实际情况，也可以作为进一步研究的资料和信息保存。在临床应用时，要对病人进行具体的分析，根据患者的个人需求和具体情况进行应用，不能生搬硬套。要与患者进行充分的沟通，取得患者的同意和认可。同样，在母乳喂养指导中，要对母婴进行具体的分析，根据她们的个人需求和具体情况进行应用，不能生搬硬套，要和母亲进行充分的沟通，取得同意和认可。例如一个母亲分娩了一个极低体重的早产儿，早产儿被转移到其他大医院的NICU，该母亲所在的地方没有医院级别的吸奶器。那么为了让这个母亲产后能及时挤出初乳，需要教母亲手挤奶。如果这个母亲在产后一直无法获得任何其他的辅助设备，能够做到频繁的手挤奶，也能有帮助。如果能够手挤奶配合手动吸奶器，效果会更好些。这些都是根据母亲的具体情况而定，不是生硬地认为一定要有最好的设备才能使这个母亲母乳喂养

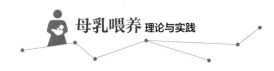

成功。

5. 总结经验 认真总结循证实践的成功经验和失败教训，提高水平。所有的实践都不是 100% 有效，总结每次的结果，做好随访，这不但能使实践水平提升，还能及时发现问题，为循证实践提供新的线索。

从上面的五个步骤可以看出，循证实践的每一步都需要专业人员有丰富的实践经验、学习能力和相关理论基础，要懂得如何搜集问题，要能够看懂并消化理解最新的科学文献，要善于评价文献并找出最佳证据，要会将最佳的证据恰当地应用到实践中。我们必须知道的是，循证医学从根本上来说是为病人服务的，病人的价值观和期望也是循证医学要关注的目标。这也再次提醒我们，在母乳喂养中，对母亲进行的指导时，她们的价值观和期望也是非常重要的关注目标。

二、证据等级

循证医学中有一个重要的步骤是"严格评价证据"，不管是什么来源的证据，都应该在严格评价之后才能应用，而不是简单地照搬。根据证据的质量和可靠程度，大体可分为六级（可靠性依次降低），见表 23-1。

表 23-1　证据等级表

证据等级	内容
一级证据	高质量研究的汇总分析，包括 Meta 分析、系统评价
二级证据	随机对照临床试验（RCT）
三级证据	观察性研究，包括队列研究、病例对照研究、横断面研究
四级证据	病例报告和病例分析，其特点是无对照
五级证据	专家意见
六级证据	细胞或动物实验

举一个例子，如果有这样一个问题"维生素 C 能预防感冒吗？"，我们可以从各种来源，获得各种各样的证据，这些证据的等级见表 23-2。

表 23-2　证据等级分类

证据等级	内容	证据
一级证据	高质量研究的汇总分析，包括 Meta 分析、系统评价	对既往所有高质量维生素 C 预防感冒的 RCT 进行定量汇总
二级证据	随机对照临床试验	200 人随机分成两组，100 人服用维生素 C，100 人服安慰剂

续表

证据等级	内容	证据
三级证据	观察性研究，包括队列研究、病例对照研究、横断面研究	①观察 200 人，100 人每天服用维生素 C，100 未服用 ②100 名经常感冒 /100 未感冒，调查过去一年维生素 C 服用情况
四级证据	病例报告和病例分析，其特点是无对照	观察 100 名每天服用维生素 C 的学生三个月，95 人未感冒
五级证据	专家意见	某专家称每天服药维生素 C，从不感冒
六级证据	细胞或动物实验	①维生素 C 抑制细胞内感冒病毒 ②补充维生素 C 减少大白鼠感冒

其中，专家的意见仅仅是五级证据。而如果仅凭动物实验的结果就武断认为，补充维生素 C 可以预防人类的感冒，就属于过度解读研究结果，会误导没有医学背景的普通大众。简单地把动物研究中的结果自信地夸大为对人类的治疗结果，这种错误在大众媒体上的科学报道中非常常见。医学科研成果从动物实验、细胞实验走向临床是一个十分漫长和复杂的过程，而且很多起初曾被人们寄予厚望的研究成果可能会在走向临床的长途跋涉过程中"夭折"，这样的例子在医学发展史中比比皆是。

其实，关于这个问题的最高级证据已经有了，发表在 2013 年第 1 期 "The Cochrane Library" 上的系统评价论文《Vitamin C for preventing and treating the common cold(Review)》[5]，该系统评价纳入了 29 个双盲安慰剂对照临床试验，共 11 306 受试者。研究的结论是，补充维生素 C 既不能预防感冒也不能治疗感冒。一旦有了这个最高级证据，有再多的动物实验、细胞实验、人群观察性研究证明维生素 C 有效的证据都不值一提了。

《揭示医学治疗的真相》一书由《柳叶刀》前执行主编 Imogen Evans 和英国 Cochrane 中心前主任 Lain Chalmers 爵士共同撰写，旨在帮助公众理解如何验证干预措施的有效性，以及临床试验当中可能存在的偏倚和误差，并呼吁帮助推动开展好的研究以提高卫生保健的质量。该书提出了医学治疗中一些重要结论：

（1）效果显著的治疗一般很少见。

（2）推理不能为评估治疗的效果提供可靠的依据。

（3）个人经历或者轶事（故事）不能为评估治疗的效果提供可靠的依据。

（4）传统疗法不一定有益或安全。

（5）"专家"和"权威人士"的意见不能为评估治疗的效果提供可靠依据。

（6）利益冲突可能导致对治疗效果下错误的结论。

（7）认为新命名的或更昂贵的疗法比其他疗法更好的假设是不正确的。

（8）认为治疗越多效果越好的假设是不正确的。

（9）患者对自己健康的期望本身可导致虚假的治疗效果。

（10）治疗后的结果有时候可能与治疗的方法有联系，但不一定存在因果关系。

以上十条非常值得我们参考。在现实中，人们常常会听取专家意见，网上的一则故事

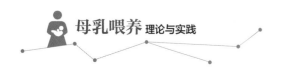

或者个人经历，习以为常和普遍流行的一些做法，更是会被人们自然而然的接受。例如喝糖水预防低血糖，出现黄疸就暂停母乳喂养。作为母乳喂养指导的专业人员，遇到问题一定要找到依据，有思辨能力，而不是盲听盲从。

三、哺乳和婴幼儿喂养研究的困难

哺乳和婴幼儿喂养的很多问题，属于营养学研究的范畴。营养学是研究食物与机体的相互作用，以及食物营养成分（包括营养素、非营养素、抗营养素等成分）在机体里分布、运输、消化、代谢等方面的一门学科。营养学研究中的困难，在哺乳和婴幼儿喂养的研究领域同样存在。

如今的营养科学有很多不确定因素，这个领域充斥着相互矛盾的研究，每个研究都存在缺陷和局限性。整个领域的混乱无序是导致一些建议让人无所适从的最大原因。在很多问题上研究者都无法达成一致，例如，咖啡究竟是抗癌还是致癌、酒精对身体到底有没有好处等等。而新闻媒体的报道也充满了误解和偏见。之所以存在这么多问题，还是由于营养学研究本身存在很多无法克服的困难。

（一）对于营养学中大多数重要问题，通过随机试验进行研究是不现实的

在医学的许多领域，特别是药物治疗，随机对照试验被认为是评定疗效的金标准。研究者会选取受试者，并把他们随机分成两组，一组给予药物治疗，另一组给予安慰剂。这种方法依据的理念是，人群是随机分配到两组的，两组之间各种情况，包括年龄、性别、疾病的严重程度、病程等等都是均衡可比的。两组间经过治疗后出现的差异只是因为他们接受的治疗方式有所不同。因此，如果两组的试验结果有所不同，即可认为是由治疗导致的。问题是，有关重要营养问题的严格临床试验不切实际的。给不同的人群随机分配不同的食物，让他们长时间坚持这些饮食习惯，从而判断特定食物是否会引发特定疾病，这太难实现了。以女性健康倡议（women's health initiative）为例，它是迄今为止规模最大、花钱最多的营养学研究。研究的部分内容是，把女性受试者随机分为两组：一组摄入常规的食物，另一组摄入低脂肪的食物。受试者理应长年坚持这种饮食习惯。这样做有何问题呢？当研究者收集数据时发现，很显然没人按照之前的要求去做，两组的日常饮食基本上是一样的。这项研究耗资巨大，但其实什么也证明不了。严格的随机对照试验研究一些短期问题是可行的，但不能衡量饮食营养在几十年中的长期作用。大多数对健康的长期影响的结论都只能基于猜测。而哺乳和婴幼儿喂养的研究，因为研究对象是婴幼儿，是乳母，因为伦理的限制，更难进行人为控制的随机对照临床试验。

（二）营养学家必须依赖观察性研究——其中充满了不确定性

作为对随机试验的替代，营养学家必须依赖观察性研究。同样地，在哺乳和婴幼儿喂养的研究中，基本上也都采用是不能控制条件的观察性研究。观察性的营养学研究往往会持续数年，追踪具有特定生活方式或饮食习惯的大规模人群，定期检查他们的身体状况，比如是否患上了心脏病或癌症。这类研究可以很有价值——科学家就是通过这类方法了解到吸烟的危害和运动的益处。但是这些研究不像实验那样是受控的，因此不够精确且干扰因素很多。这两组人群本身就有差异，比如收入、学历、遗传，最后观察到的结局的差异未必就能归因于分组因素。还有，在这么长的时间里，一些影响结局的情况还在发生变化。比如，有些人戒烟了，而有些人开始了吸烟。环境的变化等其他因素也影响巨大。研究人员是不能控制所有干扰因素的。

（三）目前营养学研究还必须依赖极不准确的食物摄入调查方法

营养学研究必须调查研究对象吃了什么，但是研究人员无法盯着每一个人，观察他们在几十年中都吃些什么。因此他们会让研究对象自己汇报饮食情况。这显然是一个挑战。你还记得昨天午饭吃的是什么吗？你在蔬菜沙拉里撒的是坚果还是沙拉酱？后来你吃了什么零食？你吃了多少根薯条？你很有可能无法准确地回答这些问题。目前，营养学研究中常用的食物摄入调查方法主要是三种：食物日记法、3 天的 24 小时膳食回顾法、对过去一年饮食习惯的食物频率法。然而，无论采用其中的哪一个方法，食物的摄入调查都是基于这类信息：人们根据记忆报告自己吃了什么。几天的饮食习惯不具有代表性，而长期的饮食，人们也记不住。更何况，在饮食调查中撒些小谎，这本身就是我们人类的天性。人们说谎，提供了更易被社会认可的答案，或者就是因为忘了。在母乳喂养研究中，当询问母亲是否纯母乳喂养时，也很难得到真实的答案。母亲们很有可能把偶尔添加的配方奶或者水给忽略掉。无论原因是什么，这都让研究人员陷入了困境。不准确的饮食记录工具明显影响了营养学研究的准确性，当然也容易造成研究结果的互相矛盾。

（四）人的个体差异和食物的多样性让营养学研究变得异常复杂

观察性研究和食物摄入调查的问题已经够多了。但是，研究人员还知道，不同的人对同样的食物有不同的反应。这给营养学研究带来了另一个混杂因素，使获得真实的结果变得更加困难。耶鲁大学流行病学和公共卫生学教授 Rafael Perez-Escamilla 说，"从食物中获得的营养物质和其他生物活性成分与基因和个人肠道菌群间的相互作用也有巨大的影响。"让事情变得更加复杂的是，表面上相似的食物其实营养成分差异可能非常大。本地农场里新鲜的胡萝卜可能比杂货店袋装的量产型胡萝卜营养价值更高。除此之外，还有食物替代问题：当你选择吃某种食物，通常就会少吃其他食物。膳食脂肪研究就是一个鲜明的例子。当研究者追踪低脂饮食的受试者时，他们意识到，影响这些人健康状况的，其实是他们用来替代脂肪的食物—糖类和精制碳水化合物。婴幼儿辅食添加的研究是很困难的，其中的原因也与这些因素有关。

（五）利益冲突是营养研究的一大问题

营养学研究还有一个问题，同样会增加这个领域的混乱程度。目前，营养学研究从政府获得的经费非常少，为食品企业和行业组织的赞助留下了大量空间。简单来说，这意味着许多营养学研究都是食品和饮料制造商资助的。而婴儿配方奶粉的研究很多也都是由奶粉生产商赞助。这些研究得到结果，可信度有多高呢？更麻烦的是：营养学领域远远落后于医学的其他领域，它并没有像药物研究一样，要求研究者必须声明潜在的利益冲突。营养与食品政策研究者 Marion Nestle 在最近一期 JAMA 上发表文章，指出："行业资助的研究如此之多，卫生专家和公众可能对基本的饮食建议失去了信心。"行业资助的研究得出的结果往往是对业界有利的。2015 的 5 月到 10 月期间，这位研究者辨认出了 76 个行业资助的研究，其中有 70 个的结果都是有利于行业赞助商的。

（六）尽管有种种缺陷，营养研究并非毫无价值

以上的这些问题是不是已经让你对所有营养相关的研究的结果完全失去了信心？你也许会认为，在人类营养方面，或许我们什么也发现不了，什么也证明不了。但事实并非如此。这些年，研究人员也利用这些不完善的工具了解了一些重要的事实。缓慢和谨慎的科

学研究还是有一定的收获的。如果没有营养学研究，我们不会知道孕妇缺少叶酸会引起新生儿缺陷；也不会知道反式脂肪酸对心脏有害；我们同样也不会知道喝太多含糖饮料可以提高患糖尿病和脂肪肝的风险。这些研究的结果已经得到公认，并已经影响到了我们日常饮食的选择和公共政策的制定。

这些领域中的研究者，他们通常会参考有关一个问题的各方面研究，而不是单一的研究。也就是说，高质量系统评价和荟萃分析比单篇论文的结果更有用。他们也会考虑对同一个问题不同形式的研究——临床试验、观察性数据和实验室研究——是否都指向同一个方向，朝向一个共同的结论。对同一个问题，不同方法、不同条件的不同研究都得出了一个相似的结果，这就让我们有较为充分的理由相信，某种饮食和健康收益之间存在关联。当然，留心研究经费的来源同样也很关键。由独立的政府机构或者基金会资助的研究更可信，这是因为这些研究的设计通常没有预设立场。

研究者们通常会定期聚在一起，讨论他们在食物和健康方面有哪些共识。这些共识也许有一部分将来也可能被证明是错的，但现在，对大部分人来说，它还是值得大众去了解，并根据自己的情况加以判断和利用。而这不但需要大众对问题、证据、证据的来源和证据的等级有一个基本的了解，还需要应用批判性思维，独立思考的精神加以辨别。

从医学领域到营养学领域，进一步到哺乳和婴幼儿喂养研究领域，运用批判性思维，有助于我们审慎地对待专业人员的建议，审慎地对待教科书、专著、文献中的研究证据，有助于我们做出明智的决定、得出正确的结论。

第三节　批判性思维的重要性

一、什么是批判性思维

批判性思维（critical thinking）是一种运用逻辑分析、综合归纳等理性工具对外来信息进行判断的高级思维方法[6]。我们都天然存在着这样一种思维：它让我们形成意见、做出判断、做出决定、形成结论。但同时，还存在着另一种思维——批判性思维：它批判前一种思维，让前述思考过程接受理性评估。可以说，批判性思维是对思维展开的思维，我们进行批判性思维是为了考量我们自己（或者他人）的思维是否符合逻辑、是否符合好的标准。

批判性思维中有 3 个关键的理念：

（1）理性的：批判性思维要求我们能够理性（reasonable）思考。理性的即为"要有理由的"。我们的信念和行动要有理由，而且要有好的理由。

（2）反思的：批判性思维是一种反思性（reflective）思维。反思性是要常常对自己的知识系统和自己的思维方式进行再思考。

（3）决定行动的：批判性思维决定了我们相信什么并去做什么。在生活中，我们几乎从来不去想究竟是哪些因素影响了我们的观点和行为。而批判性思维要求我们了解这些影响我们思考的要素，并对自己初步的观点进行评估、调整，最终做出行动的决定。

综上所述，批判性思维就是通过对自身的反思，使得自己的信念和行动变成合理的思考[7]。

二、批判性思维的完整思维框架

批判性思维的完整思维框架应该包括如下 10 个问题：

（1）什么是论题？什么是结论？如果连对方的论题和结论是什么都没有搞清楚，你就会曲解别人的意图。

（2）理由是什么？应充分了解别人有什么证据和理由来支持其观点，才能公正地判断为什么应该同意他，或者是反对他。

（3）哪些词语有歧义？如果每个词都只有一种潜在的含义，而且大家都认同这个含义，那么迅捷有效的交流就更有可能实现。可惜的是，大多数词语都有不止一种含义。在进行讨论甚至是辩论时，必须考虑这一点。比如什么是纯母乳喂养？大家对这个词是否能有一致认同的含义？

（4）什么是价值观冲突？什么是描述性假设？在所有的论证中，都有一些作者认为是理所当然的特定想法，但通常情况下他们却不会明说出来。就好像你眼看着魔术师把手帕放进了帽子，出来的却是一只兔子，而你压根也看不出魔术师暗地里到底在玩什么把戏。

（5）推理中有谬误吗？判断对方的推理是不是以错误的假设为基础，是不是通过逻辑上的错误或带有欺骗性的推理来糊弄你，就要特别小心推理过程中的花招。比如，在黄疸的治疗过程中，不少妈妈会被要求暂停哺乳，其假设就是黄疸高了会有核黄疸风险。但是黄疸和脑损伤之间的关系，可能并非直接相关。

（6）这些证据的可信度有多大？如果有人对出示证据这一简单要求的反应是怒火中烧或退避三舍，往往是因为他们觉得尴尬难为情，因为他们意识到，没有证据，他们对自己的看法本来不应该那样底气十足。

（7）有没有其他原因？人类都有这种强烈的倾向，愿意相信如果两件事紧随前后发生，那么第一件事肯定导致了第二件事。但是时间先后上的关联，并不一定代表有因果关系。比如母乳喂养中，出现一些情况，人们往往认为是母乳喂养导致了这些情况。事实上，很多情况是其他原因引起的。

（8）统计数据是否具有欺骗性？当你遇到听起来让人动心的统计分析结果，一定要当心！你可能需要其他信息来判定这些统计分析是否正确？

（9）哪些重要信息被遗漏了？有时候一些关键的信息被省略掉了，而导致结果看起来并不那么显著。比如母乳喂养中，一些偶尔添加的配方奶被忽略，而导致研究结果两组之间差异并不大。

（10）什么结论可能是合理的？很少有重要的问题我们可以用简简单单的"是"或斩钉截铁地"不是"来回答。

在某些涉及较多复杂因素的科学研究中，如生命科学和社会科学领域，由批判性思维发展出来一套严格的研究和评价方法极大地提高了人类认识复杂问题的能力，推动了科学的和技术的进步。因此具备批判性思维不啻装备了分辨真假、戳穿谣言、识别骗局的秘密武器。

在实践中，批判性思维可以通过反问和对反问的回答来实现[8]。比如在伽利略质疑重物下落较快的思想实验中，他就利用思想实验提出了反问：如果一轻一重两个铁球绑在一起下落速度将会怎样？由于亚里士多德理论无法圆满回答这个问题，旧有的理论在逻辑上不能自洽，于是该理论被否定。请注意在反问的推理中我们仅仅用简单的逻辑推演即得出了否定的结论。

从上面的例子可以看出，对普通人来说使用批判性思维并不需要一定以高深的知识储备为前提，有的时候不过是多推敲推敲，多问几个为什么，多较真而已。在现实生活中如果我们也可以多多使用批判性思维的工具来看待事物，就可以发现很多看似有些道理的东西不过是愚昧而已。在我们日常生活中经常能遇到这样的例子。比如自称用家传秘方治病的神医，从来只用治好了某甲某乙等个例来证明自己是妙手回春，但不说总体治愈率是多少；即使被问到失败的例子，他们要不就是怪药材不地道，要不就是怪病人没有按照他的要求吃药，总之只有治好的才能算成他的功劳，治坏的与他无关。这类论证看上去蛮不讲理，可在现实生活中还真能迷惑不少人。

三、批判性思维的建立和培养

批判性思维是理性思维发展的表现，这种能力不是与生俱来的，需要后天的培养、训练和提高。学会批判性思维是先进国家培养任何一种人才都需要进行的基础教育。在美国，批判性思维已经列入从高中到大学基础课程。由于文化和政治传统的制约，中国的教育体制内还缺乏对学生批判性思维的训练。

国际医学教育专门委员会于 2002 年正式提出全球医学教育最基本要求，规定在任何国家培养的医生都应具备 7 项核心能力，批判性思维能力即为其中之一。批判精神是认识主体的一种独立怀疑精神、辩证扬弃精神、自觉反思精神和勇于创新精神的集合体，是人类创新能力的内在驱动力。

训练批判性思维绝非易事，也非一朝一夕即可完成。批判性思维要求你时刻以审慎的态度，判定不同的观念，而这种思维的养成可以通过在学习中，多问问题来培养[9]：

（1）多问"how"：不要只学知识，要知道如何实践应用。

（2）多问"why"：突破死背的知识，理解"为什么是这样"之后才真正是学会了。

（3）多问"why not"：试着去反驳任何一个想法，无论你真正如何认为。

（4）多和别人交流讨论，理解不同的思维和观点。

医生或者是哺乳顾问，能否恰当批判地运用、分析和判断各种信息，并得到合理的结论尤为重要。循证医学的核心理念，就是要批判性地接受新的研究成果，客观地看待权威意见，强调在临床实践中正确评估和应用各种证据。将批判建立在证据的基础上，以科学方法获得的经过客观评价的临床证据为依据，对以往的观点、理论、结论、诊断方法、药物、治疗方案等重新认识。如果出现传统的理论尚不能解释的问题，将促进研究的深入，直至新的理论、结论、诊断治疗方法等被证实。这不但是医生在临床实践中需要遵守的原则，也是哺乳顾问在指导孕产妇的过程中的需要遵守的原则。

在实践中，有几个小方法可以帮助您用批判性思维来认识问题：

（1）如果有人声称通过 A 方法达到了 B 效果，这时候就要想一想 B 效果是不是有可能实际上是 C、D、E 等原因造成的？

（2）如果有人声称具有预测、治疗、消灾等能力，并有实例佐证，那么在佩服得五体投地之前需要想一想，他所谓的成功案例是不是都是其刻意挑选的？失败的案例是不是都被隐藏了起来？换一个地点换一个时间还能经受住检验吗？

（3）如果有人完全拒绝用逻辑和理性的方法来讨论问题、拒绝展示证据，只是一味地叫人相信或者试图用信念、想象、直觉等主观证据代替客观证据，那么此人不是有意的骗子就是无意的疯子。

当然，学习批判性思维不是为了赢，而是为了更好接近真相或者追求真理，这才是勿忘初心。人有质疑的权利，但好的质疑最终都应该落脚到建设，而非只有不屑或单纯为了质疑而质疑。质疑的目的不是为了让别人难堪，而是让自己通过思考更加接近事物的真相。一个大众所认可的答案会阻止我们进行更深入的思考。因为我们的思维更习惯与寻找认同而不是寻找真相。作为一名优秀的批判性思考者，我们需要不时地提醒自己：这个就是唯一的原因和答案吗？还有其他的原因吗？还有没有更深层的原因？

四、如何在日常生活和工作中应用批判性思维

日常生活中，我们每天都可能面对很多问题：如果你的领导打算购买一个乳腺疏通仪器，你会支持还是反对？看到奶粉广告里各种宣传其产品对宝宝的益处，你会高兴还是愤怒？无数专家在争论"黄疸时要停止母乳喂养"，或者激烈地唱着反调，你相信谁？质疑谁？结论是单一的吗？所有这些问题背后，你自己的观点是什么？你的理由是什么？有确凿的证据来证实吗？

在一个被泛滥信息包围的时代，每时每刻都会遇到各种问题，大到涉及世界经济发展趋势，小到个人生活的决策。面对别人兜售的观点——他们热衷于让你相信这是"事实"，你明明觉得有什么不对劲，可一时又很难找到突破口反驳。在这种情况下，你是不加思索地全盘接收信息？还是提出关键问题，让众说纷纭的争论立见分晓，让道貌岸然的说谎者原形毕露？面对立场和你完全相左的意见，你是只愿听价值观取向和自己相似的观点，党同而伐异？还是能够控制感情冲动，做出理性的判断？面对提问和质疑，你有能力组织更多确凿的证据支持自己的观点吗？还是只把声高当有理？一遇到别人提出相反的观点，就认为是没事找茬，有意和自己过不去，甚至为此恼火：他为什么横竖不肯接受我的观点？过于感情投入，很大危险就是可能没法识别谬误和操纵。将难回答的问题直接枪毙掉比仔细思考后再回答要容易得多，而且这样做一定让你显得一言九鼎霸气外露，但也在无形中关闭了通往批判性思维的大门。

不草率、不盲从，不为感性和无事实根据的传闻所左右，尽力理解那些价值观和我们背道而驰的分析推理方式，克服偏见对判断的影响，这样才有可能得出更为正确、理性的结论。

现在的网络已经很发达了，无论是正确的，还是虚假的讯息，只要你想要的都能找到。作为一个人来说，最重要的是判断能力，人在成长过程中就是要不断的识别有用和无用的信息，哪些是有价值的，哪些是重要的，这些能力一直都是需要的。随着互联网医疗的发展和信息的开放，普通民众想获取正确的医学健康信息，已经比过去不知道容易多少倍，但同时，错误虚假的信息同样充斥在医疗健康领域。医学不是看几篇文章就能当医生，科研更不是推导推导就能得出结论。哺乳顾问对孕产妇的指导也应遵循循证医学的原则，循证思维更是辩证思维、批判思维和怀疑精神。

勤于学习、善于思考、勇于质疑、不盲从，不轻信，我们需要靠自己去问为什么，我们需要擦亮双眼看清世界。

五、循证医学拓展和深化了批判性思维

传统意义上的批判性思维是有意识地去怀疑、否定现存的事物和事物之间的联系．是找错误、找不足之处。循证医学应用于临床时，不仅强调批判性思维，更强调有证查证用证、无证创证用证，以便依据最佳外部证据，结合最佳内部证据构建良好的医患沟通，做出患者可接受的最佳临床决策，让患者获得最满意的临床服务。

（1）循证医学不迷信权威，强调证据分类分级。

（2）证据不顾步自封而是与时俱进。

（3）强调科学、规范、适用。

（4）要求后效评价、止于至善。

（5）注重内涵提升、外延扩展。

循证医学正是采用了批判性思维的原理方法，着眼于问题的研究．在不断出现问题、发现问题、解决问题的过程中得到发展。同时循证医学也扩展和深化了批判性思维，是批判性思维成功地结合具体领域解决具体问题的体现。

【循证实践案例 1】

一则来自微信公众号的信息：边喂奶边玩手机，影响婴儿脑发育。近日，美国加州大学尔湾分校的研究者发现：母亲在哺育婴儿时如果玩手机，这种具有不确定性的婴儿护理方式可能会破坏宝宝正常的大脑发育，导致日后的情绪障碍，如不爱与同伴玩耍和快感缺失等。日常干扰看似无害实则产生深远影响。尽管这项研究目前是在啮齿类动物中进行，但实验结果提醒我们：当母亲哺育婴儿时，很多日常的干扰（比如打电话和发短信等）看似无害，却有可能会对婴儿的发育产生深远的不良影响。玩手机碎片化干扰会带来不良影响。研究者认为：情绪障碍（如抑郁症）的发病与基因和周围的环境因素有关，特别是在敏感的发育阶段。不仅母亲对护理工作的投入程度会影响婴儿青春期的行为，而且因玩手机引起的碎片化和不可预知的干扰同样会带来不良影响。研究者建议新生儿的母亲在照料孩子时关闭手机，以减少不确定性因素的产生，稳定一致的护理才能促进婴儿大脑中多巴胺受体的快乐通路发育成熟。

阅读以上信息，回答以下问题：

（1）这一信息的可靠性如何？如何验证？

（2）这一信息的证据等级如何？

（3）你会把这条信息转发给你正在指导的乳母吗？

（4）你会主动建议乳母"不要在喂奶的时候玩手机"吗？

【循证实践案例 2】

AJPH：母乳喂养的宝宝整个哺乳期都要添加维生素 D。母乳喂养中不添加维生素 D，会导致宝宝维生素 D 缺乏风险的增加，尤其是母乳喂养超过一年的宝宝。研究成果发表在 American Journal of Public Health。多伦多圣迈克尔医院儿科的 Jonathon Maguire 博士说："哺乳超过一年后的时间越长，维生素 D 水平越低。添加维生素 D 预防的宝宝，即使哺乳时间超过 1 年，也不会出现维生素 D 缺乏。研究发现提示，应该在整个哺乳期都添

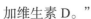

加维生素 D。"

加拿大儿科协会推荐婴儿第一年哺乳期应每天补充 400IU 的维生素 D，美国儿科学会（AAP）推荐母乳期补充 400IU 的维生素 D，就算婴儿在吃配方奶粉，也要补充。Maguire 博士指出，研究发现 20%～30% 的母亲其哺乳期超过 1 年。世界卫生组织（WHO）建议母乳喂养至 2 岁或以上，但并未提及任何关于添加维生素 D 的事项。而母乳喂养时间过长会导致一系列问题，尤其是维生素 D，不能有效进入母乳中，就会导致宝宝维生素 D 缺乏。他强调说："这不是母乳的错，生活在地球北部区域的母亲，本身就没有太多的维生素 D。"

这项横断面研究共纳入 2508 名 1～5 岁的儿童，研究人员检测了参与者血清维生素 D 水平（25- 羟基维生素 D[25-OHD]），值＜ 20ng/ml 时定义为维生素 D 缺乏。此外研究者还获得了总的哺乳时间和维生素 D 补充情况等数据。

参与儿童中位数年龄为 24.5 个月，总的中位数哺乳时间为 10.5 个月。研究数据显示，5% 的儿童 25-OHD 水平低于 20ng/ml，53% 的儿童额外补充了维生素 D。未补充维生素 D 与补充维生素 D 的儿童相比，总哺乳时间每增加一个月，维生素 D 水平下降 0.12ng/ml，维生素 D 下降的风险增加 6%（OR=1.06；95%CI：1.03～1.10）。校正年龄、BMI、每日总的牛奶摄入量、皮肤类型、季节、家庭收入、总户外花费时间等混杂因素后，哺乳期未补充维生素 D 的儿童在 2 岁时有维生素 D 水平低下的可能性为 16%，3 岁时增加至 29%。补充维生素 D 的儿童中，研究者没有发现总哺乳时间和维生素 D 水平之间的联系。

该研究也存在一定局限，比如问卷调查和横截面研究本身存在的缺陷，还有母体内维生素 D 储备和补充情况等混杂因素的影响，此外研究地位于多伦多，对其他紫外线辐射程度不同的地区不一定适用。

原始出处：Denise Darmawikarta, MPH, Yang Chen, MA, MSc, et al. Total Duration of Breastfeeding, Vitamin D Supplementation, and Serum Levels of 25-Hydroxyvitamin D. Am J Public Health. Published online February 18, 2016.

阅读以上信息，回答以下问题：
（1）这一信息的可靠性如何？如何验证？
（2）这一信息的证据等级如何？
（3）你会把这条信息转发给你正在指导的乳母吗？
（4）你会主动建议乳母"给母乳喂养的宝宝添加维生素 D"吗？

（高键）

参考文献

1 本杰明·斯波克.斯波克育儿经.最新第 9 版.海口：南海出版公司,2013:46.

2 王吉耀.循证医学与临床实践.第 3 版.北京：科学出版社,2012:1-10.

3 万学红.临床医学导论.成都：四川大学出版社,2011:162.

4 王琪，陈耀龙，姚亮，等.揭示医学治疗的真相：好研究让我们更健康.中国循证医学杂志,2015,15(10): 1117-1120.

5 Hemilä H, Chalker E. Vitamin C for preventing and treating the common cold. Cochrane Database Syst

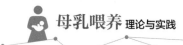
Rev,2013, 31(1): CD000980.

6　布鲁克·诺埃尔·摩尔著，朱素梅译.批判性思维 (原书第 10 版).北京：机械工业出版社，2014:1-12.

7　张志，黄鑫.学会独立思考 学习篇 .北京：九州出版社，2014:1-12.

8　张志，黄鑫，胡晓.轻松学会独立思考.北京：九州出版社，2015:1-22.

9　尼尔·布朗，斯图尔特·基利著，吴礼敬译.学会提问 (原书第 10 版).北京：机械工业出版社，2012:1-10.

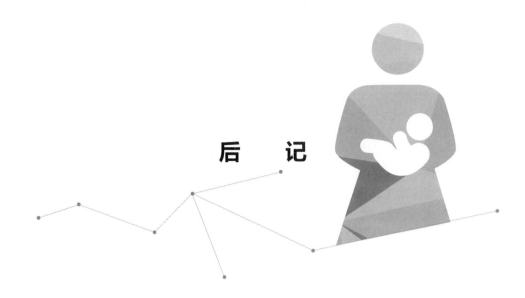

后　记

　　当修改完本书的最后一页，感叹良多，心中有太多的感谢要说。首先要感谢本书所有的编者，是他们的努力，让这本书的出版变成可能；本着科学谨慎的态度，每节书稿都经历数次的修改。在这里特别感谢南京鼓楼医院的周乙华教授，他的稿件常常成为大家学习的范本，而且在整个编书的过程中，从书名的确定到审稿，都给出特别重要的建议；上海第一妇婴保健院的贲晓明主任，在百忙之中把书稿打印出来，并在上面做了密密麻麻的修改，还亲自和我解释其中的逻辑关系；赵敏慧副主任对待稿件就像她对待小宝宝一样，细致并且充满了爱，她说就像观察宝宝一样，写书也使她不断地进步；顾红燕博士在骨折之后，仍旧快速地回复邮件，承担了几乎所有的药物相关部分的编写。感谢海淀区妇幼保健院乳腺科团队，他们每一位都为本书的编写付出许多。

　　其次，还要特别感谢此书的专业秘书王玥菲，她常常在孩子入睡后挑灯夜战至凌晨。她不但负责编写部分重要章节，还协助核对参考文献、整理书稿格式等工作。她说，对这本书有很深的感情，也从中收获良多。

　　特别要感谢我的人生挚友汪洁，她不但是此书重要的编者之一，还承担了所有作者联络和书稿管理等事宜。这也是一次漫长的旅程，你我相携走过。

　　最后要感谢我的家人，亲人的支持和鼓励，就像母乳母亲在哺乳过程中所需要的支持一样，不可或缺。感谢我的孩子，这一切都是因为有她们。

　　最后，还要郑重感谢读者——您，因为您的手里现在正捧着这本书。期待您的意见和建议。

任钰雯

2018 年 3 月

中英文名词对照索引

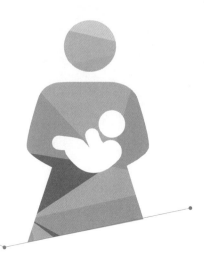

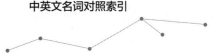

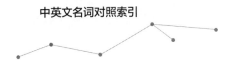